U0245772

『十四五』时期国家重点出版物出版专项规划项目

『儿科疾病诊疗规范』丛书

儿科呼吸系统疾病诊疗规范

第2版

中华医学会儿科学分会 组织编写

人民卫生出版社

·北 京·

图书在版编目（CIP）数据

儿科呼吸系统疾病诊疗规范 / 徐保平，尚云晓主编
.—2 版 .—北京：人民卫生出版社，2023.10
ISBN 978-7-117-35296-3

Ⅰ. ①儿… Ⅱ. ①徐… ②尚… Ⅲ. ①小儿疾病－呼吸系统疾病－诊疗－规范 Ⅳ. ①R725.6-65

中国国家版本馆 CIP 数据核字（2023）第 181834 号

儿科呼吸系统疾病诊疗规范

Erke Huxixitong Jibing Zhenliao Guifan

第 2 版

主　　编：徐保平　尚云晓
组织编写：中华医学会儿科学分会
出版发行：人民卫生出版社（中继线 010-59780011）
地　　址：北京市朝阳区潘家园南里 19 号
邮　　编：100021
E - mail：pmph @ pmph.com
购书热线：010-59787592　010-59787584　010-65264830
印　　刷：北京瑞禾彩色印刷有限公司
经　　销：新华书店
开　　本：889 × 1194　1/32　　印张：17.5　　插页：2
字　　数：487 千字
版　　次：2015 年 9 月第 1 版　　2023 年 10 月第 2 版
印　　次：2023 年 11 月第 1 次印刷
标准书号：ISBN 978-7-117-35296-3
定　　价：99.00 元
打击盗版举报电话：010-59787491　E-mail：WQ @ pmph.com
质量问题联系电话：010-59787234　E-mail：zhiliang @ pmph.com
数字融合服务电话：4001118166　E-mail：zengzhi @ pmph.com

编写委员会

总 主 编　桂永浩　王天有

副总主编　孙　锟　黄国英　罗小平　母得志　姜玉武

名誉主编　申昆玲

主　　编　徐保平　尚云晓

副 主 编　曹　玲　符　州　刘瀚旻

编　　者（按姓氏笔画排序）

王　莹　武汉市妇女儿童医疗保健中心武汉儿童医院
邓　力　广州市妇女儿童医疗中心
申昆玲　首都医科大学附属北京儿童医院
成焕吉　吉林大学第一医院
刘长山　天津医科大学第二医院
刘传合　首都儿科研究所附属儿童医院
刘秀云　首都医科大学附属北京儿童医院
刘恩梅　重庆医科大学附属儿童医院
刘瀚旻　四川大学华西第二医院
许志飞　首都医科大学附属北京儿童医院
农光民　广西医科大学第一附属医院
李昌崇　温州医科大学附属第二医院

李惠民　首都医科大学附属北京儿童医院
张　杰　首都医科大学附属北京儿童医院
陆　敏　上海交通大学医学院附属儿童医院
陈　强　江西省儿童医院
陈志敏　浙江大学医学院附属儿童医院
陈爱欢　广州医科大学附属第一医院
陈慧中　首都医科大学附属北京儿童医院
林荣军　青岛大学附属医院
尚云晓　中国医科大学附属盛京医院
郑跃杰　深圳市儿童医院
赵顺英　首都医科大学附属北京儿童医院
赵德育　南京医科大学附属儿童医院
洪建国　上海交通大学医学院附属第一人民医院
徐保平　首都医科大学附属北京儿童医院
殷　菊　首都医科大学附属北京儿童医院
栾　斌　郑州大学第三附属医院
曹　玲　首都儿科研究所附属儿童医院
符　州　重庆医科大学附属儿童医院
谢正德　首都医科大学附属北京儿童医院
鲍一笑　上海交通大学医学院附属新华医院
蔡栩栩　中国医科大学附属盛京医院

编写秘书　蔡栩栩　陈　丽

序　言

第2版"儿科疾病诊疗规范"丛书是在深受欢迎的2016版基础上，本着高质量、高水平、同质化服务儿科人群的宗旨，由中华医学会儿科学分会率领全国儿科资深专家共同编写。

儿童保健和儿科医疗技术的发展日新月异，新理念、新技术、新方法不断涌现，尖端技术和设备不断更新。与此同时，我国有待进一步完善的儿科医疗资源和同质化的医疗质量需要与时俱进、相对统一的行业诊疗规范，并由此规范诊疗行为，缩小和消除不同地域、不同机构和不同医师之间存在的儿科医疗水平和服务效率的差距，提升临床诊治效果和降低诊疗费用。该诊疗规范同时可以作为卫生和健康管理机构培训和评价儿科医师岗位胜任力的宝贵资源。

在第1版所涉及的儿科临床领域基础上，该版的修订新增了儿童消化系统疾病、神经系统疾病、皮肤病、眼科疾病、罕见病、康复和儿科临床营养支持治疗这7个领域的诊疗规范，以及分别扩充了儿童保健和发育行为这两个领域。旨在有利于儿科医师跟踪和应对儿科世界的变化发展、疾病谱的变迁与医疗模式的调整、多维度医疗保健服务模式的建立以及慢性病与慢性病管理等。充分体现了儿科服务对象在行为习惯、社会条件以及环境状况等方面的因素将通过多维度复杂的相互作用对疾病产生影响。该版的修订突出了专业核心能力，并使之与主要实践环节相结合，加入相对成熟的新技术、新方法。在内容丰富的基础上，努力提升系统性、实用性和可读性。为了体现诊治思路且便于快速领会，特别更新突出了诊疗流程图。

使用该套丛书的儿科专业人员，在规范儿科临床服务的同时，可以借此学习儿科以及相关学科国内外新理念、新理论和新技术等新进展。可在一定程度上有助于儿科医疗工作者确定符合客观条件、符合社会需要的日常服务标准及研究方向，有助于选定具有学术意义、学术创新的研究课题，且与国家对儿科临床医学人才的专业素质要求相一致。期待本套丛书成为各级儿科从业人员日常学习和参考的案头工具书，为儿科学科发展起到积极的促进作用！

桂永浩　王天有
2023 年 3 月

前　言

随着医学的飞速发展，诊治手段也日新月异，儿科呼吸系统疾病的诊断和治疗水平近年来也有了重大进展。为了满足儿科临床医生对小儿呼吸系统疾病新知识、新观点、新技术、新方法的渴求及儿科临床医师实际工作的需要，中华医学会儿科学分会呼吸学组组织了在国内小儿呼吸领域具有丰富理论及临床经验的资深专家在前一版的基础上对相关内容进行了更新及调整，共同撰写了该书，以进一步规范小儿呼吸系统疾病的诊治。

本书在前一版的基础上增加了呼吸系统常见症状，并对可能相关的疾病进行总体的阐述和介绍，同时涵盖了 50 余种小儿呼吸系统的常见疾病、疑难少见疾病及先天气道发育异常等疾病，并且对儿童新型冠状病毒感染的诊断和治疗进行了细致的归纳总结。每一章节中重点对每种疾病按照概述、病因、诊断、鉴别诊断、治疗、预防及诊治流程图的统一撰写方式，使读者更容易学习、理解和掌握。节末的诊治流程图可帮助读者对疾病的认识更为简洁、明了、方便、实用，便于其快速掌握相关疾病的诊治思路，这也是本书的一大特色。此外，书中还介绍了关于小儿支气管镜、小儿肺通气功能等儿科呼吸系统临床技术的相关操作方法及视频，通过数字资源的方式更好地向读者展示相关内容。

本书在融入了撰写专家多年临床经验的基础上，充分结合国内外最新研究及诊治进展，结合国内外教科书、权威专业机构或学术组织的诊疗指南及专家诊疗建议或共识等。在注重阐述疾病新知识、新理论、新进展的同时,更强调理论与临床实践的密切结合,具备先进性、时效性、实用性和规范性。通过规范各种疾病的诊治,进而期望对提高我国小儿呼吸系统疾病的整体临床诊治水平有所帮助。不仅适用于各级儿科呼吸专科医生,而且可供儿科非呼吸专科医生、研究生、基层卫生机构的儿科医生阅读参考。

在编写过程中,各位编者高度重视,积极查阅文献、认真撰写、几经修改、仔细推敲,尤其是蔡栩栩及陈丽两位秘书付出了大量的劳动和心血,在此谨表示衷心感谢!

本书出版之际,恳切希望广大读者在阅读过程中不吝赐教,欢迎发送邮件至邮箱 renweifuer@ pmph.com,或扫描封底二维码,关注"人卫儿科学",对我们的工作予以批评指正,以期再版修订时进一步完善,更好地为大家服务。

徐保平　尚云晓

2023 年 10 月

获取图书配套增值内容步骤说明

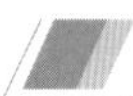

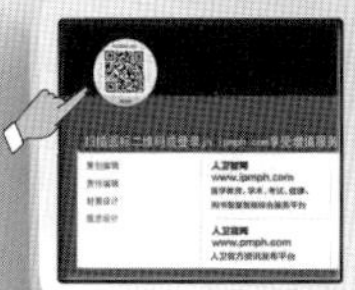

第一步

扫描封底圆形二维码或打开增值服务激活平台
(jh.ipmph.com)
注册并登录

第二步

刮开并输入激活码
激活图书增值服务

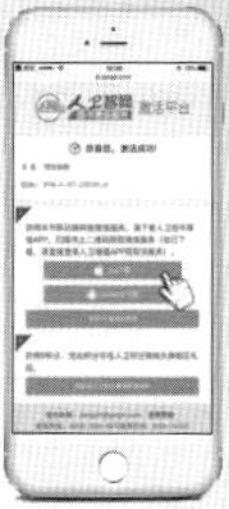

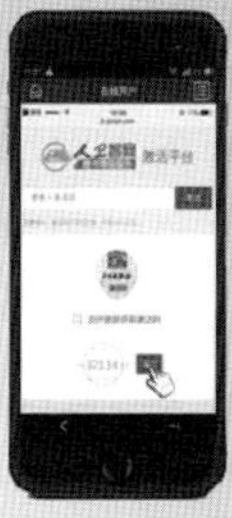

第三步

下载"人卫"APP 客户端
或打开人卫图书增值网站

第四步

登录客户端
使用"扫一扫"
扫描书内二维码
即可直接浏览相应资源

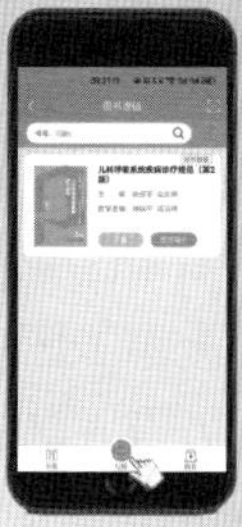

目 录

第一章　呼吸系统常见症状

第一节　咳　　嗽

【概述】

咳嗽(cough)是儿童呼吸系统最常见的症状，是机体的防御性神经反射，通过咳嗽可以清除呼吸道内分泌物或异物。但是咳嗽也有不利的一面，如咳嗽可使呼吸道感染扩散，剧烈咳嗽可诱发咯血及自发性气胸。因此，如果频繁的咳嗽影响儿童日常活动及睡眠，则为病理状态。

【病因】

咳嗽的病因很多，除呼吸系统疾病外，心血管疾病、神经因素及某些药物及心理因素等也可引起咳嗽。

1. 呼吸道疾病　咽部至小支气管整个呼吸道黏膜受到刺激时，均可引起咳嗽。肺泡内有分泌物、渗出物中漏出物等进入小支气管即可引起咳嗽。化学刺激物刺激分布于肺的C纤维末梢亦可引起咳嗽。气管支气管炎、支气管扩张、支气管哮喘、支气管结核及各种物理(包括异物)、化学、过敏因素刺激气管、支气管可引起咳嗽。肺部细菌、结核菌、真菌、病毒、支原体或寄生虫感染以及肺部肿瘤均可引起咳嗽。其中呼吸道感染是引起咳嗽最常见的原因。

2. 胸膜疾病　各种原因所致的胸膜炎、胸膜间皮瘤、自发性气胸或胸腔穿刺等均可引起咳嗽。

3. 心血管疾病　二尖瓣狭窄或其他原因所致左心衰竭引起肺淤血或肺水肿时，因肺泡及支气管内有浆液性或血性渗出物，可引起咳嗽。右心或体循环静脉栓子脱落造成肺栓塞时也可引起咳嗽。

4. 中枢神经因素　从大脑皮质发出冲动传至延髓咳嗽中枢后可

发生咳嗽。如皮肤受冷刺激或三叉神经支配的鼻黏膜及舌咽神经支配的咽峡部受刺激时，可反射性引起咳嗽。脑炎、脑膜炎时也可出现咳嗽。年长儿还可以自主地咳嗽或抑制咳嗽。

5. 其他因素所致慢性咳嗽　如服用血管紧张素转化酶抑制剂后咳嗽、胃食管反流病所致咳嗽、习惯性及心理性咳嗽等。

【发生机制】

咳嗽是由于延髓咳嗽中枢受刺激引起。来自耳、鼻、咽、喉、支气管、胸膜等感受区的刺激传入延髓咳嗽中枢，该中枢将冲动传向运动神经，即喉下神经、膈神经和脊髓神经，分别引起咽肌、膈肌和其他呼吸肌的运动来完成咳嗽动作，表现为深吸气后，声门关闭，继以突然剧烈的呼气，冲出狭窄的声门裂隙产生咳嗽动作和发出声音。儿童慢性湿性咳嗽的主要病理机制为气道黏液高分泌及黏液清除障碍所致。

【临床表现】

1. 咳嗽的性质　咳嗽无痰或痰量极少，称为干性咳嗽。干咳或刺激性咳嗽常见于急性支气管炎初期、气管受压、支气管异物、原发性肺动脉高压以及二尖瓣狭窄等。咳嗽有痰称为湿性咳嗽，常见于肺炎、上气道咳嗽综合征、支气管哮喘伴感染、支气管扩张、百日咳、肺脓肿等。

2. 咳嗽的时间与规律　突发性咳嗽常由吸入刺激性气体或异物、淋巴结或肿瘤压迫气管或支气管分叉处引起。发作性或痉挛性咳嗽多见于百日咳、咳嗽变异性哮喘等。儿童慢性湿性咳嗽指持续咳嗽，并伴有咳痰或明显痰鸣音，病程>4 周，多见于上气道咳嗽综合征、支气管哮喘合并上气道咳嗽综合征，哮喘伴感染、迁延性细菌性支气管炎、支气管扩张等。夜间咳嗽常见于左心衰竭、咳嗽变异性哮喘。吐沫、呼吸暂停、屏气发作、面色发绀等。不典型咳嗽多见于新生儿及小婴儿。

3. 咳嗽的音色　指咳嗽声音的特点。

(1) 咳嗽声音嘶哑：多为声带的炎症或肿瘤压迫喉返神经所致。

(2) 鸡鸣样咳嗽：表现为连续阵发性剧咳伴有高调吸气回声，多见于百日咳、会厌、喉部疾病或气管受压。

(3) 金属音咳嗽：常见纵隔肿瘤、主动脉瘤或支气管癌直接压迫气管所致。

(4) 咳嗽声音低微或无力：见于神经肌肉疾病、声带麻痹及极度衰弱者。

（符　州　应林燕）

参考文献

1. 万学红，卢雪峰. 诊断学.9 版. 北京：人民卫生出版社，2018.
2. 中华医学会儿科学分会呼吸学组. 中国儿童慢性湿性咳嗽的诊断与治疗专家共识(2019 年版). 中国实用儿科杂志，2019，34(4)：256-264.

第二节　喘　　息

【概述】

喘息(wheezing)也是儿童常见的呼吸道症状之一，常在患有呼吸道疾病时出现。儿童喘息临床表现为呼吸过程中发出的持续、粗糙、高调的声音，是由气体通过狭窄气道形成湍流产生。与成人比较，儿童呼吸系统解剖生理特点主要表现为儿童早期呼吸系统发育不完善，气道管腔狭小，肺泡数量少，整个肺脏含血多而含气少，黏膜纤毛清除能力差、呼吸代偿能力不足等，使年幼儿童容易发生气道阻塞和出现喘息。

【病因及发病机制】

在很多儿童呼吸道疾病，如支气管哮喘(简称哮喘)、喘息性支气管炎、肺炎中，都可表现为以喘息为主的临床特征。儿童期反复喘息的患儿多可能为支气管哮喘，但大多数婴幼儿喘息是由感染或解剖异常引起的。不同年龄段喘息的常见原因见表 1-1。

1. 气道炎症性疾病

(1) 毛细支气管炎：多见于<2 岁患儿的首次喘息，病毒感染所致的小气道炎症是毛细支气管炎发生的主要机制。

(2) 反复或迁延性下呼吸道感染：免疫缺陷病最初多以反复呼吸道感染为表现，最终可致支气管扩张而出现咳嗽、咳痰、喘息等表现。既往常见的导致儿童支气管扩张症的病原体有百日咳、麻疹、肺

表 1-1　不同年龄段喘息的常见原因

	常见疾病	不常见疾病	罕见疾病
新生儿及婴幼儿	毛细支气管炎 哮喘	肺吸入 胃食管反流 吞咽功能障碍 异物吸入 支气管肺发育不良 囊性纤维化	先天性心脏病 免疫缺陷病 纤毛不动综合征 先天性结构异常 血管环 大叶性肺气肿 肺囊性病 气管食管瘘
学龄期儿童及青少年	哮喘	异物吸入 过敏反应 非典型性肺炎	免疫缺陷 纵隔淋巴结肿大 寄生虫感染 肺含铁血黄素沉着症 α-抗胰蛋白酶缺乏

结核等。腺病毒血清型 3、7、21 都能引起严重的支气管炎、肺炎，约有 40%~70% 的患儿留有永久性气道损伤，如闭塞性细支气管炎，这些患儿会反复出现喘息、咳嗽。原发性纤毛运动障碍（primary ciliary dyskinesia，PCD）在幼儿可表现为持续咳嗽及非典型哮喘。

(3) 特应质和哮喘：过敏和哮喘是引起儿童喘息的重要原因。

2. 气道结构性疾病　先天性气道畸形是婴幼儿早期喘息的原因，可能是由于气道外受压或气道内病变而导致喘息发生。包括喉软化、气管支气管软化、血管异常、食管闭锁和气道食管瘘、心血管疾病、异物吸入以及其他如创伤、肿瘤等罕见病因。

【临床表现】

1. 气道阻塞部位　胸外气道阻塞主要表现为吸气性喘息及吸气性呼吸困难，特点是吸气相延长；胸内气道阻塞多表现为呼气性喘息，特点为呼气性喘息伴呼气相延长。重症哮喘时也可闻及双相（吸气相及呼气相）喘息音。

2. 喘息的音调　低调的喘息音（鼾鸣音）多发生于气管或主支气

管，高调的喘息音（哮鸣音）多发生于支气管、细支气管。

3. 间歇性喘息、咳嗽 对支气管扩张舒张剂治疗有效，首先考虑哮喘。

4. 喘息与进食、咳嗽或呕吐相关 注意胃食管反流，需检查24小时pH值监测。

5. 喘息与体位变化有关 注意气管软化及大血管异常。

（符 州 应林燕）

参考文献

1. 万学红，卢雪峰. 诊断学.9版. 北京：人民卫生出版社，2018.
2. 国家卫生计生委，儿童用药专家委员会，中华医学会儿科学分会呼吸学组，等. 儿童喘息性疾病合理用药指南. 中华实用儿科临床杂志，2018，33(19)：1460-1472.

第三节 咯 血

【概述】

咯血（hemoptysis）是指喉及喉以下的呼吸道及肺任何部位的出血，经口腔排出的一种临床症状，可表现为咯鲜血或痰中带血，由于儿童反射弱或不会将血液咯出，很多儿童仅表现为贫血、咳嗽，只有大量咯血或反复发作时才被发现。大咯血是儿科危重症之一，可引起窒息、失血性休克，如不及时救治会危及患儿生命。

咯血需与口腔、鼻腔等上呼吸道出血及呕血进行鉴别。应首先仔细检查口腔与鼻咽部局部有无出血灶。鼻出血多自前鼻孔流出，常在鼻中隔前下方发现出血灶；鼻腔后部出血，尤其是出血量较多时，血液经后鼻孔沿软腭与咽后壁下流，使患者咽部有异物感，引起咳嗽，将血液咳出，易与咯血混淆，鼻咽镜检查可确诊。咯血还需与呕血进行鉴别，呕血（hematemesis）是指上消化道出血经口腔呕出。出血部位多见于食管、胃及十二指肠。咯血与呕血可通过病史、体征及其他检查方法进行鉴别(表 1-2)。

表 1-2　咯血与呕血的鉴别

鉴别要点	咯血	呕血
病因	支气管炎、肺炎、肺结核、支气管扩张症、弥漫性肺泡出血综合征、心血管疾病等	急性胃黏膜病变，消化性溃疡、肝硬化、胆道出血等
前驱症状	喉部痒感、胸闷、咳嗽等	上腹部不适、恶心、呕吐等
出血方式	咯出	呕出，可为喷射状
出血的颜色	鲜红色	暗红色、棕色、有时鲜红色
血中混有物	痰、泡沫	食物残渣、胃液
酸碱反应	碱性	酸性
黑便	无，若咽下血液量较多时可有	有，可为柏油样便，呕血停止后可持续数日
出血后痰的性状	常有血痰数日	无血痰
胸部 X 线和体征	肺部病变，常有肺部体征	胸部常无病变和阳性体征

【病因】

咯血的病因多样，西方国家以囊性纤维化引起的支气管扩张症多见，我国则以感染性疾病相对多见。

1. 呼吸系统疾病　气管、支气管、肺部疾病，如感染性疾病，包括急、慢性支气管炎，肺炎，肺结核，肺侵袭性真菌感染等；支气管、肺结构发育异常，如肺隔离症等；支气管扩张症、囊性纤维化；其他：如创伤、肿瘤、支气管异物、特发性肺含铁血黄素沉着症。

2. 循环系统疾病　如先天性心脏病、肺动脉高压、肺栓塞、肺血管畸形等。

3. 全身性疾病　如出凝血功能障碍、结缔组织病等。

【发病机制】

1. 支气管黏膜、肺泡及毛细血管损伤　微生物及其代谢产物造成呼吸道黏膜、肺泡上皮细胞及毛细血管充血、水肿、渗出、坏死，各种栓子、免疫复合物造成局部毛细血管通透性增加和肺泡毛细血管损伤，从而造成咯血。常见疾病如下呼吸道感染、肺栓塞、特发性肺含铁血黄素沉着症、肺出血肾炎综合征(Goodpasture syndrome)等。

2. 支气管动脉、肺动脉损伤　病变直接侵犯、腐蚀支气管动脉或肺动脉，导致其破裂出血。最常见的是肺脓肿、肺囊肿、空洞型肺结核、支气管扩张症等。

3. 肺血管内压力增高

(1) 肺高压：先天性肺血管畸形、先天性心脏病可造成肺毛细血管床前阻力加大。，形成肺高压。当外界因素，如精神紧张、咳嗽及劳累等，病变区压力迅速增高，而扩张的支气管动脉或支气管动脉-肺动脉吻合支破裂可引起致命性大咯血。常见疾病包括先天性肺静脉闭锁、左向右分流的先天性心脏病、特发性肺动脉高压等。

(2) 肺淤血：肺淤血通常由左心充血性心力衰竭引起，左心室收缩功能下降，左心腔内压力升高，阻碍肺静脉回流，肺部局部血管出现血液淤积，造成少量咯血，而长期肺淤血可引起肺静脉压升高，破裂可致大咯血。常见疾病如风湿热所致二尖瓣狭窄、左房黏液瘤等。

4. 出凝血功能障碍　咯血多为全身性出血的一部分，仅以咯血为其唯一表现者罕见，如血小板减少性紫癜、血友病及其他凝血因子缺乏、白血病、弥散性血管内凝血等血液系统疾病。

5. 机械性损伤　外伤、异物、钙化灶及支气管结石等可对肺脏血管造成机械性损伤而引起咯血。

【临床表现】

1. 常见疾病　儿童咯血常见于支气管炎，多为少量咯血，痰中带血或血丝最为常见。儿童慢性咳嗽伴少量咯血与低色素贫血，须注意特发性含铁血黄素沉着症的可能。心血管疾病引起咯血可表现为小量咯血或痰中带血、大量咯血、粉红色泡沫样血痰和黏稠暗红色血痰。

2. 咯血量　目前对于儿童咯血量界定尚无统一标准，一般认为，24 小时内咯血>8ml/kg 或 200ml 为大咯血，需积极处理。大量咯血主要见于空洞性肺结核、支气管扩张和慢性肺脓肿。

3. 颜色和性状　因支气管炎、肺结核、支气管扩张、肺脓肿和出血性疾病所致咯血，其颜色为鲜红色；铁锈色血痰可见于典型的肺炎球菌肺炎，也可见于肺吸虫病和肺泡出血；砖红色胶冻样痰见于典型的肺炎克雷伯菌肺炎。二尖瓣狭窄所致咯血多为暗红色；左心衰竭所致咯血为浆液性粉红色泡沫痰；肺栓塞引起咯血为黏稠暗红色血痰。

（符 州 应林燕）

参考文献

1. 万学红，卢雪峰．诊断学．9版．北京：人民卫生出版社，2018.
2. 中华医学会儿科学分会呼吸学组，《中华实用儿科临床杂志》编辑委员会．儿童咯血诊断与治疗专家共识．中华实用儿科临床杂志，2016，31(20)：1525-1530.

第四节 呼 吸 困 难

【概述】

呼吸困难（dyspnea）是指患儿主观感到空气不足、呼吸费力，客观上表现呼吸运动用力，严重时可出现张口呼吸、鼻翼扇动、端坐呼吸甚至发绀、呼吸辅助肌参与呼吸运动，并且可有呼吸频率、深度、节律的改变。

【病因】

引起呼吸困难的原因繁多，主要为呼吸系统和心血管系统疾病。

1. 呼吸系统疾病 常见于以下疾病。①气道阻塞：如喉、气管、支气管的炎症，水肿、异物所致的狭窄或阻塞及支气管哮喘等；②肺部疾病：如肺炎、肺脓肿、肺结核、肺不张、肺淤血、肺水肿、弥漫性肺间质疾病等；③胸壁、胸廓、胸膜腔疾病：如胸壁炎症、严重胸廓畸形、胸腔积液、自发性气胸、广泛胸膜粘连、结核、外伤等；④神经肌肉疾病：如脊髓灰质炎病变累及颈髓、急性多发性神经根神经炎和重症肌无力累及呼吸肌，药物导致呼吸肌麻痹等；⑤膈运动障碍：如膈麻痹、大量腹腔积液、腹腔巨大肿瘤等。

2. 循环系统疾病　常见于各种原因所致的左心和或右心衰竭、心脏压塞、肺栓塞和原发性肺动脉高压等。

3. 中毒　系各种中毒所致如糖尿病酮症酸中毒、有机磷杀虫药中毒、氰化物中毒、亚硝酸盐中毒和急性一氧化碳中毒等。

4. 神经精神性疾病　如脑出血、脑外伤、脑肿瘤、脑炎、脑膜炎、脑脓肿等颅脑疾病引起呼吸中枢功能障碍和精神因素所致的呼吸困难,如癔症等。

5. 血液病　常见于重度贫血、高铁血红蛋白血症、硫化血红蛋白血症等。

【临床表现】

肺源性呼吸困难主要是呼吸系统疾病引起的通气、换气功能障碍导致缺氧和/或二氧化碳潴留引起。临床上常分为以下三种类型。

1. 吸气性呼吸困难　主要特点表现为吸气显著费力,严重者吸气时可见"三凹征"(three depression sign),表现为胸骨上窝、锁骨上窝和肋间隙明显凹陷,此时亦可伴有干咳及高调吸气性喉鸣。三凹征的出现主要是由于呼吸肌极度用力,胸腔负压增加所致。常见于喉部、气管、大支气管的狭窄与阻塞。

2. 呼气性呼吸困难　主要特点表现为呼气费力、呼气缓慢、呼气时间明显延长,常伴有呼气期哮鸣音。主要是由于肺泡弹性减弱和/或小支气管的痉挛或炎症所致。常见于毛细支气管炎、支气管哮喘、支气管异物等。

3. 混合性呼吸困难　主要特点表现为吸气期及呼气期均感呼吸费力、呼吸频率增快、深度变浅,可伴有呼吸音异常或病理性呼吸音。主要是由于肺或胸膜腔病变使肺呼吸面积减少导致换气功能障碍所致。常见于重症肺炎、弥漫性肺间质疾病、大量胸腔积液、气胸等。

(符　州　应林燕)

参考文献

1. 万学红,卢雪峰. 诊断学.9 版. 北京:人民卫生出版社,2018.

第二章　急性上呼吸道感染

【概述】

急性上呼吸道感染(acute upper respiratory infection,AURI)系由各种病原引起的上呼吸道的急性感染,俗称“感冒”,是儿童时期最常见的疾病。该病主要侵犯鼻、鼻咽和咽部,导致急性鼻咽炎、急性咽炎、急性扁桃体炎等。

各种病毒和细菌均可引起急性上呼吸道感染,但90%以上为病毒,主要有鼻病毒(rhinovirus,RV)、呼吸道合胞病毒(respiratory syncytial virus,RSV)、腺病毒(adenovirus,ADV)、冠状病毒(coronal virus)等。病毒感染后可继发细菌感染,最常见的是溶血性链球菌,其次为肺炎球菌、流感嗜血杆菌等,肺炎支原体亦可引起。本病症状轻重不一,与年龄、病原和机体抵抗力不同有关。婴幼儿起病急,以全身症状为主,局部症状较轻,可因发热引起热性惊厥。

【诊断】

1. 临床表现　一般类型上呼吸道感染多表现为鼻塞、流涕、喷嚏、干咳、咽痒、咽痛等局部症状,多于3~4天内痊愈。同时可能出现发热、烦躁不安、头痛、全身不适、乏力等全身症状。部分患儿有食欲缺乏、呕吐、腹泻、腹痛等消化道症状。腹痛多为脐周阵发性疼痛,无压痛,可能为肠痉挛所致;如腹痛持续存在,多为并发急性肠系膜淋巴结炎。两种特殊类型上呼吸道感染:

(1) 疱疹性咽峡炎(herpangina):高热、咽痛、流涎、厌食、呕吐等。

(2) 咽-结合膜热(pharyngo-conjunctival fever):高热、咽痛、眼部刺痛、有时伴胃肠道症状。

2. 辅助检查

(1) 外周血白细胞计数及分类计数。

(2) 必要时作咽拭子培养或呼吸道病毒免疫荧光检测。

【鉴别诊断】

根据临床表现不难诊断,但需与以下疾病鉴别。

1. 流行性感冒　系流感病毒所致,有明显流行病学史。全身症状重如发热、头痛、咽痛、肌肉酸痛等。上呼吸道卡他症状可不明显。

2. 急性传染病　早期上呼吸道感染常为各种传染病(如麻疹、流行性脑脊髓膜炎、百日咳、猩红热、脊髓灰质炎等)的前驱症状,应结合流行病学史、临床表现及实验室资料综合分析,并观察病情演变加以鉴别。

3. 急性阑尾炎　上呼吸道感染伴腹痛者应与本病鉴别。急性阑尾炎腹痛常先于发热,以右下腹为主,呈持续性,有腹肌紧张和固定压痛点,外周血白细胞及中性粒细胞增高。

4. 过敏性鼻炎　某些学龄前或学龄儿童"感冒"症状如流涕、打喷嚏持续超过2周或反复发作,而全身症状较轻,则应考虑过敏性鼻炎的可能,鼻拭子涂片嗜酸性粒细胞增多有助于诊断。

【治疗】

1. 一般治疗　休息、多饮水,注意呼吸道隔离,预防并发症。

2. 病因治疗

(1) 抗病毒治疗:急性上呼吸道感染以病毒感染多见,单纯的病毒性上呼吸道感染属于自限性疾病。普通感冒尚无特异性抗病毒药物。若为流感病毒感染,可用磷酸奥司他韦口服,疗程5日。

(2) 抗菌药物:病毒性上呼吸道感染继发细菌感染或细菌性上呼吸道感染,可选用抗菌药物治疗,常选用青霉素类、头孢菌素或大环内酯类抗菌药物。

3. 对症治疗

(1) 高热者可予布洛芬、对乙酰氨基酚,亦可采用物理降温,如温湿敷或温水浴降温。

(2) 发生热性惊厥者可予镇静、止惊等处理。

(3) 鼻塞可酌情给予减充血剂，咽痛可含服咽喉片。

【预防】

加强体格锻炼、增强抵抗力；提倡母乳喂养；避免被动吸烟；防治佝偻病及营养不良；避免去人多拥挤、通风不畅的公共场所。

（刘恩梅）

参考文献

1. 王天有，申昆玲，沈颖. 诸福棠实用儿科学. 9版. 北京：人民卫生出版社，2022.
2. 江载芳. 实用小儿呼吸病学. 2版，北京：人民卫生出版社，2020.

第三章　喉及气管支气管疾病

第一节　喉　梗　阻

【概述】

因喉部或其邻近组织的病变，使喉部通道（特别是声门处）发生狭窄或阻塞，引起呼吸困难，称喉梗阻（laryngeal obstruction），亦称喉阻塞。它不是一种独立的疾病，而是一个由各种不同病因引起的症状。如不及时治疗，可引起窒息死亡。呼吸困难程度和时间长短与患者年龄和营养有关。年龄小或营养不良者，对缺氧和二氧化碳蓄积的耐受力较差，尤其是幼儿声门狭小，喉软骨尚未钙化，喉黏膜下组织松弛，喉部神经发育不完善易受刺激而引起痉挛，故呼吸困难进展较成人快。常见的病因有：

1. 感染　大多数累及上气道的感染都是逐渐引发症状，如咳嗽、声音改变和吞咽困难。如咽后脓肿、下颌下蜂窝组织炎等。直接累及上气道结构时，感染可骤然导致危及生命的症状。如急性会厌炎、小儿急性喉炎、急性喉气管支气管炎、喉白喉、喉脓肿。

2. 异物　特别是较大异物嵌顿在喉部、气管时，不仅造成机械性阻塞，并可引起喉痉挛。

3. 创伤　多种解剖结构的钝性伤或穿入伤都可引起上气道梗阻，如颈部创伤性损伤可引起软组织肿胀及出血；喉部的直接钝性伤和穿透伤可导致呼吸困难。热烧伤和化学烧伤亦可引起气道黏膜的水肿。以及医源性损伤如喉气管插管性损伤等。

4. 全身性过敏反应　当水肿累及咽喉部时，患儿可能存在危及生命的重度全身性过敏反应。起病急，进展快。并可能伴有相关的体征,如荨麻疹和面部肿胀。

5. 遗传性血管性水肿　在所有的遗传性血管性水肿患者中,约1/2患者会在一生中的某些时刻发生喉水肿,伴或不伴唇、舌、悬雍垂和软腭肿胀。许多患者都是在儿童期或青春期发病。拔牙和口腔手术是喉部发病的常见诱因,表现为进展性气道梗阻,常伴有唇和口肿胀。

6. 慢性疾病的急性发作　患儿存在先天性或获得性喉气管的慢性缩窄,如喉蹼、喉软化症、喉气管瘢痕狭窄、肿瘤等。

7. 声带功能障碍(vocal cord dysfunction,VCD)　包括喉返神经损伤(如胸廓切开术后);脑干异常或损伤;声带的反常运动等。

8. 喉痉挛　是声带功能障碍的急性表现,声带受到刺激引起的完全性上气道梗阻。如镇静时误吸,低钙血症患儿手足搐搦。

【诊断】

1. 临床表现

(1) 吸气性呼吸困难:是喉梗阻的主要症状。声门裂是喉部最狭窄处,由两侧略向上倾斜的声带边缘所形成的裂隙,在吸气时气流将声带斜面向下、向内推压,使声带向中靠拢;当喉部黏膜充血肿胀或声带固定时,声带无法做出正常情况下的外展运动来开大声门裂,使声门裂变大,但尚能呼出气体,故呼气困难较吸气时为轻。

(2) 吸气期喉鸣:是喉梗阻的一个重要症状。吸入的气流,挤过狭窄的声门裂,形成气流旋涡反击声带,声带颤动而发出一种尖锐的喉鸣声。

(3) 吸气期软组织凹陷:因吸气时空气不易通过声门进入肺部,胸腹辅助呼吸肌均代偿性加强运动,将胸部扩张,以助呼吸进行,但肺叶不能相应地膨胀,造成胸腔内负压增加,将胸壁及其周围的软组织吸入,使颈、胸和腹部出现吸气性凹陷(颈部:胸骨上窝和锁骨上、下窝;胸部:肋间隙;腹部:剑突下和上腹部),称为三凹征或四凹征。凹陷的程度常随呼吸困难的程度而异。儿童的肌张力较弱,凹陷征象更为明显。

(4) 声音嘶哑:常有声音嘶哑,甚至失声。病变发生于室带或声门下腔者,声嘶出现较晚或不出现。

(5) 缺氧症状:初期机体尚可耐受,无明显的缺氧症状。随着阻塞时间的延长，程度的加重，开始出现呼吸快而深，心率加快，血压上升。若阻塞进一步加重则开始出现缺氧而坐卧不安，烦躁，发绀。终末期则有大汗淋漓，脉搏微弱，快速或不规则，呼吸快而浅表，惊厥，昏迷，甚至心搏骤停。

(6) 心力衰竭：喉梗阻时虽有呼吸困难，但呼吸频率一般不加快，有时反而变慢至10~15次/min，脉搏有力而疾速。如出现脉搏微弱，快速或不规则，呼吸快而浅，口唇发绀，则出现心力衰竭、循环不良表现。

2. 呼吸困难分度 为了区别病情的轻重，准确地掌握治疗原则及手术时机，1956年徐荫祥将喉梗阻引起的呼吸困难分为四度。目前国内普遍应用。

Ⅰ度：安静时无呼吸困难表现。活动或哭闹时，有轻度吸气期呼吸困难。稍有吸气性喘鸣及胸廓周围软组织凹陷。

Ⅱ度：安静时也有轻度的呼吸困难，吸气性喉鸣和吸气期胸廓周围软组织凹陷，活动时加重，但不影响睡眠和进食，亦无烦躁不安等缺氧症状。脉搏尚正常。

Ⅲ度：吸气期呼吸困难明显，喉鸣较响，胸骨上窝，锁骨上、下窝，上腹部、肋间等处软组织吸气期凹陷显著。并因缺氧而出现烦躁不安、不易入睡、不愿进食、脉搏加快等症状。

Ⅳ度：呼吸极度困难。由于严重缺氧和二氧化碳蓄积增多，患儿坐卧不安，手足乱动，出冷汗，面色苍白或发绀，定向力丧失，心律不齐，脉搏细弱，血压下降，大小便失禁等。如不及时抢救，可因窒息、昏迷及心力衰竭而死亡。

3. 辅助检查 间接喉镜、直接喉镜、纤维（电子）喉镜、CT喉部扫描等可以查明上气道情况，辅助诊断喉梗阻。

根据病史、症状及体征，对喉梗阻的诊断并不困难。一旦明确了喉梗阻的诊断，首先要判断喉梗阻的程度。至于查明喉梗阻的病因，则应视病情轻重和发展快慢而定。轻者和发展较慢，病程较长的，可作间接或纤维喉镜检查以查明喉部病变情况及声门裂大小。但作检查时要注意，因咽喉部麻醉后，咳嗽反射减弱，分泌物不易咳出，可使呼吸困难明显加重，且有诱发喉痉挛的可能，故应作好气管切开术的准备。重者和发展较快的，则应首先进行急救处理，解除喉梗阻后再作进一步检查。

【鉴别诊断】

需与肺源性、中枢性和心源性呼吸困难相鉴别。

1. 肺源性呼吸困难　吸气和呼气均困难。支气管哮喘、气管支气管炎时出现明显的呼气性困难，无声嘶。肺部听诊可闻及哮鸣音，如为肺部炎症，则肺部听诊可有湿啰音。X线检查可协助诊断。

2. 中枢性呼吸困难　由于呼吸中枢受抑制而引起。呼吸次数慢或不规则，如潮式呼吸、间歇性呼吸、点头呼吸等。多有原发病史。

3. 心源性呼吸困难　呼吸气都困难，坐位或立位时减轻，平卧时加重，患者有心脏病变的症状和体征。吸气期呼吸困难与呼气期及混合性呼吸困难之比较见表3-1。

表3-1　吸气期呼吸困难与呼气期及混合性呼吸困难之比较

病因及临床表现	吸气期呼吸困难	呼气期呼吸困难	混合性呼吸困难
病因	咽、喉、气管上段等处的阻塞性疾病，如咽后脓肿、喉炎、肿瘤、异物或白喉	小支气管阻塞性疾病，如支气管哮喘、肺气肿	气管中、下段阻塞性疾病或上、下呼吸道同时有阻塞性疾病，如喉气管支气管炎、气管肿瘤
呼吸深度与频率	吸气运动加强，延长，呼吸频率基本不变或减慢	呼气运动增强延长，吸气运动亦稍加强	吸气与呼气均增强
颈、胸部软组织凹陷	吸气时有明显四凹征	无四凹征	无明显四凹征，若以吸气期呼吸困难为主者则有之
呼吸时伴发声音	吸气期喉喘鸣	呼吸期哮鸣	除上呼吸道伴有病变者外，呼吸时一般不伴发明显声音
咽喉、肺部检查	咽、喉检查有阻塞性病变，肺部有充气不足的体征	肺部有充气过多的体征	胸骨后可闻及气管内呼吸期哮鸣声

【治疗】

呼吸困难的程度是选择治疗方法的主要依据。因为儿童对缺氧的耐受能力较差,所以同时要结合病因和患儿一般情况等全面考虑。

1. Ⅰ度　明确病因后,针对病因的积极治疗即可解除喉梗阻,不必做急诊气管切开术。针对不同病因进行相应的治疗以解除喉梗阻。如由喉部炎症引起者,应及时使用激素加抗生素,配合雾化吸入等;喉异物者应及时取出异物;肿瘤患者手术治疗等。

2. Ⅱ度　对症治疗及全身治疗(如吸氧等)的同时积极治疗病因。病因治疗的同时严密观察病情变化,做好气管切开术的准备工作,以备在病因治疗效果不满意,喉梗阻继续加重时急救。

3. Ⅲ度　在严密观察呼吸变化并做好气管切开术准备的情况下,可先试用对症治疗和病因治疗。若观察未见好转或阻塞时间较长,应及早施行气管切开。因肿瘤或其他原因引起的喉阻塞,宜先行气管切开,待呼吸困难缓解后,再根据病因,给予其他治疗。

4. Ⅳ度　立即行气管切开术。可先行气管插管术,或插入气管镜缓解呼吸困难。待呼吸困难缓解后再作常规气管切开术,并寻找病因进一步治疗。

➤ 附:喉梗阻的诊治流程图

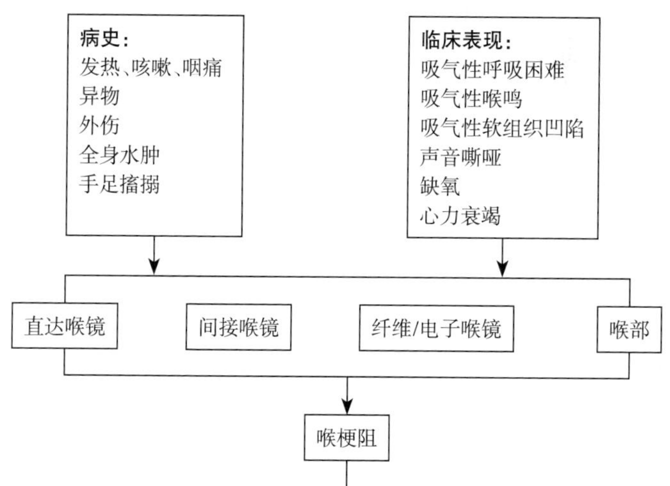

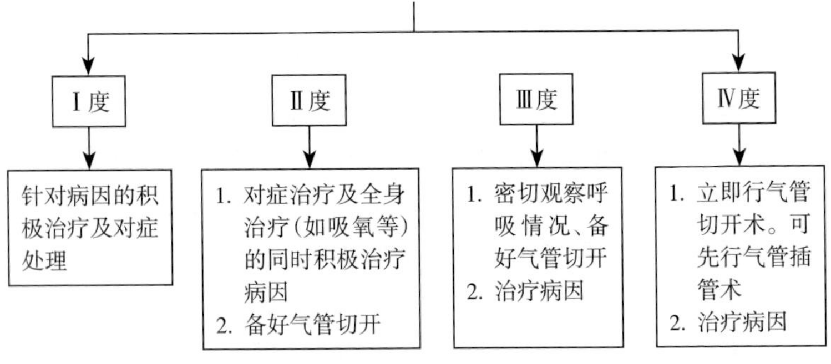

（张丰珍　张　杰）

参考文献

1. 倪鑫,张天宇.实用儿童耳鼻咽喉头颈科学.2版.北京:人民卫生出版社,2021.
2. HOPPA E,PERRY H. STRIDOR. Fleisher and Ludwig's Textbook of Pediatric Emergency Medicine. 7th ed. Shaw KN,Bachur RG (Eds). Philadelphia: Wolters Kluwer,2016.
3. NAGLER J,LUTEN RC. The difficult pediatric airway//The Walls Manual of Emergency Airway Management. 5th ed. Brown CA (Ed). Philadelphia:Wolters Kluwer,2018.
4. CHATTERJEE D,AGARWAL R,BAJAJ L,et al. Airway management in laryngotracheal injuries from blunt neck trauma in children. Pediatric Anesthesia,2016,26(2):132-138.

第二节　喉/气管软化症

【概述】

1942年,Jackson首先描述了一组吸气时声门上组织向内塌陷的临床病理生理现象,提出喉软化症(laryngomalacia)的命名。本病是一种婴幼儿常见的疾病,偶可见于较大的儿童或迟发性喉软化症,由于喉肌组织功能障碍所致，约占喉先天性畸形的 50%~75%。先天性喉软化症是婴儿先天性喉喘鸣最常见的原因。气管软化是一种相对常见的上呼吸道异常，其特征是呼吸期间气管动态塌陷，从而导致气道阻塞。因为大多数病变在胸内，气道塌陷通常发生于呼气期间。累及颈段气管的胸外病变很罕见，可导致吸气期间气管塌陷。喉软化和气管软化可以并存，但在病因和病理生理学上表现有差异，诊断和治疗亦有所差别。

喉软化病因尚未明确，不同的婴儿可能有不同的机制。已提出的机制包括：喉的支架软骨结构成熟延迟或“张力过低”；声门上有多余软组织；杓状会厌襞过短或紧绷；潜在神经肌肉疾病；声门上炎症或水肿。

据报道，与其他儿童相比，喉软化症患儿更常发生胃食管反流（gastroesophageal reflux，GER）。尚不清楚 GER 是否会导致喉软化症。由于这两种疾病具有共同的潜在机制（气道不成熟和括约肌张力较低），很可能同时发生。

组织学研究发现，喉软化症婴儿手术切除的声门上组织与无喉软化症婴儿的声门上组织并无区别，使软骨“软化”理论遭到质疑。常同时发生 GER，病情严重程度随意识状态变化，以及神经系统损伤后新发喉软化症等现象均支持喉软化症是一种神经肌肉疾病的假说。

气管软化通常分为先天性（原发性）或获得性（继发性）。先天性和获得性气管软化都有多种病因。气管软化相关的先天性疾病包括：任何可导致子宫内气管受压的疾病（如，先天性心脏病伴心脏扩大或胸内肿块）、颅面畸形和其他遗传性综合征的疾病、黏多糖病、结缔组织病等。获得性气管软化的病因包括那些与慢性气压伤（源于正压通气，如在有支气管肺发育不良的早产儿中）、感染或炎症有关的病因。气管软化是食管闭锁（esophageal atresia，EA）和气管食管瘘（tracheoesophageal fistula，TEF）手术修补的一个常见并发症，可发生在 30%~40% 的病例中。

【诊断】

1. 临床表现

（1）喉软化症：表现为间断的低音调“湿性”吸气期喘鸣，常出现在新生儿期。对于大部分喉软化症患儿，喘鸣音在4~8月龄时最响，到12~18月龄时缓解。

气道梗阻的程度会不断变化，因此喘鸣的程度会有波动。喘鸣在上呼吸道感染时更剧烈，往往在仰卧位加重，在俯卧位改善。对于轻~中度喉软化症婴儿，喘鸣常在喂食或睡眠时最响，而在哭泣时可能完全消失（但也可能是因为被哭声掩盖）。相反，严重喉软化症患儿可能在哭泣时喘鸣音最响。部分婴儿的喘鸣音可能仅在睡眠或放松时出现（状态依赖性喉软化症）。其他起病特征包括：打鼾和/或睡眠呼吸障碍（25%）；吞咽功能障碍和/或喂养困难（10%~50%）；GER和喉咽反流（反流超过食管至喉部、口咽部或鼻咽部）（60%~70%）。

轻度喉软化症患儿尽管呼吸时有杂音，但其呼吸和喂食都很好。更严重的喉软化症则可导致胸骨上或胸骨下凹陷、喂养不良、睡眠呼吸障碍，以及生长迟滞。

多达20%的喉软化症婴儿还存在其他气道异常，但危及生命的异常较少见。喉软化症可能单独发病，也可能伴随先天性综合征，如唐氏综合征、DiGeorge（22q11缺失）综合征，或其他非气道异常。

对于其他方面健康的患儿，喉软化症通常随着儿童生长而逐渐消退。一篇系统评价纳入3项回顾性研究，共411例喉软化症婴儿和儿童，发现在出生后的前几年内（4~42个月），症状缓解率为89%。但是，若有基础神经肌肉疾病和遗传综合征，喉软化症往往持续存在。

（2）气管支气管软化症：其体征和症状取决于气管病变的部位和严重程度。胸内病变通常表现为反复性的刺耳样咳嗽、犬吠样咳嗽或哮吼样咳嗽，而胸外病变则引起吸气期喘鸣，两者都可能导致呼吸窘迫。较大程度的塌陷与更早的发病有关。婴儿和幼儿往往更常发生呼吸系统疾病，且恢复也较慢，但软化的部位和严重程度并不能预测呼吸系统疾病的情况。此外，气管软化和迁延性细菌性支气管炎之间存在关联。这种关联的机制尚不明确，但可能包括咳嗽时由于气管塌陷出现的无效咳嗽和黏液清除不足。

2. 辅助检查

（1）纤维喉镜检查：可见会厌软骨两侧边缘向内卷曲接触，或会厌软骨过度柔软，两侧杓会厌襞互相接近，喉腔窄小。

(2) 直接喉镜检查：没有条件做纤维/电子喉镜检查时，直接喉镜检查简单易行，可见喉组织软而松弛，吸气时喉上组织向喉内卷曲，呼气时吹出，若用直接喉镜将会厌挑起或伸至喉前庭时，喉鸣声消失，即可确定诊断。

(3) 纤维支气管镜检查：纤维支气管镜检查是目前气管支气管软化症诊断的金指标。纤维支气管镜检查应在局部麻醉下进行，以保证患儿自主呼吸和必要的咳嗽反射，而应用全身麻醉则抑制自主呼吸和咳嗽，不易观察到呼气相管壁的内陷。硬性气管镜撑开了气管段，不易观察到软化的气管段呼气相的内陷，而易漏诊。对于清醒时喉镜检查结果正常或不明确的患儿，若临床表现高度提示喉软化症，则应行药物诱导睡眠内镜检查（drug-induced sleep endoscopy，DISE）可帮助评估状态依赖性喉软化症。在纤维支气管镜检时应特别注意局部麻醉应保留一定的咳嗽反射，以便观察咳嗽或深呼气时软化的气管管壁的内陷，这一重要指征在平静呼吸时是观察不到的。

纤维喉镜下将喉软化分为三型，见书末彩图 3-1。Ⅰ型：杓状软骨黏膜脱垂，占 57%；Ⅱ型：杓会厌襞缩短，占 15%；Ⅲ型：会厌后移，占 12%。部分患儿为Ⅰ、Ⅱ型的混合型，约占 15%。

3. 诊断　主要依据婴儿出生后不久即发生喘鸣，直接喉镜、纤维喉镜检查、纤维支气管镜检查见有喉/气管软化表现，另外可在喉镜下将金属吸引管置于喉入口处，其吸引负压会引起会厌和杓状软骨向喉腔内脱垂，此称 Narcy 征阳性，为本病直接的诊断依据。影像学检查，如 CT 扫描和 MRI 也有助于诊断和排除其他先天性喉疾病。

Roger 等制定了重度喉软化症的诊断标准：①平静时呼吸困难和/或活动时重度呼吸困难；②进食困难；③身高和体重增长迟缓；④睡眠窒息或阻塞性通气不足；⑤无法控制的胃食管反流；⑥有因阻塞性呼吸困难而行气管插管的病史；⑦活动时低氧血症；⑧活动时高二氧化碳血症；⑨随窒息或阻塞性通气不足加重而出现睡眠监测的异常记录。

【鉴别诊断】

喉/气管软化须与其他各种先天性喉及气管发育异常如喉蹼、喉裂、声门下狭窄等相鉴别，亦应注意与各种后天性喉部疾病如炎症、异物、外伤等相鉴别。

【治疗】

喉软化症的处理取决于其严重程度。对于大部分其他方面健康的儿童，喉软化症并不危险，且可自行缓解。

气管支气管软化症的治疗以保持气道通畅为原则。原发性气管支气管软化症应强调增强体质，预防为主，减少气道感染的机会，适当补充钙及包括维生素 D 在内的多种维生素及矿物质。喘息发作时，可以通过改变体位使气道保持通畅和超声雾化加强排痰，合并感染时应加用抗生素。继发性软化症以去除原发病为宜，解除了气管支气管受压的因素，软化即可得以改善。

1. 一般处理　对于轻度喉软化症只需临床随访加频繁监测，以确保体重增加充分。喘鸣往往到 12~18 月龄时消退。中重度喉软化症婴儿（喘鸣伴有喂养困难、呼吸困难、呼吸过速、发绀和呼吸暂停）应转诊耳鼻喉科，以进行全面内镜评估和可能的干预。对于一些中度喉软化症婴儿，内科治疗可能足矣；但是重度喉软化症婴儿常需要外科治疗。

内科治疗包括体位治疗、抑酸治疗、言语和吞咽治疗，和/或高热量配方奶粉。已知有相关 GER 的婴儿应治疗反流。可进行喂养评估和言语治疗以指导干预，从而改善喂养，例如改变口感、调整奶瓶喂养节奏或加强喂养安排。

2. 外科治疗　外科治疗技术近年出现了巨大进展，传统的气管切开术是 20 世纪 80 年代之前唯一有效的手段，直至自愈。目前仅用于极度严重病例，只在出现严重威胁生命的气道阻塞症状时采用。

根据分型采用不同的术式，即Ⅰ型予切除杓状软骨后外侧多余的黏膜，Ⅱ型则切断缩短的杓会厌襞，Ⅲ型予切除舌会厌韧带，将会厌拉向前，并缝合会厌和舌根部。

根据 Roger 等制定的标准，若满足其中 3 项或 3 项以上，则需手术；若仅有 1 项或 2 项，只需严密随访观察。

目前对于喉软化症声门上手术技术尚无统一的命名，常见的名称如声门上成形术、会厌成形术、杓会厌襞成形术、杓会厌襞切开术和会厌融合术等。常用的手术器械包括喉显微器械、低温等离子技术、二氧化碳激光微切削钻等。

文献报道的手术失败率 2%~8.8%，或仅有部分改善多出现在伴随其他先天畸形者。严重的并发症如肉芽增生、水肿或蹼状结构形成；声门上狭窄为最严重的并发症，虽极为罕见，但需引起高度重视，预防的策略是避免过度的切除，如果术后证明切除的组织不足，可以再次手术切除。

➢ **附：喉/气管软化症的诊治流程图**

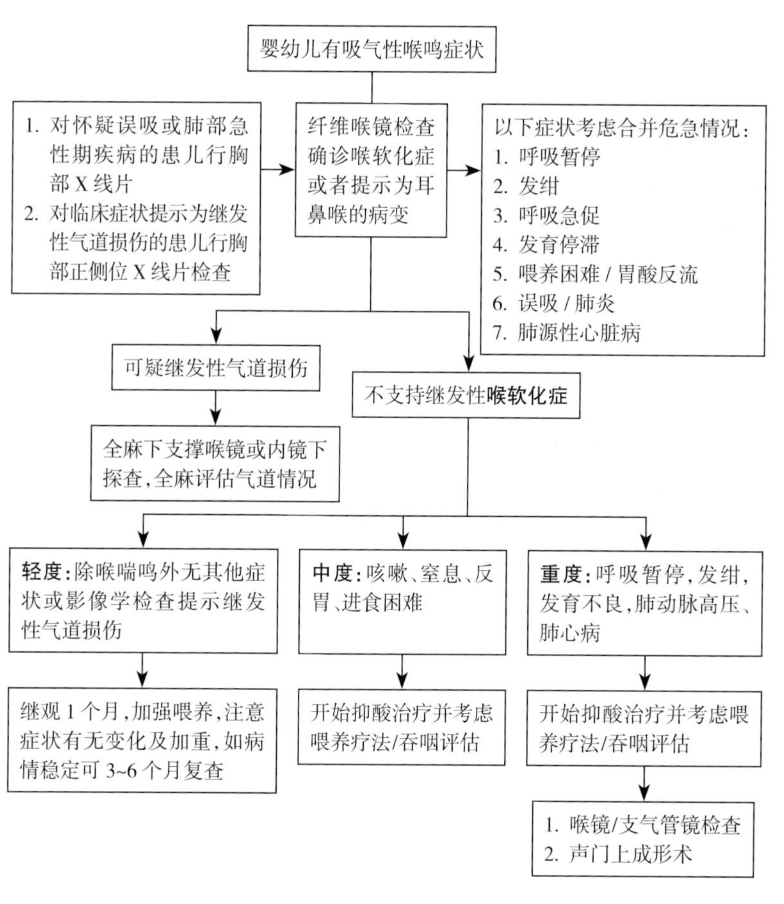

（张　杰　张丰珍）

参考文献

1. 倪鑫,张天宇. 实用儿童耳鼻咽喉头颈科学.2 版. 北京:人民卫生出版社,2021.
2. SIMONS J P,GREENBERG L L,MEHTA D K,et al. Laryngomalacia and swallowing function in children. The Laryngoscope,2016,126(2):478-484.
3. WILCOX L J,BERGERON M,REGHUNATHAN S,et al. An updated review of pediatric drug-induced sleep endoscopy. Laryngoscope investigative otolaryngology,2017,2(6):423-431.
4. ISAAC A,ZHANG H,SOON S U,et al. A systematic review of the evidence on spontaneous resolution of laryngomalacia and its symptoms. International Journal of Pediatric Otorhinolaryngology,2016,83:78-83.
5. CARTER J,RAHBAR R,BRIGGER M,et al. International Pediatric ORL Group (IPOG) laryngomalacia consensus recommendations. International Journal of Pediatric Otorhinolaryngology,2016,86:256-261.

第三节 急性喉炎

【概述】

小儿急性喉炎好发于 6 个月~3 岁的儿童,是以声门区为主的喉黏膜的急性炎症,可因病毒或细菌感染引起,多继发于上呼吸道感染,也可成为某些急性传染病的前驱症状或并发症。以声音嘶哑、犬吠样咳为主要特征,重者可导致喉梗阻而危及生命。

1. 病因 可因病毒或细菌感染引起,常继发于上呼吸道感染如普通感冒、急性鼻炎、咽炎,也可继发于某些急性传染病如流行性感冒、麻疹、百日咳等。大多数由病毒引起,最易分离的是副流感病毒,占 2/3。此外还有腺病毒、流感病毒、麻疹病毒等。病毒入侵之后,为继发细菌感染提供了条件。感染的细菌多为金黄色葡萄球菌、乙型链球菌、肺炎双球菌等。病变主要发生于声门下腔,炎症向下发展可累及气管。声门下腔黏膜水肿,重者黏膜下可发生蜂窝组织炎,化脓性或者坏死性变。黏膜因溃疡可大面积缺损，表面有假膜形成者罕见。

2. 发病机制　小儿营养不良、抵抗力低下、变应性体质、牙齿拥挤重叠，以及上呼吸道慢性病，如慢性扁桃体炎、腺样体肥大、慢性鼻炎、慢性鼻窦炎，极易诱发喉炎。

小儿急性喉炎与成人相比更易发生呼吸困难，原因如下：①小儿喉腔狭小，喉内黏膜松弛，肿胀时更易导致声门阻塞；②喉软骨柔软，黏膜与黏膜下层附着松弛，炎症时肿胀较重；③喉黏膜下淋巴组织及腺体组织丰富，炎症易发生黏膜下肿胀，而使喉腔变窄；④小儿咳嗽功能不强，不易排出喉部及下呼吸道分泌物，更使呼吸困难加重；⑤小儿对感染的抵抗力及免疫力不如成人，故炎症反应较重；⑥小儿的神经系统不稳定，容易受激惹而发生喉痉挛；⑦喉痉挛除可以引起喉梗阻外，又使充血加重，喉腔更加狭小。因此，小儿急性喉炎的病情常比成人严重，若不及时诊治，可危及生命。

【诊断】

1. 临床表现　起病常较急，患儿多有发热，常伴有咳嗽、声嘶等。早期以喉痉挛为主，声嘶多不严重，表现为阵发性犬吠样咳嗽或呼吸困难，继而炎症侵及声门下区则呈“空”“空”样咳嗽声，夜间症状加重。声门下黏膜水肿加重，可出现吸气性喉喘鸣。病情重者可出现吸气期呼吸困难，患儿鼻翼扇动，胸骨上窝、锁骨上窝、肋间隙及上腹部软组织吸气时下陷(三凹征)，烦躁不安，出冷汗，脉搏加快等症状。

喉梗阻导致的呼吸困难分度详见本章第一节喉梗阻。

2. 辅助检查　纤维或电子喉镜检查可见喉黏膜充血肿胀，尤以声门下区为重，使声门下区变窄。声带由白色变为粉红色或红色，黏膜表面有时附有黏稠性分泌物。

3. 诊断　本病起病急，根据其病史、发病季节及特有症状，有声嘶，犬吠或“空空”样咳嗽应立即想到本病，如出现吸气性喉喘鸣和吸气性呼吸困难即可作出诊断。对较大能配合的小儿可行间接喉镜检查。如有条件可行纤维/电子喉镜检查，以协助诊断。

【鉴别诊断】

1. 气管支气管异物　起病突然，多有异物的吸入史。患儿有剧烈的咳嗽及呼吸困难等症状，胸部听诊及 X 线检查及支气管镜检查可以鉴别两种疾病。

2. 喉痉挛　常见于较小婴儿，起病急，有吸气性喉喘鸣，声调尖而细，发作时间短，症状可骤然消失，无声嘶。

3. 先天性喉部疾病　如先天性喉软化症等。喉镜检查和实验室血常规、咽喉拭子涂片或分泌物培养等检查均有助于鉴别。

此外，还应注意与喉白喉、麻疹、水痘、百日咳、猩红热、腮腺炎的喉部表现相鉴别。

【治疗】

1. 治疗的重点是解除喉阻塞，应及早使用有效、足量的抗生素以控制感染，加用糖皮质激素消除水肿、减轻喉阻塞症状。常用的口服激素有泼尼松、甲泼尼龙；也可用地塞米松、氢化可的松等肌内注射或静脉给药。

2. 雾化、吸氧、解痉、化痰，保持呼吸道畅通。可用超声雾化吸入或经鼻给氧。若声门下有干痂或假膜及黏稠分泌物，经上述治疗呼吸困难不能缓解，可在直接喉镜下吸出或钳出。

3. 重度喉阻塞或经药物治疗后喉阻塞症状未缓解者，应及时作气管切开术。

4. 对危重患者应加强监护及支持疗法，注意患儿的营养与电解质平衡，静脉注射葡萄糖液，保护心肌功能，避免发生急性心力衰竭。

5. 尽量使患儿安静休息，减少哭闹，以免加重呼吸困难。

➢ 附：急性喉炎诊治流程图

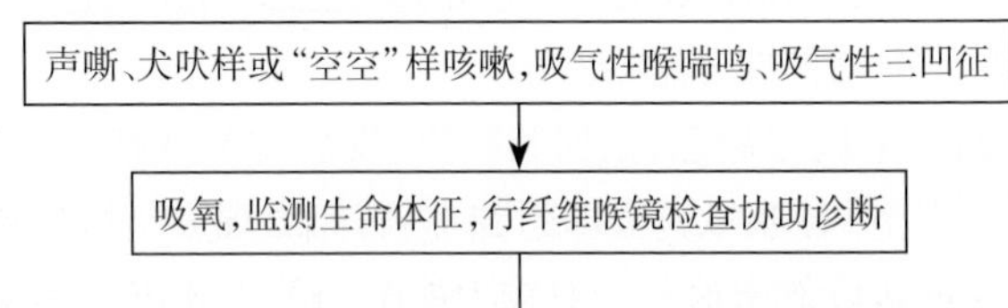

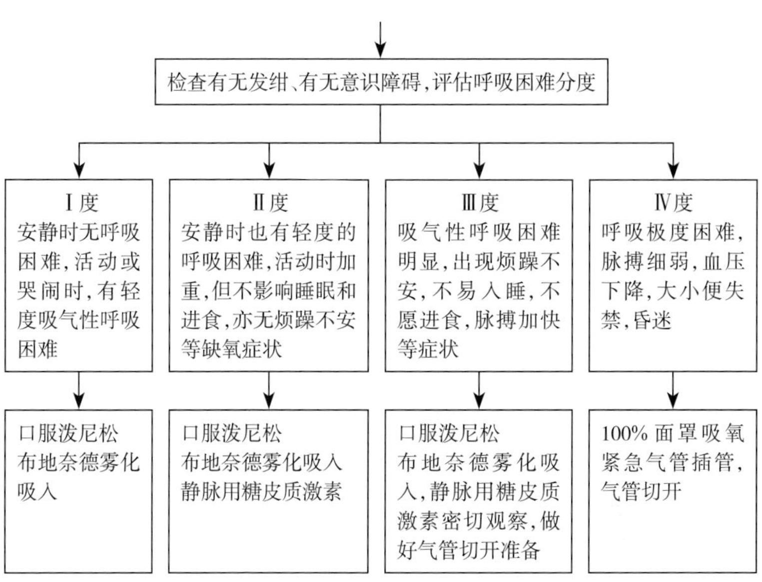

(张丰珍　张　杰)

参考文献

1. 倪鑫,张天宇. 实用儿童耳鼻咽喉头颈科学.2版. 北京:人民卫生出版社,2021.
2. HENRYK M,ANNA B,ZBIGNIEW D,et al. Acute subglottic laryngitis. Etiology,epidemiology. pathogenesis and clinical picture. Advances in respiratory medicine,2019,87(5):308-316.

第四节　急性会厌炎

【概述】

急性会厌炎(acute epiglottitis)是指会厌和杓会厌部位和邻近的声门上组织的炎症和水肿,常由细菌感染引起,主要是b型流感嗜血杆菌(Hib)感染所致。其进展迅速,病情凶险,易出现危及生命的严重喉梗阻。伴随 Hib 疫苗的普及接种,国外 2~6 岁儿童高发得到明显遏制,而成人患病率相对增加。急性会厌炎的临床表现有发热和咽喉痛,气道阻塞可通过语音不清或语音低、流涎、前倾坐位和吸气性喘鸣(stridor)来评估。该病全年均可发病,以冬春季多见。

1. 病因 细菌感染是其致病的主要因素,除 Hib 外,肺炎链球菌、化脓性链球菌、金黄色葡萄球菌,草绿色链球菌和脑膜炎奈瑟菌属等也可引起声门上感染而致病。某些机械损伤如异物、化学损伤如有害气体吸入及物理损伤如吸入蒸汽等,造成会厌区域炎症水肿而致病。食物、药物等的过敏反应,也可引发会厌高度水肿。

2. 病理及发病机制 病理改变为会厌黏膜弥漫性充血、水肿,炎性细胞浸润,但很少侵及声带及声门下区。由于会厌舌面黏膜下组织较松弛,因此肿胀明显。肿胀的会厌常常比正常明显增厚。炎症重者局部可以形成脓肿。会厌部位的炎症压迫会厌根部,而会厌的静脉回流均通过该部位,因此使得静脉回流受阻,会厌将迅速发生剧烈水肿,且不易消退,会厌周围组织的炎症也加重水肿,最终可能使气道完全阻塞、喉梗阻,引起窒息死亡。

【诊断】

1. 临床表现 起病急骤、进展迅速、病情凶险是其特征。数小时内,健康儿童可突然发热(多为高热)、咽喉痛、流涎、吸气性喘鸣、三凹征及气道梗阻症状,继而出现精神萎靡、四肢发冷、面色苍白、血压下降,甚至昏厥、休克等衰竭状态。可有语音不清或语音低,但多无声音嘶哑、极少咳嗽,因气道梗阻患儿常呈前倾坐位,使得吞咽困难,又导致流涎较多,患儿呈惊恐状。从症状出现进展到出现严重气道梗阻不超过 24 小时。由外伤和过敏所致的急性会厌炎可无发热。会厌脓肿是急性会厌炎的并发症,死亡率可增加到 30%。

若怀疑会厌炎,儿科医师咽部检查要慎重,除非已准备建立人工气道,否则用压舌板强压舌根部检查,可致气道完全阻塞。检查应在作好气管切开准备后,或在耳鼻喉科进行。压舌板深压舌根可见增大、呈樱桃样的会厌。

2. **辅助检查**

(1) 喉镜检查:看到樱桃红色水肿会厌炎,就可以诊断会厌炎。会厌肿胀以舌面为甚,可呈樱桃色或苍白色。因会厌不能上举,难以看见声门和声门下区。

(2) 血常规检查:白细胞总数升高,中性粒细胞比例增高,提示细菌感染。

(3) C 反应蛋白:可明显升高。

(4) X 线检查:颈部侧位软组织 X 线片或侧颈部 CT 有助于诊断,其可显示出近似于拇指大小增大的会厌。

3. 诊断 根据起病急骤、进展迅速、病情凶险的特征,结合高热、流涎、吸气性喘鸣、呼吸困难、特殊体位及发病年龄可作出诊断。重要的是咽部检查要慎重。

【鉴别诊断】

1. 急性喉气管支气管炎 多为病毒感染所致。尽管起病急,但常在出现上呼吸道感染 1~2 天后逐渐进展到出现声嘶、犬吠样咳嗽、吸气性喘鸣、呼吸困难和气道梗阻,发病年龄大多较急性会厌炎更小,急性会厌炎与急性喉气管支气管炎的鉴别要点见表 3-2。

表 3-2 急性喉气管支气管炎和急性会厌炎的鉴别诊断

项目	急性喉气管支气管炎	急性会厌炎
年龄	3 月龄~5 岁	2~7 岁
病原体	多为病毒	通常为 Hib
病程进展	2~3 天	数小时内
体温	低中热	高热
体位变化	无	前倾坐位
对肾上腺素雾化反应	有	无
颈部后前位放射影像	"尖塔征"(steeple sign)	"拇指征"(thumb sign)

2. 喉白喉 为白喉杆菌引发。起病较缓,呼吸困难发展缓慢,咳嗽剧烈。低热,可有声嘶,但无吞咽困难。咽喉可见不易拭去的假膜。

【治疗】

急性会厌炎为急重症，疑诊应请耳鼻喉科医师会诊，并准备气管切开或气管插管。及时救治预后好，大多可治愈。如未及时救治，延误病情，则预后较差，严重的可以导致死亡。药物治疗以缓解病变区域的水肿。选择适当抗生素抗感染。应注意观察病情变化，留观至少24小时。

1. 抗生素 选用三代头孢菌素如头孢曲松，或阿莫西林/克拉维酸等Hib敏感的抗生素，疗程10~14天。会厌炎合并脓毒症时，联合应用万古霉素治疗金黄色葡萄球菌感染。

2. 肾上腺素 有助于改善上气道水肿，可用雾化、喷雾喉部或肌内注射的给药方式。

3. 糖皮质激素 初始治疗时不推荐使用糖皮质激素。病情危重时若应用则选用抗炎作用强的地塞米松。

4. 吸氧 烦躁不安，血氧低者予以吸湿化氧气。

5. 手术 喉梗阻严重者行气管切开术或气管插管。

【预防】

适龄儿童接种Hib疫苗。不同年龄儿童接种程序为，1~2个月婴儿：2~3个月开始接种，间隔1~2个月1次，共3次，1.5岁加强1次；6~12个月婴儿：间隔1~2个月1次，共2次；1~5岁儿童：接种1次。年长儿和成人一般不接种，但对于易感染Hib的未接种Hib疫苗的高危患儿，包括功能性或解剖性无脾，免疫缺陷，癌症化疗的免疫抑制，感染HIV，并接受造血干细胞移植治疗等至少接种1剂儿童的Hib结合疫苗。

➤ 附：急性会厌炎诊断流程图

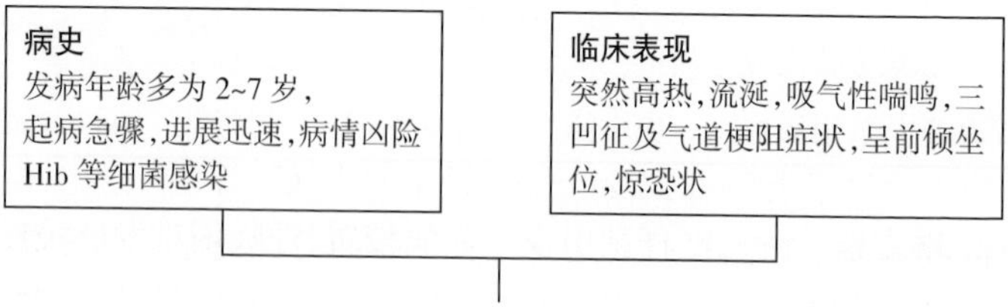

病史
发病年龄多为2~7岁，
起病急骤，进展迅速，病情凶险
Hib等细菌感染

临床表现
突然高热，流涎，吸气性喘鸣，三凹征及气道梗阻症状，呈前倾坐位，惊恐状

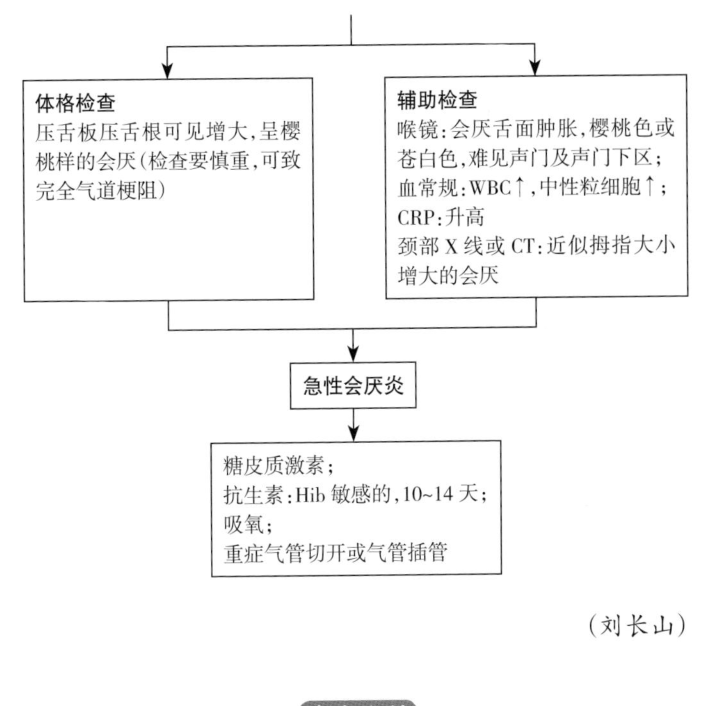

（刘长山）

参考文献

1. BAIU I, MELENDEZ E. Epiglottitis. JAMA, 2019, 21(19): 1946.
2. DOWDY RAE, CORNELIUS BW. Medical Management of Epiglottitis. Anesth Prog, 2020, 67(2): 90-97.
3. 王天有，申昆玲，沈颖. 诸福棠实用儿科学. 9 版. 北京：人民卫生出版社，2022.

第五节 急性支气管炎

【概述】

急性支气管炎（acute bronchitis）是主要由病毒等多种病原体及环境刺激物等非生物因素所致的支气管黏膜的急性炎症。气管常同时受累，也称为急性气管支气管炎（acute tracheobronchitis）。常伴随在病毒性上呼吸道感染之后，冬季高发，婴幼儿多见，也是急性传染病如百日咳、麻疹等的表现之一。由于气道黏膜受损或气道超敏反应，其主要症状咳嗽可长至 1~3 周。

常由病毒感染引起。最常见的病毒是鼻病毒、肠道病毒、甲型和乙型流感病毒、副流感病毒、冠状病毒、人偏肺病毒和呼吸道合胞病毒。病毒感染基础上，可继发细菌感染，10% 以下的急性支气管炎病例中检出细菌，如肺炎链球菌、A 族乙型溶血性链球菌、金黄色葡萄球菌、流感嗜血杆菌和沙门菌等。病原体还有肺炎支原体、肺炎衣原体和百日咳杆菌等。除百日咳杆菌感染、新生儿及机械通气外，在免疫功能正常的儿童极少有单纯的细菌性支气管炎。非生物致病因素包括有臭氧、二氧化硫、烟雾、主动和被动吸烟以及空气中细颗粒物等环境污染，吸入有毒气体如氨气、氯气、溴化物、硫化氢及挥发性气体等。免疫功能低下、特应性体质，如营养不良、佝偻病，以及过敏反应、慢性鼻炎和咽炎是本病的诱因。

感染和非生物因素可使气管支气管黏膜充血、水肿和分泌物增加，黏膜下层有中性粒细胞、淋巴细胞等浸润。严重者纤毛上皮细胞损伤脱落，黏膜纤毛功能降低。而受损的气道上皮对外来刺激易产生超敏反应，出现咳嗽。机体炎症消退后，气管支气管黏膜结构和功能大多恢复正常。

【诊断】

1. 临床表现 咳嗽是主要症状。通常首先表现为非特异性的上呼吸道感染症状，如鼻咽炎，出现流涕、鼻塞、咽痛、乏力等，多无热或低热，流感病毒感染体温较高。3~4 天后，鼻咽部症状减轻，开始有频繁的刺激性干咳，咳嗽可为持续性或阵发性，遇冷空气、刺激性气味如烟草烟雾等刺激加剧。在较大儿童，剧烈咳嗽可导致胸痛。以后有痰，痰液逐渐由稀薄变稠，呈脓痰，此不一定是细菌感染而白细胞迁移引起炎症所致。患儿可将痰液咽下，积在胃内，再咳嗽时引起呕吐。咳嗽的病程大多 1~2 周，部分长至 3 周。

体格检查：早期可有咽部充血、结膜充血等，肺部听诊正常。病程进展、咳嗽加剧后，肺部听诊可有呼吸音粗糙，闻及干、湿啰音，也可有散在的哮鸣音。在肺的同一部位湿啰音常随咳嗽、体位变动等消失，肺部不固定的湿啰音是急性支气管炎的特征性表现。

急性支气管炎可向下蔓延引起肺炎，尤其是合并细菌感染后。本病还可并发中耳炎、鼻窦炎等。

2. 辅助检查　胸部X线检查示双肺纹理增多、增粗或无异常。

根据病史和体格检查及胸部X线检查可以诊断。

【鉴别诊断】

主要与肺炎相鉴别。支气管肺炎肺部听诊为固定的细湿啰音，咳后啰音无减少，胸部X线呈点片状阴影。大叶性肺炎有肺实变体征，X线片有相应表现。但支气管炎与肺炎早期鉴别较难，在婴儿可按肺炎处理。

气管、支气管异物　与支气管炎相同，咳嗽较重。但其有异物吸入史，胸X线片可有肺不张和肺气肿，必要时行支气管镜检查。

应与咳嗽为主的疾病相鉴别，见表3-3。

表3-3　咳嗽表现为主的疾病

种类	诊断
炎症	哮喘病
慢性肺疾病	支气管肺发育不良 感染后支气管扩张 气管或支气管软化 纤毛异常 其他慢性肺疾病
其他慢性疾病或先天性疾病	喉裂 吞咽障碍 胃食管反流 气道受压（如气管环或血管瘤） 先天性心脏病
感染性或免疫性疾病	免疫缺陷 结核病 过敏性疾病
获得性	气管、支气管、食管异物

【治疗】

本病多为自限性,无特异性治疗,可适当采用对症治疗。气道即使是有脓性分泌物,若无合并细菌感染证据或未引起细菌性肺炎,原则上不用抗生素,用抗生素也不能缩短病程。对肺炎支原体、肺炎衣原体、百日咳杆菌等引起的急性支气管炎可用大环内酯类抗生素。病原体为流感病毒,可用神经氨酸酶抑制剂奥司他韦。中枢性镇咳药,如喷托维林,抗组胺药异丙嗪等原则不用,因其在缓解咳嗽症状的同时,也可使支气管分泌物变黏稠,痰液呈脓痰,不易排出,造成气道阻塞,引起肺不张或肺气肿,尤其是婴幼儿,因此应用镇咳药要评估症状轻重和利弊得失。祛痰药也并非都用,可结合病情选用。咳嗽持续时间长,超过 2 周者,可用布地奈德雾化液雾化治疗,也可选用白三烯受体调节剂孟鲁司特。

➢ 附:急性支气管炎诊治流程图

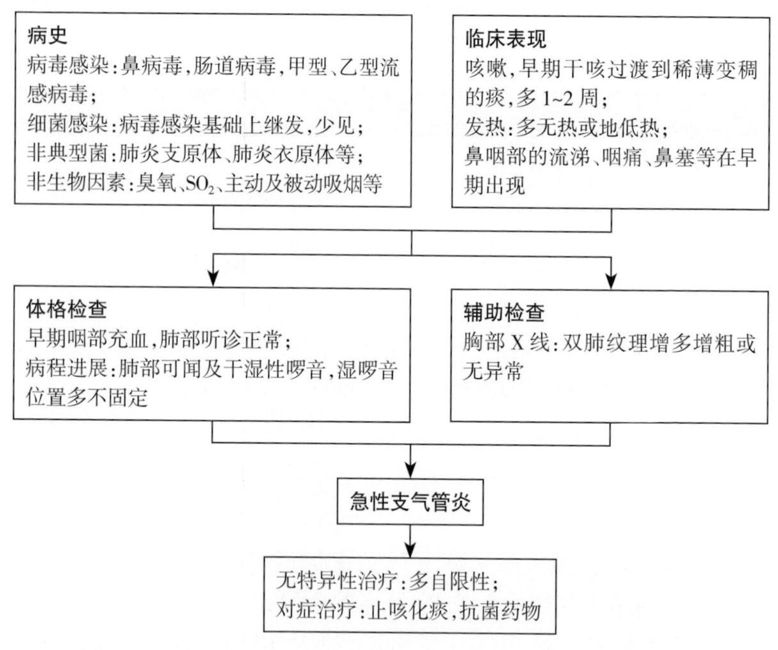

（刘长山）

参考文献

1. KINKADE S, LONG NA. Acute Bronchitis. Am Fam Physician, 2016, 94(7): 560-565.

2. KILLEEN BM, WOLFSON AB. Antibiotics for Acute Bronchitis. Am Fam Physician. 2020, 102(9): Online.

第六节　急性毛细支气管炎

【概述】

毛细支气管炎(bronchiolitis)是由多种致病原感染引起的病变部位在毛细支气管(主要在直径为75~300μm的气道)的炎症性疾病。本病多由病毒感染所致,其中呼吸道合胞病毒为最常见病原。2岁以内多发,2~6个月婴儿的发病率最高。多见于冬春两季,散发,有时亦呈流行性。本病的特点是无明显发热、喉部可闻及“咝咝”声、呼气性呼吸困难、肺肝界下移、双肺可闻及典型的呼气性喘鸣音或高调哮鸣音,严重者可合并急性呼吸衰竭、心力衰竭及中毒性脑病等。多数预后良好,极少数也可发展为闭塞性细支气管炎。重症病例或有哮喘家族史患儿,日后发展为儿童哮喘的概率较高。

1. 病因　毛细支气管炎的病因有吸入性、感染性、药物性及特发性,在小儿主要由感染因素引起。病毒是最常见病原,其中呼吸道合胞病毒(RSV)最为多见;此外,偏肺病毒、博卡病毒、副流感病毒、腺病毒、鼻病毒、肺炎支原体等也可引起,也可出现混合感染。毛细支气管炎的发病率在RSV流行高峰的季节最高,由于RSV感染后机体不会出现长期或永久的免疫力,因此也可出现重复感染。有报道90%的婴幼儿在2岁以内感染过RSV,其中约40%发展为下呼吸道感染。

婴幼儿易患感染性毛细支气管炎与其解剖及生理特点有关:①婴幼儿期细支气管内腔狭窄,气流阻力增大,气流速度减慢,故吸入的微生物易于沉积;②由于婴幼儿的各种免疫功能尚未成熟,支气管黏膜上IgA水平较低,尚不能起保护作用。病理改变主要是病变部位的细支气管黏膜肿胀，黏膜下炎性细胞浸润，黏膜上皮损伤脱落，黏液分泌增多；毛细支气管可有不同程度的痉挛。由于毛细支气管的管壁较薄，故炎症易扩展累及周围的肺间质和肺泡，形成细支气管周围炎。

2. 发病机制　RSV 侵袭毛细支气管后，致使病变部位黏膜上皮损伤、脱落，黏膜充血、肿胀，黏液分泌增多；加之同时伴有毛细支气管的不同程度痉挛，最终导致病变部位的毛细支气管部分或完全性阻塞，气体呼出障碍，肺内残气量增多、有效通气量减低，通气/血流比例失衡，最终导致体内缺氧，出现呼气性呼吸困难，重者则可发展至进行性呼吸衰竭。病变轻者，炎症消退后渗出物被吸收或咳出而痊愈。少数病变重者可因管壁的瘢痕修复，管腔内渗出物发生机化，使细支气管闭塞，形成闭塞性细支气管炎。婴幼儿 RSV 感染后易发生气道高反应性，这与后期的反复喘息和哮喘的发生密切相关。气道高反应性的发生机制尚不十分清楚，可能与机体的免疫应答、神经调节机制和病毒的持续存在有关。

【诊断】

1. 临床表现

(1) 症状：本病多见于 6 个月内小儿，最大不超过 2 岁。体温多正常或略高，无继发感染者少见高热。病前 2~3 天常有上呼吸道感染前驱症状，随后可出现剧烈咳嗽、呼气性呼吸困难及阵发性喘憋。喉部可闻及“咝咝”声。呼吸困难常呈阵发性。夜间及晨起好发作；剧烈活动、哭闹或吃奶后喘鸣加重，休息及改善通气后有时可自行缓解。严重病例可合并急性呼吸衰竭、心力衰竭及中毒性脑病等；有者可骤然出现呼吸暂停及窒息。

(2) 体征：喘息发作时，患儿呼吸及心率加快，轻者烦躁不安，鼻翼扇动；重者口周发绀，呈喘憋状，表现为明显的三凹征，易合并充血性心力衰竭。胸部叩诊呈过轻音，肺肝界下移。听诊双肺呼吸音延长，可闻及典型的呼气性喘鸣音或高调哮鸣音；喘憋时常听不到湿啰音，缓解时可闻及弥漫性细湿啰音或中啰音。喘憋严重时喘鸣音有时反而减弱，应予以注意。腹部查体肝脏增大多见，但往往并非因充血性心力衰竭所致，经常为肺气肿引起的肺肝界下移。

(3) 病情分度：根据患儿的临床表现评估患儿的病情严重程度，见表 3-4。

表 3-4 病情严重程度分级

项目	轻度	中度	重度
喂养量	正常	下降至正常 1/2	下降至正常 1/2
呼吸频率	正常或略快	>60 次/min	>70 次/min
吸气性三凹征	无	肋间隙凹陷较明显	肋间隙凹陷极明显
鼻翼扇动或呻吟	无	无	有
血氧饱和度	>92%	88%~92%	<88%
精神状况	正常	轻微或间断烦躁，易激惹	极度烦躁不安、嗜睡、昏迷

2. 辅助检查

(1) 外周血白细胞多正常。

(2) 血气检查，病初时 PaO_2 及 $PaCO_2$ 减低，严重时 $PaCO_2$ 增高，发生呼吸性酸中毒。

(3) 胸部 X 线检查：可见双肺多有不同程度肺气肿或肺纹理增强改变；有时可见支气管周围炎性阴影或节段性肺不张；肺泡受累时，可出现间质性肺炎及肺浸润病变。

(4) 病原检测：对明确感染病原及后续的特异性抗病原微生物治疗至关重要。抗原检测、核酸检测是目前临床上主要采用的快速检测方法；检测的适宜样本主要包括鼻咽拭子、鼻咽部吸出物及支气管肺泡灌洗液。

3. 诊断及诊断思路 根据发病季节、发病年龄和临床症状及体征可以诊断，在诊断中应注意以下问题。

(1) 与早发哮喘鉴别：哮喘的早发型或是病毒感染诱发的喘息很可能和毛细支气管炎的诊断重叠。由于毛细支气管炎与早发哮喘容易混淆，导致了一系列针对哮喘的试验性治疗，包括支气管舒张剂或是糖皮质激素。但是,这两类药物对毛细支气管炎患儿均无良好的疗效,并且增加了药物副作用的风险及费用,尤其是将本病按照哮喘的治疗方案予以较长时间雾化糖皮质激素治疗。毛细支气管炎患儿日后易发生反复喘息或哮喘的高危因素主要是哮喘家族史和病情的严重程度,该类患儿一定要定期随访。

(2) 注意易患因素:宿主因素,包括早产儿、低出生体重儿、先天性心脏病、早产儿慢性肺疾病、神经系统疾病、6个月以下婴儿、免疫功能低下、缺乏母乳喂养;环境因素:包括生活贫困、被动吸烟、空气污染、居住拥挤、幼儿园长托增加了患毛细支气管炎的风险。

(3) 年龄及体温特点:多见于6个月内小儿,最大不超过2岁。体温正常或略高,无混合感染者少见高热。

(4) 喘息及肺部体征特点:喉部可闻及"呲呲"声,呈呼气性呼吸困难,剧烈活动、哭闹或吃奶后喘鸣加重,安静后可减轻;叩诊呈过轻音,肺肝界下移;双肺呼吸音延长,双肺可闻及典型的呼气性喘鸣音(或高调哮鸣音),有者也可闻及细小湿啰音。但需注意,喘憋严重时喘鸣音可反而减弱甚至消失,不要误认为病情缓解。

(5) 胸部影像学特点:胸部X线片以双肺气肿为主,也可见支气管周围炎性阴影或节段性肺不张改变;但无大片实变阴影。目前观点认为,毛细支气管炎患儿胸部X线片的特异性不强,与病情严重程度的关系也不确定,因此对临床症状不重者不推荐常规行胸部X线检查;但住院患儿若对治疗的反应欠佳,需进一步评估病情严重程度或怀疑其他诊断时,则应行影像学检查。

(6) 病情严重程度和家族过敏性疾病史:现研究认为,重度毛细支气管炎、有哮喘家族史、过敏体质婴儿(如易患湿疹等)、被动吸烟等,是将来发展成支气管哮喘或反复喘息的高危因素。

【鉴别诊断】

本病应与该年龄段引起喘憋或呼吸困难的相关疾病鉴别,包括支气管哮喘的首次发作、急性喉气管支气管炎、喉/气管/支气管软化症、呼吸道合胞病毒性肺炎、粟粒性肺结核、先天性气道发育异常、肺动脉吊带、先天性肺疾病、胃食管反流、气管食管瘘、百日咳、心内膜弹力纤维增生症、充血性心力衰竭、异物吸入、囊性纤维化等相鉴别。

毛细支气管炎与婴幼儿哮喘首次发作的临床表现极其相似,在就诊当时难以鉴别,需要日后定期随访观察。哮喘首次发作患儿往往对雾化糖皮质激素及支气管舒张剂治疗效果较好。

【治疗】

1. 一般治疗

(1) 吸氧:既往体健的患儿若血氧饱和度降至 90% 以下,则为氧疗指征;若持续低于 90%,则应通过足够的氧疗使血氧饱和度升至 90% 或以上;若患儿的血氧饱和度≥90% 且进食良好、仅有轻微呼吸困难,则可停用氧疗。对于有明显血流动力学异常的心肺疾病史或早产史的患儿,在准备停用氧疗时应给予密切监测。

(2) 镇静:极度烦躁时应用。可用 5% 水合氯醛每次 1ml/kg,口服或灌肠。应用镇静剂时要密切注意呼吸节律的变化。

(3) 保持呼吸道通畅:有痰随时吸出;痰液黏稠者可予以盐酸氨溴索治疗以稀释痰液,给药途径可静脉注射或雾化吸入。雾化吸入时,应使用吸入型盐酸氨溴索,静脉剂型慎用。应注意,由于本病患儿可能存在气道高反应性,因此,如病情需要以吸入途径给药时,应使用以压缩空气(或气流量>6L/min 氧气)为动力的雾化器装置通过面罩吸入,忌用对气道有较大刺激作用的超声雾化吸入装置。

(4) 保持体液及酸碱平衡:喂养量不足者,需及时补液;及时纠正脱水、离子紊乱,保持体内液体、离子及酸碱平衡。

2. 控制喘憋

(1) 雾化吸入支气管舒张剂和糖皮质激素:国外许多有循证医学证据的研究显示,上述两药物对喘憋的疗效有限。不过,鉴于吸入治疗的安全性,通过空气压缩装置吸入支气管舒张剂(如沙丁胺醇、异丙托溴铵等)和糖皮质激素(如布地奈德等)可在临床早期试验性应用,如有效可继续给予,如果临床症状无改善则不继续使用。全身性糖皮质激素应谨慎使用,不推荐常规应用。

(2) 高渗盐水雾化吸入:3% 高渗盐水雾化吸入对毛细支气管炎的疗效尚有争议,不推荐为常规用药。对于严重喘憋的住院患儿,当其他治疗效果不佳时，可考虑应用。用法：3% 高渗盐水雾化吸入，2~4ml/次，4~6 次/d，疗程 1~3 天。雾化时需注意：①雾化时间少于 20 分钟；②用药期间需密切监测；③吸入过程中患儿出现刺激性呛咳或诱发气道痉挛时（如喘憋加重），需立即停用；④用药 48~72 小时患儿临床症状不缓解或加重，则不再继续使用；⑤有痰及时吸出，保持气道通畅。

(3) 其他：静脉注射氨茶碱或硫酸镁可在上述治疗无效时尝试使用（具体剂量及用法同重症哮喘治疗），但尚缺乏确切的循证证据。

3. 抗病原体治疗

(1) 干扰素-α：具有广谱抗病毒和免疫调节作用。在平喘、吸氧、补液等常规治疗基础上尽早使用重组人干扰素-α（IFN-α）有助于减轻症状，缩短病程。使用方法：采用空气压缩或氧驱方法雾化吸入，IFN-α1b 2~4μg/(kg·次)，或 IFN-α2b 20 万~40 万 U/(kg·次)，每日 2 次，连续 5~7 日。对于没有雾化设备的基层医院，也可以肌内或皮下注射，IFN-α1b 1μg/(kg·次)，或 IFNα2b 10 万 U/(kg·d)，每日 1 次，连续 5 日。雾化吸入治疗为首选。

注意事项：对 IFN-α 或制剂敷料成分有过敏史者禁用；新生儿及 2 月龄以下小儿慎用；滴眼剂、滴鼻剂、喷雾剂及长效注射用 IFN-α 不可雾化吸入；IFN-α 敷料成分中含有特殊防腐剂（如酚、苯甲醇、苯甲酸及其化合物或亚硝盐等），均不适宜用于雾化吸入。

(2) 利巴韦林：静脉注射或雾化吸入。由于尚缺乏确切的循证依据，故不推荐常规应用。

(3) 明确或疑似肺炎支原体感染可予以大环内酯类抗生素治疗。

(4) 有继发细菌感染时需酌情加用其他抗生素。

4. 生物制品治疗

(1) 静脉注射免疫球蛋白（IVIG）可在重症患儿或上述治疗方法无效时考虑应用。研究表明，IVIG 可缓解临床症状，减少患儿排毒量和缩短排毒期限。应用方法为每天 400mg/kg，连续 3~5 天。

(2) 静脉注射抗 RSV 单克隆抗体（palivizumab）对高危婴儿（早产儿、支气管肺发育不良、先天性心脏病、免疫缺陷病）和毛细支气管炎后反复喘息发作者有确切的预防作用；RSV 单克隆抗体上市后研究也显示，预防治疗可显著降低住院率。但值得注意的是，该药不能治疗 RSV 感染。

5. 其他治疗　及时纠正酸碱失衡及离子紊乱；有心力衰竭时积极强心、利尿、减轻心脏负荷；出现脑水肿时及时降颅压及保护脑细胞；有呼吸衰竭时需要气管插管，人工通气治疗。

【预后及转归】

大多数毛细支气管炎患儿经过临床治疗可以完全康复，但有部分患儿可能出现气道反应性增高、反复喘息发作，甚至发展为支气管哮喘。有毛细支气管炎病史的儿童罹患反复发作喘息性疾病的概率明显增加。有队列研究显示，毛细支气管炎患儿随访至 6 岁时，58% 的患儿出现反复喘息发作。在一项出生队列中发现，重度毛细支气管炎的发病率约为 2.9%，5 年后其中 27.6% 的患儿发展为儿童哮喘；该研究认为重度毛细支气管炎是儿童哮喘的重要危险因素之一。此外，也有研究发现，在生后早期 RSV 病毒感染引起的毛细支气管炎患儿中，遗传因素（哮喘家族史）和毛细支气管炎的严重程度是日后发展为哮喘的预测因素。

目前国内外相关研究结果表明，导致毛细支气管炎患儿日后反复喘息发作，甚至发展为哮喘的主要危险因素包括易感基因、初次喘息时感染的病毒种类（呼吸道合胞病毒及鼻病毒）、特应性过敏体质（该体质儿童更易感染 RSV）、特异性 IgE 增高、高嗜酸性粒细胞计数、家族过敏及哮喘史、烟草暴露（母体吸烟及患儿烟雾接触会导致婴儿气道发育不良、肺功能异常，增加病毒易感性；被动吸入烟雾可损伤呼吸道黏膜，增加气道高反应性）、暴露于学龄期兄弟姐妹（增加 RSV 的感染机会）等。纯母乳喂养可能是保护因素之一，因母乳中免疫球蛋白 A 含量较高，具有抗感染抗病毒的生物效应；此外，母乳中 IgE 含量较少，母乳喂养并不会导致婴幼儿过敏介质的递增；有研究发现，6 个月以上的纯母乳喂养可明显预防儿童哮喘及过敏性疾病，可明显降低反复喘息的概率。

附：急性毛细支气管炎诊治流程图

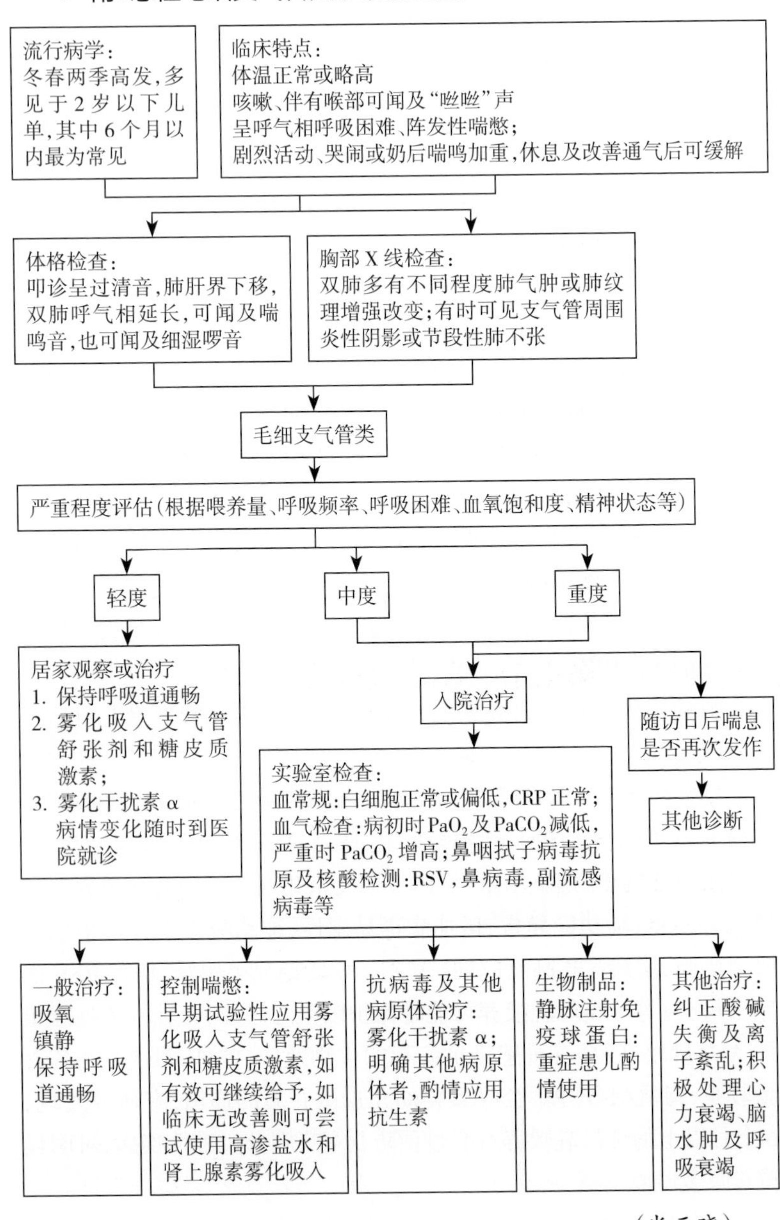

（尚云晓）

参考文献

1. RINAWI F,KASSIS I,TAMIR R,et al. Bronchiolitis in young infants:is it a risk actor for recurrent wheezing in childhood? World J Pediatr,2017,13(1):41-48.
2. HOUBEN ML,BONT L,WILBRINK B,et al. Clinical prediction rule for RSV bronchiolitis in healthy newborns:prognostic birth cohort study. Pediatrics,2011,127(1):35-41.
3. BALEKIAN DS,LINNEMANN RW,HASEGAWA K,et al. Cohort Study of Severe Bronchiolitis during Infancy and Risk of Asthma by Age 5 Years. J Allergy Clin Immunol Pract,2017,5(1):92-96.
4. 王改梅,尚云晓.毛细支气管炎后反复喘息的危险因素.国际儿科学杂志,2021,48(4):239-243.
5. 王改梅,尚云晓.毛细支气管炎后婴幼儿喘息的危险因素研究.国际儿科学杂志,2021,48(7):492-497.

第七节　闭塞性细支气管炎

【概述】

闭塞性细支气管炎(bronchilitis obliterans,BO)也称闭塞性毛细支气管炎,是由小气道的炎症病变引起的慢性气流阻塞的临床综合征。临床以持续咳嗽、喘息为特点。该病是一病理诊断。病变部位累及直径<2mm 的细支气管和肺泡小管,肺实质几乎不受累。

1. 病因　小儿 BO 最常见的原因为感染,可为腺病毒、肺炎支原体、麻疹病毒、呼吸道合胞病毒、流感病毒、副流感病毒等所致。腺病毒 3、7、11 和 21 型均可引起 BO,其中 7 型最常引起重症腺病毒肺炎和 BO,在一引起闭塞性细支气管炎的危险因素的研究中,腺病毒毛细支气管炎和机械通气为闭塞性细支气管炎的较强的、独立的危险因素。腺病毒肺炎的 5 年随访的研究中发现,几乎 1/2(47.7%)的腺病毒肺炎患者发展为 BO。而且发展 BO 的危险因素主要为急性期需

ICU 住院、机械通气、需氧治疗和全身激素的应用有关。有研究发现腺病毒肺炎急性期呼吸机使用时间、既往喘息病史和急性期肺部喘鸣音是发生闭塞性细支气管炎的危险因素。以上说明腺病毒肺炎急性期重症者比轻症患者更易发展为 BO，急性期有喘鸣音和既往有喘息史也要警惕 BO 的发生。

其他原因包括胃食管反流、造血干细胞移植术后、肺移植术后、Stevens-Johnson 综合征。

2. 病理　Myers 和 Colby 据组织学特点将 BO 分为两大类型：

(1) 狭窄性细支气管炎：为不同程度的慢性炎症或纤维化的阻塞。

(2) 增生性细支气管炎：即管腔内肉芽组织的阻塞，同时肺泡内也有肉芽组织的存在。由于两者的临床和预后不同，现已分别指两种疾病，前者为通常所说的闭塞性细支气管炎，后者为闭塞性细支气管炎伴机化性肺炎。感染后的 BO 通常为狭窄性细支气管炎。

狭窄性细支气管炎是由于细支气管黏膜受损，纤维化组织部分或完全的阻塞细支气管或肺泡小管。BO 是气道上皮损伤继发的上皮再生和瘢痕的结果。由于胶原纤维沉积在黏膜下，导致细支气管腔向心性的狭窄和破坏，可见黏液栓、慢性炎症。也有一些病例为管腔内坏死物质机化后阻塞毛细支气管。

儿童的 BO 从组织学上变化大，可分为轻的细支气管炎到细支气管和气管被纤维化组织完全阻塞。早期毛细支气管上皮坏死和黏膜、黏膜下、毛细支气管周围以及毛细支气管腔的炎症渗出，主要是终末毛细支气管腔。炎症渗出有淋巴细胞、浆细胞和中性粒细胞，单核细胞主要在毛细支气管壁，中性粒细胞主要在毛细支气管腔。毛细支气管扭曲和包含黏液栓。进一步发展黏膜下纤维化，并发展到毛细支气管腔，管腔减小最后闭塞，不可逆。因此早期积极治疗有望取得疗效。

BO 经常侵犯外周的支气管和细支气管少数情况下侵犯大支气管包括软骨。这些结果导致严重气道阻塞和进行性呼吸困难。

3. 发病机制　闭塞性细支气管炎可以由多种因素引起，这些因素造成支气管黏膜上皮细胞损伤，造成支气管周围、上皮内及间质炎性细胞浸润，介导相关免疫反应，引起上皮细胞非正常修复，进一步纤维化，从而形成细支气管闭塞。

移植后闭塞性细支气管炎的发病机制研究相对较多，细胞因子之间的相互作用相对清楚。同种（异体）免疫反应在移植后闭塞性细支气管炎的发生中起到了主要作用。在相关动物模型的研究中，干扰素-γ刺激上皮细胞黏附素及协同因子的表达，进一步引起淋巴细胞浸润和T细胞聚集。之后上皮细胞被激活，不断产生生长因子，刺激上皮细胞生长，最终造成气管堵塞。同时，抗体介导的免疫反应，胶原蛋白Ⅴ引起的自身免疫反应及TOLL受体介导的免疫反应等都在移植后闭塞性细支气管炎的发病中起到了一定作用。

感染后闭塞性细支气管炎的发病也存在免疫反应的因素。腺病毒为DNA病毒，在感染机体细胞内复制的周期中，可引起细胞的溶解和死亡。在引起坏死的过程中，中性粒细胞、炎性介质也起着重要作用。有研究表明重症腺病毒肺炎患儿肺部存在包含腺病毒抗原的免疫复合物，同时患儿的白介素-6（IL-6）、白介素-8（IL-8）、肿瘤坏死因子α（TNF-α）水平升高。在麻疹病毒后闭塞性细支气管炎患儿的支气管肺泡灌洗液中，IL-8水平升高，中性粒细胞比例上升，$CD8^{+}$的T细胞显著升高。这种现象在发病的几年后仍然存在，表明闭塞性细支气管炎患儿的炎症反应持续存在。IL-8是最强的中性粒细胞和T淋巴细胞激活和趋化因子，IL-8在炎性反应过程中起着关键作用。它可激活中性粒细胞的溶酶体酶的释放、氧自由基的释放等功能，从而破坏肺组织。有学者通过对闭塞性细支气管炎患儿的支气管肺泡灌洗液进行分析，发现人8-异前列腺素F2a（8-Isoprostane）、羰基化合物、谷胱甘肽过氧化物酶（GPx）水平升高。这表明，与移植后闭塞性细支气管炎患者相似，感染后闭塞性细支气管炎患者也存在氧化应激的水平升高，进而导致上皮细胞损伤。阿根廷有报道称，在当地闭塞性细支气管炎印第安患儿中，HLA的等位基因*DR8-DQB1*0302*高表达，这从基因学的角度为当地闭塞性细支气管炎高发提供了一个可能的解释。近年研究还发现甘露糖集合凝集素（mannose-binding lectin，MBL）缺乏与感染后闭塞性细支气管炎有关，甘露糖集合凝集素是肝脏产生的血浆蛋白，与先天免疫有关，在生后6~17个月的婴幼儿其甘露糖集合凝集素缺乏与急性肺炎的严重程度有关。

【诊断】

1. 临床表现 在急性感染或肺损伤之后，出现持续的气促、喘息和咳嗽，运动耐受性差，重者可有三凹征，以上症状达数月或数年。喘鸣音和湿啰音是最常见体征。湿啰音在多数闭塞性细支气管炎患儿的随访中持续存在。近年的研究发现，经过抗炎和雾化止喘治疗，感染后BO患儿症状可渐减轻，住院次数减少，一些患儿喘息可以改善，喘鸣音可消失。感染后BO重者以上症状持续，可致胸廓畸形。移植后患者早期症状可能不明显，但其出现呼吸困难时，往往提示肺功能严重下降。

2. 辅助检查

(1) 血气分析：常有氧分压减低，重症患者可有低氧血症，甚至呼吸衰竭。

(2) 肺功能检查：肺功能可显示阻塞性通气功能障碍或混合性的通气功能障碍。婴幼儿闭塞性细支气管炎患儿的肺功能通常表现为严重的气流受阻、顺应性降低、对支气管扩张剂反应性下降。首都医科大学附属北京儿童医院通过婴幼儿体描仪对46例闭塞性细支气管炎患儿进行肺功能的测定，46例患儿的达峰容积比（VPEF/VE）、达峰时间比（tPTEF/tE）均有不同程度的下降，可以作为评价小气道阻塞的指标。

年长儿闭塞性细支气管炎的肺功能通常提示阻塞性通气功能障碍，FEV_1、FEV_1/FVC下降，尤其表现为FEF25%、FEF50%、FEF75%的显著下降。典型患儿可下降至小于预计值的30%。病情严重的患儿肺容量可能会增加，由于闭塞性细支气管炎患儿存在气体滞留，相应的会有残气量上升。近年研究发现一些感染后BO患者支气管舒张试验可以阳性，但肺功能值很难恢复正常。

(3) 肺通气和灌注扫描：可显示通气和灌注的缺损或减弱，而且通气灌注区域与影像学的支气管扩张、支气管增厚的区域一致。但其敏感性较高分辨CT为差，已较少用。

(4) 影像学检查:BO 的胸部 X 线片主要表现为无明显实变的过度充气,而且过度充气可因呼吸道感染而加重。BO 时其 HRCT 的特点为支气管壁增厚、支气管扩张、Mosaic 灌注、肺不张、黏液栓。有学者总结了巴西、智利、阿根廷 3 国 8 个医学中心 250 例患者的 CT 资料,结果显示马赛克征、气体滞留、支气管管壁增厚、支气管扩张等是最常见的 CT 征象,见表 3-5。马赛克灌注征为肺密度减低区域合并血管管径的细小,通常边界不清。相邻的肺密度增高区域血管影粗,表明灌注增高。有文献报道 14 例 BO 患者的 HRCT 结果呼气相的气体潴留占 100%,每个患者均有,为 BO 的最常见的表现。其次为支气管壁增厚占 93%,磨玻璃改变占 50%,马赛克征占 50%,并且认为马赛克征象的出现高度提示 BO 的诊断。在报道的 20 例感染后 BO 的 HRCT 研究中:所有的患者均有气体潴留和马赛克征象。5 例有支气管扩张,6 例有肺不张。影像学检查异常如马赛克灌注征大多持续存在。

表 3-5　250 例儿童感染后 BO 的肺 CT 异常改变

CT 表现	人数	百分比
马赛克征	220	88
气体滞留	230	92
支气管管壁增厚	195	78
支气管扩张	240	96
肺不张	165	66
黏液栓	145	58

3. 诊断及诊断思路　目前大多数的学者认为临床和高分辨 CT 的表现足以确定感染后 BO 的诊断。认同通过临床表现、高分辨 CT、肺功能及临床随诊观察来诊断闭塞性细支气管炎。如遇到患儿:①急性感染或急性肺损伤后的持续气促、喘息或咳嗽 6 周以上,喘鸣音对 β_2-激动剂反应差。②肺 CT:支气管壁增厚、支气管扩张、肺不张、Mosaic 灌注;或胸部 X 线片为单侧透明肺。③肺功能示阻塞性通气

功能障碍，重症可为混合性的通气功能障碍。④排除其他阻塞性疾病如哮喘、原发性纤毛运动障碍、原发性免疫功能缺陷病、囊性纤维化等。临床可诊断闭塞性细支气管炎。进一步可长期的临床和影像学的随诊，有持续性的症状体征和高分辨 CT 的异常改变而确诊。

感染后 BO 可以参考 Fischer GB 提出的诊断标准：①既往健康的 <3 岁儿童有急性细支气管炎或肺炎的病史；②查体或肺功能提示在急性期后存在持续气道阻塞的依据，2 周以上的全身激素及支气管扩张剂治疗无效；③影像学出现阻塞性肺疾病的依据，如过度充气、肺不张、支气管壁增厚、支气管扩张；④CT 检查可见马赛克灌注征及气体潴留；⑤除外其他慢性阻塞性肺疾病，如结核、囊性纤维化、原发性纤毛运动障碍、原发性免疫缺陷病、支气管肺先天发育异常等。

因为婴幼儿肺功能测量在许多儿童中心无法进行，Colom AJ 等提出了一种诊断闭塞性细支气管炎的简易评分方法。评分方法如下：①典型病史（4 分）；②腺病毒感染（3 分）；③高分辨 CT 出现马赛克灌注（4 分）。>7 分诊断感染后闭塞性细支气管炎的特异性是 100%，敏感性是 67%。但他们的研究对象大多是重症患儿。

移植后 BO 的诊断，有移植史，临床症状，咳嗽、气短，查体有小气道阻塞特点。肺功能 FEV_1 降低 20% 或以下（<75%），FEV_1/FVC <70%，残气量>120%，肺 HRCT 显示支气管壁增厚、呼气相的气体潴留、支气管扩张。以上出现可诊断 BO 综合征。

BO 的确诊，主要靠肺活检和支气管造影，肺活检为 BO 诊断的金标准。由于肺活检不一定取到病变部位且有危险，因此应用受到限制。HRCT 对儿科气道疾病的诊断提供有利的帮助。研究认为呼气相的气体滞溜则对 BO 的诊断具有较高的敏感性和特异性。

【鉴别诊断】

1. 感染后气道高反应　婴儿患病毒性的毛细支气管炎后，易出现反复喘息，此组患儿的喘息对支气管舒张剂及激素治疗可使喘息和呼吸困难缓解。胸部 X 线片在喘息发作时可有过度充气，喘息急性期肺 CT 也可有马赛克征，但喘息缓解后肺 CT 无马赛克征，也无支气管扩张及气体滞留，鉴别要点见表 3-6。

表 3-6 儿童 BO 与感染后气道高反应的鉴别

项目	感染后 BO	感染后气道高反应
症状	持续	反复
湿啰音	持续	间断
影像学的改变	持续	缺乏
病理生理	毛细支气管的闭塞	气道高反应
对支气管扩张剂的反应	不好	反应好
预后	不好	好

2. 闭塞细支气管炎伴机化性肺炎 特发性在儿科少见，继发性可见于感染后，因此，应注意与闭塞性细支气管炎鉴别，一方面，病理上其为增生性细支气管炎，有肺泡的受累；另一方面，其肺功能为限制性的功能障碍。治疗上对激素有良好的反应，但易复发。

3. 弥漫性泛细支气管炎 在日本多见，我国也有报道。有鼻窦炎、有家族史，反复咳脓痰为特点，影像学主要为弥漫性的小叶中心的结节。以往死亡率高。小剂量的红霉素对其有很好的疗效。

4. 原发性纤毛运动障碍 临床主要为反复上、下呼吸道感染，比如中耳炎、鼻窦炎、反复肺炎，之后可以出现支气管扩张、肺不张，部分患者可伴有听力障碍、不育症等，肺 CT 可以表现弥漫性支气管扩张、小叶中心型结节，可以通过病史以及基因检测进一步鉴别。

【治疗】

无有效的治疗方法。目前常用的有糖皮质激素、小剂量的大环内酯类如红霉素、阿奇霉素和克拉霉素等治疗。越来越多的临床回顾性研究认为全身糖皮质激素和/或雾化吸入糖皮质激素、口服阿奇霉素和孟鲁司特治疗可以改善患儿病情。

1. 糖皮质激素 疗效尚不确定，目前常选用的为静脉滴注甲泼尼龙 2mg/(kg·d) 或口服泼尼松 1~2mg/(kg·d)，足量 2 周~1 个月，逐渐减量，总疗程不超过 6 个月。文献有用静脉甲泼尼龙 30mg/(kg·d)，连用 3 天，每 30 天 1 次。连用 3 个月，在病程的早期如 6 个月内应用效果较好。动物实验证实，糖皮质激素在疾病的早期(60~90 天)内应用，可逆转炎症的活动，尤其是纤维细胞的沉着。

2. 大环内酯类药物 红霉素为 5~10mg/(kg·d)。疗程 6 个月~2 年。近年来在移植后的闭塞性细支气管炎阿奇霉素治疗取得了一定的疗效，在感染后的 BO 也可试用，儿童推荐使用阿奇霉素的剂量为 5mg/(kg·d)，每周 3 次，也有研究发现阿奇霉素 5mg/(kg·d)、10mg/(kg·d)、15mg/(kg·d) 的疗效并无区别。研究发现长期使用阿奇霉素可以降低移植后闭塞性细支气管炎患者肺泡灌洗液中性粒细胞比例，改善肺功能，提高生存率。

3. 孟鲁司特 可以抑制白三烯活性。前文中提出白三烯受体可以作为移植后 BO 的一个治疗靶点。Verleden 等人的实验性研究中，使用孟鲁司特(10mg/d)6 个月后，移植后患者 FEV_1 的下降速度减低，提示孟鲁司特可以作为大环内酯类药物的一个辅助治疗。

4. 气管扩张剂 对肺功能可逆实验阳性的患儿，可以使用支气管扩张剂。有报道称，大约 25% 的患儿支气管扩张剂治疗有效。

5. 手术治疗及肺移植 对于临床治疗无效的局限性支气管扩张、肺不张的患儿，可以考虑手术治疗。肺移植可能是有重度氧依赖，活动严重受限患儿的最终选择。但肺移植本身也有引起闭塞性细支气管炎的风险，因此很少采用。感染后 BO 并不建议肺移植。

【疾病预后】

闭塞性细支气管炎的总体预后不佳。在一项对 31 名儿童进行的平均 3.5 年的随访中，9.7% 的患儿死亡，67.7% 的患儿仍有后遗症。有 1 项 17 人的研究表明在使用了 1 个月的规律激素治疗后，有 64.7% 临床症状得到改善。

大部分人认为感染后 BO 为慢性，非进展性疾病，预后较移植后及继发于 STEVENS-JOHNSON 综合征的 BO 预后为好。2002—2007 年间，美国得克萨斯州儿童医院进行了 64 例儿童肺移植手术，其中有 3 例为骨髓移植后闭塞性细支气管炎(2 例随后死亡)，2 例为 STEVENS-JOHNSON 综合征后闭塞性细支气管炎(尚无死亡)，没有感染后闭塞性细支气管炎肺移植的例子。感染后的 BO 多在一年后症状改善。但肺功能的异常和肺 CT 的异常改变很能恢复。目前认为有些患儿可能会在生长发育的过程中，随肺的发育，症状得到了改善。重的闭塞性细支气管炎的预后不佳，部分可在第一年内因呼吸道感染、呼吸衰竭而死亡。近年随着早期识别和及时的对症治疗，感染后BO已很少死亡，症状可以明显改善。

➤ 附：BO的诊断流程图

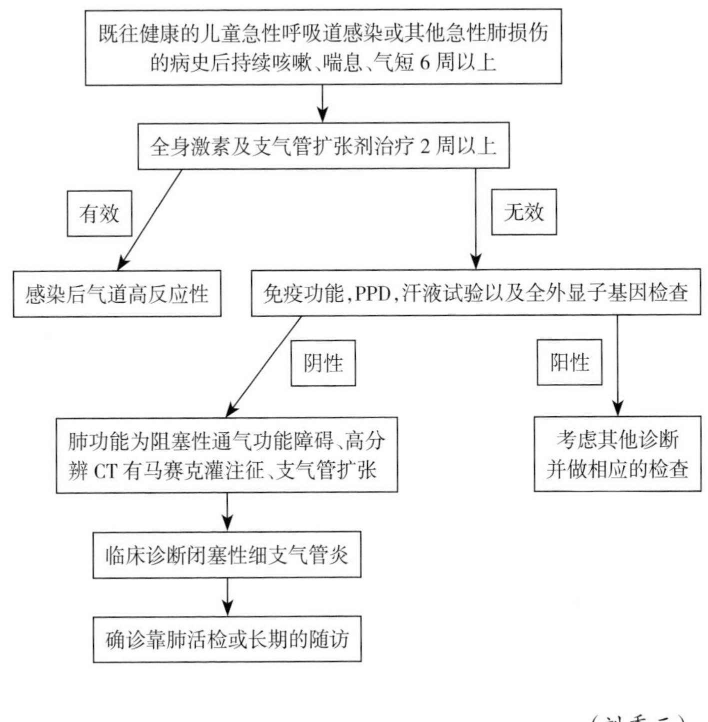

（刘秀云）

参考文献

1. CHIU CY，WONG KS，HUANG YC，et al. Bronchiolitis obliterans in children：clinical presentation，therapy and long-term follow-up. J Paediatr Child Health，2008，44（3）：129-133.

2. KAVALIUNAITE E，AURORA P. Diagnosing and managing bronchiolitis

obliterans in children. Expert Rev Respir Med,2019,13(5):481-488.

3. 李娟,刘秀云,徐保平,等.儿童腺病毒肺炎后闭塞性细支气管炎的危险因素分析.中国医刊,2020,55(3):288-292.
4. LIM LM,WOO YY,DE BRUYNE JA,et al.(2018) Epidemiology,clinical presentation and respiratory sequelae of adenovirus pneumonia in children in Kuala Lumpur,Malaysia. PLoS ONE,2018,13(10):e020579.
5. FISCHER GB,SARRIA EE,MATTIELLO R,et al. Post Infectious Bronchiolitis Obliterans in Children. Paediatr Respir Rev,2010,11(4):233-239.
6. ZHANG XM,LU AZ,YANG HW,et al. Clinical features of postinfectious bronchiolitis obliterans in children undergoing long-term nebulization treatment. World J Pediatr,2018,14:498-503.

第八节 迁延性细菌性支气管炎

【概述】

迁延性细菌性支气管炎(protracted bacterial bronchitis,PBB)是指咳嗽>4 周的湿性咳嗽,为细菌引起的支气管内膜持续感染和慢性化脓性肺疾病。PBB 是引起儿童慢性咳嗽的常见病因。Chang AB 等对来自澳大利亚 346 例慢性咳嗽儿童的病因研究发现,PBB 占第一位(41%)。英国胸科学会、澳大利亚及新西兰胸科学会已正式将 PBB 作为慢性咳嗽的主要病因。在《中国儿童慢性咳嗽诊治指南(2013)》亦提及相关诊断线索。国内儿科临床医师对其认识不足,常将其误诊为哮喘,相关临床资料较少。

引起 PBB 的常见病原为流感嗜血杆菌、卡他莫拉菌、肺炎链球菌及金黄色葡萄球菌,其中流感嗜血杆菌(尤其是未分型流感嗜血杆菌)最常见,高达 47%~81%。病毒或肺炎支原体、肺炎衣原体等病原是否参与 PBB 病理过程并未明确,但其所致的呼吸道感染可能诱发 PBB。临床研究发现,PBB 患儿支气管肺泡灌洗液腺病毒 PCR 阳性率明显高于其他慢性呼吸道疾病患儿,而其余病毒(呼吸道合胞病毒、偏肺病毒、流感病毒、副流感病毒)组间检出情况差异则无统计学意义。

【诊断】

1. 临床表现　PBB以幼儿及学龄前期儿童多见，主要表现为持续性湿性咳嗽，改变体位后明显，部分患儿可伴喘息，肺部查体可闻及湿啰音和/或哮鸣音。全身症状轻微或缺乏，无杵状指、发绀、继发性胸廓畸形等提示其他慢性肺疾病的体征。PBB胸部影像学多无特异性改变，部分患儿胸部X线片可见肺纹理增多、增粗。若行支气管镜检查，镜下可见支气管内膜呈苍白、水肿的慢性炎症改变，伴较多分泌物，且常为化脓性，部分患儿镜下可见支气管软化或狭窄等气道畸形。

2. 辅助检查　在诊治过程中强调动态观察及疗效随访，对抗生素4周治疗无效或咳嗽缓解后频繁复发病例，需进一步检查：高分辨CT、消化道钡餐、支气管镜、免疫功能检测、鼻腔呼出气一氧化氮测定、透射电镜下纤毛超微结构及运动能力测定、汗液氯离子测定、囊性纤维化基因检测等。

3. PBB的诊断标准　①持续湿性咳嗽（咳痰）超过4周；②支气管-肺泡灌洗液（bronchoalveolar lavage fluid，BALF）细菌培养确认下呼吸道细菌感染的证据；③应用抗生素（阿莫西林/克拉维酸）治疗2周内咳嗽改善；④无引起咳痰的其他病因。

Chang AB团队基于对临床病例的观察，于2006年提出PBB的病原学诊断标准，但因多数儿童不能自行咳出足量痰液以获取可靠病原学信息，且对每个疑诊患儿行支气管镜检查脱离临床实际，故进而提出临床诊断标准，并提出难治性PBB（PBB-extended）、反复发作性PBB（recurrent PBB）两个概念增加其临床适用度，具体见表3-7。

【鉴别诊断】

PBB在诊治过程中强调动态观察及疗效随访，对抗生素4周治疗无效或咳嗽缓解后频繁复发病例，需要与支气管扩张、胃食管反流、气道结构异常、免疫功能缺陷、原发性纤毛活动障碍、囊性纤维化等鉴别诊断。

【治疗】

1. 病因治疗　予以抗菌药物治疗，可优先选择7∶1阿莫西

表 3-7 迁延性细菌性支气管炎诊断标准

类型	主要指标
1. 基于微生物学诊断标准	a. 慢性湿性咳嗽(>4 周) b. 下气道感染证据:痰液或 BALF 细菌培养阳性,且定量培养≥10^4CFU/ml c. 2 周合理口服抗感染治疗(常为阿莫西林克拉维酸钾)咳嗽可缓解
2. 基于临床的诊断标准	a. 慢性湿性咳嗽(>4 周) b. 缺乏提示其他慢性湿性咳嗽病因的特异性症状、体征 c. 2 周合理口服抗感染治疗(常为阿莫西林克拉维酸钾)咳嗽可缓解
3. 难治性 PBB	满足 1 或 2 中 a、b 两条标准,但需 4 周抗感染治疗咳嗽才可缓解
4. 反复发作性 PBB	PBB 反复发作(>3 次/年)

林-克拉维酸制剂或第 2 代以上头孢菌素或阿奇霉素等口服,通常疗程需 2~4 周。

2. 对症治疗 可口服氨溴特罗、沐舒坦 5~7 天或雾化吸入用黏液溶解剂乙酰半胱氨酸 0.3g/次,每天 1~2 次,持续 5~7 天。

【预后】

PBB 一般预后良好,频繁复发则有进展为慢性化脓性肺疾病(chronic suppurative lung disease,CSLD)甚至支气管扩张风险。目前认为 PBB、CSLD、支气管扩张是一个连续的疾病谱,三者均有湿性咳嗽表现,具有相同的病原谱,均存在支气管内膜炎症及中性粒细胞浸润、局部纤毛黏液清除功能受损的表现。一项前瞻性研究显示 2 年随访结束时,PBB 复发率高达 43.5%,并有 8.1% 进展为支气管扩张。下呼吸道流感嗜血杆菌(尤其是未分型流感嗜血杆菌)感染和 PBB 反复(>3 次/年)是进展为支气管扩张的重要危险因素。

(刘恩梅)

参考文献

1. CHANG AB, ROBERTSON CF, VAN ASPEREN PP, et al.A multicenter study on chrome cough in children: burden and etiologies based on a standardizedmanagement pathway. Chest, 2012, 242 (4): 943-950.
2. WURZEL DF, MARCHANT JM, YERKOVICH ST, et al.Prospective characterization of protracted bacterial bronchitis in children.Chest, 2014, 145 (6): 1271-1278.
3. PRITCHARD MG, LENNEY W, GILCHRIST FJ.Outcomes in children with protracted bacterial bronchitis confirmed by bronchoscopy.Arch Dis Child, 2015, 100 (1): 112.

第九节　气管、支气管异物

【概述】

气管支气管异物（tracheo-bronchial foreign body aspiration）指异物进入、停留或嵌顿于气管或支气管内的状态，是儿童一种潜在危及生命的急症。在我国气管支气管异物占 0~14 岁儿童意外伤害的 7.9%~18.1%，约 80% 的患儿好发年龄在 1~3 岁，男童多见。虽然近年来随着防范意识逐渐增强，气管支气管异物发病率有所下降，但由于该病临床表现的多样性，在诊断和鉴别诊断上仍有一定的困难，漏诊、误诊时有发生，部分可出现严重后果。

1. 儿童易发生气道异物的原因　①小儿臼齿未萌出，咀嚼功能不完善；②吞咽协调功能和喉头保护性反射功能不健全，咳嗽能力较弱；③小儿进食时爱哭笑打闹；④学龄期儿童喜将一些小玩具、笔帽等含于口中，当其哭笑而深吸气时易将异物吸入气管；⑤临床上重症或昏迷患儿，由于吞咽功能减弱或消失，偶将呕吐物、血液、食物、牙齿等呛入气管。

2. 气道异物的种类

(1) 外界异物种类繁多，按异物性质可分为固体性、液体性和气体性。又可分为植物性、动物性或化学制品，植物性约占92%，常见的如花生、瓜子、玉米粒、黄豆、果核等可食性异物；动物性有骨头；化学制品常见的有小球、哨、发卡、塑料笔帽等。

(2) 内生性异物较少见，仅占1%，如各种炎症所致的肉芽、塑形性支气管炎等。

3. 病理改变 异物落入气管引起的病理改变主要是机械性阻塞、异物所致的损伤刺激及继发感染。声门或气管异物阻塞可立即出现气道痉挛、呼吸困难、窒息等；支气管异物存留则会导致不同的阀门效应，出现阻塞性肺气肿、肺不张，甚至因肺内气体分布不均而出现自发性气胸、纵隔气肿及皮下气肿等。

异物所致的损伤可分为机械性和化学性。前者为异物直接损伤气道黏膜，出现局部黏膜出血，继之充血肿胀；后者是异物中的游离脂肪酸刺激气道黏膜引起弥漫性炎症反应。含有游离脂酸的异物主要是花生等植物性异物，其在进入气管2~3天即可发生支气管黏膜的炎症反应，表现为黏膜充血、肿胀、分泌物增多，出现部分性阻塞的表现，随着分泌物的增多，加之异物吸水后肿胀，则可出现完全性阻塞表现，分泌物逐渐转为脓性。有的可见异物周围肉芽组织增生、纤维化。继发感染可引起肺炎、肺脓肿、脓胸等。

综上，其病理改变受异物在气道所处的位置、梗阻程度、落入时间、活动度、自然属性、感染与否等因素影响。

【诊断】

1. 临床表现 异物所在部位不同，可有不同的症状。

(1) 喉异物：异物进入喉内时，出现反射性喉痉挛而引起吸气性呼吸困难和剧烈的刺激性咳嗽。如异物停留于喉入口，则有吞咽痛或咽下困难。如异物位于声门裂，大者出现窒息，小者出现呛咳及声嘶、呼吸困难、喉鸣等。如异物为小膜片状贴于声门下，则可只有声嘶而无其他症状。尖锐异物刺伤喉部可发生咯血或皮下气肿。

(2) 气管异物：异物进入并停留于气管者，症状剧烈，突发剧烈呛咳、憋气、作呕、呼吸困难甚至窒息；特征性症状有撞击感、拍击音、喘鸣，常有持续性或阵发性咳嗽。睡眠时咳嗽及呼吸困难均减轻，呼吸困难多为吸气性的，但若异物较大而嵌在气管隆嵴之上，则表现为混合性呼吸困难，同时呼气有喘鸣音。气管拍击音及撞击感为异物随呼出气流撞击声门下所致，咳嗽时更明显，异物固定不动则无。肺部听诊双侧呼吸音对称、减弱，可闻及干、湿啰音及哮鸣音。此外，异物随时可能上至声门引起呼吸困难或窒息，此种情况危险性较大。

（3）支气管异物：一侧主支气管是异物最主要的停留部位，且异物落入两侧支气管的概率相当，与成人右侧为主不同。此时患儿咳嗽、呼吸困难及喘鸣减轻，仅有轻度咳嗽及喘鸣，甚至无症状。以后因异物阻塞和并发炎症，产生肺气肿和肺不张等支气管阻塞症状及相应体征。异物存留时间较长者，炎症加剧，轻者并发支气管炎及肺炎，重者可并发肺脓肿或脓气胸等，加重呼吸困难，并引起全身中毒症状如高热等。继发感染者肺部可闻及干、湿啰音，而脂酸性异物所致感染，在取出异物后则可闻及中、细湿啰音，这是因潴留的分泌物所致，术前不易听到。一般异物停留在支气管中，极少数细小异物如大头针等可进入段支气管。小的矿物性异物，不足以阻塞支气管，可无显著症状，经过数周或数月后，肺部发生病变，患儿反复发热、咳嗽、咳痰，出现慢性支气管炎、肺炎、支气管扩张或肺脓肿等病变。

此外，气道异物也可按照病程分为异物进入期、无症状期、刺激与炎症期、并发症期。

2. 辅助检查

（1）X 线检查：不透 X 线异物，如金属、鱼刺、骨块等呈现直接征象，只要行 X 线正侧位透视或摄片即可明确异物的部位、大小及形状；透 X 线异物通过间接征象确定。透光异物不完全阻塞支气管，可表现为肺气肿、纵隔气肿及皮下气肿，若完全阻塞支气管则表现为阻塞性肺不张，若阻塞时间较长，甚至可表现为阻塞性肺炎（同一部位反复发生肺炎）。仔细地透视检查，可发现纵隔摆动及心影反常大小等，如需摄片，则必须同时拍摄吸气和呼气时的照片，但年龄较小儿童往往不能很好配合。X 线片对气管支气管异物的检出率为 73.9%。

（2）CT 检查：近年来随着多层螺旋 CT 及三维重建仿真支气管镜的临床应用，提高了诊断的敏感性和特异性。气道异物的 CT 直接征象是异物本身显示和局限性气道阻塞，同时可显示伴或不伴肺部间接征象：如远端支气管扩张、肺气肿、阻塞性肺炎、肺不张等。三维重建可显示支气管树的连贯性，异物所在位置表现为连续性中断。CT仿真支气管镜显示为气道内异物阻塞，模拟支气管镜探查不畅。多层螺旋CT（multi-slice CT, MSCT）对气管支气管异物诊断的准确率高达99.8%。但分泌物、肿瘤及其他阻塞性疾病可能造成假阳性的结果，对深部或小的异物有一定局限性，且需有经验的放射线医师根据不同病例合理选择重建手段。

CT检查辐射量大，费用高，年幼儿需用镇静药物，检查时间长，若异物尚未完全固定可能增加窒息的风险，因此，有明确病史时，仍应首先考虑普通X线检查。

（3）支气管镜检查：对疑有气管、支气管异物可能，而影像学检查阴性的患儿应当进行可弯曲支气管镜检查，是目前诊断气管、支气管异物的金标准。

3. 诊断及诊断思路 凡家长提供误吸异物的病史，突发性呛咳、呼吸困难、窒息、发绀、吸气性胸骨上窝凹陷、呼吸音减低（上述临床表现可存在一个或多个，呛咳是最常见的），既往无哮喘病史，胸部X线检查提示有局限性肺气肿、肺不张、纵隔摆动或无明显异常，应首先考虑该病，严重呼吸困难需要紧急抢救，及时行支气管镜检查取出异物可以避免严重后果。2/3患儿家长有目击误吸病史，但有部分家长忽略该病史，故应反复询问。

如果有明确误吸、异物呛咳的病史，即使症状、体征及影像学检查不典型，也应该考虑异物的可能，可行支气管镜检查进一步明确诊断。

对病史不明确，反复出现阵发性呼吸困难，高度怀疑支气管异物时，可以首先考虑行多层螺旋CT三维重建检查，对明确诊断有较大意义。

对病史不明确的慢性咳嗽伴或不伴喘息患儿经正规、系统治疗效果不佳者应考虑本病可能，可做支气管镜检查明确。

对病史长的肺部某一部位的炎症，特别是右侧中下肺，经正规抗感染治疗效果欠佳的须警惕支气管异物，应进一步行支气管镜检查明确诊断。

【鉴别诊断】

1. 急性喉炎　小儿声门下区组织结构疏松，炎症时易发生水肿引起喉梗阻，此病也有起病急、病程短、喉鸣、发绀、呼吸困难、吸气性胸骨上窝凹陷等特点，但该病常有上呼吸道感染症状，如流涕、发热、犬吠样咳嗽等。如诊断有困难可静脉应用地塞米松，急性喉梗阻多可以缓解。

2. 支气管哮喘　气道异物可有咳嗽、呼吸困难及喘息症状，应注意与支气管哮喘鉴别。支气管哮喘常有喘息发作史，多有个人及家族过敏史，急性发作与接触变应原等因素有关，发作时双侧肺部均可闻及以呼气相为主的哮鸣音，可伴有呼气性呼吸困难，经支气管扩张剂及激素治疗有效，而此类药物对气道异物所致的呼吸困难无效或暂时有效。

3. 肺炎　支气管异物极易被误诊为肺炎，应注意鉴别。肺炎通常有上呼吸道感染病史，存在发热、咳嗽、气促等症状，查体肺部可闻及干、湿啰音，无明显的一侧呼吸音减低。但需注意气道异物存留时间长者可继发肺炎，此类肺炎往往在同一位置迁延反复，抗感染治疗效果不佳，可行支气管镜检查进一步鉴别。

4. 喉部、气管及支气管结构性畸形　喉蹼、气管及支气管狭窄等先天性畸形，喉、气管支气管继发瘢痕狭窄可导致患儿出现声音嘶哑、喉鸣、气促、呼吸困难等，需注意鉴别，相应的病史是重要的鉴别点，喉镜、支气管镜及影像学检查有助于鉴别诊断。气管及支气管肿瘤等占位性病变也可引起呼吸困难等症状，鉴别时需注意有无明确异物吸入病史，通过纤维支气管镜和胸部 CT 等影像学检查可鉴别。但此类疾病儿童相对少见。

【治疗】

异物自行咳出的概率极小，因此必须设法将异物取出，但需掌握好手术时机及选择正确的手术方法。

1. 手术时机

(1) Ⅲ度和Ⅳ度呼吸困难的患儿：应立即给予镇静、吸氧、心电监护(必要时气管插管辅助机械通气),开放静脉通路,建立绿色通道,急诊手术。

(2) 支气管异物活动变位引起呼吸困难的患儿:应立即将患儿头位向上竖抱叩背,促使异物落于一侧支气管,并立即准备急诊手术。

(3) 出现皮下气肿、纵隔气肿或气胸等并发症的患儿:麻醉术前评估存在影响麻醉安全风险的,需先治疗肺气肿或气胸,实施胸腔闭式引流或皮下穿刺排气,待积气消失或明显缓解后,再行异物取出术;如果气肿继续加重且患儿出现呼吸衰竭,应在矫正呼吸、循环衰竭的同时,立即实施手术取出异物。

(4) 伴发高热、脱水、酸中毒或处于衰竭状态的患儿:评估异物尚未引起明显阻塞性呼吸困难者,应先改善全身情况,待病情好转后再实施手术。

(5) 意识丧失、呼吸心搏骤停患儿:应立即就地实施心肺复苏,开放静脉通路,复苏成功后立即行异物取出术。

2. 手术方法

(1) 对于喉部异物取出:包括徒手清除(指拭法、背部叩击法、上腹部压迫法、侧胸下部压迫法)、直达喉镜和插管钳清除、环甲膜穿刺及切开。

(2) 支气管镜:包括硬质支气管镜和可弯曲支气管镜(纤维/电子支气管镜),是诊断和钳取气道异物的最主要方法。这两种气管镜的选择是基于医生的经验和专业性、异物的自然属性、患儿的状况以及损害的持续时间等因素,具体的适应证及优缺点见表 3-8。

(3) 经气管切开:呼吸道异物能经过声门取出者尽量经声门取出,但对于年龄小的患者声门裂较小,异物较大而形状不规则的硬质类异物,如图钉、大块橡皮等由于取出时易损伤声带或异物经声门取出时易脱落引起窒息,可选择经气管切开取出异物。

(4) 支气管镜与气管切开的联合应用:对于异物较大、呼吸困难严重者应先行气管切开术,然后经切口置入支气管镜取出。

(5) 经胸腔镜或开胸手术:对于气管、支气管异物,应尽可能通过气管镜取出,但对于尖锐、边缘不规则、较大的异物,经支气管镜钳取

表 3-8 硬质支气管镜及可弯曲支气管镜选择对比

项目	优点	不足	适应证
硬质支气管镜	可以对支气管腔提供好的视野	不能达到上叶支气管或深部段支气管。手术多采用全身麻醉，对麻醉要求较高。需要经验丰富的麻醉及手术医师配合，共同制订最佳的麻醉及手术方案	适合声门、气管及左右主支气管异物的钳取，对于大型、嵌顿、特殊异物的暴露及钳取更具有优势
可弯曲支气管镜	能直观地显示呼吸道内形态及结构异常，可深入到硬镜不能达到的上叶或深部段支气管；同时可以冲洗清除局部炎性分泌物，清理肉芽，利于术后炎症的吸收，缩短病程，减少术后并发症；其配套活检钳较小，易在段及亚段支气管内张开，钳取异物方便、灵活；麻醉方式多采用局部麻醉和镇静药结合，对年龄较小的儿童可考虑应用全身麻醉	可弯曲支气管镜本身会占据相对较窄的儿童气道，在维持通气方面不如硬质支气管镜。一侧肺不张的患者不宜应用其取异物，因为一旦异物滑入健侧支气管，患者可立即窒息死亡；如呼吸道梗阻严重、病情紧急也不宜应用纤支镜取异物，因套取异物技术要求较高，操作费时较长；且局麻患儿剧烈挣扎和呛咳，不仅使手术难做，且可能引起极度的体能消耗和呼吸衰竭；气管异物体积较大或形状不规则，有阻塞声门导致窒息风险者，推荐使用硬质支气管镜；中心气道嵌顿、肉芽包裹的异物，推荐硬质支气管镜处理或备硬质支气管镜应急	除前述不适宜情况外

失败或有支气管破裂大咯血者应开胸治疗；异物停留时间长，发生肺部、胸膜腔并发症，如肺不张、肺脓肿、脓胸、肺实变等，行开胸术可在取异物的同时处理肺及胸膜病变；对支气管异物所致慢性肉芽肿，尤

其对病史不清，疑诊为支气管肺肿瘤者，首选手术探查。

3. 围手术期并发症　异物取出后的24小时要进行密切观察，对患儿的生命体征进行严密监测，注意并发症的处理，以保证患儿度过高危期，围术期并发症表现及处理见表3-9。

表3-9　围术期并发症的表现及处理

并发症	原因	表现	处理
喉水肿	声门异物直接刺激，手术时间长，操作粗暴，支气管镜反复进出	剧烈咳嗽，声音嘶哑、喉鸣、呼吸困难	术前给予糖皮质激素，熟练轻柔操作。出现喉水肿时，立即给予糖皮质激素、氧疗、雾化等治疗，出现重度喉梗阻保守治疗无效时，需及时行气管插管或气管切开术
喉、支气管痉挛	异物刺激、反复气道操作、缺氧和 CO_2 潴留等。保持自主呼吸的麻醉方式痉挛发生率相对较高	呼吸困难，血氧饱和度进行性下降，很快呈发绀状态，支气管痉挛时双肺广泛的哮鸣音。严重者可窒息死亡	立即解除病因，加深麻醉，托起下颌，经面罩或气管插管行正压通气缓解呼吸困难。支气管痉挛还可肾上腺素或糖皮质激素静脉或气管内给药，支气管舒张剂吸入或静脉给药。必要时气管插管呼吸机辅助通气
支气管出血	异物本身刺激，气道操作粗暴，对有出血倾向的病灶进行活检等		观察，大部分出血可自行停止；少量出血用可弯曲支气管镜下局部予以1∶10 000肾上腺素、血凝酶、凝血酶或4℃生理盐水，硬质支气管镜下无菌纱布局部压迫止血；如果无效可采用氩等离子体凝固治疗。大量出血需保持呼吸道通畅，患侧卧位，头低脚高，镇静，吸引治疗，气管插管，单肺通气，药物及外科手术止血，抗休克治疗

续表

并发症	原因	表现	处理
气胸、纵隔气肿及皮下气肿	尖锐异物刺破气道壁或异物阻塞后、异物取出术中气道内压力变化所致	呼吸困难,皮肤握雪感	少量气胸可自行吸收,气体量多或开放性气胸需胸腔闭式引流,张力性气胸必要时需外科手术;少许皮下气肿观察,大量需穿刺引流,纵隔气肿一般观察,必要时外科手术
急性肺水肿和心力衰竭	气道异物致机体缺氧,长时间低氧血症可导致肺水肿发生;肺毛细血管内皮损伤,通透性增加,血液可渗入肺泡,最后可导致右心衰竭	面色灰白,口唇发绀,大汗,常咳出泡沫痰,严重时口鼻腔可涌出大量粉红泡沫痰。两肺内可闻及广泛的水泡音和哮鸣音,心尖部可听到奔马律。X线片见典型蝴蝶形大片阴影由肺门向周围扩展	及时采取强心、利尿等措施,如增加左心室心搏出量、减少肺泡内液体渗入,以保证气体交换,必要时行气管插管。气道异物取出后继续心电监护,一旦病情变化,应及时处理并请相关科室会诊协助诊治
窒息或心搏骤停	多由通气或换气不足所致		异物取出前出现窒息,应立即面罩加压给氧,直接喉镜下迅速钳取异物;异物取出困难,立即经气管插管将异物从主气道推入一侧,加压给氧,改善机体缺氧状况;气管插管后仍然持续低氧者需行气管切开术。异物取出过程中出现窒息,需判断出现原因,对症处理同时给予心肺复苏。心肺复苏成功后视全身状况尽快行手术治疗,后转入重症监护室继续治疗

【预防】

本病是完全可以预防的。提高大众对于症状和异物吸入危险的认识,教育父母和看护人员,3 岁以下小儿不应给予花生、瓜子、豆类及其他带核的食物,在小儿进食时不要乱跑乱跳,进食时不可惊吓、逗乐或责骂,以免大哭大笑而误吸,教育儿童要改掉口含笔帽及小玩具等坏习惯;阻止孩子接触容易引起窒息的物品也是非常必要的,对于非球形物体尺寸 38mm、球形物体直径 45mm 是容易引起气道阻塞的最危险的物品,应建议减少或杜绝生产这类小玩具。危重和昏迷患者进食时,应特别注意,以防误吸。

➤ 附:气管、支气管异物诊治流程图

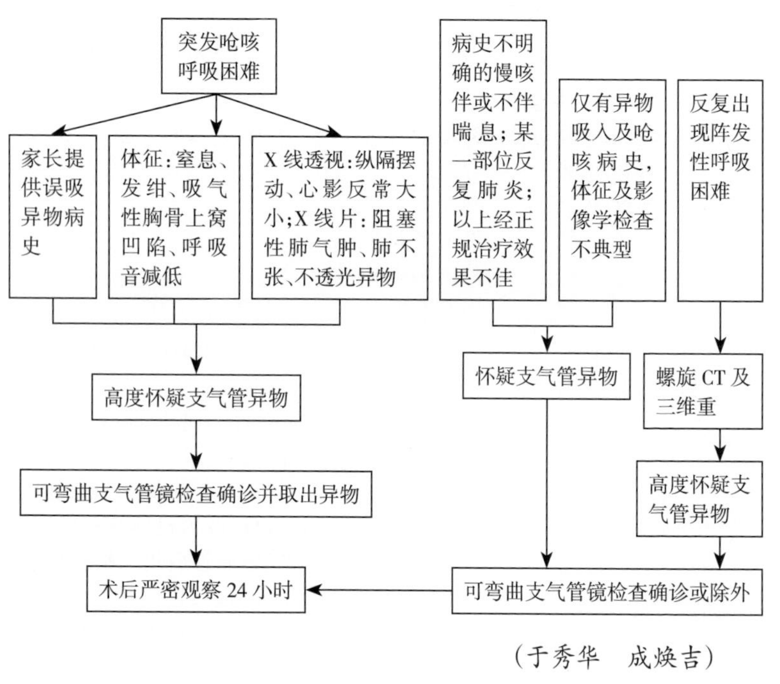

（于秀华　成焕吉）

参考文献

1. 中华医学会耳鼻咽喉头颈外科学分会小儿学组. 中国儿童气管支气管

异物诊断与治疗专家共识. 中华耳鼻咽喉头颈外科杂志,2018,53(5):325-338.

2. 国家卫生健康委员会人才交流服务中心儿科呼吸内镜诊疗技术项目专家组. 中国儿童气道异物呼吸介入诊疗专家共识. 中华实用临床儿科杂志,2018,33(18):1392-1402.

3. 国家卫生健康委员会人才交流服务中心儿科呼吸内镜诊疗技术项目专家组. 中国儿科可弯曲支气管镜术指南(2018年版). 中华实用临床儿科杂志,2018,33(13):983-989.

4. DING GD,WU BR,VINTURACHE A,et al. Tracheobronchial foreign body aspiration in children:A retrospective single-center cross-sectional study. Medicine(Baltimore),2020,99(22):e20480

5. SHEN JQ,HUANG LZ,HAO CL. Value of multi-slice spiral computed tomography for diagnosis of tracheobronchial foreign body aspiration in children:5-year retrospective study. Pediatr Int,2020,62(10):1184-1188.

第四章　肺　　炎

第一节　肺炎总论

【概述】

肺炎（pneumonia）是儿童时期的一种常见病，尤多见于婴幼儿，也是婴儿时期主要死亡原因。根据世界卫生组织资料显示，2016 年肺炎造成 92 万 5 岁以下儿童死亡，其中 98% 来自发展中国家。肺炎是发展中国家 5 岁以下儿童死亡的主要原因之一。

婴幼儿时期容易发生肺炎是由于呼吸系统生理解剖上的特点，如气管、支气管管腔狭窄，黏液分泌少，纤毛运动差，肺弹力组织发育差，血管丰富，易于充血，间质发育旺盛，肺泡数少，肺含气量少，易被黏液所阻塞等。在此年龄阶段免疫学上也有弱点，防御功能尚未充分发育，容易发生传染病、腹泻和营养不良、贫血、佝偻病等疾患。这些内在因素不但使婴幼儿容易发生肺炎，并且比较严重。1 岁以下婴儿免疫力差，故肺炎易于扩散、融合并延及两肺。年龄较大及体质较强的儿童，机体免疫功能逐渐成熟，局限抗感染能力增强，肺炎往往出现较大的病灶，如局限于一叶，则为大叶肺炎。

【分类】

目前对于肺炎的临床诊断分类，主要是依据病理形态、病原体和病程等。

1. 病理分类　大叶肺炎、支气管肺炎、间质性肺炎、毛细支气管炎以及其他不常见的肺炎，如吸入性肺炎等。其中以支气管肺炎最为多见。

2. 病原体分类

（1）细菌性肺炎：由肺炎链球菌、流感嗜血杆菌、葡萄球菌、大肠埃希氏菌、B族和A族链球菌、肺炎杆菌、铜绿假单胞菌等引起。

(2) 病毒性肺炎：由腺病毒、呼吸道合胞病毒、流感病毒、副流感病毒、巨细胞病毒、麻疹病毒等引起。

(3) 真菌性肺炎：多由白念珠菌、曲霉菌、球孢子菌、肺孢子菌等引起。

(4) 非典型病原引起的肺炎：由肺炎支原体、肺炎衣原体、沙眼衣原体等引起。

(5) 非感染因素引起的肺炎：吸入性肺炎、过敏性肺炎、嗜酸细胞性肺炎、类脂性肺炎、脱屑性肺炎等。

3. 病程分类　在发病后1个月以内者称为急性肺炎；病程1~3个月者，称为迁延性肺炎；超过3个月者称为慢性肺炎。

4. 病情分类　根据是否有呼吸困难和缺氧征及是否有呼吸系统以外的系统受累等，分为轻症肺炎和重症肺炎。

5. 感染的地点分类　社区获得性肺炎(community acquired pneumonia，CAP)和院内获得性肺炎(hospital acquired pneumonia，HAP)。CAP是指无明显免疫抑制的患儿在医院外或住院48小时内发生的肺炎。院内获得性肺炎是指住院48小时后发生的肺炎。

(徐保平　申昆玲)

参考文献

1. LIU L，OZA S，HOGAN D，et al. Global，regional，and national causes of under-5 mortality in 2000-15：an updated systematic analysis with implications for the Sustainable Development Goals. Lancet，2016，388(10063)：3027-3035.
2. 中华医学会儿科学分会呼吸学组，《中华儿科杂志》编辑委员会. 儿童社区获得性肺炎管理指南(2013修订)(上). 中华儿科杂志，2013，51(10)：745-752.
3. 王天有，申昆玲，沈颖. 诸福棠实用儿科学. 9版. 北京：人民卫生出版社，2015.

第二节　急性支气管肺炎

【概述】

支气管肺炎(bronchopneumonia)又称小叶性肺炎,为儿童最常见的肺炎,严重威胁我国儿童健康。

1. 病因　国内儿童肺炎分离的病原菌主要是肺炎链球菌、流感嗜血杆菌、金黄色葡萄球菌、表皮葡萄球菌、克雷伯菌、不动杆菌、枸橼酸杆菌及肠道杆菌等。近年来,一些无致病性或致病性不强的细菌渐成为儿童肺炎的重要病原菌。肺炎链球菌、金黄色葡萄球菌和流感嗜血杆菌是重症肺炎的重要病因。在一些研究中人们还发现化脓性链球菌和肠道革兰氏阴性菌也能引起严重肺炎。由于病毒学的发展,国内外研究显示病毒性肺炎的总发病数有增多趋势,常见的病毒包括 RSV、鼻病毒、偏肺病毒、腺病毒、流感和副流感病毒等。2 种及 2 种以上病毒混合感染并不少见。非典型病原也成为儿童支气管肺炎的重要病原。不同年龄阶段儿童肺炎的微生物病因见表 4-1。

表 4-1　不同年龄阶段儿童肺炎的微生物病因及临床特征

年龄组和病因	显著的临床特征
出生~生后 20 天	
B 族链球菌	肺炎是早发性脓毒症的一部分,病情通常很严重、病变涉及双肺并呈弥漫性感染灶
革兰氏阴性肠道细菌	通常为院内感染,经常在出生 1 周后才发现
巨细胞病毒	肺炎为全身巨细胞病毒感染的一部分,通常存在其他先天性感染体征
莫氏厌氧菌	肺炎是早发性脓毒症的一部分
3 周~3 个月	
沙眼衣原体	由母亲的生殖器感染所引起,不发热或低热,咳嗽剧烈,类似百日咳样咳嗽

续表

年龄组和病因	显著的临床特征
呼吸道合胞病毒	发病的高峰年龄为出生后 2~7 个月；临床特点通常为：喘鸣（很难区别细支气管炎与肺炎）、大量流涕，在隆冬或早春发病
副流感病毒 1、2、3 型	与呼吸道合胞病毒感染非常相似，但它主要影响稍大些的婴儿
肺炎链球菌	为细菌性肺炎的最常见原因
百日咳鲍特菌	主要引起支气管炎，在重症病例也可引起肺炎
金黄色葡萄球菌	较前几年相比，现在已成为较少见的致病原因。引起重症肺炎，其特征为可同时出现肺浸润、肺脓肿、肺大疱、脓胸或脓气胸
>3 个月~5 岁	
呼吸道合胞病毒	在这个年龄组中，该病毒是较低年龄患儿的最常见致病因素
副流感病毒、流感病毒、腺病毒和鼻病毒	流感病毒和腺病毒是引起婴幼儿重症肺炎的常见病毒病原
肺炎链球菌	常引起肺叶性或/和节段性肺炎，但也可能存在其他形式
流感嗜血杆菌属	在广泛应用疫苗的地区，b 型感染几近消失；但在发展中国家，b 型、其他型及未分类型的感染还很常见
肺炎支原体	在这个年龄组中，主要为较大年龄儿童的感染，但近年的研究结果显示婴儿并不少见
5~15 岁	
肺炎支原体	为这个年龄组肺炎的主要致病原因，影像学表现多样
肺炎衣原体	可能是该年龄组较大年龄患儿的重要病因
肺炎链球菌	最有可能引起肺叶性肺炎，但也可能引起其他形式的病变

注：* 数据来源于 McIntosh 和 Harper 并加以修改。病因是按照发生频率依次递减的顺序粗略地排列的。

2. 发病机制

(1) 支气管肺炎的病理形态：分为一般支气管肺炎和间质性支气管肺炎两大类。

1) 一般支气管肺炎：病变主要散布在支气管壁附近的肺泡，支气管壁仅黏膜发炎。肺泡毛细血管扩张充血，肺泡内水肿及炎性渗出，浆液性纤维素性渗出液内含大量中性粒细胞、红细胞及病原微生物。病变通过肺泡间通道和细支气管向周围邻近肺组织蔓延，呈小点片状的灶性炎症，而间质病变多不显著。后期肺泡内巨噬细胞增多，大量吞噬细菌和细胞碎屑，可致肺泡内纤维素性渗出物溶解吸收、炎症消散、肺泡重新充气。

2) 间质性支气管肺炎：主要表现为支气管壁、细支气管壁及肺泡壁的充血、水肿与炎性细胞浸润，呈细支气管炎、细支气管周围炎及肺间质炎的改变。病毒性肺炎主要为间质性肺炎。

(2) 病理生理：肺炎时，由于气体交换面积减少和病原微生物的作用，可发生不同程度的缺氧和感染中毒症状。感染中毒症状，如高热、嗜睡、昏迷、惊厥以及循环衰竭和呼吸衰竭，可由毒素、缺氧及代谢异常（如代谢性酸中毒、稀释性低钠血症）引起。缺氧是由呼吸功能障碍引起，包括外呼吸及内呼吸功能障碍两方面。外呼吸功能障碍可使肺泡通气量下降，通气/血流比率失调及弥散功能障碍，导致低氧血症，甚至出现二氧化碳潴留。内呼吸功能障碍导致组织对氧的摄取和利用不全，以及电解质酸碱失衡，可引起多系统功能障碍。危重患儿可发生心力衰竭、呼吸衰竭、微循环障碍，甚至并发弥散性血管内凝血。

【诊断】

1. 临床表现

(1) 一般症状：起病急骤或迟缓。可有发热、拒食或呕吐、嗜睡或烦躁、喘憋等症状。发病前数日可先有轻度的上呼吸道感染。早期体温多在 38~39℃，亦可高达 40℃左右，大多为弛张型或不规则热型。

(2) 呼吸系统症状及体征：咳嗽及咽部痰声，一般早期就很明显。呼吸增快，可达 40~80 次/min，呼吸和脉搏的比例自 1∶4 上升为 1∶2 左右。常见呼吸困难，严重者呼气时有呻吟声、鼻翼扇动、三凹征、口周或甲床发绀。有些患儿头向后仰,以使呼吸通畅。

胸部体征早期常不明显,或仅有呼吸音变粗或稍减低。以后可听到中、粗湿啰音,有轻微的叩诊浊音。数天后,可闻细湿啰音或捻发音。病灶融合扩大时,可听到管状呼吸音,并有叩诊浊音。

WHO 儿童急性呼吸道感染防治规划特别强调呼吸增快是肺炎的主要表现。呼吸急促指:<2 月龄,呼吸≥60 次/min;2~12 月龄以下,呼吸≥50 次/min;1~5 岁以下,呼吸≥40 次/min。重症肺炎征象为激惹或嗜睡、拒食、胸壁吸气性凹陷及发绀。这为基层医务人员和初级卫生保健工作者提供简单可行的诊断依据,值得推广。

(3) 其他系统的症状及体征:较多见于重症患儿。

1) 消化道症状:婴幼儿患肺炎时,常伴发呕吐、腹泻、腹痛等消化道症状。有时下叶肺炎可引起急性腹痛,应与腹部外科疾病(急腹症)鉴别。

2) 循环系统症状:较重肺炎患儿可出现脉搏加速,心音低钝。可有充血性心力衰竭的征象。有时四肢发凉、口周灰白、脉搏微弱,则为末梢循环衰竭。

3) 神经系统症状:常见烦躁不安、嗜睡,或两者交替出现。幼婴易发生惊厥,多由于高热或缺钙所致。如惊厥的同时有明显嗜睡或烦躁,意识障碍,甚至发生强直性肌痉挛、偏瘫或其他脑征,则可能并发中枢神经系统病变如脑膜脑炎、中毒性脑病等。

2. 辅助检查

(1) X 线检查:可表现为非特异性小斑片状肺实质浸润阴影,以两肺下野、心膈角区及中内带较多。常见于婴幼儿。小斑片病灶可部分融合在一起成为大片状浸润影,甚至可类似节段或大叶肺炎的形态。可产生肺不张或肺气肿。在儿童肺炎中肺气肿是早期常见征象之一。可出现肺间质改变,肺门周围局部的淋巴结多数不肿大或仅呈现肺门阴影增深,甚至肺门周围浸润。胸膜改变较少。有时可出现一侧或双侧胸膜炎或胸腔积液的现象。

(2) 血象:细菌性肺炎患儿白细胞总数大多增高,一般可达$(15\sim30)\times10^9/L$,偶可高达$50\times10^9/L$。中性粒细胞达 60%~90%。病毒性肺炎时,白细胞数多低下或正常。

(3) C 反应蛋白:在细菌感染,C 反应蛋白(C reactive protein,CRP)的阳性率可高达 96%,并随感染的加重而升高。同时,CRP 还有助于细菌、病毒感染的鉴别。一般来说,病毒感染的患儿 CRP 值较低。

(4) 血气分析、血乳酸盐和阴离子间隙(AG)测定:对重症肺炎有呼吸衰竭者,可以依此了解缺氧与否及严重程度、电解质与酸碱失衡的类型及程度,有助于诊断治疗和判断预后。

(5) 病原学检查

1) 细菌病原:可做细菌涂片镜检和分离培养鉴定、核酸、抗原检测。需要注意的是,咽拭子和鼻咽分泌物中分离到的菌株只能代表上呼吸道存在的细菌,并不能代表下呼吸道感染的病原。胸腔积液在化脓性胸膜炎患儿的培养阳性率较高。支气管肺泡灌洗术所取标本采用防污、刷检等技术,能更好地反映下呼吸道病原。

2) 病毒病原:可使用鼻咽分泌物检查病毒核酸或抗原等。

3) 肺炎支原体、衣原体:可以通过检测病原特异性核酸和抗体明确。

(6) 血清学检查:

1) 双份血清:适用于抗原性较强以及病程较长的细菌感染性疾病及一些非典型病原的诊断。通常采取双份血清,如果 S2/S1≥4 倍升高,则可确定为现症感染。

2) 单份血清:包括特异性 IgM 和特异性 IgG 检测。IgM 产生得较早,消失得快,所以能代表现症感染,临床使用较广泛。特异性 IgG 产生得较晚,不能作为早期诊断,但在疾病的某一时期单份血的 IgG 达到一定的水平,也可认为是现症感染。如肺炎衣原体特异性 IgG 效价≥1 : 512,即可认为是现症感染。

3. 并发症 早期正确治疗者并发症少见。

支气管肺炎最多见的并发症为不同程度的肺气肿或肺不张,可随肺炎的治愈而逐渐消失。长期肺不张或反复肺炎,可导致支气管扩张或肺源性心脏病。细菌性肺炎应注意脓胸、脓气胸、肺脓肿、心包炎及败血症等。有些肺炎可并发中毒性脑病。少数重症肺炎患儿还可并发弥散性血管内凝血、胃肠出血或黄疸、噬血细胞综合征等。有些肺炎患儿迅速发展成呼吸衰竭而危及生命。有些严重肺炎患儿可致水电解质紊乱和酸碱失衡，尤需注意并发低钠血症、混合性酸中毒和乳酸酸中毒。

4. 诊断 根据急性起病、呼吸道症状及体征，一般临床诊断不困难。必要时可做X线检查。住院患儿应进一步做病原学检查。

【鉴别诊断】

在婴儿时期，常需与肺结核及其他引起呼吸困难的疾病相鉴别。

1. 肺结核 鉴别时应重视家庭结核病史、结核菌素试验以及长期的临床观察。肺结核X线大多见肺部病变明显而临床症状较少，两者往往不成比例。

2. 引起呼吸困难的其他疾病 如喉部梗阻，一般患儿有嘶哑、哮吼、吸气性呼吸困难等表现。如患儿呼吸加深，应考虑是否有酸中毒。支气管哮喘的呼吸困难以呼气相为主。婴儿阵发性心动过速虽有气促、发绀等症状，但有发作性心动过速的特点，可借助于心电图检查鉴别。

【治疗】

1. 一般治疗

(1) 护理：环境要安静、整洁。要保证患儿休息，避免过多治疗措施。室内要经常通风换气，使空气比较清新，并须保持一定温度(20℃左右)、湿度(相对湿度以60%为宜)。烦躁不安常可加重缺氧，可给镇静剂。但不可用过多的镇静剂，避免咳嗽受抑制反使痰液不易排出。避免使用呼吸兴奋剂，以免加重患儿的烦躁。

(2) 饮食：应维持足够的入量，给以流食，并可补充维生素，应同时补充钙剂。对病程较长者，要注意加强营养，防止发生营养不良。

2. 抗菌药物治疗 细菌性肺炎应尽量查清病原菌后，至少要在取过体液标本作相应细菌培养后，开始选择敏感抗菌药物治疗。一般首选青霉素类或头孢菌素类抗菌药物，通常在使用2~3天无效时，可根据细菌培养和耐药结果改用敏感抗菌药物。怀疑非典型病原感染的患儿，应给予大环内酯类抗菌药物。对原因不明的病例，可先联合应用两种抗菌药物，一般选用β-内酰胺类联合大环内酯类。在明确病原后，则给予针对性治疗。

儿童轻症肺炎首先用青霉素类、第一代、二代头孢菌素。对青霉素过敏者使用大环内酯类。疑为支原体或衣原体肺炎者,首先用大环内酯类。

院内获得性肺炎及重症肺炎常由耐药菌引起,选用抗菌药物如下:①第二代或第三代头孢菌素,必要时可选用碳青霉烯类;②阿莫西林克拉维酸钾或磷霉素;③金黄色葡萄球菌引起的肺炎,选用万古霉素、利福平,必要时可选用利奈唑胺;④肠杆菌肺炎宜用第三代头孢菌素或头孢哌酮舒巴坦,必要时可选用碳青霉烯类。

抗菌药物应使用到体温恢复正常后 5~7 天。停药过早不能完全控制感染;不可滥用抗菌药物,否则易引起体内菌群失调,造成致病菌耐药和真菌感染。

3. 抗病毒治疗 如临床考虑病毒性肺炎,可试用利巴韦林,为广谱抗病毒药物,可用于治疗副流感病毒、腺病毒以及 RSV 感染。更昔洛韦目前是治疗 CMV 感染的首选药物。干扰素也有抗病毒作用。奥司他韦、扎那米韦、帕拉米韦是神经氨酸酶抑制剂,可用于甲型和乙型流感病毒的治疗。

4. 免疫疗法 大剂量免疫球蛋白静脉注射对严重感染有良好治疗作用,可有封闭病毒抗原、激活巨噬细胞、增强机体的抗感染能力和调理功能。要注意的是选择性 IgA 缺乏者禁用。由于其价格昂贵,不宜作常规治疗。

5. 中医疗法 本病在祖国医学中属于温热病范畴中的“风温犯肺”“肺热咳喘”等证。儿童肺炎发病急、变化快,邪热容易由卫、气迅速转入营、血,进而引起心、肝两经证候,故按临床表现分为轻、重两大类型施治,并注意合并症及肺炎恢复期的治疗。

6. 对症治疗 包括退热与镇静、止咳平喘、氧疗等。对于有心力衰竭者,应早用强心药物。部分患儿出现腹胀,多为感染所致的动力性肠梗阻(麻痹性肠梗阻),一般采用非手术疗法,如禁食、胃肠减压等。弥散性血管内凝血(DIC)的治疗包括治疗原发病,消除诱因,改善微循环,抗凝治疗,抗纤溶治疗,血小板及凝血因子补充,溶栓治疗等。在积极治疗肺炎时应注意纠正缺氧酸中毒、改善微循环、补充液量等。

7. 液体疗法 一般肺炎患儿可口服保持液体入量,不需输液。

对不能进食者,可进行静脉滴注。总液量以 60~80ml/(kg·d) 为宜,婴幼儿用量可偏大,较大儿童则应相对偏小。有明显脱水及代谢性酸中毒的患儿,可 1/3~1/2 等渗的含钠液补足累积丢失量,然后用上述液体维持生理需要。有时,病程较长的重症患儿或在大量输液时可出现低钙血症,有手足搐搦或惊厥,应由静脉缓慢注射 10% 葡萄糖酸钙 10~20ml。

8. 糖皮质激素治疗 一般肺炎不需用。严重的细菌性肺炎,用有效抗菌药物控制感染的同时,在下列情况下可加用糖皮质激素:①中毒症状严重,如出现休克、中毒性脑病、超高热(体温在 40℃以上持续不退)等;②支气管痉挛明显,或分泌物多;③早期胸腔积液,为了防止胸膜粘连也可局部应用。以短期治疗不超过 3~5 天为宜。一般静脉滴注氢化可的松 5~10mg/(kg·d)、甲泼尼龙 1~2mg/(kg·d)或口服泼尼松 1~2mg/(kg·d)。用激素超过 5~7 天者,停药时宜逐渐减量。病毒性肺炎一般不用激素,毛细支气管炎喘憋严重时,也可考虑短期应用。

9. 并发症的治疗 肺炎常见的并发症为腹泻、呕吐、腹胀及肺气肿。较严重的并发症为脓胸、脓气胸、肺脓肿、心包炎及脑膜炎等。如出现上述并发症,应给予针对性治疗。

【预后】

预后取决于患儿年龄、肺部炎症能否及时控制、感染的病原及数量、毒力强弱、抗感染治疗的效果、机体免疫状况以及有无严重并发症等。年龄越小,肺炎的发病率和病死率越高,尤其是新生儿和低出生体重儿。在营养不良、佝偻病、先天性心脏病、麻疹、百日咳或长期支气管炎的基础上并发肺炎,则预后较差。肺炎并发脓气胸、气道梗阻、中毒性脑病、心力衰竭和呼吸衰竭时,也使预后严重。

【预防】

1. 加强护理和体格锻炼,婴儿时期应注意营养,及时增添辅食,培养良好的饮食及卫生习惯,多晒太阳,防止佝偻病的发生。从小锻炼身体,室内要开窗通风,经常在户外活动。

2. 预防急性呼吸道感染及呼吸道传染病。对婴幼儿应尽可能避免接触呼吸道感染的患者,注意防治容易并发严重肺炎的呼吸道传染病，如百日咳、流感、腺病毒及麻疹等。尤其对免疫缺陷病或应用免疫抑制剂的患儿更要注意。

3. 疫苗接种 RSV 疫苗和腺病毒疫苗均处于研发阶段，流感疫苗较成功。流感嗜血杆菌和肺炎链球菌疫苗可有效预防上述两种细菌感染。

➤ 附：支气管肺炎诊断流程图

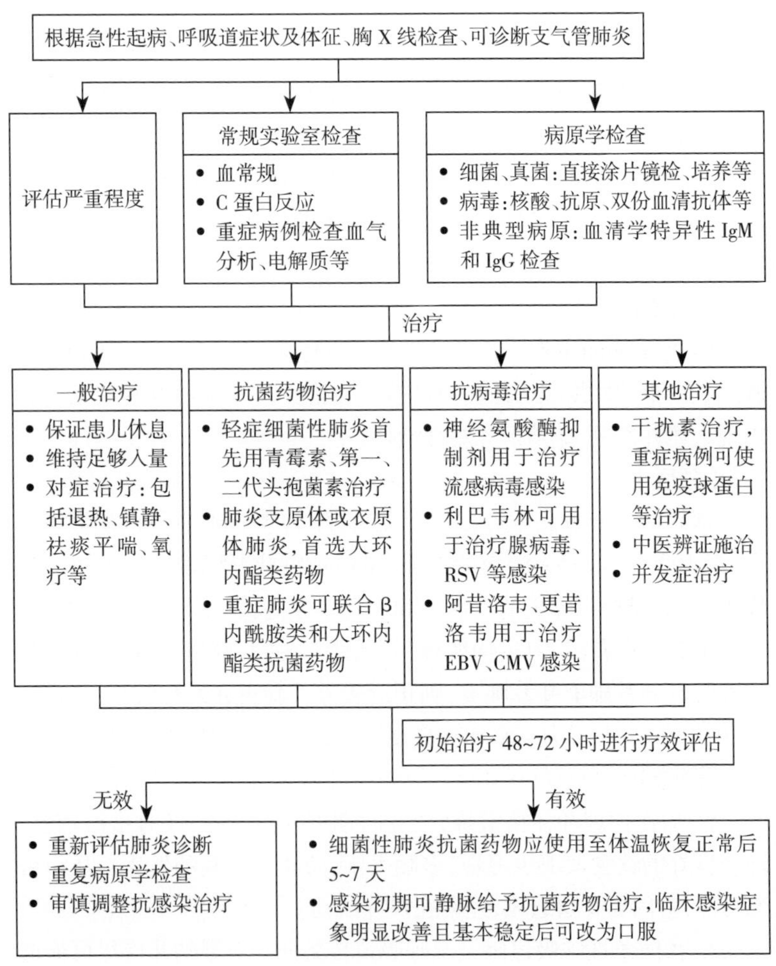

（徐保平　申昆玲）

参考文献

1. LIU L,OZA S,HOGAN D,et al. Global,regional,and national causes of under-5 mortality in 2000-15:an updated systematic analysis with implications for the Sustainable Development Goals. Lancet,2016,388(10063):3027-3035.
2. 中华医学会儿科学分会呼吸学组,《中华儿科杂志》编辑委员会. 儿童社区获得性肺炎管理指南(2013修订)(上). 中华儿科杂志,2013,51(10):745-752.
3. 王天有,申昆玲,沈颖. 诸福棠实用儿科学. 9版. 北京:人民卫生出版社,2022.

第三节 细菌性肺炎

【概述】

肺炎(pneumonia)是指终末气道、肺泡和肺间质的炎症,可由病原微生物、理化因素、免疫损伤、过敏及药物所致。细菌性肺炎是一种累及肺泡的炎症,出现肺泡水肿、渗出、灶性炎症,偶可累及肺间质和胸膜。

肺炎是儿童的主要常见病,也是儿童死亡的主要病因。世界卫生组织对2000—2015年5岁以下儿童死亡原因的统计数据显示,16%死于肺炎,是引起5岁以下儿童死亡的主要病因之一。每年约造成240万儿童死亡,其中200万为5岁以下小儿。目前全球平均每15秒钟就有一名儿童死于肺炎。近几十年来,我国儿童肺炎死亡率不断下降,据2000年统计,我国儿童肺炎死亡率由1991年1 512.7/10万下降至2000年的773.6/10万,但仍为儿童死亡的第一病因,占总死亡的19.5%。

1. 病因 儿童肺炎的病原复杂,各国研究结果存在差异。这可能是由不同国家地理位置、经济水平、研究病例所选儿童年龄组及检测方法、判断标准不同引起。一般认为,发展中国家小儿社区获得性肺炎(CAP)以细菌病原为重要,由于细菌感染的检测受检测方法和获取标本的限制，其比例难以确定。目前多以发达国家小儿 CAP 细菌病原谱作为参考：常见细菌病原包括肺炎链球菌、流感嗜血杆菌（包括 b 型和未分型流感嗜血杆菌）、金黄色葡萄球菌、卡他莫拉菌，此外还有表皮葡萄球菌、结核分枝杆菌、肠杆菌属细菌等。肺炎链球菌是各年龄段小儿 CAP 的首位病原菌，不受年龄的影响；流感嗜血杆菌好发于 3 个月~5 岁小儿；而肠杆菌属、B 族链球菌、金黄色葡萄球菌多见于 6 个月以内小婴儿。

混合感染：儿童 CAP 混合感染率约 8%~40%，年龄越小，混合感染的概率越高。<2 岁婴幼儿混合感染病原主要是病毒与细菌，在肺炎初始阶段首先为病毒感染，这也是小儿 CAP 病原学有别于成人的一个重要特征。而年长儿则多是细菌与非典型微生物的混合感染。

2. 病理改变

（1）支气管肺炎：细菌性肺炎主要病理变化以一般性支气管肺炎表现为多见：炎性改变分布在支气管壁附近的肺泡。肺泡内充满炎性渗出物，经肺泡间通道和细支气管向邻近肺组织蔓延，形成点片状灶性病灶，病灶可融合成片，累及多个肺小叶。

（2）大叶性（肺泡性）肺炎：病原体出现在肺泡引起炎症，经肺泡间孔向其他肺泡扩散，使部分肺段或整个肺段、肺叶发生炎症改变；表现为肺实质炎症，通常不累及支气管。致病菌多为肺炎链球菌。但由于抗菌药物的广泛使用，典型的大叶性肺炎病理改变已很少见。

（3）间质性肺炎：以肺间质为主的炎症，主要表现支气管壁、细支气管壁和肺泡壁水肿、炎性细胞浸润及间质水肿。当细支气管管腔被渗出物及坏死细胞阻塞，可见局限性肺气肿或肺不张。因病变仅在肺间质，故呼吸道症状较轻，异常体征较少。间质性肺炎以病毒性肺炎、肺炎支原体肺炎为多见，在细菌性肺炎中少见。

3. 发病机制 人体呼吸道通过其气道防御屏障来抵御外界微生物或吸入颗粒的损伤。这一屏障包括由黏液层、上皮细胞组成的机械屏障，由黏膜表面微环境中巨噬细胞、树突状细胞以及支气管相关淋巴组织等组成的功能性屏障。

病原体可通过空气吸入、血型播散、邻近感染部位蔓延、上呼吸道定植菌的误吸侵入下呼吸道。细菌可通过荚膜多糖黏附、逃避吞噬、产生毒素等机制黏附于呼吸道黏膜表面，产生侵袭、炎症反应，破坏气道防御屏障结构或功能，导致细胞水肿和炎性细胞渗出，引起肺炎。

【诊断】

1. 临床表现 不同细菌感染引起的肺炎临床表现差别较大，取决于病原体及宿主免疫状态。轻症仅表现呼吸系统症状，重症累及神经、循环、消化及内环境系统。常见细菌性肺炎的主要临床表现见表4-2。

(1) 一般表现：起病或急或缓。非特异性的症状包括发热、寒战、头痛、易怒、烦躁不安。常有前驱上呼吸道感染史。新生儿及婴幼儿常缺乏典型症状或体征，不发热或发热不高，咳嗽及肺部体征均不明显，常表现为拒奶、呛奶、呕吐，呼吸急促或呼吸困难。

(2) 呼吸系统表现

1) 症状：特异的肺部症状包括咳嗽、咳痰，脓性痰，伴或不伴胸痛；严重者有鼻翼扇动、三凹征、呼吸急促、呼吸困难，偶尔呼吸暂停等。早期为干咳，渐有咳痰，痰量多少不一。痰液多呈脓性，金黄色葡萄球菌肺炎较典型的痰为黄色脓性；肺炎链球菌肺炎为铁锈色痰；肺炎杆菌肺炎为砖红色黏冻样；铜绿假单胞菌肺炎呈淡绿色；厌氧菌感染常伴臭味。抗菌治疗后发展至上述典型的痰液表现已不多见。咯血少见。

2) 肺部体征：早期不明显，仅有呼吸音粗或稍减低，之后可听到中、小湿啰音。肺实变时有典型的体征，如叩诊浊音、语颤增强、支气管呼吸音、湿啰音等；伴胸腔积液或脓胸时，根据量大小可有不同的表现，如胸痛、叩诊浊音、语颤减弱、呼吸音减弱等。

部分有胸痛，累及胸膜时则呈针刺样痛。下叶肺炎刺激膈胸膜，疼痛可放射至肩部或腹部，后者易误诊为急腹症。

WHO 特别强调呼吸急促在肺炎表现中的重要性，认为呼吸急促是最敏感的疾病严重程度指数，特别是熟睡史的呼吸速率。美国儿童感染性疾病学会 2011 年提出的肺炎儿童呼吸窘迫标准见表 4-3。

表 4-2 临床常见细菌性肺炎主要临床特征

病原体	多发年龄	症状	肺部体征	肺部 X 线	外周血 WBC 数
肺炎链球菌	较大儿童	起病急，稽留热，典型者咳铁锈色痰	早期无特殊，中晚期：肺实变征	大叶性肺炎：肺叶实变可伴脓胸	明显升高
	婴幼儿	热型不定	弥漫湿啰音	支气管肺炎：肺段弥漫浸润	多数增加
流感嗜血杆菌	任何年龄	起病较缓，高热、呼吸困难，中毒症状，可见痉挛性咳嗽	弥漫湿啰音	支气管肺炎征或粟粒状影肺底部融合	明显升高
金黄色葡萄球菌	任何年龄，小婴儿多见	高热、中毒症状重，可见皮疹或皮肤感染灶，偶见皮下气肿	弥漫湿啰音	X 线变化迟于临床表现，但短期内变化快。肺叶/肺段浸润，可见脓肿、脓胸/脓气胸。病灶吸收慢，1~2 个月	增加，重症下降
军团菌	较大儿童	多见前驱上感样症状，弛张热、肌痛、痰少。肺外脏器损害常见，甚至先于肺炎出现	弥漫干湿啰音	多形性、多样性，无特异性。进展迅速。病灶吸收慢，1~2 个月	增加，重症下降
铜绿假单胞菌	多见于有基础疾病儿童	中毒症状常见，典型者咳绿色脓痰	弥漫干湿啰音	弥漫性支气管炎，大片实变，可见肺脓肿、脓胸/脓气胸	轻~中度升高或降低
肺炎克雷伯菌	多见于有基础疾病儿童	起病急，高热、寒战、呼吸困难，年长儿偶见典型砖红色痰	弥漫湿啰音	多样性，肺叶/肺段实变，蜂窝状脓肿，叶间裂下坠	增加，重症下降
支原体	幼儿、儿童	热型不规则，频咳	较少/局限	间质肺炎表现：肺纹理增浓或肺泡浸润表现：肺段浸润/肺叶实变	正常或稍高

表 4-3 儿童肺炎患儿呼吸窘迫的诊断标准(呼吸美国儿童感染性疾病学会)

呼吸窘迫体征
1. 呼吸急促(WHO 标准) 0~2 个月:>60 次/min 2~12 个月:>50 次/min 1~5 岁:>40 次/min 5 岁以上:>20 次/min
2. 呼吸困难
3. 吸气凹陷(胸骨上、肋间或剑突下)
4. 鼾音
5. 鼻翼扇动
6. 呼吸暂停
7. 神志改变
8. 不吸氧情况下,脉搏氧<90%

3) 肺炎并发症:延误治疗或病原菌致病力强,可引起并发症。常见并发症有:脓胸、脓气胸、肺脓肿、肺大疱、化脓性心包炎、败血症。任何细菌性肺炎均可能出现脓胸和肺大疱,但最常见还是金葡肺炎和肺炎链球菌肺炎。肺脓肿在链球菌和流感嗜血杆菌肺炎中极少见,常见于金葡肺炎和厌氧菌菌血症。

(3) 肺外表现

1) 消化系统症状:个别患儿,尤其婴幼儿,可能有胃肠不适,包括恶心、呕吐、腹泻、腹胀或疼痛。重症出现胃肠功能衰竭的表现:腹胀症状显著者,称为中毒性肠麻痹;呕吐咖啡色样液体症状突出者,称为应激性溃疡。下叶肺炎引起急性腹痛,与急腹症鉴别。

2) 循环系统症状:重症肺炎患儿可心率加快,心音低钝。心力衰竭:患儿突然呼吸加快>60 次/min;心率增快达 180 次/min,与体温升高、缺氧不相称;骤发极度烦躁,明显发绀,面色发灰,指/趾甲微血管充盈时间延长;心音低钝,奔马律,颈静脉怒张;肝脏迅速增大;少尿或无尿，颜面眼睑或双下肢水肿。

3）微循环衰竭：重症革兰氏阴性杆菌肺炎可发生微循环衰竭：面色及全身皮肤苍白，四肢发凉、发花，足跟毛细血管再充盈时间延长，眼底动脉痉挛，静脉纡曲扩张，尿量减少，多在休克前发生。

4）神经系统症状：患儿突然异常的安详、淡漠或嗜睡，出现意识障碍，昏睡、谵妄甚至昏迷，惊厥。呼吸不规则和瞳孔不等大提示脑疝。脑脊液除压力增高外，余无异常。

(4) 肺外感染灶：细菌性肺炎患儿可同时合并肺外器官感染：皮肤软组织感染、脑膜炎、感染性心内膜炎、心包炎、骨髓炎等。

2. 辅助检查

(1) 外周血检查

1）白细胞：细菌性肺炎白细胞总数及中性粒细胞多增多，核左移，胞质可见中毒颗粒。重症患儿可见白细胞降低。

2）C 反应蛋白（CRP）：细菌性肺炎时多明显升高，常>40mg/L，重症感染时 CRP 可以>100mg/L。

3）血沉（ESR）：重症肺炎增快。

4）前降钙素：细菌肺炎时可以增高。

(2) 病原学检查

1）细菌培养：血或胸腔积液、肺穿刺液、肺组织活检培养是确定肺炎病原菌的金指标。经支气管镜或人工呼吸道吸引的下呼吸道标本、经防污染毛刷采集的下呼吸道标本由于污染少，培养结果参考价值高。

2）痰标本的采集：尽量在抗菌药物治疗前采集标本；尽量采用吸痰管留取深部痰液；2 小时内送检；实验室镜检筛选合格标本（鳞状上皮细胞<10 个/低倍视野，多核白细胞>25 个/低倍视野，或两者比例<1∶2.5）。

3）有意义的痰培养：①合格痰标本培养优势菌中度以上生长（≥+++）；②合格痰标本细菌少量生长，但与涂片镜检结果一致（肺炎链球菌、流感嗜血杆菌、卡他莫拉菌）；③3 天内多次培养到相同细菌。

4）无意义痰培养：①痰培养有上呼吸道正常菌群的细菌（如草绿色链球菌、表皮葡萄球菌、非致病奈瑟菌、类白喉杆菌等）；②痰培养为多种病原菌少量（<+++）生长。痰标本由于存在污染或正常定植菌问题，需结合临床判断培养结果意义。

5）病原体抗原、核酸检测：可采用免疫学和分子生物学方法如对流免疫电泳、乳胶凝集试验、点状酶联吸附试验等检测细菌的特异性抗原，对诊断有一定参考价值。尤其是无菌腔来源的标本如胸腔积液或血的细菌抗原或核酸检测阳性有诊断意义。

A. 病原体抗体检测：适用于抗原性较强，病程较长的细菌性肺炎，如链球菌肺炎、支原体肺炎。恢复期血清抗体滴度较发病初期升高 4 倍以上具有诊断意义，用于回顾性诊断。

B. 聚合酶链反应（PCR）或特异性基因探针检测病原体核酸。

(3) X 线检查：细菌性肺炎特征性影像学改变是节段性或肺叶的不规则浸润影、实变。大叶性肺炎是细菌性肺炎最具特点的改变，也可见多叶同时受累。出现胸腔积液、肺大疱或肺脓肿强烈提示细菌性肺炎。金黄色葡萄球菌肺炎影像学特点是多发性肺脓肿、脓气胸，常短期内进展迅速，尤其在婴幼儿常并发脓气胸。婴幼儿的肺炎链球菌肺炎也常常伴有胸腔积液。A 族链球菌肺炎可能起初表现为弥漫性间质浸润，之后发展为肺叶或肺段实变。革兰氏阴性杆菌肺炎常呈下叶支气管肺炎型，易形成多发性小脓腔。厌氧菌肺炎也可出现肺脓肿或气液平。小婴儿由于免疫力低，感染无法局限于一叶肺，X 线常为支气管肺炎表现。

3. 诊断标准 根据典型的临床症状和体征，肺炎诊断不难。诊断中注意以下问题。

(1) 病原体诊断问题：从临床症状体征来讲，发热，全身中毒症状，血常规白细胞增高，CRP，并发肺脓肿，脓胸的肺炎多由细菌感染所致，确诊需要病原学证据。血和胸腔积液的细菌培养阳性具有确定诊断的意义。还有病原体的分离及其药敏结果对治疗意义重大，临床上尽量提高病原体阳性分离率，包括应用抗菌药物前采样培养，首选无菌部位培养（血、胸腔积液、肺穿刺液等），或者支气管灌洗液送培养。痰标本取深部气管分泌物，同时考虑到痰标本可能高达30%的存在正常定植菌及污染可能，必须结合培养结果和临床表现综合分析，必要时反复培养。咽拭子和鼻咽分泌物培养只能代表上呼吸道存在的细菌，并不代表下呼吸道病原。国内外报道最高大约只有50%的细菌性肺炎可以确诊病原体诊断，而血培养的阳性比例只有10%~15%，胸腔积液阳性比例只有大约30%。

(2) 肺炎的并发症诊断：细菌性肺炎易合并脓胸、脓气胸、肺大疱等肺部并发症(表4-4)，治疗过程中一旦出现发热反复或突发的呼吸困难、胸痛、烦躁、发绀，要考虑并发症可能。重症肺炎常合并多个肺外器官受累。

表4-4　细菌性肺炎主要的并发症或后遗症

并发症/后遗症	常见病原菌
呼衰	B族链球菌
休克	肺炎链球菌、B族链球菌、流感嗜血杆菌、革兰氏阴性菌
呼吸暂停	B族链球菌
坏死性肺炎	金黄色葡萄球菌、革兰氏阴性菌
气胸	金黄色葡萄球菌
肺大疱	金黄色葡萄球菌、流感嗜血杆菌、肺炎链球菌、厌氧菌
肺脓肿	金黄色葡萄球菌、肺炎链球菌、厌氧菌
胸腔积液	肺炎链球菌、流感嗜血杆菌、A族链球菌、金黄色葡萄球菌
脓胸	金黄色葡萄球菌、流感嗜血杆菌、肺炎链球菌
脑膜炎	肺炎链球菌、流感嗜血杆菌、B族链球菌
脑病	军团菌
心包炎	流感嗜血杆菌、金黄色葡萄球菌、肺炎链球菌
骨关节炎	流感嗜血杆菌、金黄色葡萄球菌
肾脓肿	金黄色葡萄球菌

1) 肺炎相关性脑病的早识别：高血压伴脉搏减慢有重要的早期诊断价值。婴幼儿发生呕吐较早，多见于晨起时，可呈喷射状，须与平

时易吐奶者相鉴别。因颅内压增高,年长患儿诉头痛重,但常因患儿迅速转入意识障碍使得医生无法获得该主诉。重症肺炎并发脑病症状患儿一般不宜做腰穿检查,以免脑疝形成。

2) 注意机体内环境紊乱:造成肺炎病情恶化,包括有效循环血量、酸碱平衡、水电解质、血糖等状态有无异常。肺炎患儿除可能发生呼吸性酸中毒、乳酸性酸中毒外,还可能发生低钠血症、呼吸性碱中毒、低钾血症、高血糖等。

3) 注意休克和 DIC 的早识别:重症肺炎常存在代谢性酸中毒、电解质紊乱等,加之呕吐、腹泻,有效循环血量更加不足,血液高凝,可能发生休克和 DIC。小婴儿有效血容量不足时,需要从病史、体征和辅助检查等方面综合判断,对扩容治疗的反应是重要的验证手段。心率和呼吸增快机制的分析:应避免静止、简单地只用呼吸、心率绝对值作为判断呼衰和心衰的主要指标,也要避免以单次的血气或床边多普勒超声心动测定数值作为呼衰、心衰的唯一判断指标。应结合整体情况全面分析、动态评价。

【鉴别诊断】

1. 病毒性肺炎 以婴幼儿多见,常有流行病学接触史,发病前常有上呼吸道症状,多数有喘息。胸部 X 线片早期以肺纹理增粗为主,后期亦可出现片状浸润,外周血白细胞正常、稍升高($<1\ 500/mm^3$)或降低。CRP 正常或稍升高。抗菌药物治疗无效。

2. 肺结核 肺结核多有全身中毒症状,如午后低热、盗汗、乏力等;胸部 X 线片示病灶上叶尖后段和下叶背段,可有空洞或肺内播散;痰中找到结核分枝杆菌可确诊,血抗结核抗体、胸腔积液 γ- 干扰素、血 T-SPOT 可协助诊断。

3. 急性肺脓肿 早期与肺炎链球菌肺炎症状相似。但后期肺脓肿患者咳大量脓臭痰,影像学可见脓腔及气液平。

4. 非感染性肺病 如哮喘、异物吸入、吸入性肺损伤、自发性气胸、肺间质纤维化、肺嗜酸性粒细胞浸润症、肺水肿、肺不张、肺血管炎等。也可以有咳嗽、呼吸困难的表现,而需要鉴别,但细菌性肺炎常有高热、血象高的特点。

5. 肺外疾病 如白血病浸润，充血性心力衰竭、代谢性酸中毒代偿性呼吸急促（如糖尿病酮症酸中毒）。

【治疗策略】

1. 一般治疗

(1) 保持室内安静，温度 20℃左右，湿度 60%。

(2) 保持呼吸道通畅：及时清除上呼吸道分泌物，变换体位以利排痰。

(3) 加强营养：易消化富含蛋白质维生素饮食，不能进食者给予静脉营养。

2. 病原治疗 考虑到高达 50% 患儿查不出病原菌，同时细菌培养及药敏存在滞后性。所以，对儿童肺炎的治疗仍多为经验性选择。

有效和安全是选择抗菌药物的首要原则，选择依据是感染严重度、病程、患儿年龄、原先抗菌药物使用情况和全身脏器（肝、肾）功能状况等。学龄前儿童社区获得性肺炎（CAP）以病毒感染多见，不建议常规给予抗菌药物。临床诊断细菌性肺炎时，经验选择抗菌药物应覆盖最常见病原菌包括肺炎链球菌、流感嗜血杆菌和金黄色葡萄球菌及非典型微生物，轻症肺炎可在门诊给予口服抗菌药物，不强调抗菌药物联合使用。3 个月以下小儿有沙眼衣原体肺炎可能，而 5 岁以上者肺炎支原体肺炎、肺炎衣原体肺炎比率较高，故均可首选大环内酯类；4 个月~5 岁尤其重症者，必须考虑肺炎链球菌肺炎，应该首选大剂量阿莫西林或阿莫西林+克拉维酸，备选有头孢克洛、头孢羟氨苄、头孢丙烯、头孢呋辛、头孢地尼、头孢噻肟、头孢曲松、新一代大环内酯类抗菌药物等。如考虑金黄色葡萄球菌肺炎，应首选苯唑西林、氯唑西林，万古霉素应该保留为最后的选择而不宜一开始就无区分地选用。

重度 CAP 应该住院治疗，重度肺炎视具体情况可选用下列方案：①阿莫西林加克拉维酸或氨苄西林加舒巴坦。②头孢呋辛、头孢曲松或头孢噻肟；考虑细菌合并支原体或衣原体肺炎，可以联合使用大环内酯类+头孢曲松/头孢噻肟。

轻度院内感染性肺炎(HAP)伴有危险因素存在或重度HAP,应考虑厌氧菌、产超广谱β-内酰胺酶革兰氏阴性肠杆菌、铜绿假单胞菌、真菌等可能,初始经验选用广谱抗菌药物,但同时必须注意个体化。肠杆菌科细菌(大肠埃希氏菌、肺炎克雷伯菌、变形杆菌等),不产ESBLs者首选头孢他啶、头孢哌酮、头孢吡肟、替卡西林+克拉维酸、哌拉西林+三唑巴坦等,产ESBLs菌首选亚胺培南、美罗培南、帕尼培南。厌氧菌肺炎首选青霉素联用克林霉素或甲硝唑,或阿莫西林、氨苄西林。合并脓胸患儿需延长抗菌药物疗程,并随诊。

3. 肺部并发症的治疗 脓胸的治疗,可以穿刺引流和闭式引流。细菌性肺炎有胸腔积液应尽可能引流,早期可以穿刺引流,如婴幼儿,发热持续,脓液黏稠,形成分隔,应尽早闭式引流。

一旦引流液明显减少,应考虑尽早停胸腔引流,对于金黄色葡萄球菌脓胸、肺炎链球菌肺炎或流感嗜血杆菌脓胸患儿,通常的引流时间3~7天。与成人比较,儿童脓胸需要手术行胸膜剥离术的比例低。肺大疱通常无需特殊治疗。

4. 对症治疗

(1)心力衰竭的治疗:原则:镇静、吸氧、利尿、强心,应用血管活性药物。呋塞米静脉用,减轻体内水钠潴留,减轻心脏前负荷。强心可选用快速洋地黄制剂(如地高辛或毛花甘丙)静脉缓注,但考虑到由于存在缺氧、心肌损害、离子紊乱等因素,洋地黄药物剂量应减少1/3~1/2。血管活性药物可选用酚妥拉明、多巴胺、多巴酚丁胺等。静脉用酚妥拉明0.3~0.5mg/(kg·次)(儿童最大剂量每次不超过10mg),每日2~3次,有利于改善心肺循环,减轻肺水肿,有利于心力衰竭恢复。

(2)肺炎相关性脑病:早发现,主要是降颅压,选用甘露醇,剂量一般为0.5~2.0g/(kg·次),由于重症肺炎常合并心、肺功能不全,建议小剂量多次给予,可选用0.5g/(kg·次),每3~4小时一次。可配合静脉用地塞米松和呋塞米。此时补液原则是快脱慢补,以防脑水肿继续加重,待病情好转、尿量大增或可选择快补慢脱。一般在症状改善或消失后,上述三药可酌情再用几天,然后于短期内分别撤除。

（3）胃肠功能衰竭的治疗：早发现，早干预。中毒性肠麻痹：禁食、胃肠减压（胃管排气或肛管排气），药物可选用：新斯的明，每次0.045~0.060mg/kg，皮下注射。或酚妥拉明，每次0.2~0.5mg/kg，肌内注射或静脉滴注，每2~6小时一次。亦可连用酚妥拉明，改善微循环。消化道出血：1.4%碳酸氢钠溶液洗胃，然后用西咪替丁10~20mg/kg注入胃内，保留3~4h，一般可用1~2次。如有大出血时应及时输血，止血剂可选用云南白药、凝血酶、氨甲环酸等。

（4）维持体液平衡、内环境稳定：总液体量以60~80ml/(kg·d)为宜，对高热、喘息重者可酌情增加。液体选择4∶1或5∶1液，热量供给至少210~250J/(kg·d)。注意纠正低钾、低钠。

（5）肾上腺皮质激素：适用于感染中毒症状明显；胸膜有渗出；合并感染性休克、脑水肿、中毒性脑病、呼吸衰竭者。可选用甲泼尼龙1~2mg/(kg·d)，或氢化可的松5~10mg/(kg·d)或地塞米松0.1~0.3mg/(kg·d)，静脉滴注，疗程3~5天。

【疾病预防】

1. 预后　无败血症的肺炎患儿，死亡率低于1%。死亡病例主要见于有严重基础疾病患儿或合并严重并发症者。个别患儿可能留有机化性肺炎或慢性限制性肺病。

2. 预防　肺炎是可防可控疾病。WHO于2007年提出“肺炎预防和控制全球行动计划”(GAPP)，指出免疫、充分的营养以及通过处理环境因素和病例管理可预防和控制肺炎。其中疫苗接种是有效的预防肺炎方法，目前已证实多种疫苗（包括b型流感嗜血杆菌、肺炎球菌、麻疹和百日咳）是有效的预防肺炎的方法。病例管理可降低现症肺炎死亡率和传播概率。鼓励新生婴儿的最初6个月纯母乳喂养，适当补充锌剂有利于预防肺炎和缩短病程。以下环境因素增加儿童患肺炎风险：室内空气污染与生物质燃料做饭和加热（如木材或粪）；家庭生活环境拥挤；父母吸烟。应避免这些危险因素。

附：细菌性肺炎的诊治流程图

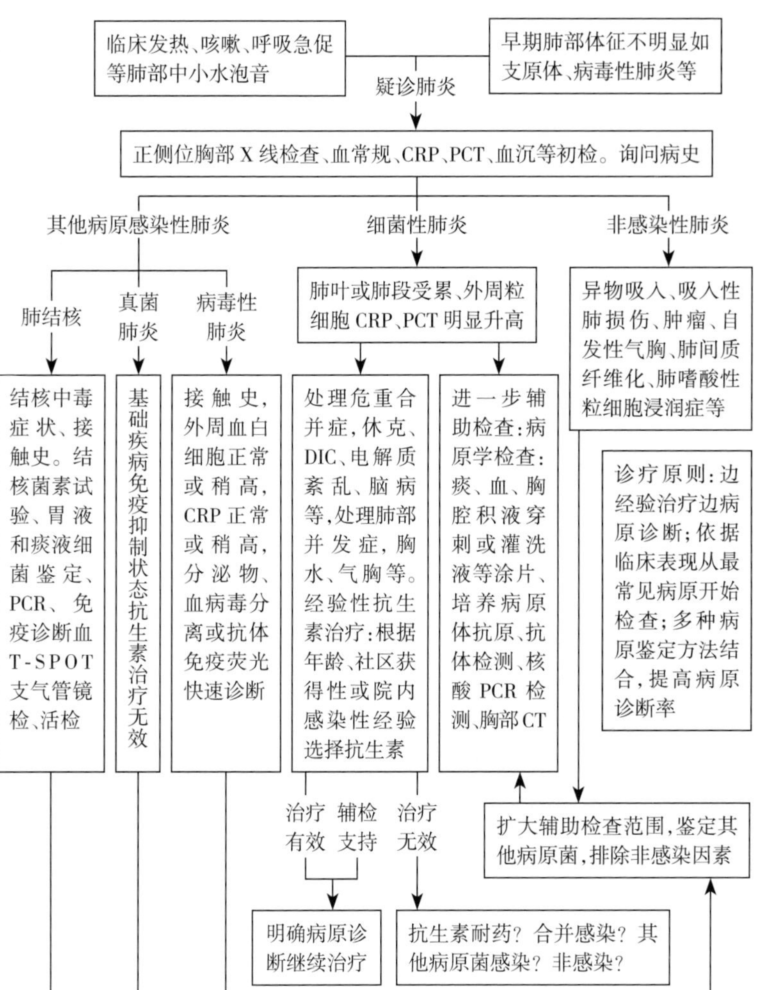

一、肺炎链球菌肺炎

【概述】

肺炎链球菌（streptococcus pneumoniae）肺炎是由肺炎链球菌所引

起的肺段或肺叶急性炎性实变，占社区获得性肺炎的半数以上。患儿有寒战、高热、胸痛、咳嗽或血痰等症状。近年来由于抗菌药物的广泛应用，临床上症状轻或不典型病较为多见。

世界卫生组织（WHO）2005 年估计，每年 70 万~100 万 5 岁以下儿童死于肺炎链球菌感染，是 5 岁以下儿童疫苗可预防疾病死亡的第一位病因，占 28%，2 岁以下儿童是肺炎链球菌感染发病率最高的人群。2012 年 WHO 报道，肺炎链球菌肺炎占儿童重症肺炎的 18% 和肺炎死亡病例的 33%。一般认为，肺炎链球菌是出生 20 天后儿童社区获得性肺炎的首位病原菌，据 2000 年统计，我国肺炎为儿童死亡的第一病因，占总死亡的 19.5%。

1. 病因 肺炎链球菌为革兰氏阳性球菌，因其在革兰氏染色液中呈双球状，1926 年被命名为肺炎双球菌。因其在液体培养基中呈链状生长，1974 年更名为肺炎链球菌。肺炎链球菌在干燥痰中能存活数月；但阳光直射 1 小时或加热 52℃ 10 分钟，即可灭菌，对石炭酸等消毒剂亦很敏感。

肺炎链球菌根据细胞外壁荚膜多糖成分不同分为 46 个血清组和 90 多个血清型，只有少数血清型可引起临床感染。在全球范围内，其中 6~11 种血清型引起各年龄组 70% 以上的侵袭性肺炎链球菌感染。2017 年报道国内 17 个城市 23 家教学医院收集的 881 株肺炎链球菌（219 株来自儿童，662 株来自成人）中，最常见血清型分别为 19F（25.7%）、19A（14.0%）、15（6.8%）、6B（3.6%）、6A（3.0%）和 17（2.8%），肺炎链球菌结合疫苗（PCV）7 和 PCV13 的血清型覆盖率分别为 37.5% 和 58.3%。2013 年 3 月~2017 年 12 月从北京儿童医院住院的 751 例患儿临床标本分离出的肺炎链球菌菌株最常见血清型为 19F、19A、23F、14、6A 和 6B，PCV10、PCV13 和 PPV23 的覆盖率分别为 61.4%、84.3% 和 82.6%。肺炎链球菌是人类上呼吸道寄居的正常菌群，在儿童鼻咽部的定植率尤其高，据 WHO 估计，发达国家儿童定植率 27% 左右，而发展中国家可达 85%。在中国 5 岁以下健康或上呼吸道感染儿童中，鼻咽拭子肺炎链球菌分离率可达 20%~40%。它可通过飞沫、分泌物传播，或经接触遭受细菌飞沫污染的物品传播，也可以在呼吸道自体转移。在机体抵抗力降低时，局部浸润引起感染，引起普通感染如鼻窦炎、中耳炎、肺炎；或穿越黏膜屏障进入血流，引起菌血症、脑膜炎、菌血症性肺炎、化脓性关节炎、心内膜炎等侵袭性感染疾病。

2. 病理 肺炎链球菌一般经上呼吸道吸入到达肺部，停留在细支气管内增殖，首先引起肺泡壁水肿，迅速出现白细胞和红细胞渗出，典型的结果是导致大叶性肺炎，病理改变分为四期：①充血水肿期（病变早期）：特点是大量浆液性渗出物，血管扩张及细菌迅速增殖；②红色肝变期（1~2 日后）：特点是肺泡壁毛细血管显著扩张充血，肺泡腔内充满纤维素、红细胞和少量中性粒细胞，使肺组织实变，肉眼见质实如肝，查体示肺实变体征；③灰色肝变期（3~4 日后）：肺泡腔内炎性渗出物继续增多，肺泡壁毛细血管受压，肺组织贫血；④溶解消散期（经过 5~10 日）：以渗出物吸收为特征，查体闻及湿啰音。因病变开始于肺的外周，故叶间分界清楚，且容易累及胸膜。事实上四个病理阶段并无绝对分界，在使用抗菌药物的情况下，这种典型的病理分期已不多见。病变消散后肺组织结构多无损坏，不留纤维瘢痕。极个别患者肺泡内纤维蛋白吸收不完全，甚至有成纤维细胞形成，形成机化性肺炎。肺炎链球菌不产生毒素，不引起原发性组织坏死或形成空洞。年长儿可见大叶性肺炎，但近年已少见。老人及婴幼儿感染可沿支气管分布，呈支气管肺炎表现。

3. 发病机制 肺炎链球菌致病机制包括细菌的致病因子和宿主的免疫反应。细胞外壁有荚膜多糖抗原，是其致病必要的毒力因子。肺炎链球菌黏附于支气管上皮细胞和肺泡上皮细胞上，借助荚膜多糖逃避巨噬细胞的吞噬、杀灭和清除，并引起细胞因子的释放。细菌的毒力因子释放毒素，包括肺炎溶菌素、透明质酸溶解酶、两种神经氨酸酶等。同时，中性粒细胞趋化进入肺组织，引起炎症反应。细菌和毒素可进入血液，引起菌血症或脓毒血症，导致休克或死亡。感染或接种多糖抗原后刺激机体产生的保护性抗体具有血清型特异性，不同的血清型可逃避以前的抗体免疫反应。

【诊断】

1. 临床表现 发病以冬季和初春为多，与呼吸道病毒感染流行有一定关系。年长儿童可见典型大叶性肺炎或节段性肺炎，婴幼儿以支气管肺炎多见。

(1) 症状：少数患者有上呼吸道感染前驱症状。起病多急骤，高热，可伴寒战，体温在数小时内可以升到 39~40℃，高峰在下午或傍晚，也可呈稽留热。呼吸急促，面色潮红或发绀，食欲缺乏、疲乏、精神不振，或全身肌肉酸痛。患侧胸部疼痛，可放射到肩部、腹部，咳嗽或深呼吸时加剧。病初咳嗽不重，痰少，后期痰可带血丝或呈铁锈色。偶有恶心、呕吐、腹痛或腹泻，有时易误诊为急腹症。较大儿童常见唇部疱疹。发病第 5~10 天时，发热可以自行骤降或逐渐减退。使用有效的抗菌药物可使体温在 1~3 天内恢复正常。

(2) 体征：患儿呈急性病容，面色潮红或发绀，鼻翼扇动，三凹征阳性。有败血症者，皮肤和黏膜可有出血点。

1) 大叶性肺炎：早期肺部体征无明显异常，仅有胸廓呼吸运动幅度减小，轻度叩诊浊音或呼吸音减低。实变期叩诊浊音、触觉语颤增强和支气管呼吸音。消散期可闻及湿啰音。重症可伴肠胀气，炎症累及膈胸膜而表现上腹部压痛。胸部体征约 1 周左右消失。

2) 支气管肺炎：早期体征常不明显，仅有呼吸音粗或稍减低，以后可听到中、小湿啰音，数天后闻及细湿啰音。

另外，少数患儿始终不见阳性体征。年长儿可表现为节段性肺炎，症状重、体征少，即发热、咳嗽重；体征仅肺部呼吸音低，叩诊浊音少见。

(3) 并发症：肺炎链球菌肺炎的并发症近年来已较少见。常见并发胸膜炎，为浆液纤维蛋白性渗出液，偶有脓胸报道。重症病例可伴有感染性休克(有高热，但也有体温不升，血压下降，四肢厥冷，多汗，口唇青紫)、呼吸窘迫综合征或神经系统症状：头痛、颈项强直，或谵妄、惊厥、昏迷，甚至脑水肿而引起脑疝，易误诊为神经系统疾病。并发心肌炎时出现心动过速，心律失常，如期前收缩、阵发性心动过速或心房颤动。菌血症性肺炎可出现肺外的感染病灶，包括心内膜炎、化脓性关节炎、脑膜炎及腹膜炎等。

2. 辅助检查

(1) 外周血检查

1) 血常规:白细胞计数多数在(10~30)×10^9/L,以中性粒细胞为主,白细胞甚至高达(50~70)×10^9/L。白细胞计数降低往往提示重症。

2) CRP、前降钙素原(PCT)大多增高。

(2) 病原学检查

1) 细菌培养:血、胸腔积液及肺组织穿刺培养是病原学诊断的金标准。合格的痰标本(参考细菌性肺炎总论)以及支气管镜下灌洗液培养,对病原学诊断有一定参考价值,但要排除污染及上呼吸道正常定植,可参考总论部分。典型病例痰涂片检查有大量中性粒细胞和革兰氏阳性成对或短链状球菌。

2) 血培养:应尽量在抗菌药物应用前采样,但存在阳性率低问题。国外报道儿童肺炎链球菌肺炎血培养结果阳性比例只有 10%,我国由于存在抗菌药物应用指征宽泛,血培养阳性比例可能更低。

3) 细菌抗原、抗体检测:用对流免疫电泳(CIE)、乳胶凝集试验(LA)、点状酶联吸附试验(dot-ELISA)、聚合酶链反应(PCR)或反转录 PCR 检测肺炎链球菌荚膜抗原,有助于早期病原学诊断。用放射免疫、ELISA 等方法检测肺炎链球菌特异性抗体,可用于疾病恢复期的回顾性诊断。在采集胸腔积液标本前接受了抗菌药物治疗的肺炎旁胸腔积液或脓胸患儿,胸腔积液中检出肺炎链球菌抗原即可确诊。不建议儿童采用尿标本抗原检测诊断肺炎链球菌性肺炎,因为假阳性率过高。

(3) X 线检查:早期仅见肺纹理增粗或受累肺叶、肺段浅薄阴影,随病情进展出现肺叶或肺段的大片均匀致密影,少数合并胸腔积液。消散期可有片状区域吸收较快。在肺部体征出现前,X 线即可见实变征。近年典型的大叶性肺炎 X 线片已较少见。婴幼儿常为支气管肺炎的斑片状阴影。多数起病 3~4 周后肺部阴影消失。

3. 诊断标准 肺炎链球菌肺炎占儿童社区获得性细菌性肺炎的

最常见的细菌病原,因而对怀疑细菌性肺炎的患儿要首先考虑此病原。诊断依据如下。

(1)发病以冬季和初春为多,高危人群:年龄<5岁;有基础病者如:糖尿病、充血性心脏病,镰刀状红细胞病、支气管扩张、免疫缺陷病、脾切除、使用免疫抑制剂,HIV感染、器官移植等。

(2)临床症状及体征:典型症状:高热、咳嗽、胸痛、咳铁锈样痰。早期肺部体征不明显,随病情发展出现肺实变体征及湿啰音。

(3)胸部X线检查:典型者见肺叶或肺段实变,可见胸腔积液,甚至脓胸。肺脓肿少见。小年龄儿童以支气管肺炎表现为多。

(4)血、胸腔积液、深部气管分泌物培养可确诊病原,抗原检测不受抗菌药物影响。由于高的定植率,鼻、咽拭子培养阳性不能作为病原学诊断的依据。细菌培养、抗原检测和聚合酶链反应等检测方法的联合使用可提高肺炎链球菌的检出率。

(5)诊断中注意问题

1)肺炎链球菌性肺炎发病早期以高热为主,咳嗽不多,肺部体征少,可能与其他急性发热性疾病混淆,需胸部X线检查早发现。

2)由于广泛使用抗菌药物,近年来已很难见到真正的大叶性肺炎。临床上见到的大叶性肺炎大多是节段性肺炎,只有肺的1个或2个节段受累,而非肺整叶受累。部分阶段性肺炎必须正位与侧位结合,才能正确定位。胸部X线正位片中的中野不等于中叶,中野是指胸部正位片病变在中间视野,而常见的下叶六段肺炎正位片病变也在中野,只有在侧位片才能显示下叶病变。节段性肺炎病变吸收慢,必须彻底治疗,否则可能并发肺脓肿。

【鉴别诊断】

与其他细菌性肺炎鉴别,特别是流感嗜血杆菌肺炎鉴别。

1. 流感嗜血杆菌肺炎 易并发于流感病毒或金黄色葡萄球菌感染的患者,起病相对较缓。临床及X线表现与肺炎链球菌肺炎非常相似。以下特点可供鉴别:全身中毒症状重,表现为高热或体温不升,神志改变;有时有痉挛性咳嗽;外周血白细胞升高明显,有时伴淋巴细胞相对或绝对增高;X线可呈粟粒状阴影,肺底部融合。除细菌培养外，血、胸腔积液、尿特异性抗原检测有助鉴别。

2. 金黄色葡萄球菌肺炎 起病急，进展快，全身中毒症状重。患儿面色苍白、高热、咳嗽、呼吸浅快，偶有皮下气肿。早期临床症状重于X线表现，但胸部X线片在短期内迅速发展，可出现肺脓肿、脓胸或脓气胸，后期出现肺大疱。常见皮疹或皮肤金黄色葡萄球菌感染灶。可出现肺外感染如败血症、骨髓炎、心内膜炎、脑膜炎。

3. 肺结核 支气管结核合并肺段病变或干酪性肺炎，X线与大叶性肺炎相似，但结核相对起病缓，结核菌素试验阳性，结核接触史，病灶吸收慢，有助鉴别。

4. 其他 肺炎链球菌如发生在右下叶，可能刺激膈肌引起右下腹痛，需与阑尾炎鉴别。合并神经系统症状者需与中枢神经系统感染性疾病鉴别。

【治疗策略】

1. 一般治疗 保持室内空气流通，适宜的温度和湿度。加强营养，提供足够的液体和能量，保持呼吸道通畅。

2. 对症治疗 高热患者物理降温，适当给予退热剂。有发绀，明显缺氧，严重呼吸困难的患者应给氧，并跟踪查血气分析。胸膜疼痛可使用止痛剂。

3. 病原治疗 许多报道表明，β-内酰胺类抗菌药物包括青霉素、阿莫西林、广谱头孢菌素（头孢噻肟、头孢曲松）、碳青霉烯类（美洛培南、亚胺培南）以及万古霉素、利奈唑胺均对治疗肺炎链球菌性肺炎有很好疗效。青霉素敏感者首选青霉素G或阿莫西林；青霉素低度耐药者仍可首选青霉素G，但剂量要加大，也可选用第一代或第二代头孢菌素，备选头孢曲松或头孢噻肟；青霉素高度耐药或存在危险因素者首选万古霉素或利奈唑胺。青霉素G常用剂量为5万~10万U/(kg·d)，或每日给60万~100万U或更多，一般分3次静脉给药。头孢曲松每次50mg/kg，静脉点滴，每日1次。头孢噻肟每次50mg/kg，静脉点滴，每日3次。万古霉素每次20~40mg/kg，静脉点滴，每日2次。利奈唑胺每次10mg/kg，静脉点滴或口服，每日3次。

值得注意的是，对于非脑膜炎肺炎链球菌感染，青霉素旧折点

(MIC ≤0.06mg/ml 为敏感)不能科学反映临床预后。2008 年,美国实验室标准化委员会(CLSI)根据最低抑菌浓度(minimum inhibition concentration,MIC)值判定肺炎链球菌对青霉素的敏感性的标准做了重大修改。按药物使用途径和疾病种类分为 3 种不同的情况:胃肠外青霉素(非脑膜炎)时,敏感≤2mg/L,中介 4mg/L,耐药≥8mg/L;胃肠外青霉素(脑膜炎)时,敏感≤0.06mg/L,耐药≥0.12mg/L(无中介);口服青霉素判定标准与 2008 年以前一样。使我国儿童肺炎链球菌青霉素不敏感率由原来的 60% 以上下降为 5% 以下,成人没有耐青霉素株,临床医生使用青霉素治疗肺炎链球菌肺炎将会获得更多信心。但同时注意合理应用抗菌药物,以减少出现耐药株。中国台湾报道,依据新折点,虽然肺炎链球菌对青霉素耐药率下降,但是 MIC 值 1~2g/ml 的菌株由 2000 年的 34.2% 升高到 2007 年的 59.8%。

2014—2017 年我国细菌耐药监测报告数据显示,儿童非脑脊髓液分离肺炎链球菌耐药率由 5.1% 降至 2.7%,而红霉素耐药率从 95.4% 升至 96.8%,仍缓慢上升。2012—2017 年侵袭性肺炎链球菌(IPD)的多中心临床研究显示,脑膜炎菌株对青霉素耐药率从 48.3% 上升至 78.4%,非脑膜炎菌株对青霉素的耐药率基本持平,从 21.4% 到 19.2%,对红霉素、克林霉素及四环素均有较高的耐药率,分别为 97.2%、95.6%、86.3%。由于我国肺炎链球菌对大环内酯类抗菌药物的耐药率高,且以 *emm* 基因介导为主,可对大环内酯类-林可霉素-链阳霉素 B 均耐药,故不建议用于治疗肺炎链球菌肺炎。左氧氟沙星由于动物实验导致小动物关节病变,我国药典对 18 岁以下人群不建议应用。

4. 并发症治疗 参考细菌性肺炎总论。

【预防】

肺炎链球菌是 5 岁以下儿童社区获得性肺炎的主要病原,WHO 2012 年公布的数据显示在儿童肺炎中,肺炎链球菌肺炎最高可达 78%。虽然目前有多种抗菌药物可选用,但由于肺炎链球菌可获得多重耐药基因,疫苗覆盖率的地域差别以及疫苗本身的特定性血清型保护,使得肺炎链球菌性肺炎的发病率和死亡率仍较高。

肺炎链球菌疫苗已经应用30余年,已经证实其对预防肺炎链球菌肺炎有很好的效力。20世纪80年代开始用23价荚膜多糖疫苗(PCV23)。2000年美国、2001年欧洲开始应用7价疫苗蛋白多糖结合疫苗(PCV7:4、6B、9V、14、18C、19F 和23F)。因为荚膜多糖抗原在2岁以下儿童不能引起保护性免疫,2岁以下儿童只能接种蛋白多糖结合疫苗。PCV7应用5~7年后,发现侵袭性感染减少了78.5%~99.5%。并且由于接种疫苗阻止了肺炎链球菌由儿童向成人的传播,使得50岁以上的成人疫苗血清型IPD的发病率下降了55%,产生了群体免疫效果。但同时发现疫苗血清型的肺炎链球菌感染减少,非疫苗血清型定植、致病增多(血清型替换现象)。非疫苗血清型菌株的抗菌药物耐药性也增强,尤其是19A型。并且PCV7的血清型覆盖率在欧洲、美洲可达70%以上,而在其他地区如非洲只有40%左右。因此2009年英国、美洲开始应用PCV10(1、4、5、6B、7F、9V、14、18C、19F和23F)和PCV13(在PCV10基础上增加了3、6A、19A)。

儿童人群接种PPV 23的有效性研究很少。>2岁,并存在肺炎链球菌易感因素的儿童在接种PCV 7的基础上,或在不能获得PCV 7时可接种PPV 23,以增加保护范围。

PCV应用儿童已证实安全可靠,常见不良反应为接种部位局部反应、发热(1/100~1/10)、过敏、食欲减退、睡眠增多或减少。偶见明显过敏反应(包括皮疹、面部水肿、呼吸困难,1/10 000~1/1 000)。

➢ 附:肺炎链球菌肺炎的诊治流程图

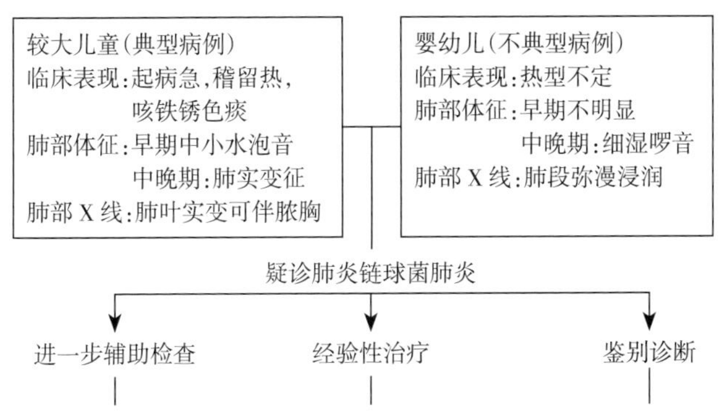

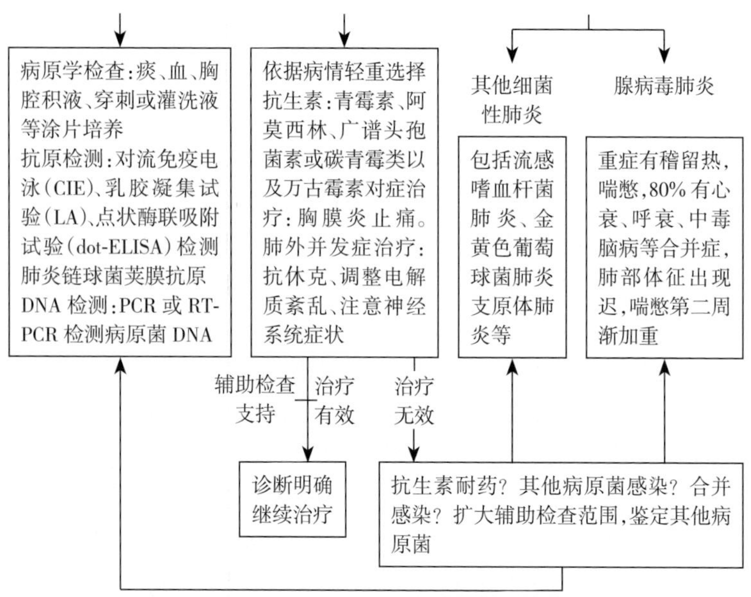

二、金黄色葡萄球菌肺炎

【概述】

金黄色葡萄球菌(staphylococcus aureus)肺炎是金黄色葡萄球菌引起的急性肺部感染,其病情重,病死率高。多见于婴幼儿及新生儿。以冬、春两季上呼吸道感染发病率较高的季节多见。占社区获得性肺炎的5%以下;占院内获得性肺炎的10%~30%,仅次于铜绿假单胞菌,特别是在有气管插管和机械通气及近期胸腹部手术的患者。葡萄球菌能产生多种毒素和酶,如溶血素、葡萄球菌激酶、凝固酶等。在儿童,尤其是新生儿免疫功能不全是金黄色葡萄球菌感染的重要易感因素。国内外研究表明,体重过小及胎龄不足是败血症的2个高危因素。

1. 病因　金黄色葡萄球菌是定植在人皮肤表面的革兰氏阳性菌,存在于25%~30%健康人群的鼻前庭。作为条件致病菌,金黄色葡萄球菌可以引起广泛的感染,从轻微的皮肤感染到术后伤口感染、严重的肺炎和败血症等。

金黄色葡萄球菌所致的原发性支气管肺炎,以广泛的出血性坏死、多发性小脓肿为特点。肺脏的胸膜表面覆盖着一层较厚的纤维素性脓性分泌物。脓肿中有金黄色葡萄球菌、白细胞、红细胞及坏死的组织碎片。胸膜下小脓肿破裂，则形成脓性或脓气胸。有时可侵蚀支气管形成支气管胸膜瘘。若继发于败血症之后，则除肺脓肿外，其他器官如皮下组织，骨髓、心、肾、肾上腺及脑都可发生脓肿。

金黄色葡萄球菌经吸入或血行途径分别引起原发性支气管源性金葡肺炎和血源性金葡肺炎。支气管源性原发性支气管肺炎，以广泛的出血性坏死、多发性小脓肿为特点。炎症开始于支气管，向下蔓延到毛细支气管周围的腺泡形成按肺段分布的实变，4 日左右液化成脓肿，由于细支气管壁破坏引起活瓣作用，可发展而形成肺大疱。胸膜下小脓肿破裂，则形成脓性或脓气胸。有时可侵蚀支气管形成支气管胸膜瘘。血源性金葡肺炎经常有静脉系统感染性血栓或三尖瓣感染性心内膜炎赘生物脱落引起肺部感染性栓塞以后形成多发性小脓肿，除肺脓肿外，可致其他器官如皮下组织、骨髓、心、肾、肾上腺及脑都可发生脓肿。

金黄色葡萄球菌致病的特点之一是引起化脓，造成组织坏死和脓肿。因此，无论是吸入或者血行性金葡肺炎均可并发肺脓肿和脓胸。

2. 发病机制 金黄色葡萄球菌含有血浆凝固酶，它是致病性的重要标志。该酶使血浆中纤维蛋白沉积于菌体表面，阻碍机体吞噬细胞的吞噬，即使被吞噬后细菌也不易被杀死，并有利于感染性血栓形成。金黄色葡萄球菌可以产生多种与感染相关的外毒素，包括超抗原毒素、溶细胞毒素以及抗吞噬的微生物表面组分等，这些毒素通过增强细菌的黏附力，干扰或逃避宿主的免疫功能，造成特定的组织损伤等机制共同发挥致病作用。

短短 60 年，金黄色葡萄球菌在强大的抗菌药物选择压力下迅速进化并广泛流行。青霉素应用以前，金黄色葡萄球菌感染死亡率超过 80%。20 世纪 40 年代初青霉素应用不久就出现了耐青霉素的金黄色葡萄球菌，20 年后，80% 以上的金黄色葡萄球菌对青霉素耐药，1959 年甲氧西林面世，2 年后即出现耐甲氧西林金黄色葡萄球菌（MRSA），并很快出现多重耐药 MRSA。1997 年日本首先分离到中介度耐万古霉素的金黄色葡萄球菌(VISA),2002年美国CDC报道了耐万古霉素的金黄色葡萄球菌(VRSA),我国最近报道成人患者中分离出中介耐万古金黄色葡萄球菌(VISA)。自1961年Jevons首先分离到MRSA,随后20年间MRSA逐渐成为医院感染的主要病原菌(hospital-associated,HA-MRSA)。20世纪80年代社区相关MRSA(community-associated,CA-MRSA)感染病例首次报道,虽然是在社区获得的感染,但这些患者都存在长期使用医疗设备、慢性疾病多次接受医疗服务的情况,因此界定为医疗相关MRSA(health-care associated,HCA-MRSA)感染。而最近10年在没有易感因素的健康人群出现(CA-MRSA),主要涉及儿童和年轻人,1991年美国首次报道了典型的儿童CA-MRSA感染死亡病例,4例健康儿童死于MRSA感染导致的败血症、坏死性肺炎。近年CA-MRSA感染呈现上升趋势,在美国和欧洲一些国家,其比例甚至超过院内感染。

儿童金葡肺炎多数是社区获得性肺炎,此时分离出的MRSA一般属于CA-MRSA。与HA-MRSA比较,CA-MRSA通常除对青霉素、甲氧西林、头孢西丁耐药外,对其他抗菌药物敏感,但我国儿童CA-MRSA分离株耐药率高,对三种以上非β内酰胺类抗菌药物的耐药率(多重耐药率)达到60%以上。近来有研究发现,CA-MRSA具有多克隆多样性,通常携带Ⅳ型和Ⅴ型SCCmec以及编码Panton-Valentine杀白细胞素(PVL)的基因,CA-MRSA很可能是由社区获得性甲氧西林敏感金黄色葡萄球菌(CA-MSSA)菌株获得了SCCmec转化而来。

【诊断】

1. 临床表现

(1) 症状:社区获得性金黄色葡萄球菌肺炎因感染途径而异,主要为吸入性和血源性。院内获得性金黄色葡萄球菌肺炎与气管插管或呼吸机辅助呼吸相关。金黄色葡萄球菌肺炎尤其社区获得性金黄色葡萄球菌肺炎多见于婴幼儿及新生儿,在出现上呼吸道感染后1~2日,突然寒战、高热、咳嗽,伴黏稠黄脓痰或脓血痰、呼吸困难、胸痛和发绀等。有时可出现猩红热样皮疹及消化道症状及呕吐、腹泻、腹胀(由于中毒性肠麻痹)等明显感染中毒症状。患儿可有嗜睡或烦躁不安，严重者可惊厥，中毒症状明显，甚至呈休克状态，引起死亡。

(2) 体征：肺部体征出现早，早期呼吸音减低，有散在湿啰音，并发脓胸或脓气胸时，呼吸音减弱或消失。感染性栓子脱落引起肺栓塞可伴胸痛和咯血。由心内膜炎引起者体检可有三尖瓣区收缩期杂音、皮肤瘀点、脾大。美国 Maria A. Carrillo-Marquez 2011 年报道了 117 例金黄色葡萄球菌肺炎，74% 为 MRSA 肺炎，其中 61.5% 合并脓胸，12.8% 出现肺脓肿，30% 需气管插管，2.6% 最终需肺叶切除。

2. 辅助检查

(1) 外周血检查

1) 血常规：周围血白细胞计数明显增高，可达 $(15\sim30)\times10^9/L$，中性粒细胞增加，白细胞内可见中毒颗粒。白细胞总数减低甚至 $<1.0\times10^9/L$ 提示预后严重。

2) 血沉增快，前降钙素、C 反应蛋白均增高。

(2) 病原学检查：合格痰涂片行革兰氏染色可见大量成堆的革兰氏阳性球菌和脓细胞。痰、胸腔穿刺液、支气管镜灌洗液培养，或血培养可获得金黄色葡萄球菌而确诊。

(3) X 线检查：X 线表现与临床症状不同步，初期临床症状重，而胸部 X 线片仅为肺纹理重，或一般支气管肺炎表现，症状好转时胸部 X 线片却可出现肺脓肿或肺大疱。胸部 X 线片另一特点是短时间内迅速变化，迅速融合成片，一叶或多叶，仅数小时就可发展成脓肿。与支气管相通后，出现气液面或呈后壁环状阴影。病程 5~10 日，由于末梢支气管堵塞可形成肺大疱。早期出现胸膜病变是金葡肺炎的特点，病灶侧肺野透光均匀一致减低，迅速发展多个分房形成包裹性脓气胸。严重者可见纵隔气肿、皮下积气等。经远期随访金葡脓胸所致的胸廓狭窄、脊柱侧弯、胸膜增厚大多能恢复正常。血源性金黄色葡萄球菌肺炎胸部 X 线片显示多发性肺部浸润灶，以两个肺野为著，经常有空洞形成。吸入或血行金黄色葡萄球菌肺炎均可并发脓胸。胸部 X 线片上病灶阴影持续时间较一般细菌性肺炎为长，在 2 个月左右阴影仍不能完全消失。

3. 诊断标准 根据临床症状、体征和胸部 X 线片或 CT 扫描检查可确立肺炎诊断。当起病急，中毒症状重，血常规白细胞常达$(15\sim30)\times10^9/L$，中性粒细胞为主，CRP明显增高；肺炎进展迅速，很快出现肺大疱、肺脓肿和脓胸，应该考虑到细菌性肺炎尤其是金黄色葡萄球菌肺炎的可能。积极进行各种途径的病原学检测十分重要，尤其是血和胸腔积液细菌培养对病原学诊断意义更大。

【鉴别诊断】

应与其他细菌性肺炎（如肺炎链球菌、流感嗜血杆菌以及原发肺结核并空洞形成、干酪性肺炎）、气管异物继发肺脓肿等相鉴别。X线表现的特点，如肺脓肿。大泡性肺气肿及脓胸或脓气胸等存在都可以作为金葡肺炎诊断的依据；但需与其他细菌性肺炎所引起的脓胸及脓气胸鉴别，因而病原学诊断十分重要。

【治疗策略】

约90%的金黄色葡萄球菌株产β-内酰胺酶，对甲氧西林敏感的金黄色葡萄球菌（MSSA）治疗首选耐青霉素酶青霉素如苯唑西林，无并发症者疗程为2~3周，有肺脓肿或脓胸并发症者治疗4~6周，继发心内膜炎者疗程为6周或6以上。对耐甲氧西林金黄色葡萄球菌（MRSA）肺炎，首选糖肽类抗菌药物如万古霉素或去甲万古霉素治疗：前者10mg/kg，6小时静脉滴注一次；或20mg/kg，每12小时一次。后者剂量为16~32mg/kg，分2次静脉滴注。糖肽类抗菌药物存在潜在性耳肾毒性，据文献报道万古霉素引起的肾毒性的发生率在5%~25%，故疗程中应监测血药浓度，定期复查血肌酐、肌酐清除率，并注意平衡功能和听力监测。重症MRSA肺炎合并肾功能损害者，应根据肾功能调整糖肽类剂量。

日本、美国和中国已有对万古霉素敏感性下降的MRSA（即VISA）分离菌株的报道。利奈唑胺（linezolid）为噁唑酮类抗革兰氏阳性球菌的新型合成抗菌药，对耐药球菌包括MRSA在内有良好抗菌活性，CA-MRSA肺炎也可选用利奈唑胺。替考拉宁对多重耐药的革兰氏阳性球菌具有显著的抗菌活性，严重不良反应罕见。金黄色葡萄球菌肺炎应识别其潜在病因和并发症，积极治疗并发症，有脓胸并发症者应行胸腔穿刺，多数病例需胸腔闭式引流。部分需胸腔镜行胸膜剥脱术。

【疾病预防】

1. 预防　除肺炎概述中所叙述的预防措施之外，必须重视幼托机构居室的卫生清洁，并应及时检查工作人员是否带菌，带菌者应及时适当处理。

2. 预后　并发肺脓肿、肺气胸者预后较好，经 3~6 个月可基本治愈。社区获得性致死性坏死性肺炎病情凶险，并发脑膜炎和心包炎或婴儿张力性气胸则预后严重，病死率高达 10%~20%。

➢ **附：金黄色葡萄球菌肺炎的诊治流程图**

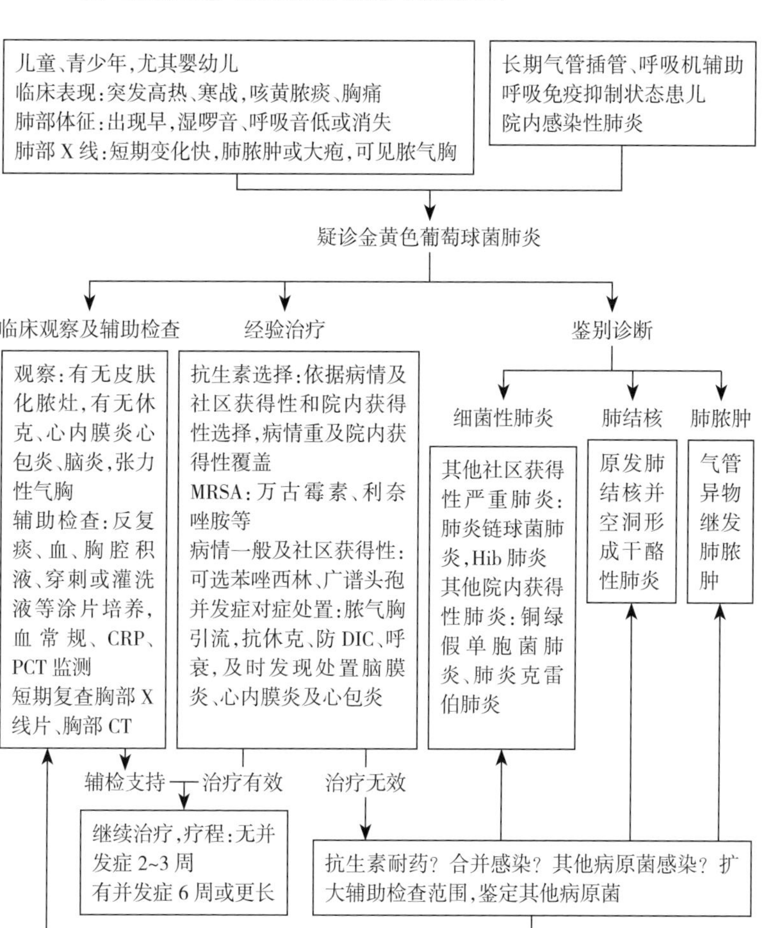

三、流感嗜血杆菌肺炎

【概述】

流感嗜血杆菌肺炎是由流感嗜血杆菌(haemophilus influenza, Hi),尤其是b型(Hib)感染引起的肺部炎症,易并发于流感病毒和葡萄球菌感染的患者,起病缓慢,病程呈亚急性。Hib是国内儿童急性下呼吸道感染最主要的病原菌之一,也是目前我国儿童社区获得性呼吸道感染最主要的病原菌之一,主要通过空气飞沫或接触分泌物传染,新生儿可通过母亲产道感染。感染多呈散发,常年都有发病,但通常是秋季开始上升,冬季达到高峰。我国儿童急性下呼吸道感染约24.7%~29.0%由Hi引起,其中多数为Hib引起。小婴儿Hi肺炎后有时并发脓胸、脑膜炎及化脓性关节炎,可留有支气管扩张症等后遗症。

1. 病因 Hi为革兰氏染色阴性短小杆菌,为需氧菌,在培养物中呈多形性,有长杆状或丝状体,Hi仅感染人类。本菌无芽胞,多数有菌毛,黏液型菌株有荚膜,干燥型是无荚膜的不定型(nontypeable heamophilus influenza, NTHi)。无荚膜型通常引起儿童相对较轻的疾病,严重的感染一般由荚膜型引起。在有荚膜的6个血清型中,临床近95%的重症嗜血流感杆菌感染是由b型引起。

Hi存在于正常人的上呼吸道中,健康人群的自然携带率是Hi侵袭性疾病发生的重要影响因素。由Hib感染引起的疾病一般只发生在人类,尤其是婴儿或5岁以下儿童,此年龄分布可能与机体Hib多糖抗体水平较低有关。年龄越小,感染Hib危险性越大,其发病率越高。研究表明,发展中国家儿童20%的肺炎病原为Hib,我国死于肺炎的患儿中Hib感染的比例为17%,Hib是我国儿童严重细菌性肺炎的重要病原和致死原因。

遗传因素可能是引起Hi肺炎的主要因素。此外,如原发性免疫缺陷病、先天性或功能性无脾症、早产、营养不良等均可导致Hib感染的危险性增加。近年来因为大量广谱抗菌药物的应用、白血病或其他恶性淋巴瘤患儿长期应用免疫抑制药,以及气管插管的增多等因素,使 Hib 感染有增加趋势。

2. 病理 大多数 Hi 肺炎是由 Hib 引起，可为局限分布（节段性或大叶性肺炎）也可为弥散分布（支气管肺炎）。病理上肺部可见多形核白细胞浸润的炎性区域，支气管或细支气管上皮细胞遭到破坏，间质水肿常呈出血性。

3. 发病机制

（1）致病机制：流感嗜血杆菌通过其丝状菌毛黏附于口腔及鼻咽部上皮细胞，分泌 IgA 蛋白酶，防止 SIgA 对其作用。Hi 产生内毒素的类脂 A 成分（脂多聚糖 LOS）、糖蛋白相关因子或称为低分子葡萄糖肽，可抑制上皮细胞纤毛运动，使流感嗜血杆菌不被排出气道。细菌侵袭力与荚膜的结构相关，b 型流感嗜血杆菌含有核糖-核糖醇-磷酸的多聚结构（PRP），有抗吞噬作用，毒力最大，使 Hib 逃避宿主吞噬细胞的清除作用。再通过丝状菌毛或黏附因子与呼吸道上皮细胞腺结合。流感嗜血杆菌定植后穿入呼吸道上皮细胞屏障，可在局部生长繁殖并向邻近组织扩展，引起呼吸道疾病，也可侵入血流引起败血症，引起全身病变，可通过血行侵入中枢神经系统，引起脑膜炎。

（2）免疫反应：荚膜抗原的杀菌抗体、补体、吞噬细胞及中性粒细胞在抗感染免疫中起着重要作用。

1）抗体：局部 SIgA 在阻止流感嗜血杆菌黏附于呼吸道黏膜中起重要作用。抗 Hib 荚膜多糖的杀菌抗体、抗 LOS 抗体及抗 OMP 抗体与细菌结合，其 Fc 段与吞噬细胞结合，对吞噬细胞的吞噬杀菌作用起调理作用。流感嗜血杆菌感染后诱生的抗荚膜杀菌抗体水平，在<2 岁儿童低下，在年长儿则较高。高水平的抗 LOS 抗体、抗 OMP 抗体有助于防止 Hib 疾病复发。

2）补体：Hib 有激活补体经典途径与替代途径的作用。补体通过调理作用促进吞噬细胞的杀菌作用。在感染的早期以替代途径活化为主，在感染的后期则依赖于经典途径的作用。在先天性补体成分缺乏症的小儿，如 C2、C3、C4 或 C3b 灭活因子缺乏症的小儿，对流感嗜血杆菌感染的易感性增高。

3）吞噬细胞：中性粒细胞与单核巨噬细胞共同作用，清除流感嗜血杆菌。在体内主要是由单核-巨噬细胞系统起作用。在脾切除的小儿，对流感嗜血杆菌感染的易感性增高。

(3) Hi 的致病力

1）侵袭力：荚膜可抵御特异性抗体与细胞壁抗原的补体结合反应的杀伤，抵制巨噬细胞的吞噬。有荚膜的 Hi 在侵袭过程中更具有侵袭性。

2）黏附素：黏附素在失去荚膜后的侵袭过程中发挥关键作用。菌毛是一种主要黏附素，可黏附呼吸道黏膜，使血细胞发生凝集反应。菌毛表面具有强抗原结构，可刺激机体产生抗体。菌毛的表达受基因调控，当 Hi 的菌毛基因不表达时，人体免疫系统就不能产生相应的菌毛抗体间期杀灭。

3）毒素：脂多糖（LPS）是革兰氏阴性杆菌表面的主要成分，是具有黏附、抵制固有免疫功能的内毒素，可引起人体强烈抗体反应。Hi 的 LPS 缺少特异性 O 侧链，中性粒细胞释放的防御素恰好可与其结合，协助 Hi 黏附呼吸道纤毛细胞。

4）外膜蛋白（OMP）：OMP 在维持细菌结构，进行内、外物质交换方面起着重要作用，它也是细菌表面重要的抗原成分，参与决定宿主免疫应答的特异性。

【诊断】

1. 临床表现

(1) 症状：临床起病较缓慢，病程呈亚急性，病情较重。有时有痉挛性咳嗽，类似百日咳，有时像毛细支气管炎；全身中毒症状重，可见高热、呼吸困难、发绀、鼻翼扇动、三凹征，以及烦躁、谵妄、昏迷等精神症状改变。

(2) 体征：查体肺部可闻及湿啰音或实变体征，易并发脓胸、脑膜炎、败血症、心包炎、化脓性关节炎、中耳炎等。

(3) 并发症：在小婴儿中较常见，可并发脓胸及侵袭性感染如心包炎、败血症、脑膜炎及化脓性关节炎；可后遗支气管扩张症。当诊断 Hib 肺炎时，有指征时应做腰穿检查脑脊液。

2. 医技检查

（1）外周血白细胞增多，可达(20~70)×10^9/L，多数在(15~20)×10^9/L，伴有淋巴细胞的相对或绝对升高。胸部X线表现多样，可呈粟粒状阴影，常与肺底融合，常伴胸腔积液。

（2）病原学检查：实验室检查中最重要的是病原学检查，可取血、咽分泌物、痰、脑脊液、胸腔积液、心包液、关节液、气管吸出物等标本进行涂片找细菌，或用含有Levinthol原液的特殊Hi培养基进行培养，可应用Hib抗血清、α~f多价抗血清进行进一步分型。其中痰液检查是最常用的方法。一般需连续2次或2次以上的合格痰培养的优势菌结果。流感嗜血杆菌肺炎的病原诊断，可参考痰培养，如同时血或胸腔积液培养阳性则具有诊断意义。婴儿不易将痰咳出，可采用消毒导管吸出支气管分泌物作培养。血培养对诊断很重要，通过血培养结果不仅可以了解有无菌血症的存在，而且还可以估计预后。据报告，嗜血流感杆菌血培养阳性率为60%，胸腔积液检查或肺穿刺液的病原学检查也有诊断价值。另外，乳胶微量凝集（LPA）和对流免疫电泳技术（CIE）均已用于嗜血流感杆菌的抗原检测，有助于嗜血流感杆菌肺炎的快速诊断。

（3）细菌培养和生化鉴定：细菌培养是诊断Hi感染性疾病最重要的手段。肺穿刺细菌学检查是诊断“金标准”，但由于其有创伤性，故临床难以实现；咽培养结果一般不能反映下呼吸道病情。细菌性肺炎菌血症在临床上常为一过性，血培养结果阳性率较低。

（4）抗原检测：可检测脑脊液、血、胸腔积液等标本。抗原检测不受抗菌药物应用的影响。血的抗原阳性虽然不能肯定病原来自肺部，但可表示体内有相应细菌感染。应用免疫学方法检测临床标本中荚膜多糖抗原，适用于已经给予抗菌药物治疗的患者。儿童尿抗原阳性有可能是咽部带菌所致。

（5）血清学检测：可应用ELISA等方法测定b型多糖荚膜抗体。可用放射免疫方法测定抗Hib多糖（Hib-PRP）抗体。也可用间接ELISA方法测定Hib的特异性抗OMP的IgG、IgM。在感染急性期，抗OMP-IgM水平高于同年龄平均值2个标准差，或双份血清抗体升高 3~4 倍以上可诊断为 Hib 感染。

(6) 特异性基因鉴定:用编码荚膜多糖的基因 *bexA* 做引物,用 PCR 方法检测肺炎患者临床标本中的 Hib,具有较高的敏感性、特异性和准确性。应用 PCR 技术可以鉴别 Hib 和非 b 型 Hi。

(7) 抗体检测:往往是回顾性的,且有个体差异。血清中恢复期抗体为急性期的 3 倍或 3 倍以上,提示近期感染过 Hi。

3. 诊断标准 根据临床症状、体征及相关实验室检查可明确诊断,临床标本的采集及培养对诊断具有重要作用。血培养或胸腔积液培养阳性、感染期和恢复期双份血清抗体 3 倍以上升高、血和胸腔积液的抗原检测阳性对诊断 Hi 肺炎具有重要意义。

【鉴别诊断】

1. 肺炎链球菌性肺炎 可见突然寒战、高热、咳嗽、胸痛、呼吸窘迫。胸部 X 线可见大叶性肺炎或多叶实变。婴幼儿往往为散在实变和支气管肺炎。细菌培养:血、痰、胸腔积液等标本中可见肺炎链球菌生长。

2. 金黄色葡萄球菌肺炎 起病急、病情严重、进展快、全身中毒症状明显,可发生休克,可引起败血症和其他器官的迁徙性化脓灶,或在皮肤可找到原发化脓性感染病灶。胸部 X 线往往发展迅速,可见肺脓肿、脓胸、脓气胸等。血常规白细胞、中性粒细胞的明显增高以及 CRP 增高,有利于细菌病原的诊断,血培养或呼吸道深部痰细菌培养阳性则具有确定病原诊断意义。

3. 百日咳 以长期阵发性痉挛性咳嗽为显著特点。一般体温正常,肺部无阳性体征,或有不固定的啰音。血常规白细胞增高,以淋巴分类为主。支气管肺炎是常见的并发症,多发生在痉挛性咳嗽期。根据接触史、症状及血象特点可作出临床诊断;咽部细菌培养、特异性血清学检查也有助于确诊。

【治疗策略】

1. 一般治疗 室内空气流通,避免交叉感染,保持室内温度 18~20℃,湿度 60% 左右,提供足够的营养和水分,保持呼吸道畅通。

2. 对症治疗 如有高热可给予物理降温或使用退热药;咳嗽给

予止咳化痰药物;缺氧时给氧及雾化吸入;患儿若出现烦躁不安可予镇静处理。

3. 并发症治疗 包括心力衰竭、呼吸衰竭、中毒性脑病、脓胸、脓气胸、中毒性肠麻痹等并发症的治疗。

4. 支持治疗 保证水电解质平衡,补充维生素等。

5. 抗菌药物治疗 有效的抗菌药物治疗的前提是查明病原菌与正确的药敏实验。因流感嗜血杆菌属革兰氏阴性杆菌,故对青霉素不敏感,首选β-内酰胺类抗菌药物,如阿莫西林,75~100mg/(kg·d),分3次服用或静脉注射氨苄西林[150~200mg/(kg·d),每6小时1次]。如产β-内酰胺酶的耐药HI感染,可改用头孢菌素类,如静脉滴注头孢塞肟钠50~150mg/(kg·d),或头孢曲松50~80mg/(kg·d),每日1次。尚可选用阿莫西林/克拉维酸钾、头孢克洛、头孢呋辛、多西环素(8岁以上)、克拉霉素等。近年国内研究报道,各地流感嗜血杆菌的耐药情况有一定差异,多数对环丙沙星、复方新诺明、氨苄西林及氯霉素有较高的耐药率,但对第三代头孢菌素、头孢呋辛、阿莫西林/克拉维酸敏感性仍较高。大环内酯类抗菌药物中,与克拉霉素相比,阿奇霉素在体外对大多数流感嗜血杆菌菌株的效果更强、能更快地杀灭病原菌,抗菌药物后效应时间更长。

【预防】

秋冬季节要注意预防流感嗜血杆菌的侵袭,特别是儿童和年老体弱者。在感冒流行期间,要少去人群密集的地方,注意防寒保暖,保持室内空气通畅。

嗜血流感杆菌疫苗:预防Hib感染的最重要方法是对儿童进行免疫接种,Hib荚膜多糖疫苗(PRP)已在美国批准使用,并证实对2岁以上小儿安全有效。疫苗接种后患Hib疾病的危险在5岁以后急剧降低,因此5岁以上的健康儿童一般不再接种Hib疫苗,但此疫苗对于1岁以内患儿作用不大。世界卫生组织已确认这一疫苗的预防效果及安全性,并主张在全球范围内的婴儿群体中广泛应用。有研究显示Hib结合疫苗除了能降低Hib引起的侵袭性疾病外,还能降低健康儿童中Hib的携带率,形成的人群免疫屏障使未接种疫苗的儿童也受到了保护。应注意的是幼婴儿体内合成抗 PRP 抗体的能力很不完善，初染嗜血流感杆菌痊愈后还可能第 2 次甚至第 3 次发生再感染。

目前应用的 Hib 结合疫苗主要有三种：①Hib 寡糖-CRM197 结合疫苗（HbOC）；②Hib 荚膜多糖-奈瑟脑膜炎双球菌表面蛋白结合疫苗（PRP-OMP）；③Hib 荚膜多糖-破伤风类毒素结合疫苗（PRP-T）。目前，我国及国际上主要使用的是以破伤风类毒素为蛋白载体的 Hib 结合疫苗，全球有 80 多个国家在使用 Hib 结合疫苗，我国于 1996 年引进 Hib 疫苗，但仍未纳入免疫规划（EPI）中。

Hib 肺炎、脑膜炎在低龄组发病率更高，症状及并发症更严重，故应及早接种疫苗。接种 Hib 疫苗后，极少数儿童的接种部位会出现轻微红肿、疼痛或低热，一般 2~3 日内消失，只需休息或对症处理即可。婴幼儿在患急性发热性疾病或严重慢性疾病发病时，均应暂缓接种。对破伤风类毒素过敏者或曾对 Hib 疫苗过敏者、有神经系统疾病的患儿应避免接种，不应给 6 周内的婴儿接种 Hib 结合疫苗，因为存在潜在的免疫耐受性。

【预后】

一般得到及时诊治，预后良好，但 Hib 可以引起儿童严重的感染，如脑膜炎、败血症、重症肺炎，是导致小儿死亡的主要原因。Hib 脑膜炎即使得到适当的治疗，仍会有 3%~25% 的患儿死亡，而幸存者中有 30%~50% 会留下残疾后遗症，如耳聋、学习障碍和运动障碍等。

➤ **附：流感嗜血杆菌肺炎的诊治流程图**

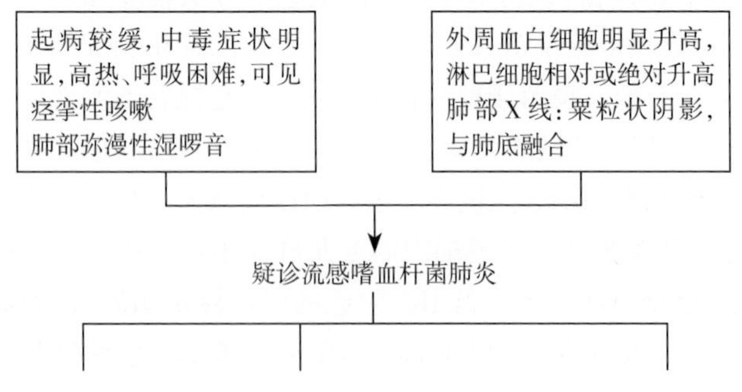

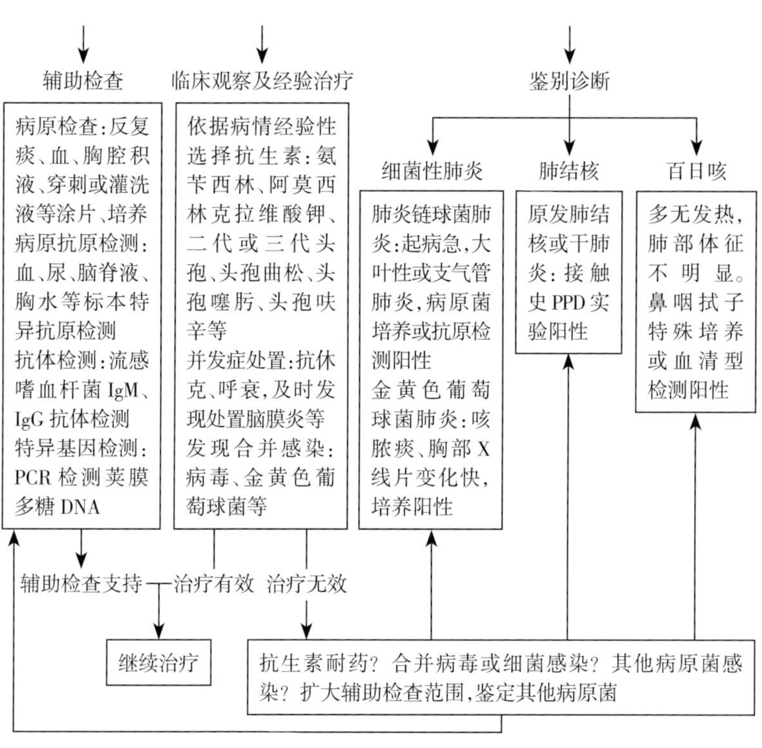

(刘秀云)

参考文献

1. 江载芳. 实用小儿呼吸病学.2 版. 北京:人民卫生出版社,2020.
2. ZHAO C,LI Z,ZHANG F,et al. Serotype distribution and antibiotic resistance of Streptococcus pneumoniae isolates from 17 Chinese cities from 2011 to 2016. BMC Infect Dis,2017,17(1):804.
3. 刘莹,董方,史伟,等. 北京儿童医院 2013—2017 年住院儿童肺炎链球菌分离株的血清型分析. 中华全科医学,2018,16(04):514-517.
4. WANG CY,YH,FANG C,et al. Antibiotic resistance profiles and multidrug resistance patterns of Streptococcus pneumoniae in pediatrics:A multicenter

retrospective study in mainland China.Medicine (Baltimore), 2019, 98(24): e15942.

5. DEGHMANE A E, HONG E, CHEHBOUB S, et al. High diversity of invasive Haemophilus influenzae isolates in France and the emergence of resistance to third generation cephalosporins by alteration of ftsI gene.J Infect, 2019, 79(1): 7-14.

6. WONG JW, IP M, TANG A, et al. Prevalence and risk factors of community-associated methicillin-resistant Staphylococcus aureus carriage in Asia-Pacific region from 2000 to 2016: a systematic review and meta-analysis. Clin Epidemiol, 2018, 10: 1489-1501.

第四节 病毒性肺炎

【概述】

病毒性肺炎是指各种病毒感染引起的肺部炎症，通常累及肺间质，X线表现为间质性肺炎。引起肺炎的常见病毒包括呼吸道合胞病毒(RSV)、副流感病毒、流感病毒、腺病毒等，其中婴幼儿时期最常见和临床表现最具特征性的病毒性肺炎是RSV肺炎和腺病毒肺炎；严重急性呼吸综合征冠状病毒2(severe acute respiratory syndrome coronavirus-2, SARS-CoV-2)2019年从成人重症肺炎的呼吸道标本中被发现，是第7个能感染人的冠状病毒，作为一种新发病毒，SARS-CoV-2引起儿童肺炎的临床表现及其预后值得关注。

一、呼吸道合胞病毒肺炎

【病因】

呼吸道合胞病毒(respiratory syncytial virus, RSV)为副黏液病毒科肺炎病毒属、单负链RNA病毒，大小约150nm，为球形或丝状，病毒表面有脂蛋白组成的包膜，包膜上有由糖蛋白组成的长约12~16nm突出物。包膜表面的G和F蛋白介导病毒入侵气道上皮细胞，具有免疫原性能使机体产生中和抗体。

在婴儿体内，RSV 首先繁殖于咽部，以后延及支气管、细支气管，引起支气管和细支气管的上皮细胞坏死，纤毛功能和保护黏液膜受到破坏，最后侵犯肺泡。在气管黏膜层充满着空泡样环状细胞，上皮层内有淋巴细胞和浆细胞的渗出，支气管周围单核细胞浸润，细支气管被黏液、纤维素及坏死的细胞碎屑堵塞；小支气管、肺泡间质及肺泡内亦有炎症细胞浸润。由于支气管梗死，可继发肺气肿、肺不张。

RSV 可引起间质性肺炎及毛细支气管炎，其致病机制复杂，与病毒引起的细胞病理改变、免疫反应以及个体遗传差异性的共同作用有关。研究显示：一方面，RSV 感染引起气道上皮细胞的损伤，可以直接影响气道结构和功能，或者在变应原长期作用下诱导异常免疫反应，进而形成气道炎症及高反应性；另一方面，机体的易感因素包括基因多态性、肺功能异常、心血管畸形及免疫调节功能异常等，可能是造成 RSV 重症毛细支气管炎、反复喘息的真正原因。

【诊断】

1. 临床表现 RSV 感染临床表现与年龄关系密切。新生儿常呈不典型上呼吸道症状，伴嗜睡、烦躁；2~6 个月婴儿常表现为毛细支气管炎、喘憋性肺炎；儿童、成人则多见上呼吸道症状；大部分感染 RSV 的患儿可以在家里观察治疗，当出现呼吸频率增加（尤其是>60 次/min），吸气性三凹征、发绀或鼻翼扇动，尿量减少，则提示病情加重或全身恶化，需要及时就诊。

本病在临床上可分为潜伏期、前驱期、喘憋期、肺炎期及恢复期，病程约 3~7 天。潜伏期 3~5 天，可出现上呼吸道的症状如鼻炎、咽炎。发热一般不高，很少超过 39℃，甚至可不发热。经 1~2 天出现毛细支气管炎的症状。呼吸困难表现为阵发性的喘鸣，以呼气性呼吸困难为主，唇周发绀和烦躁不安，严重时呼吸可达 60~80 次/min，有鼻翼扇动和吸气时三凹现象，两肺满布喘鸣音。甚至出现阻塞性肺气肿，表现为胸廓膨隆，肋间隙增宽；叩诊呈过清音，阻塞严重时呼吸音降低。由于肺部膨胀，膈肌下移，肝、脾被推向下方，而被误诊为心力衰竭引起的瘀血性肝大。由于过度换气加上喘息，呼吸困难，不能吮乳，常伴有脱水。较大年龄儿患 RSV 肺炎时，以非喘型为主，其临床表现与其他病毒性肺炎相似。

2. 辅助检查

(1) 血常规:一般在正常范围内,50% 以上的患儿白细胞总数低于 10 000 个/mm^3。70% 以上中性粒细胞少于 50%。

(2) 血气分析:主要表现为 PaO_2 减低。

(3) 肺部 X 线检查:胸部 X 线片表现为支气管肺炎和间质性肺炎的改变,亦可有肺气肿、肺不张等。

(4) 病原学检查

1) 免疫荧光法:目前已有免疫荧光试剂盒早期、快速检测患儿鼻咽抽吸物中脱落上皮细胞的 RSV 抗原。

2) 反转录聚合酶链反应(RT-PCR):RT-PCR 是目前诊断 RSV 的方法之一。

3) 病毒分离及鉴定:鼻咽部抽吸采样法(NPA)和床边接种比鼻咽拭子(NPS)和非床边接种的分离阳性率高。组织培养常用 HeLa、Hep2、KB、人胚肾或羊膜细胞、猴肾细胞等,细胞病变的特点是出现融合区和融合细胞,HE 染色可见数十个核聚集在一起或围绕在多核巨细胞周围,胞质内可见嗜酸性包涵体,抗 RSV 血清可抑制细胞病变的出现,可用 CF、IFA 等鉴定病毒。

3. 诊断标准 根据患儿发病年龄、肺炎的临床表现,结合发病季节、流行病史,参考实验室病原学检查和胸部 X 线片结果,作出诊断。

【鉴别诊断】

RSV 毛细支气管炎易与支气管哮喘混淆,前者多见于 6 个月以内小婴儿;而后者一般在 1 岁以内的婴儿不发生,年长儿多见,且往往有哮喘的家族史,并有反复多次发作的病史;支气管哮喘发作时,多无感染性前驱病史,呼气显著延长,嗜酸性粒细胞增多,用小剂量支气管扩张剂能使哮喘暂时缓解。

此外需与毛细支气管炎鉴别的有充血性心力衰竭、气管异物、胰腺囊性纤维性变以及细菌性支气管炎并发广泛的阻塞性肺气肿等。

【治疗】

1. RSV 肺炎基本处理原则为监测病情变化保持病情稳定,供氧以及保持水电解质内环境稳定。

2. 至今尚无抗 RSV 的药物，对高危患儿可采用利巴韦林（三氮唑核苷，ribavirin）雾化吸入抗病毒治疗。

3. 当患儿出现喘息，且有哮喘、过敏性鼻炎等过敏性疾病家族史，可以考虑单剂量诊断性雾化吸入肾上腺素或者沙丁胺醇治疗。若吸入后 15~30 分钟间无明显临床症状改善如呼吸频率、呼吸费力程度则不考虑继续使用。肾上腺素在门诊患儿的疗效优于沙丁胺醇和安慰剂，尚无数据支持其在住院患儿的疗效。

【预防】

目前尚无预防 RSV 感染的有效疫苗。帕利珠（palivizumab）单克隆抗体作为被动免疫方式逐渐发展并取代 RSV 免疫球蛋白，可减少 RSV 感染导致的住院率，同时能明显减少重症 RSV 感染发生率。

预防感染的方法包括：洗手；尽量避免暴露于被动吸烟环境与环境污染；避免接触感染者及感染物品；提倡母乳喂养；针对高危患儿预防性使用帕利珠单抗。

空气和尘埃并非院内感染的主要途径，在呼吸道疾病高发季节，有效预防院内感染得益于对该问题的高度重视以及积极遵守综合防止交叉感染策略。

绝大多数 RSV 肺炎患儿能够完全康复，不遗留后遗症状。住院患儿中 3%~7% 需要机械通气。在英国，由 RSV 感染引起的一岁以下儿童的死亡率是 84/100 000，大多数的死亡发生于 6 个月的患儿以及合并有心脏和肺部疾病的患儿。

二、腺病毒肺炎

【病因】

腺病毒肺炎（adenovirus pneumonia）由腺病毒，主要是 3、7 型腺病毒引起，11 型及 21 型也可引起。冬春两季多发。病理改变重，范围广，病变处支气管壁各层均有破坏，肺泡亦有炎性细胞浸润，致使通换气功能障碍，终而导致低氧血症及二氧化碳潴留。病情迁延者，可引起严重的肺功能损害。

腺病毒肺炎的严重程度与病毒血清型有关，7 型腺病毒肺炎较 3 型为重；有免疫功能缺陷的患儿，感染腺病毒时，病情较重；年龄与严重程度也有关系，一般情况下年幼儿腺病毒感染往往较年长儿为重。

【诊断】

1. 临床表现　腺病毒肺炎多见于 6 个月~2 岁婴幼儿。

(1) 潜伏期 3~8 天。一般急骤发热，往往自第 1~2 日起即发生 39℃以上的高热，至第 3~4 日多呈稽留或不规则的高热；3/5 以上的病例最高体温超过 40℃。

(2) 呼吸系统症状：大多数患儿自起病时即有咳嗽，往往表现为频咳或轻度阵咳。呼吸困难及发绀多数开始于第 3~6 日，逐渐加重；重症病例出现鼻翼扇动、三凹征、喘憋（具有喘息和憋气的梗阻性呼吸困难）及口唇指甲青紫。初期听诊大都先有呼吸音粗或干啰音，湿啰音于发病第 3~4 日后出现。重症患儿可有胸膜反应或胸腔积液（多见于第 2 周）。

(3) 神经系统症状：一般于发病 3~4 天以后出现嗜睡、萎靡等，有时烦躁与萎靡相交替。在严重病例中晚期出现半昏迷及惊厥。部分患儿头向后仰，颈部强直。

(4) 循环系统症状：面色苍白较为常见，重者面色发灰。心律增快。重症病例的 35.8% 于发病第 6~14 日出现心力衰竭。肝脏逐渐肿大，可达肋下 3~6cm，质较硬，少数也有脾大。消化系统症状：半数以上有轻度腹泻、呕吐，严重者常有腹胀。

(5) 其他症状：可有卡他性结膜炎、红色丘疹、斑丘疹、猩红热样皮疹，扁桃体上石灰样小白点的出现率虽不高，也是本病早期比较特殊的体征。

2. 辅助检查

(1) 血常规：白细胞总数在早期均减少或正常，小部分病例可超过 10×10^9/L，以淋巴细胞为主。有继发细菌感染时，白细胞可升高，且中性粒细胞也增加。

(2) 血液气体分析主要表现为 PaO_2 减低，$PaCO_2$ 有增高的现象，在缺 O_2 程度较明显的病例表现显著。

(3) 在肺部体征不明显时，胸部 X 线片已有改变。轻症仅表现为支气管周围炎。一般病例以大病灶改变为主，右侧多于左侧；小病灶改变分布于两肺的内中带及两侧下部。随着病情发展，病灶密度增高，病变也增多，分布较广，有的互相融合成大病灶状。部分病例在病的极期可有胸膜反应或胸膜积液，量不多。个别可见到肺气肿、肺不张。部分轻症病例肺部阴影在 1~2 周左右吸收。严重者病变大都在 2 周后开始消退，3~6 周后才完全吸收。腺病毒肺炎的轻症病例，肺部 X 线表现与一般支气管肺炎相似。病程为 10 天左右。

(4) 病原学检查

1) 分离培养：标本应尽早从感染部位采集。采集患者咽喉、眼分泌物，粪便和尿液等，加抗生素处理过夜，离心取上清接种敏感细胞(293、Hep-2 或 HeLa 细胞等)，37℃孵育后可观察到典型 CPE，即细胞变圆、团聚、有拉丝现象，最突出的表现是许多病变细胞聚在一起呈葡萄串状。

2) 病毒鉴定：用荧光标记的抗六邻体抗体与分离培养细胞作用来鉴定腺病毒，也可用血凝抑制（hemoagglutination inhibition，HI）试验或中和试验（neutralization test，NT）检测属和组特异性抗原并鉴定病毒的血清。

3) PCR 可用于腺病毒感染的诊断，引物设计主要根据腺病毒六邻体、VA Ⅰ 和 VA Ⅱ 编码区序列，能检测所有血清型。

4) 血清学检查：常用血清学方法包括 IF、CF、EIA、HI 及 NT 等试验，采取患者急性期和恢复期双份血清进行检测，若恢复期血清抗体效价比急性期增长 4 倍或以上，即有诊断意义。快速检测血清可用 ELISA 法或乳胶凝集试验。

3. 诊断标准 根据临床症状：①持续高热、咽峡炎、结膜炎和麻疹样的皮疹；②肺部体征往往在高热 4~5 天后出现，可听到中细湿啰音；③在肺部体征不明显时，X 线改变即可出现；④用抗菌药物治疗不见好转，病情逐渐加重。出现以上临床表现时可疑为腺病毒肺炎。

诊断困难的病例，实验室检查可能有帮助。常用的实验室诊断方法有：①从患儿咽拭子或鼻洗液标本培养腺病毒，后者的阳性率较咽拭子培养的阳性率要高，方法可靠，但需 7~14 天方有结果；②早期快速诊断，常用的有效方法是免疫荧光法和 PCR 法。

【鉴别诊断】

本病需与麻疹肺炎、肺结核病等鉴别。早期临床症状为发热、咽峡炎、结膜炎和麻疹样皮疹，需与麻疹鉴别。如有麻疹的接触史、发热 3~4 天后口腔黏膜出现 Koplik 斑。咽部脱落细胞直接、间接免疫荧光抗体检查和免疫酶标抗体法检测患儿的咽部脱落细胞中腺病毒抗原，均为阴性时，则应考虑为麻疹感染。

此外，肺结核原发综合征、粟粒型肺结核、干酪样肺炎需与腺病毒肺炎鉴别。在以上结核感染时；临床表现如高热持续不退，有时也可出现呼吸困难、发绀，用抗菌药物治疗无效等，需与腺病毒肺炎鉴别。在肺结核时，肺部物理检查体征不如腺病毒肺炎明显，并可结合结核接触史及结核菌素试验等来鉴别。

【治疗】

至今尚无抗腺病毒的药物。综合治疗是治疗腺病毒肺炎的主要治疗措施，包括对症治疗以及治疗在病情发展中不断出现并发的危重症状。减轻呼吸道阻塞、缓解呼吸困难及缺氧等都很重要。

【预防】

目前尚无预防腺病毒感染的有效疫苗。腺病毒肺炎后的肺组织受到严重破坏，病变的恢复、吸收过程需要数周至数个月。少数可延长至数年尚留有肺部后遗症，如闭塞性毛细支气管炎、支气管扩张、肺气肿、肺心病、肺不张、肺纤维化等。集体机构有腺病毒感染时，需采取隔离措施。对咽部病毒阳性持续时间进行观察，患儿的隔离期应为 2 周或延至热退。

三、流感病毒肺炎

【病因】

流感病毒为正黏液病毒科，是一种单链 RNA 病毒，有囊膜，囊膜上覆盖着由血凝素（HA）、神经氨酸酶（NA）和 M2 蛋白构成的突起。根据其核蛋白（NP）和膜蛋白（MP）的不同特性，流感病毒分为甲（A）、乙(B)、丙(C)、丁(D)共四型。甲型流感病毒对人类危害最大,可造成世界大流行。甲型流感病毒根据其表面抗原 H 和 N 的不同来划分亚型,现已知的 H 亚型有 18 个,N 亚型有 11 个,季节性流行的甲型流感病毒主要有 H1N1、H3N2 亚型。乙型流感病毒分为 Victoria 和 Yamagata 系,可引起季节性流行和暴发,但不会引起世界性的大流行;C 型流感病毒多以散发病例形式出现,一般不引起流行,且感染后症状较轻。D 型流感病毒主要感染猪、牛等,尚未发现感染人。

主要病理特征为肺充血、肺水肿,支气管和细支气管细胞坏死,伴随有纤毛上皮细胞脱落、纤维蛋白渗出、炎细胞浸润等;严重时,有透明膜形成。流感肺炎死亡病例中常伴随其他器官病变,如脑组织弥漫性充血、水肿以及心肌细胞肿胀、间质出血,淋巴细胞浸润、坏死等。

流感病毒肺炎的发病机制包括病毒感染直接引起肺组织的炎症和免疫系统处理流感病毒感染时继发的免疫损伤。流感病毒通过与呼吸道上皮细胞表面的含唾液酸的糖蛋白相结合而进入细胞,可引起细胞坏死、水肿以及炎性细胞浸润。机体分泌多种细胞因子如单核细胞趋化蛋白 1(MCP-1)、巨噬细胞炎性蛋白 1β(MIP-1β)和 IL-8 等,从而募集 T 淋巴细胞(特别是 $CD8^{+}T$ 细胞)、单核细胞、巨噬细胞及中性粒细胞到肺组织,IL-16、IL-10 和 IL-2R 等细胞因子水平升高,致肺组织免疫损伤。炎症反应如果进一步加重,可诱发细胞因子风暴,导致肺组织的严重损伤,引起急性呼吸窘迫综合征(acute respiratory distress syndrome,ARDS),甚至全身炎症反应。

【诊断】

1. 临床表现 流感病毒肺炎患儿最常见的症状为发热、咳嗽,病初痰不多,不易咳出,为白色黏痰。绝大多数患儿在发病后 48 小时高热持续不退,少数患者经过中等度发热 2~3 日后体温才逐渐上升。婴幼儿尤其是 2 岁以下患儿可出现较严重喘息,重症患儿出现呼吸衰竭及心力衰竭。有一部分患儿热退后仍反复喘息。

重症流感病毒肺炎合并细菌感染或继发细菌感染较常见,病原菌以肺炎链球菌、流感嗜血杆菌及金黄色葡萄球菌最为重要。学龄儿童也易合并支原体感染。其他尚有呼吸道合胞病毒、副流感病毒等。

合并胃肠道症状比较多见，个别严重者并发肠出血。比较少见而严重的并发症为中枢神经系统受累，如脑炎、坏死性脑病、无菌性脑膜炎、横断性脊髓炎、吉兰-巴雷综合征。此外还可并发心肌炎、心包炎以及瑞氏综合征。

2. 辅助检查

(1) 血常规：多数患儿白细胞计数正常或减少，分类以淋巴细胞为主。重症病例白细胞可升高或明显降低，淋巴细胞计数明显降低。合并细菌感染的患儿 CRP 和 PCT 可明显升高。

(2) 影像学：胸部 X 线检查，肺内片状影出现较早，间实质病变可同时存在，多发及散在分布多见，易出现过度充气，影像学表现变化快，病情进展时病灶扩大融合，可出现气胸、纵隔气肿、皮下气肿等征象。

(3) 病原学检查：主要包括抗原检测、核酸检测和病毒分离与鉴定，标本类型包括鼻(咽)拭子、鼻咽吸取物及肺泡灌洗液等呼吸道标本。单份血清流感病毒特异性 IgM 抗体阳性不能作为流感的实验室诊断标准，当患者恢复期血清较急性期血清特异性抗体滴度有 4 倍或 4 倍以上升高时具有诊断价值。

由于抗原检测的敏感性较低，其阴性不能除外流感病毒感染。在流感流行季节，所有流感病毒抗原检测阴性的呼吸道感染住院患儿以及潜在发生流感重症的高危患儿，有条件的情况下都建议进行流感核酸检测。病毒分离虽是流感病例确诊的金标准，但其费时费力，不适合临床中流感病毒感染的实验室诊断。

3. 诊断标准　具有以下 1 种或以上病原学检测结果阳性的肺炎，可诊断为流感病毒肺炎：①流感病毒核酸检测阳性；②流感抗原检测阳性；③流感病毒分离培养阳性；④恢复期较急性期血清流感病毒特异性 IgG 抗体水平呈 4 倍或 4 倍以上升高。

【鉴别诊断】

主要与其他呼吸道病毒感染所致肺炎相鉴别。鉴别诊断需要病毒学检查。临床应用的呼吸道病毒主要实验室检测方法为呼吸道标本的病毒抗原或核酸检测，标本可为鼻(咽)拭子、鼻咽吸取物、痰液和支气管肺泡灌洗液等。

【治疗】

1. 早期积极抗病毒治疗 流感发病48小时内进行抗病毒治疗可减少并发症、降低住院患者的病死率、缩短住院时间，发病时间超过48小时的重症患儿依然能从抗病毒治疗中获益。

目前我国临床使用的抗流感病毒药物主要为神经氨酸酶抑制剂（neuraminidase inhibitor，NAI），其作用机制是选择性抑制流感病毒表面神经氨酸酶的活性，阻止病毒由被感染细胞释放和入侵邻近细胞。NAI对甲、乙型流感病毒均具抗病毒活性。目前我国批准上市并在临床上使用的NAI主要是口服奥司他韦、吸入扎那米韦和帕拉米韦氯化钠注射液，见表4-5。

表4-5 防治流感的抗病毒药物剂量推荐表

药物	治疗量（5天）	预防量（10天）
奥司他韦		
≥12个月		
≤15kg	30mg/次 2次/d	30mg/次 1次/d
>15~23kg	45mg/次 2次/d	45mg/次 1次/d
>23~40kg	60mg/次 2次/d	60mg/次 1次/d
>40kg	75mg/次 2次/d	75mg/次 1次/d
9~11个月	3.5mg/(kg·次) 2次/d	3.5mg/(kg·次) 1次/d
0~8个月	3mg/(kg·次) 2次/d	(3~8月龄)3mg/(kg·次) 1次/d (0~3月龄)不推荐使用，除非紧急情况下，经临床评估必须应用
扎那米韦		
≥7岁治疗量 ≥5岁预防量	10mg 2次/d	10mg 1次/d
帕拉米韦	每天一次给药，不少于15~30分钟滴注完毕(最大600mg)，疗程1~5天，重症可适当延长	—
91天~17岁	10mg/kg	—
31~90天	8mg/kg	—
0~30天	6mg/kg	—

2. 对症支持治疗 对症支持治疗包括应用退热、止咳化痰等缓解症状的药物,以及呼吸、循环和营养等支持治疗。解热镇痛药建议应用对乙酰氨基酚或布洛芬,禁用阿司匹林及水杨酸制剂。若肺部病变迅速恶化、出现呼吸衰竭时,应早期进行呼吸支持。

3. 合并细菌感染时合理应用抗菌药物 社区获得性流感病毒肺炎合并细菌感染最常见的病原菌以肺炎链球菌、流感嗜血杆菌及金黄色葡萄球菌最为重要,应根据当地细菌耐药监测结果选择敏感抗菌药物。

【预防】

1. 疫苗接种 流感疫苗是预防流感及其严重并发症的最有效方法。流感疫苗分为流感灭活疫苗(inactivated influenza vaccine,IIV)和流感减毒活疫苗(live attenuated influenza vaccine,LAIV)。按照疫苗所含组分,流感疫苗包括三价和四价,三价疫苗组分含有甲型 H3N2 和 H1N1 亚型和 B 型毒株的一个系,四价疫苗组分含甲型 H3N2 和 H1N1 亚型和 B 型的 Victoria 系、Yamagata 系。

目前我国批准上市的流感疫苗包括 IIV3 和 IIV4,其中三价疫苗有裂解疫苗和亚单位疫苗,可用于≥6 月龄人群接种,包括 0.25ml 和 0.5ml 两种剂型;四价疫苗为裂解疫苗,可用于≥36 月龄人群接种,为 0.5ml 剂型。0.25ml 剂型含每种组分血凝素 7.5μg,适用于 6~35 月龄婴幼儿;0.5ml 剂型含每种组分血凝素 15μg,适用于≥36 月龄的人群。6 月龄~8 岁儿童从未接种过流感疫苗者,首次接种需接种两剂次(间隔≥4 周)。上一流行季接种过一剂或以上流感疫苗的儿童,则建议接种一剂。8 岁以上儿童仅需接种 1 剂。

对疫苗中所含任何成分(包括敷料、甲醛、裂解剂及抗菌药物)过敏者为接种禁忌。患伴或不伴发热症状的轻中度急性疾病者,症状消退后再接种。

2. 药物预防 不能采用疫苗预防的人群和高危暴露儿童可采用药物预防(见《儿童流感诊断与治疗专家共识(2020 年版)》),但不能常规推荐给<3 个月的婴儿,因为安全性及有效性的数据有限。

四、新型冠状病毒感染

【病因】

严重急性呼吸综合征冠状病毒2(severe acute respiratory syndrome coronavirus-2,SARS-CoV-2)于2019年从成人重症肺炎的呼吸道标本中被发现,是第7个能感染人的冠状病毒。新型冠状病毒属于β冠状病毒属,有包膜,病毒颗粒呈圆形或椭圆形,常为多形性,直径60~140nm,基因组大小约为29.9kb。新型冠状病毒在不同的物体表面的存活时间存在较大差异。在常温下,病毒在气溶胶中可存活3~16小时,在不锈钢和塑料表面保存其感染性达3~4天,在厚纸板和钞票上可存活1~2天,而在面巾纸上只能存活30分钟左右。病毒对紫外线和热敏感,56℃ 30分钟、乙醚、75%乙醇、含氯消毒剂、过氧乙酸和氯仿等脂溶剂均可有效灭活病毒,但氯己定不能有效灭活病毒。

尚无儿童尸检报告。成人尸检和穿刺组织病理显示,肺组织灶性出血、坏死,可出现出血性梗死;肺泡腔内见浆液、纤维蛋白性渗出物及透明膜形成;渗出细胞主要为单核和巨噬细胞,易见多核巨细胞。Ⅱ型肺泡上皮细胞增生,部分细胞脱落。肺泡隔血管充血、水肿,可见单核和淋巴细胞浸润及血管内透明血栓形成,部分肺泡腔渗出物机化和肺间质纤维化。电镜下支气管黏膜上皮和Ⅱ型肺泡上皮中可见病毒颗粒。免疫组织化学染色显示部分肺泡上皮和巨噬细胞呈新型冠状病毒抗原阳性。

新型冠状病毒入侵细胞的主要受体是血管紧张素转化酶2(angiotensin-converting enzyme 2,ACE2),而ACE2在呼吸道、消化道、心血管系统等上皮细胞均有表达。首先,病毒直接感染上、下呼吸道,产生相应的呼吸道症状,如咳嗽、咳痰、胸闷、气急;其次,进入血液系统的新型冠状病毒可感染消化系统和心血管系统,甚至入侵神经系统,造成相应系统损伤,出现相应症状;第三,新型冠状病毒进入机体,刺激产生大量的炎症介质,可导致不同脏器的免疫损伤和功能损害,如肾衰竭、肝功能损伤、胃肠道功能不全等;肺炎导致的不同程度缺氧,又可以加重本身炎症介质释放,导致各个脏器功能不全;有基础疾病及年老体弱者，可死于严重的缺氧和脏器功能不全。

【诊断】

1. 临床表现 新型冠状病毒感染的潜伏期为1~14天，多为3~7天。新型冠状病毒感染的临床表现多样，部分感染者可无临床症状。

新型冠状病毒感染在临床表现上与其他呼吸道病毒感染所致的肺炎相似。发热、干咳、乏力为主要临床表现，少数患儿伴有鼻塞、流涕、咽痛、头痛等上呼吸道症状。多数患儿临床表现相对较轻，多在1~2周内恢复。少数重症患儿表现为明显呼吸困难，可伴有中低热，严重者可快速进展为急性呼吸窘迫综合征、脓毒性休克、难以纠正的代谢性酸中毒、出凝血功能障碍及多脏器功能衰竭。部分患儿和新生儿病例可出现呕吐、腹泻等消化道症状或仅表现为精神差。

国外报道(以欧美国家为主)新型冠状病毒感染患儿发生儿童多系统炎症综合征(multisystem inflammatory syndrome in children，MIS-C)，发病率约为2/10万。其临床特征为部分儿童在发生新型冠状病毒感染后，出现发热(>38℃)、皮疹、结膜充血、淋巴结肿大，全身性炎症和休克症状，有2个及以上系统器官受累，实验室检查提示多项炎症指标升高，类似川崎病、川崎病休克综合征、巨噬细胞激活综合征或中毒休克综合征的新型临床综合征。但其与新型冠状病毒的病因学关系尚不确定。

2. 辅助检查 外周血白细胞总数正常或降低，可有淋巴细胞计数减少，合并细菌感染时C反应蛋白(C-reactive protein，CRP)、降钙素原(procalcitonin，PCT)可显著升高。

部分患儿可出现肝酶、乳酸脱氢酶、肌酶、肌红蛋白、肌酐增高，肌钙蛋白I、B型利钠肽升高和铁蛋白增高。重型和危重型患儿D-二聚体升高，外周血淋巴细胞数进行性减少；白细胞介素(interleukin，IL)-6、IL-4、IL-10、TNF-α等炎症因子水平升高。

新型冠状病毒感染早期多表现为单发或多发的局限磨玻璃影，可呈淡薄云雾状或细网格状，内可见增粗血管影，少数呈局限实变影，位于胸膜下或支气管血管束旁，其中胸膜下肺外周最常见，多位于双下叶。少数重症患者可表现为单侧或者双侧肺呈弥漫性实变和磨玻璃影混合存在影，内见支气管充气征，以实变影为主，少数表现为“白肺”，胸腔积液和气胸极少见。

病原学检查：主要包括核酸和抗原检测，标本类型包括鼻（咽）拭子、鼻咽吸取物及肺泡灌洗液等呼吸道标本。由于高敏感性和特异性，核酸检测目前是新型冠状病毒感染实验室诊断的主要方法。抗原检测的敏感性较低，阴性不能除外新型冠状病毒感染。新型冠状病毒血清特异性抗体 IgM 和 IgG 检测结果均阳性有助于确诊，单纯 IgM 抗体检测阳性则需排除非特异性反应，一般不能作为确诊的依据。

3. 诊断标准 具有以下 1 种或以上病原学检测结果阳性的肺炎，可诊断为新型冠状病毒：①新型冠状病毒核酸检测阳性；②新型冠状病毒抗原检测阳性；③新型冠状病毒血清特异性抗体 IgM 和 IgG 检测结果均阳性，或恢复期较急性期血清新型冠状病毒特异性 IgG 抗体水平呈 4 倍或 4 倍以上升高。

【鉴别诊断】

需要与流感病毒、副流感病毒、腺病毒、呼吸道合胞病毒等已知病毒性肺炎鉴别以及与肺炎支原体、衣原体肺炎、细菌性肺炎及川崎病等相鉴别。结合流行病学史和病原学检查不难鉴别。同时要考虑新型冠状病毒与其他病毒和/或细菌混合感染的情况。

【治疗】

1. 患者管理 按政府防控要求进行隔离治疗和出院管理。

2. 对症支持治疗 适当多休息，保证充分能量和液体摄入，维持水电解质、内环境稳定和微生态平衡；保持呼吸道通畅，湿化气道，必要时给予吸氧。

积极控制高热，采用物理降温或应用退热药物治疗。常用退热药物有布洛芬和对乙酰氨基酚。呼吸道分泌物增多且黏稠者及时进行祛痰治疗，常用药物有：吸入用乙酰半胱氨酸溶液雾化吸入，每次 3ml（0.3mg），每天 1~2 次，疗程 5~7 天；吸入用盐酸氨溴索溶液雾化吸入：与生理盐水按 1∶1 比例混合使用，2 岁以下患儿每次 1ml；2~12 岁患儿每次 2ml；12 岁以上患儿每次 3ml，每天 1~2 次。

重症、危重症病例在对症治疗的基础上，积极防治并发症，治疗基础疾病，预防继发感染，及时进行呼吸及循环功能支持治疗。MIS-C 的治疗原则是多学科合作、积极抗炎、多脏器功能支持、纠正休克，以及防治并发症。

3. 抗病毒治疗 新型冠状病毒感染尚无特效抗病毒药物。

干扰素-α 可降低病毒载量，尽早使用有助于减轻症状，缩短病程。干扰素-α 20 万~40 万 U/kg 或 2~4μg/kg，生理盐水 2ml，雾化吸入，2 次/d，疗程 5~7 天。

4. 免疫调节剂治疗 重症、危重症病例时可考虑使用人免疫球蛋白，推荐 1.0g/(kg·d)，连用 2 天，或者 400mg/(kg·d) 连用 5 天。合并 MIS-C 者推荐使用 2g/kg 进行冲击治疗。

5. 糖皮质激素 以下情况可以考虑使用糖皮质激素：①持续高热、炎症反应明显、影像学表现进展迅速，出现急性呼吸窘迫综合征；②中毒症状明显、有脑炎或脑病、噬血细胞综合征等严重并发症；③脓毒症休克。可选择甲泼尼龙 1~2mg/(kg·d)，静脉注射，也可选择地塞米松 0.15mg/(kg·d)（最大剂量 6mg），静脉注射或鼻胃管给药，一天 1 次。可短期内（3~5 天）使用糖皮质激素，不建议长疗程使用。

【预防】

根据《中华人民共和国传染病防治法》的相关规定，新型冠状病毒病已纳入法定乙类传染病管理。新型冠状病毒病的预防方式分为一般预防和特异性预防两种。

1. 一般预防 从控制传染源、阻断传播途径、保护易感人群 3 个环节进行预防。管理患者及密切接触者；强化“戴口罩、洗手、保持社交距离”等预防措施；提倡均衡膳食、充足睡眠、适量运动、作息规律、避免过度疲劳、提高自身免疫力是避免被感染的重要手段；保持情绪稳定和心理健康。

2. 特异性预防 接种疫苗是预防新型冠状病毒感染的有效方法。根据靶点和技术的不同，新型冠状病毒疫苗分为灭活疫苗、核酸疫苗、病毒载体疫苗、减毒活疫苗、蛋白亚单位疫苗和病毒样颗粒疫苗等。2020 年 12 月 30 日，我国首个新型冠状病毒灭活疫苗获得国家药品监督管理局批准上市。该疫苗采用两剂接种方式，根据成人接种的Ⅲ期临床试验结果分析，该疫苗接种后安全性良好。我国已批准在3~17岁儿童人群紧急接种新冠灭活疫苗。

（刘恩梅 谢正德）

参考文献

1. HUTCHINSON EC. Influenza Virus. Trends Microbiol, 2018, 26(9): 809-810.
2. HARTSHORN KL. Innate Immunity and Influenza A Virus Pathogenesis: Lessons for COVID-19. Front Cell Infect Microbiol, 2020, 10: 563850.
3. RYABKOVA VA, CHURILOV LP, SHOENFELD Y. Influenza infection, SARS, MERS and COVID-19: Cytokine storm-The common denominator and the lessons to be learned. Clin Immunol, 2021, 223: 108652.
4. MALOSH RE, MARTIN ET, HEIKKINEN T, et al. Efficacy and Safety of Oseltamivir in Children: Systematic Review and Individual Patient Data Meta-analysis of Randomized Controlled Trials.. Clin Infect Dis, 2018, 66(10): 1492-1500.
5. 国家呼吸系统疾病临床医学研究中心，中华医学会儿科学分会呼吸学组. 儿童流感诊断与治疗专家共识(2020年版). 中华实用儿科临床杂志，2020, 35(17): 1281-1288.
6. LU XX, ZHANG LQ, DU H. Chinese Pediatric Novel Coronavirus Study Team. SARS-CoV-2 Infection in Children. N Engl J Med, 2020, 382(17): 1663-1665.
7. 马慧静，邵剑波，王永姣，等. 新型冠状病毒肺炎儿童高分辨率CT表现. 中华放射学杂志，2020, 54(04): 310-313.
8. 赵建平，胡轶，杜荣辉，等. 新型冠状病毒肺炎糖皮质激素使用的建议. 中华结核和呼吸杂志，2020, 43(3): 183-184.
9. DUFORT EM, KOUMANS EH, CHOW EJ, et al. Multisystem Inflammatory Syndrome in Children in New York State. N Engl J Med, 2020, 383(4): 347-358.
10. 蒋荣猛，谢正德，姜毅，等. 儿童新型冠状病毒感染诊断、治疗和预防专家共识(第三版). 中华实用儿科临床杂志，2021, 36(10): 721-732.

第五节 肺炎支原体肺炎

【概述】

肺炎支原体肺炎(Mycoplasma pneumoniae pneumonia,MPP)是由肺炎支原体(*Mycoplasma pneumoniae*,MP)感染所致的肺部炎症,以咳嗽、发热为主要临床表现。MP感染可表现出一系列的症状和体征,范围从无症状感染到严重的潜在致命性肺炎或肺外表现。MP广泛存在于全球范围,每3~7年出现地区周期性流行,可在幼儿园、学校、社区等人口密集区暴发流行。MP感染可发生在任何季节,不同地区流行季节有差异,我国北方地区冬秋季多见,南方地区则是夏秋高发。学龄期儿童及青少年是MP感染的易感人群。现认为,MP感染与年龄和患者的免疫状态有一定关系,3岁以下发病率较低,学龄期儿童发病率最高;MPP分别占5~9岁和9~15岁全部肺炎患儿的33%和70%,在流行期尚可出现更高的发病率。然而,随着人群经历过更长周期的流行,易感人群的年龄分布可能会有变化,比如,近年来呈现出越来越低龄化的趋势,5岁以下儿童MPP的报道也越来越多。由于针对MP感染在治疗上有特效的抗菌药物(大环内酯类抗生素),因此早期诊断、规范治疗对减少合并症的发生至关重要,延误治疗时机有可能造成多系统(器官)的受累,使病情迁延;进展成重症或难治性MPP患儿,会导致严重的后遗症甚至危及生命。因此,全面了解本病的特点,早期识别出重症或难治性MPP并予以积极干预治疗至关重要。

1. 病因病理 MP为本病的病原。支原体(*Mycoplasma*)归属柔膜体纲,支原体属,是一群介于细菌与病毒之间,迄今发现的能在体外固体培养基上生长、不依靠活体细胞而独立生存的最小微生物。MP无细胞壁,能通过滤器,其菌落在高倍显微镜下呈典型的煎蛋状。迄今从人呼吸道中有5种支原体被分离出,MP便是其中之一(其他4种无致病性)。病理改变主要是支气管、毛细支气管和肺间质炎症。光镜下可见管壁间质水肿、充血,有淋巴细胞、单核细胞、浆细胞在细支气管周围的浸润和细支气管腔内以中性粒细胞为主的渗出。管腔内充满白细胞及脱落上皮细胞。电镜下可见纤毛上皮细胞的纤毛脱落,微纤毛缩短。肺泡腔内也可见渗出和水肿,肺泡壁增厚。胸膜可有点状纤维素性渗出,可伴胸腔积液。有报道尸检可见弥漫性肺泡坏死和透明膜变,DIC 或多发性血管内血栓形成和栓塞。

2. 发病机制 关于 MP 感染的致病机制尚不十分清楚,目前认为可通过以下三种方式造成损害:①带有纤毛的呼吸道上皮细胞是 MP 感染的靶细胞,MP 可通过黏附及细胞毒效应对呼吸道上皮造成直接损伤。当 MP 侵入呼吸道后,通过丝状顶端的 P1 和 P30 黏附蛋白牢固地黏附呼吸道上皮细胞表面,逃避纤毛的清除和吞噬细胞的吞噬;此外黏附蛋白也还可直接产生细胞毒性并激活初始炎症反应。②MP 黏附于宿主细胞后其合成的过氧化氢可引起呼吸道上皮细胞的氧化应激反应,并分泌社区获得性呼吸窘迫综合征(CARDS)毒素等造成上皮细胞空泡化、纤毛功能丧失等气道黏膜损伤;该毒素与百日咳毒素等享有同源性,可引起百日咳样的慢性咳嗽症状。③MP 感染所激活的细胞因子产生的炎症级联放大效应以及机体自身免疫机制等共同参与了 MP 复杂的致病机制。MP 的主要抗原为膜蛋白质和糖脂,可激发体液和细胞免疫,产生免疫复合物和大量自身抗体,包括肺、心、肾、肝、平滑肌和脑的自身抗体,导致 MPP 的肺外并发症。目前认为 MP 不能导致菌血症,因此,MP 感染引起的肺外脏器损伤主要通过免疫反应机制所导致的。此外,MP 及其代谢产物还可导致机体产生过敏反应。

【诊断】

1. 临床表现 MP 经飞沫和直接接触传播,潜伏期为 1~3 周,起病可急可缓,临床表现呈多样性,以发热和咳嗽为主要表现。热型不定,中高热多见,也可低热或无热,常持续 1~3 周;病后未得到正确治疗、有肺外并发症存在、合并混合感染时,发热持续时间明显延长。早期大多为刺激性干咳,少数有白色黏痰,偶有痰中带血丝,咳嗽会逐渐加剧,有时呈百日咳样咳嗽,病程可持续 2 周甚至更长。多数患儿精神状态良好,无气促和呼吸困难,部分婴幼儿及特应性体质患儿可出现喘息或呼吸困难症状。年长儿童常伴有头痛、咽痛、肌痛、倦怠、食欲缺乏、全身不适等。年长儿童肺部湿啰音出现相对较晚,可有肺部实变体征。

大约25%的MPP患儿有肺外其他系统表现,包括:皮肤受累(皮疹为多样性,严重者为渗出性多形性红斑,Stevens-Johnson综合征);心血管受累(心肌炎、心包炎等);血液系统受累(血管内凝血、溶血性贫血、血小板减少或增多、再生障碍性贫血、嗜血细胞综合征、传染性单核细胞增多症等);神经系统受累(脑炎、脑膜炎、脑神经损害、瑞氏综合征、脑栓塞、吉兰-巴雷综合征等);肌肉关节损害(肌肉痛、关节炎等);泌尿系统受累(一过性血尿、急性肾小球肾炎、IgA肾病、尿少、水肿等);消化系统受累(肝大和肝功能障碍,胰腺炎等);MP感染还可引起肺、脑、脾脏、肠系膜等器官及外周动脉栓塞。肺外表现常发生在起病后2天至数周,一些患者肺外并发症较重而呼吸道症状较轻。此外,MP肺炎可合并混合感染,如腺病毒、细菌、真菌、结核等,此时将病情加重,病程延长;严重者可危及生命。

重症MPP(severe *Mycoplasmapneumoniae* pneumonia,SMPP)和难治性MPP(refractory *Mycoplasma pneumoniae* pneumonia,RMPP):

(1) SMPP:指MPP病情严重,其诊断标准与CAP严重度判定标准相一致。具备下述之一者可判断为SMPP:一般状况差、拒食或脱水征(小年龄儿童常见),低氧血症,意识障碍,肺部浸润呈多肺叶或≥2/3的一侧肺受累,明显气促或发绀或呼吸困难,胸腔积液,气胸,肺不张,肺坏死,肺脓肿以及肺外器官系统的受累。

(2) RMPP:指MPP患儿使用大环内酯类抗菌药物正规治疗7日及以上,临床征象加重、仍持续发热、肺部影像学征象加重、出现肺外并发症者。"难治"表明该患儿对MPP常规治疗的疗效反应差,其发生机制包括肺部与全身过强的炎症反应、合并肺外并发症、合并其他病原体感染、MP对大环内酯类抗菌药物耐药、气道黏蛋白高分泌导致塑形性支气管炎、机体高凝状态促使微血栓形成甚至出现肺栓塞、坏死性肺炎、CARDS毒素损伤气道上皮细胞等。要综合分析每例患儿"难治"的原因。SMPP不等同于RMPP,但RMPP多为重症。

2. 辅助检查

(1) 实验室常规检查

1) 血常规:外周白细胞计数多为正常或偏高(极少数也有减低),

以中性粒细胞为主。重症病例中可出现淋巴细胞减少。部分患儿出现血小板增多或减少。

2）炎症反应指标:CRP 增高,ESR 明显增快,PCT 多正常。

3）血清学检查:SMPP 或 RMPP 患儿血清乳酸脱氢酶(LDH)及铁蛋白多明显升高,可作为给予全身糖皮质激素治疗的参考指标。少数患儿的 Coombs 试验阳性;D-二聚体检测有助于判断是否存在高凝状态。

4）动脉血气分析有助于判断呼吸衰竭类型、程度,有无酸碱失衡及离子紊乱。

(2) MP 特异性检查:MP 检测方式较多,MP 不同检测方法各有优势和局限性,对临床的指导意义不同,需要合理选择性应用。

1）MP 病原体培养:MP 生长缓慢,对培养环境要求苛刻,培养时间长,其敏感性低于 60%,但 MP 培养阳性可确认 MP 感染的诊断,是判断 MP 感染的“金标准”,并能对分离株进行菌种鉴定、分型及药敏实验。目前本方法主要用于对 MP 的研究,不能用于临床的快速诊断。

2）MP 核酸检测:包括 DNA 或 RNA,具有高灵敏度和特异性的特点,适用于 MP 感染的快速诊断。但要注意 MP 感染后在恢复期可持续携带,其 DNA 的载量呈逐渐下降过程,因此,MP-DNA 应定量检测,检测结果需要结合临床进行综合分析。MP-RNA 的检测是使用实时荧光恒温扩增技术(SAT),特异性高,灵敏度和扩增效率高于荧光定量 PCR 方法。SAT-RNA 的检测结果可用于 MP 感染状态的评估及 MP 治疗后的疗效评价。RNA 易降解的特点可以有效减少实验室的污染和假阳性结果,但标本采集后应及时进行处理,以避免假阴性结果。

3）MP 抗原直接检测:该方法特异性高,但敏感性较低,灵敏度仅为实时 PCR 方法的 60%~70%。目前商品化的试剂盒大部分使用的是胶体金法,检测速度快,适合小诊所快速检测。

4）MP 血清抗体检测:MP 感染机体后,体内可产生特异性的 IgM、IgG 类抗体,IgM 抗体一般在感染后 4~5 日出现,3~4 周后达高峰,持续 1~3 个月甚至更长,可作为近期感染的诊断指标。IgG 抗体出现较迟,其浓度峰值在感染后的第 5 周,一般提示有既往感染,单独检测临床意义不大,但可用作 MP 感染的流行病学调查。获取恢复期和急性期双份血清 MP-IgG 抗体滴度呈 4 倍及以上增高或减低时,可确诊 MP 感染。

MP 抗体血清学检测结果需要结合患儿的临床病程、基础状况以及年龄等因素综合评价。对于反复发生 MP 感染或免疫缺陷的人群及婴幼儿,可能不产生或仅产生低水平的抗体而导致假阴性。另一方面,抗体产生后在部分治愈患儿体内会持续一段时间,出现抗体持续阳性情况,必要时建议检测 MP 核酸以明确诊断。

(3) 影像学检查:MPP 的早期肺部体征往往和肺部 X 线征象不相平行,常常表现为肺部闻不到啰音而胸部 X 线片改变已很明显,因此,如怀疑 MPP,应及早行胸部 X 线检查。MPP 的胸部 X 线改变呈多样性。可表现以下 4 种类型:①与小叶性肺炎相似的点状或小斑片状浸润影;②与病毒性肺炎类似的间质性改变;③与细菌性肺炎相似的节段性或大叶性实质浸润影;④单纯的肺门淋巴结肿大型。婴幼儿多表现为间质病变或散在斑片状阴影,年长儿则以肺实变及胸腔积液多见。MPP 的 CT 影像可表现为结节状或小斑片状影、磨玻璃影、致密的实变影、支气管壁增厚、马赛克征、树芽征、支气管充气征、支气管扩张、淋巴结大、胸腔积液等。坏死性肺炎可出现在 SMPP 患儿中,肺 CT 表现为多发坏死空洞形成。胸部 X 线异常持续的时间与病变性质有关,肺叶实变较间质病变吸收慢,合并混合感染时吸收慢。

(4) 支气管镜检查:支气管镜检查不仅能直接观察到支气管管腔病变情况、评估病情,而且还可进行支气管肺泡灌洗治疗或取出痰栓等。急性期可见支气管黏膜充血、肿胀,严重者可见糜烂、溃疡、坏死;管腔内可见絮状痰,严重者有大量黏液分泌物阻塞气道,形成塑形支气管炎;恢复期可见管腔纤维化、狭窄甚至闭塞。此外,对支气管肺泡灌洗液进行 MP-DNA 载量检测,对明确诊断及评估病情有重要的指导意义。

3. 诊断标准

(1) 本病临床特点

1) 好发年龄及症状:学龄期儿童发病率最高,首发症状多为发热和咳嗽;早期为刺激性干咳,有时呈百日咳样咳嗽。一般无明显中毒症状,呼吸困难少见。

2）临床症状和体征的不平衡：①“症状重，体征轻”表现为高热持续不退、咳嗽剧烈、精神不振等，但胸部X线片示肺内炎变不重，听诊亦啰音不明显。②“症状轻，体征重”表现为高热消退较快，咳嗽不剧烈或仅轻咳，精神状况良好，无呼吸困难，但胸部X线片示肺内炎变重，可见大片实变影，听诊可闻及管状呼吸音或明显啰音。该特点可与细菌性肺炎相鉴别，细菌性肺炎的症状与体征通常是平行的。

3）大环内酯类抗菌药物耐药的MP感染者，经验性给予大环内酯类药物疗效不佳，届时如果轻易除外MP感染就有可能漏诊。

4）胸腔积液特点：MP肺炎合并胸腔积液者较多见，一般右侧明显多于左侧，积液外观淡黄，略浑浊，少许絮状物，非脓性；胸腔积液“气体分析”显示，pH值正常或升高、$PaCO_2$下降；而细菌感染则呈脓性外观，“气体分析”呈明显的“代谢性酸中毒”改变，pH值、HCO_3^-均明显降低。

（2）注意分析特异性检查：MP-RNA检测是早期诊断且提示处于感染状态的检查方法，但标本容易被污染、核酸容易被降解，易造成假阴性结果，因此，对标本保存、咽拭子采样均有严格的要求，成本也较高。MP-IgM是目前开展最广泛的检查。MP-IgM的阳性率在病初1~2周内很低，有报道，病程在1~6天IgM的阳性率为7%~25%，病程在7~15天时，其阳性率为31%~69%，超过16天时阳性率为33%~87%。此外还受机体免疫状态、病情、应用激素等影响而呈假阴性，因此临床上应该进行动态监测。不少MPP患儿，仅在出院前的最后1次MP-IgM检测才出现阳性，推测可能与机体免疫状态的影响有关。有资料显示，大约30%的MPP患儿出现由IgM阴性转为IgM阳性的血清转换，他们与入院后血清的高抗体滴度患儿相比，肺部损伤更严重；在一些患者中血清转换的时间常发生在1周以后。如果研究者只选择IgM阳性的患者，那么他们可能漏掉了即将进展为重症临床表现的患者。因此，对疑有MP感染的肺炎儿童，尤其是对于重症病例，必须对MP-IgM进行动态检测，有条件时最好做MP核酸检测。

（3）高度关注MP与哮喘的关系：MP感染可诱发哮喘、使哮喘恶化或使哮喘难以控制。在MP急性感染期间，可引起哮喘和非哮喘患者的肺功能减低;21% 的哮喘患者在哮喘恶化期间有 MP 感染的证据。现认为,MP 的慢性感染对哮喘患者的恶化可能起着重要的作用。MP 感染后,可通过对气道纤毛上皮细胞的黏附,引起上皮细胞破坏和纤毛功能损伤;此外,MP 在破坏的呼吸道黏膜上皮吸附,也能作为一种变应原,造成气道的变态反应炎症;MP 感染还可增加哮喘气道的炎症反应,激发气道变态反应的敏感性。因此,对有哮喘病史的 MPP 患儿,要注意联合抗哮喘治疗,以免诱发哮喘发作。对无哮喘病史患儿,如果 MP 肺炎期间出现了首次喘息,要日后密切随访;因为 MP 可作为诱发因素诱发具有哮喘潜质的患儿喘息发作。

【鉴别诊断】

需与其他病原微生物所致肺炎相鉴别(详见本章其余各节)。

【治疗策略】

1. 治疗原则　采取综合治疗措施。保持气道通畅、积极控制感染、加强支持疗法、及时对症处理、预防和治疗并发症。

2. 抗菌药物治疗　MPP 首选大环内酯类抗菌药物治疗;对于 RMPP 耐大环内酯类抗菌药物者,可以考虑其他抗菌药物。

(1) 大环内酯类抗菌药物:主要包括红霉素、克拉霉素、罗红霉素和阿奇霉素。红霉素用法:10~15mg/(kg·次),每 12 小时 1 次,疗程 10~14 日,个别严重者可适当延长。阿奇霉素每日仅需 1 次用药,使用天数较少,生物利用度高以及细胞内浓度高,依从性和耐受性均较高。阿奇霉素用法:10mg/(kg·d),每日 1 次,轻症 3 日为 1 个疗程,重症可连用 5~7 日,4 日后可重复第 2 个疗程。停药依据临床症状、影像学表现以及炎性指标决定,不宜以肺部实变完全吸收和抗体阴性或 MP-DNA 转阴作为停药指征。

(2) 非大环内酯类抗菌药物:近年来,MP 对大环内酯类抗菌药物的耐药问题受到关注;对于明确有大环内酯类抗菌药物耐药的 RMPP 患儿,可在其家长知情同意下酌情应用下述抗菌药物:①四环素类抗生素:作用于 MP 核糖体 30S 亚基,抑制蛋白质合成的肽链延长;该类药物包括多西环素、米诺环素、替加环素等,因可能使牙齿发黄或牙釉质发育不良等不良反应,主要应用于 8 岁以上儿童。②喹诺酮类抗生素:与 MP 的 DNA 解旋酶和拓扑异构酶发生交替作用,干扰和抑制蛋白质合成,对 MP 有抑制作用。本药可能对骨骼发育产生不良影响,18 岁以下儿童使用受到限制。

3. 糖皮质激素治疗 MP 感染引起的重症肺炎及肺外临床表现的致病机制均为免疫介导,应用糖皮质激素治疗可发挥其免疫调节和抗炎作用;目前研究显示,糖皮质激素治疗儿童 SMPP 及 RMPP 可以迅速改善其临床症状及肺部损伤,多数患儿治疗反应良好。

MPP 患儿出现以下临床表现时可考虑使用全身性糖皮质激素:①高热或超高热;②合并严重脓毒症(脓毒症伴有器官功能障碍,如脓毒性脑病、心肌炎、呼吸衰竭等);③脓毒性休克;④伴有气道痉挛、严重喘憋;⑤合并大量胸腔积液;⑥肺部病变持续恶化。

用法:①常规剂量疗法:甲泼尼龙 1~2mg/(kg·d),静脉输注,疗程 3~5 日。②冲击疗法:有研究发现:持续高热>7 日,CRP>110mg/L,白细胞分类中性粒细胞>0.78,血清 LDHI>478U/L,血清铁蛋白 I>328g/L 及肺 CT 提示整叶致密影,可能预示常规剂量糖皮质激素治疗效果不佳。用法:30mg/kg,每日 1 次,静脉注射,连用 3 日。冲击疗法要慎用,不作为首选。

在考虑应用前一定要注意下列问题:①严格把握适应证,不能应用扩大化;②要对有效性和安全性进行系统评估,权衡利弊;③有无应用全身性糖皮质激素的禁忌证;④应在有效的抗菌药物应用基础上使用;⑤激素使用易继发霉菌感染及其他激素并发症,不主张大量及长期使用。理论上糖皮质激素的应用会存在胃肠道出血倾向、增加多重感染机会、导致糖代谢紊乱等风险。必须在认真评估利弊的基础上考虑是否应用,同时要对可能发生的相关并发症进行动态监测。

4. 丙种球蛋白治疗 丙种球蛋白可功能性封闭单核巨噬细胞的 FC 受体,抑制补体介导的免疫损伤,中和细胞因子,竞争细胞表面受体,封闭病原体抗原,起到消炎作用。丙种球蛋白不常规推荐用于普通 MPP 的治疗。对于<5 岁的 SMPP 或 RMPP 可考虑应用丙种球蛋白。此外,如果合并中枢神经系统病变、免疫性溶血性贫血、免疫性血小板减少性紫癜等自身免疫性疾病时也可使用丙种球蛋白治疗。一

般采用 300~500mg/(kg·d),3 日;严重者或者疾病进展较快者可使用 1g/(kg·d),2 日冲击治疗。

5. 支气管镜治疗 MPP 患儿常有呼吸道黏液阻塞,甚至较大的支气管塑形分泌物栓塞。因此,对于 RMPP 常规激素及抗炎治疗仍有持续高热伴有致密的肺部实变、病情进展较快、有呼吸困难的肺部实变、肺 CT 上显示有支气管内痰栓、在恢复期肺炎吸收不理想的患儿,建议早期行支气管镜治疗。其治疗价值在于通过局部灌洗通畅呼吸道,结合异物钳或活检钳、细胞毛刷等,清除下呼吸道分泌物与痰栓。及时解除呼吸道阻塞对减轻高热等症状、促进肺复张、减少后遗症的发生有重要意义。少数患儿在恢复期管壁纤维化收缩导致不可逆的支气管闭塞,可采用支气管镜下球囊扩张治疗。部分支气管黏膜形成炎性肉芽增生,多数炎症性病变是可逆性的,因此可以观察 1~2 个月。如果增生的肉芽组织导致呼吸道堵塞、狭窄,影响远端通气且有相应症状或导致反复感染者可采用支气管镜下冷冻治疗。应注意的是,支气管镜操作术前应仔细评估安全性,把握适应证和禁忌证,权衡利弊,操作技术娴熟,术中术后严密观察患儿状态及反应,及时处理可能出现的并发症。支气管镜治疗选择的时机不能过早和过晚,过早(病后 1 周内)气道充血明显或可伴有炎性狭窄;过晚(>3 周)影响疗效。有研究显示,支气管镜治疗最佳时机为病后 2~3 周。

6. 并发症治疗 对于中等量以上胸腔积液者,需予以胸腔穿刺排液,既有利于减轻呼吸困难,更有助于明确积液性质,以便正确指导治疗。少量胸腔积液时,如不影响呼吸可不必常规穿刺排液,除非病情需要明确积液性质。如果合并细菌感染,积液为脓性,脓汁量多、增长快或黏稠患儿,应采用胸腔闭式引流方法治疗。

【预防】

轻症患者预后良好。多数患者肺部实变在 4 周时大部分吸收,8 周时完全吸收。对于 SMPP 及 RMPP 患儿,肺部炎症吸收慢,有报道症状消失 1 年胸部 X 线片才完全恢复。大部分伴有坏死性肺炎患者胸部影像学 6 个月内坏死空洞完全吸收,部分形成支气管扩张、肺不张。MPP 在急性期后可能出现反复呼吸道感染、慢性咳嗽及哮喘。

SMPP 及 RMPP 可引起感染后闭塞性支气管炎、单侧透明肺、闭塞性细支气管炎伴机化性肺炎、支气管扩张、肺纤维化等。有严重的其他脏器累及的 MPP 患儿可能危及生命或遗留后遗症。

➤ 附:肺炎支原体肺炎的诊治流程图

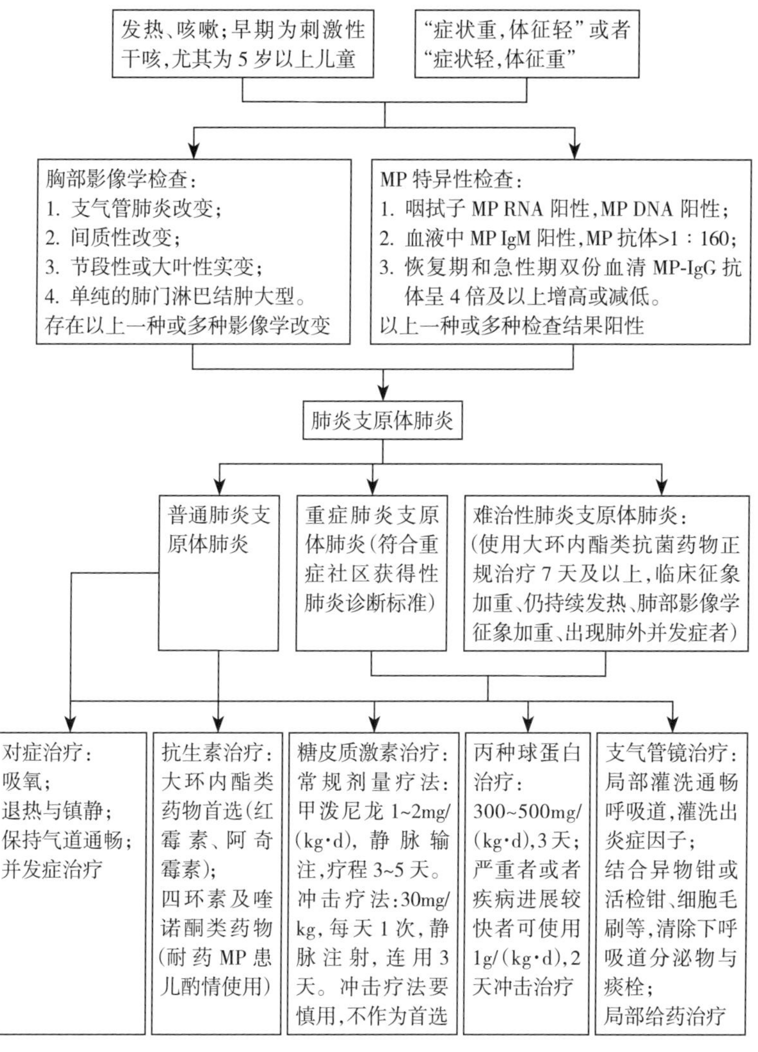

(尚云晓)

参考文献

1. 尚云晓. 儿童肺炎支原体感染的相关临床问题. 中国小儿急救医学,2010,17(5):385-389.
2. 尚云晓. 肺炎支原体感染与儿童哮喘. 中国实用儿科杂志,2011,26(4):250-252.
3. 尚云晓,陈志敏. 全身性糖皮质激素在小儿喉炎及重症肺炎中的应用. 中国实用儿科杂志,2012,27(11):807-809.
4. 中华医学会儿科学分会呼吸学组,儿童肺炎支原体肺炎诊治专家共识(2015年版). 中华实用儿科临床杂志,2015,30(17):1304-1308.
5. 国家卫生计生委合理用药专家委员会儿童用药专业组,中国儿童肺炎支原体感染实验室诊断规范和临床实践专家共识(2019年). 中华儿科杂志,2020,58(5):366-373.
6. LEE KY. Pediatric Respiratory infections by Mycoplasma pneumoniae. Expert Rev Anti Infect Ther,2008,6(4),509-521.
7. 王菲,张晗,尚云晓,等. 难治性肺炎支原体肺炎支气管镜肺泡灌洗术治疗时机研究. 中国实用儿科杂志,2015,11,855-858.

第六节 衣原体肺炎

【概述】

衣原体肺炎(Chlamydial pneumonia)是指由衣原体引起的急性肺部炎症。引起人类肺炎的衣原体有沙眼衣原体(*Chlamydia trachomatis*,CT)、肺炎衣原体(*Chlamydia pneumoniae*,CP)和鹦鹉热衣原体(*Chlamydia psittaci*,CPs)3种,其中沙眼衣原体感染可导致沙眼、关节炎和泌尿生殖系统感染等多种疾病,其引起的肺炎多由受感染的母亲在分娩时传染,约20%受感染的婴儿发生肺炎,为6个月以内婴儿肺炎的主要病原之一。鹦鹉热是由鹦鹉热衣原体引起的人禽共患性疾病,受感染主要是吸入含有鹦鹉热衣原体的鸟粪、粉尘或与病鸟接触而致病,一般可导致肺炎,少数病例可导致全身感染。肺炎衣原体是5岁以上儿童及成人支气管炎和肺炎的常见病原之一,约占5岁以上社区肺炎的5%~20%,是仅次于肺炎支原体的非典型病原体。

血清流行病学调查显示,肺炎衣原体在人群中的感染非常普遍,在世界范围内有40%~90%的人群中肺炎衣原体抗体阳性。研究发现,肺炎衣原体感染率随着年龄的增加迅速上升,且没有性别差异,儿童感染率在20%左右,青壮年可达50%~60%,老年人则高达70%~80%,考虑到人群中肺炎衣原体阳性率很高,感染后抗体逐渐下降,估计所有的人一生某个时期都有可能感染肺炎衣原体,且再感染也很常见。肺炎衣原体感染具有散发和流行交替出现的周期性,散发通常持续3~4年,有2~3年的流行期,在流行期间可有数月的短暂暴发发生。患者之间传播间隔期平均为30天,在密集人群中流行可持续6个月。无症状的感染者在本病的传播上比患者更为重要。

1. 病因 沙眼衣原体有18个血清型,其中12个血清型与沙眼和生殖道的感染有关;肺炎衣原体只有一个血清型,即TWAR。肺炎衣原体与沙眼衣原体和鹦鹉热衣原体的DNA同源性在95%以上,具有相同的生活周期。

衣原体是一类介于病毒和细菌之间的微生物,既具有细菌又具有病毒的特点,与细菌相同的是其具有细胞壁,以二分裂方式繁殖,有DNA、RNA和核糖体;与病毒相同的是其只在细胞内生长。衣原体属于严格细胞内寄生菌,因其不能合成三磷酸腺苷(ATP)或三磷酸鸟苷(GTP),必须依赖宿主细胞的ATP,与其他细菌不同的是衣原体具有独特的两阶段生活周期,即具有感染性的原体(elementary body,EB)和具有代谢活性的网状体(reticulocyte body,RB)两种形式。EB是一种直径为200~400nm的圆形小体,具高度传染性,与宿主细胞黏附以后,以内吞的方式进入宿主细胞,8~18小时以后,EB经过分化形成直径为700~1 000nm的RB,EB和RB能够利用宿主细胞的能量,合成自己的DNA、RNA和蛋白质,以二分裂方式进行繁殖,36~72小时以后,RB经过第2次分化,形成EB。RB和EB在宿主细胞囊泡内聚集形成胞质内包涵体,新增殖的EB以下3种方式排出宿主细胞外:①受感染细胞裂解,释放新的EB;②宿主细胞胞吐EB;③宿主细胞外排完整包涵体,其中后两种排出方式可以保留受感染细胞的完整，这是衣原体形成无症状感染和亚临床感染的主要原因。新排出的 EB 具有强的感染性，可以再次感染其他细胞，进入下一个感染周期。在经过抗菌药物、干扰素-γ 的治疗或营养物质缺乏的情况下，衣原体的代谢降低，可以长期在细胞内存在。以上衣原体的特殊的二阶段、较长时间的生活周期有利于病原体的生存，同时也是衣原体感染容易长期持续、亚临床感染多的基础，这也是针对衣原体治疗需要长疗程的原因。

由于衣原体肺炎很少引起死亡，其病理学变化所知甚少。活检显示衣原体肺炎主要为小叶性和间质性肺炎，肺泡和细支气管有单核细胞、嗜酸性粒细胞浸润，局部可有中性粒细胞聚集，可以伴有胸膜反应。严重的鹦鹉热肺炎可以出现细支气管及支气管上皮脱屑和坏死，肺组织坏死和肺门淋巴结肿大。

2. 发病机制　沙眼衣原体感染是发达国家最常见的性病之一，亦可引起非淋菌尿道炎或宫颈炎、盆腔炎，婴儿可以通过母亲产道时直接感染或眼部感染衣原体后通过鼻泪管侵入呼吸道引起肺炎。宫颈沙眼衣原体感染者其阴道产儿中，60%~70% 新生儿可以受累，其 20%~50% 发生包涵体结膜炎，10%~20% 发生沙眼衣原体肺炎。国外报道 6 个月以下因下呼吸道感染住院婴儿 1/4 为沙眼衣原体感染，国内研究证实沙眼衣原体肺炎占婴儿肺炎的 18.4%，成为婴儿肺炎的重要病原。

肺炎衣原体主要感染人类，通过呼吸道分泌物人与人之间传播，可以引起上、下呼吸道感染，包括咽炎、喉炎、鼻窦炎、支气管炎和肺炎等。在人群聚集场所如学校、军营和家庭可以引起暴发流行，但 3 岁以下儿童患病较少，年老体弱、营养不良和免疫抑制人群易被感染，且感染后免疫力较弱，易于复发。

鹦鹉热衣原体主要寄生于鹦鹉等禽类动物体内，病原体自分泌物及排泄物排出，可带菌很久。人通过与禽类接触或吸入鸟粪或被分泌物污染的羽毛而感染，罕见有人与人之间传播。鹦鹉热衣原体侵入呼吸道后经血液侵入肝脾等网状内皮细胞。在单核-吞噬细胞内繁殖并释放毒素后，由血行播散到肺及其他组织器官，在肺内引起间质肺炎及肺门淋巴结肿大，在肝脏可引起局部坏死，脾大，心、肾、神经系统和消化系统等均可受累。

【诊断】

1. 临床表现

(1) 沙眼衣原体肺炎：多见于6个月，特别是3个月以内婴儿，通常在出生后8周内发病，也可以引起新生儿期肺炎。起病隐匿，病初只有轻度的呼吸道症状，如流涕、鼻塞、口吐白沫和咳嗽，咳嗽可持续且逐渐加重，出现断续性阵咳，类似百日咳，但无吸气回声。呼吸增快为典型症状，重症患儿可有呼吸暂停。一般无发热或仅有低热，如有明显的发热提示非沙眼衣原体或合并其他感染，一般情况较好，无明显感染中毒症状。有资料显示3个月内婴儿无热肺炎中3/4由沙眼衣原体引起。查体双肺听诊呼吸音粗，或可闻及湿啰音或捻发音，很少有呼气性喘鸣音。外周血白细胞计数、C反应蛋白和降钙素原一般正常，部分外周血白细胞计数升高者以淋巴细胞为主，部分患儿出现嗜酸性粒细胞增多。血液IgM、IgG和IgA均增高，以IgM增高显著。PaO_2轻度降低但$PaCO_2$正常。沙眼衣原体肺炎一般病情不严重，经过合理治疗，预后多良好。但可以合并心肌炎、胸膜炎、胸腔积液、脑炎、贫血、DIC等，还可出现肝大、黄疸、肝功能损害等，出现并发症者病程迁延，常达数周，多可自愈。早产儿和支气管肺发育不良患儿感染沙眼衣原体肺炎病情较严重。

伴随或有结膜炎病史有助于诊断，约50%的沙眼衣原体感染者在出生5~14天出现结膜炎症状，2/3的患儿单侧发病，大多再波及另一眼，主要侵犯下眼睑，急性期有滤泡和黏液性分泌物，很快发展成脓性，常见眼睑水肿，结膜明显充血，偶见角膜血管翳及瘢痕形成。此外分泌性中耳炎也较常见，但比较轻。

(2) 肺炎衣原体肺炎：多见于5岁以上年长儿，起病多隐匿，潜伏期为15~23天。初期有上呼吸道感染症状，表现为流涕、咽痛、声音嘶哑、发热，发热以低热为主，偶有中等度发热。继之咳嗽加重，以干咳为主，且持续时间长，多可持续3周以上，少数可伴有肌痛、胸痛等。肺部体征常不明显，可闻及干、湿啰音。常伴淋巴结肿大，还可合并中耳炎和鼻窦炎。外周血白细胞计数、C反应蛋白和降钙素原一般正常或轻度升高。肺炎衣原体肺炎的临床表现与其他非典型病原体如支原体肺炎、病毒肺炎相比无明显特异性，一般病情较轻，有自限性。但在肺功能欠佳、粒细胞缺乏、急性白血病、镰状细胞病和囊性纤维化患儿，肺炎衣原体感染可能会引起重症肺炎，甚至威胁生命。

少数患儿可合并心肌炎、川崎病、脑炎、脑膜炎、吉兰-巴雷综合征、反应性关节炎、甲状腺炎等肺外疾病。最近发现肺炎衣原体感染与支气管哮喘的急性发作、加重、较难控制有关。

(3) 鹦鹉热衣原体肺炎：常见于成年人，儿童以年长儿多见。通常有鸟类密切接触史，人与人之间感染少见。潜伏期 1~2 周，起病多隐匿，病情轻时表现为一过性流感样症状。亦可急性起病，常有高热，体温高达 40℃，寒战，头痛，咽痛，肌痛，乏力，咳嗽明显，咳少量黏痰或血痰，呼吸困难或轻或重，可伴有食欲缺乏、恶心、呕吐、腹痛等消化道症状。肺部常无明显体征，可闻及少许湿啰音，严重者可有肺实变体征。肺部体征较少而影像学表现较重是其特点。外周血白细胞计数正常或降低，C 反应蛋白一般正常或轻度升高，血沉早期稍增快。可以并发贫血、反应性肝炎、肝脾大、蛋白尿、结节性红斑、心肌炎、心内膜炎、DIC 等肺外表现。轻症患儿发热持续 3~7 日，中症 8~14 日，重症可达 20~25 日。病后免疫力减弱，可复发，有报道复发率达 21%，再感染率在 10% 左右。

2. 辅助检查

(1) 衣原体分离培养及抗原检测：分离培养是公认的诊断衣原体感染的金标准，其敏感性约在 80%~90% 左右，特异性为 100%，此外培养法能检出患儿是否存在活的病原体，可作为疗效判定的标准。检测的标本包括咽拭子、鼻咽抽吸物、痰、支气管肺泡灌洗液和胸腔积液等。对沙眼衣原体肺炎合并结膜炎或直肠炎的患儿，还可采用眼部分泌物或眼拭子和直肠拭子检测。由于衣原体是严格的胞内菌，需要使用细胞培养法作病原体分离培养，一般实验室难以常规进行，并且采集的标本应该含有上皮细胞，对标本的转运、储存和处理有较高的要求，培养需要 48~72 小时，因此依赖于非培养技术的检测方法如 PCR 检测和血清学检测越来越受到重视。

采用酶免疫试验(EIA)或直接荧光抗体试验(DFA)检测呼吸道各种标本中的衣原体抗原是一种快速的检测技术,但采取的标本中一定要有受感染的上皮细胞,这些方法的敏感性较低,大约为60%~70%。

(2) 核酸扩增实验:核酸扩增实验(nucleic acid amplification tests,NAATs)无需培养,有很高的敏感性和特异性,对诊断有重要价值,其中聚合酶链反应(polymerase chain reaction,PCR)应用最多,是目前诊断衣原体感染的主要方法。

(3) 血清学检查:检测衣原体特异性抗体也是诊断衣原体肺炎常用的方法,包括微量免疫荧光试验(microimmunofluorescence,MIF)和酶联免疫吸附试验(ELISA)等检测衣原体特异性IgM、IgG和IgA抗体,其中IgA抗体对诊断的价值尚没有确定。MIF能够检测3种衣原体特异性IgM和IgG抗体,有较高的敏感性和特异性,是目前美国CDC推荐的诊断方法。MIF法检测单份血清沙眼衣原体(CT)或肺炎衣原体(CP)特异性抗体,如果CT-IgM≥1∶64或CP-IgM≥1∶16或CP-IgG≥1∶512,或检测双份IgM和IgG抗体滴度上升≥4倍,提示急性期感染;如果IgG≥1∶16但<1∶512,仅提示既往感染。对于鹦鹉热衣原体感染,MIF法单份血清IgM≥1∶16,或双份血清抗体滴度有4倍增加,结合接触史和临床过程即可诊断。

(4) 影像学检查

1) 沙眼衣原体肺炎:以双肺广泛间质病变伴不同程度的肺内实变影、局灶性肺气肿为主要影像表现(图4-1)。结节影分布广泛、不均匀、大小不等,可呈粟粒肺样弥漫分布(图4-2),也可呈多发或散存分布,很少有胸膜渗出,无纵隔淋巴结肿大。

2) 肺炎衣原体肺炎:表现多样化,无特异性,多为单侧节段性或肺叶浸润、实变,以下叶及周边多见;少数严重者为广泛双侧肺炎表现,可呈网状、云雾状、粟粒状或间质浸润;胸膜渗出可有少~中量积液。影像学所见往往经过1个多月才消失。

3) 鹦鹉热衣原体肺炎:表现为由肺门向外放射的浸润病灶,常侵及两肺下叶,可见毛玻璃样阴影中间有点状影,呈弥漫性间质性肺炎或支气管肺炎改变,偶见粟粒样结节或实变灶,或有胸腔积液征象。

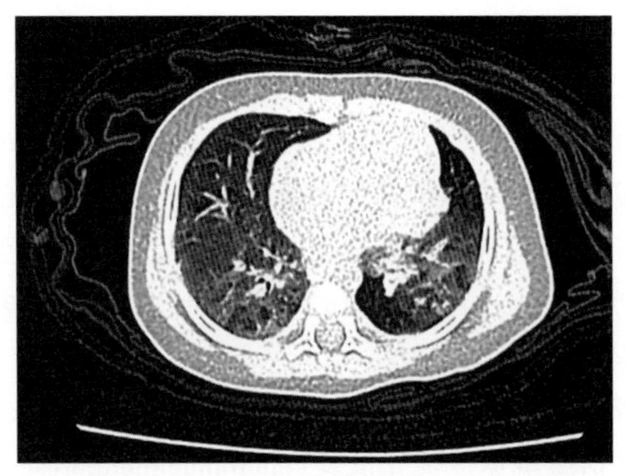

图 4-1　胸部 CT

患儿，女，3 个月，因“咳嗽半月，伴气促 2 天”入院，胸 CT 显示磨玻璃影、斑片影、结节影、局灶性肺气肿等

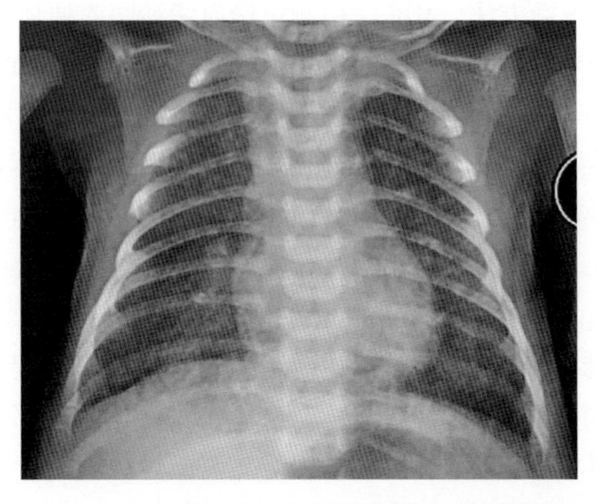

图 4-2　胸部 X 线片

患儿，男，25 天，因“咳嗽 10 天，加重 4 天”入院，伴气促，吐沫，发绀。胸部 X 线片显示双肺广泛结节影

3. 诊断思路　沙眼衣原体、鹦鹉热衣原体和肺炎衣原体引起的肺炎尽管在发病年龄、高发人群、临床表现和影像学改变方面有一定的特点，但是与其他病原体引起的肺炎相比较，缺乏特异性，确切诊断依赖于病原学检查，关键是在进行肺炎的诊断和治疗过程中，始终

把衣原体纳入到肺炎的病原学鉴别中考虑。

对于3个月以内的小婴儿无热肺炎，如果影像学表现为双肺广泛间质病变，首先考虑沙眼衣原体感染，伴有结膜炎或有结膜炎病史，则高度考虑，其他有意义的临床特点包括患儿一般情况好而影像学表现比较重和外周血嗜酸性粒细胞增加。对于5岁以上年长儿肺炎，如果外周血白细胞没有明显增高，使用β-内酰胺类抗生素治疗无效，需要考虑肺炎衣原体、肺炎支原体、嗜肺军团菌、流感病毒、腺病毒等非典型病原体肺炎，与流感病毒和腺病毒肺炎相比较，肺炎衣原体肺炎中毒症状轻，一般情况比较好，但无法与肺炎支原体肺炎区别。病史中有鸟类、禽类密切接触史者，要考虑鹦鹉热衣原体感染。此外，观察对大环内酯类抗菌药物的治疗反应有助于衣原体肺炎的诊断，由于这一治疗比较安全有效，如果受制于条件无法进行病原学检查时，可以进行经验性治疗。

病原学检测是确诊衣原体肺炎的唯一手段，方法有分离培养、特异性抗体检测和PCR检测。作为临床医生，在诊断衣原体感染时，应该熟悉这些检测方法本身的优点和局限性，特别是各种方法对诊断的敏感性、特异性和适用性，以便更好地选择恰当的检测方法和对检查结果进行合理的解释。虽然分离培养到衣原体是诊断的金标准，但由于衣原体属严格细胞内寄生菌，其培养需要细胞培养和荧光抗体鉴定，其敏感性受采集标本的影响，对技术要求高，并且费时，应用于临床常规诊断受到限制。PCR检测具有简便、敏感、特异性高的优势，是目前应用最广泛的方法。特异性抗体检测对取材和检测技术要求不高，简便易行，但最常用的ELISA技术敏感性和特异性并不理想，MIF技术是目前公认和推荐的诊断方法。在选择特异性抗体进行诊断时应该理解原发性和再次感染中各种抗体的产生时间及其变化，衣原体原发性感染以后，特异性IgM抗体在1~2周出现，特异性IgG抗体在6~8周出现，再次感染时IgG出现早（1~2周），不出现IgM。此外还要考虑到母亲感染以后衣原体特异性IgG抗体可以通过胎盘传给婴儿，母传抗体一般在6个月时消失。因此在选择特异性抗体进行诊断评价时，需要考虑采血时机（病程）和年龄的影响，必要性应该重复检测。双份血清检测,恢复期抗体滴度上升≥4倍可以明确为急性感染,但属于回顾性诊断,对早期治疗意义不大。

【鉴别诊断】

衣原体肺炎主要需要与其他病原体引起的肺炎鉴别,由于沙眼衣原体和肺炎衣原体引起的肺炎临床特点不同,鉴别诊断的侧重点有一定的不同,同时应该注意衣原体肺炎也可能合并其他病原体感染,如肺炎链球菌、肺炎支原体和呼吸道合胞病毒。

1. 沙眼衣原体肺炎

(1) 巨细胞病毒肺炎:影像学表现为间质性肺炎,病变分布和特征与衣原体肺炎相似,有时单纯依靠影像表现鉴别较为困难,但细胞病毒肺炎通常伴其他器官受累的症状和体征,而衣原体肺炎肺部体征轻,影像表现相对重。

(2) 腺病毒和副流感病毒肺炎:也可为间质性肺炎,但没有特征性断续咳嗽和嗜酸性粒细胞增多,发病年龄较大,病情较沙眼衣原体肺炎严重。

(3) 呼吸道合胞病毒肺炎:病初有发热,表现以呼气性喘息为主,影像表现以过度充气为主。

(4) 细菌性肺炎:患儿通常比较重,多有发热和全身中毒症状,影像学以肺实变为主。

(5) 百日咳:特征为阵发性痉挛性咳嗽伴有深长的“鸡鸣”样吸气性吼声,外周血象以淋巴细胞增多为特点,影像学一般无明显异常。

(6) 急性血行播散性肺结核(粟粒性肺结核):一般发病时间在新生儿期后,多有密切接触史,常有结核感染中毒症状,结核菌素试验或γ-干扰素释放试验阳性。影像特征为弥漫粟粒样结节影,其大小、密度及分布均匀,纵隔淋巴结肿大常见。

(7) 新生儿吸入性肺炎:大量吸入时双肺可见广泛分布的粗结节和小斑片影,以中内带为主,伴广泛性或局灶性过度充气,可与衣原体肺炎表现类似。但吸入性肺炎有较明确的吸入病史,且主要为胎粪吸入,发病多在出生后,而衣原体肺炎发病时间为出生后2~4周,根据发病时间和临床特征可鉴别。

其他尚需要鉴别的疾病还有真菌性肺炎、卡氏肺孢子菌肺炎。

2. 肺炎衣原体肺炎 肺炎衣原体肺炎与肺炎支原体肺炎、军团菌肺炎及某些病毒性肺炎均属非典型性肺炎，临床表现及影像学相似，鉴别诊断依赖于病原学检查。

3. 鹦鹉热衣原体肺炎 如为单纯肺炎，需与其他病原体引起的肺炎鉴别。如为全身感染，可有中枢神经系统感染症状或心肌炎表现，多有肝、脾大，需与伤寒、败血症、结核等鉴别。

【治疗】

病情轻的患儿可以在门诊治疗，有明显呼吸困难、咳嗽严重或咳嗽后呼吸暂停者应住院治疗。

1. 一般治疗 注意加强护理和休息，保持室内空气新鲜并保持适当室温及湿度，保持呼吸道通畅；经常翻身更换体位；烦躁不安可加重缺氧故可以给适量的镇静药物。

有缺氧表现者，给予吸氧（鼻导管、高流量吸氧）及其他对症治疗。

2. 抗菌药物治疗 衣原体对β-内酰胺类抗生素无效，有效的抗菌药物主要包括大环内酯类、四环素类和氟喹诺酮类。由于四环素类和氟喹诺酮类不推荐在儿童中使用，治疗衣原体感染主要为阿奇霉素、红霉素或克拉霉素。根据其药动学特征，临床使用方法为：红霉素 40~50mg/(kg·d)，分 3~4 次口服连用 2 周，重症或不能口服者，可静脉给药；阿奇霉素 10mg/(kg·d)，每日口服 1 次，首剂可以加倍，疗程 3~5 日；克拉霉素 15mg/(kg·d)，疗程 10~14 日。有研究显示阿奇霉素、克拉霉素对衣原体肺炎的效果与红霉素相当甚至更好，它们在细胞内及组织浓度较高，且胃肠道反应较红霉素轻，所以常常作为首选治疗。临床上衣原体耐药并不多见，但考虑到在常规疗程治疗后衣原体肺炎的症状容易复发，建议延长疗程至少 2 周。

衣原体感染可以合并肺炎链球菌等感染，此种情况下，应该联合使用β-内酰胺类抗菌药物。此外，在社区获得性肺炎的治疗过程中，对于病情相对较轻且有提示为非典型病原体感染病史者，如果不能排除肺炎衣原体感染的可能性，经验治疗的方案中应包括大环内酯类抗生素。

【预防】

对新生儿和婴儿沙眼衣原体感染的预防，关键在于对母亲妊娠后 3 个月进行衣原体感染的筛查和治疗，推荐对沙眼衣原体感染的母亲，在产前使用阿奇霉素治疗 1 周，也可使用红霉素治疗 14 天。对鹦鹉热衣原体感染的预防，一方面要提高饲养和从事鸟类或禽类加工和运输的人员的意识，加强个人防护措施，避免与病鸟或死鸟接触；另一方面加强对观赏和食用鸟类或禽类的管理，特别是其粪便或排泄物、分泌物、羽毛等的处理，定期对鸟笼等设施进行清洁和消毒，衣原体对常用的消毒剂和加热敏感，但耐酸碱。人是肺炎衣原体的自然宿主，其传播方式主要是人-人通过飞沫传播，也可从环境中接触后通过手自体接种，其预防措施与其他呼吸道传染性疾病相同，如流行期不要在人群密集的地方停留时间过长，经常洗手等。

【预后】

沙眼衣原体肺炎和肺炎衣原体肺炎预后比较好，但病程迁延，咳嗽可能长达数周，影像学恢复也需要 3~4 周。鹦鹉热衣原体肺炎重症病例死亡率高，未经治疗者可达 15%~20%，合理治疗以后死亡率降低至 1% 以下。衣原体感染后，机体虽然能产生特异性细胞免疫和体液免疫，但通常免疫力不强，且为时短暂，因此容易造成持续性感染、隐性感染和反复感染。

附 1：肺炎衣原体肺炎的诊治流程图

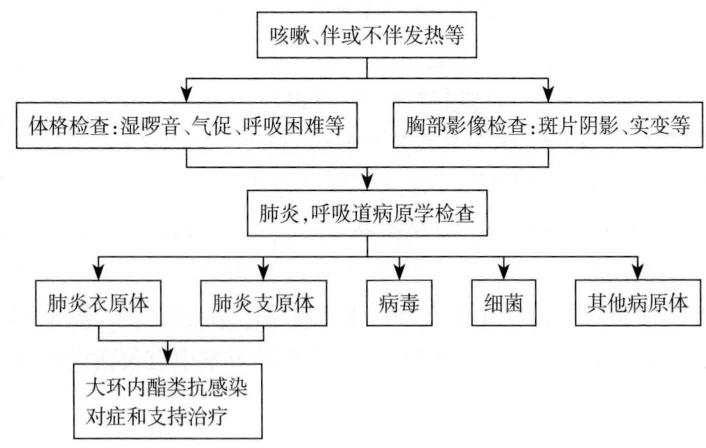

附2:沙眼衣原体肺炎的诊治流程图

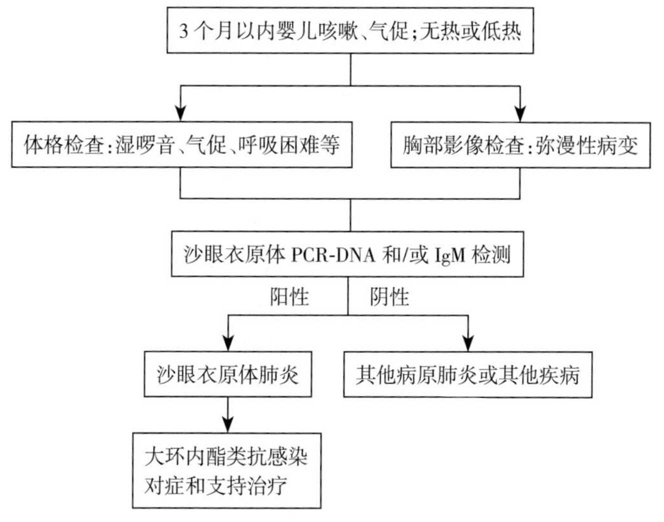

(郑跃杰)

参考文献

1. 曹永丽,彭芸,孙国强. 新生儿衣原体肺炎的临床及影像表现特点分析. 中华放射性杂志,2012,46:521-515.
2. 黄妙凤,郑跃杰. 婴儿早期沙眼衣原体肺炎临床特征分析. 中国实用儿杂志,2021,36:462-468.
3. JIEJING XU,LILI YU,BAIDI FU,et al. Influence of different delivery modes on the clinical characteristics of Chlamydia trachomatis pneumonia. Eur J Pediatr,2018,177(8):1255-1260.

第七节 真菌性肺炎

一、肺真菌病

【概述】

肺真菌病(pulmonary mycosis)是由真菌引起的肺部疾病,主要指肺和支气管的真菌性炎症或相关病变,广义可包括胸膜甚至纵隔。真菌性肺炎(mycotic pneumonia)指真菌感染引起的以肺部炎症为主的疾病,是肺部真菌病的一种类型。临床上通常按照病原体、感染部位及使用习惯沿用肺真菌病或真菌性肺炎。

随着广谱抗菌药物、糖皮质激素和免疫抑制剂的广泛应用,静脉导管留置等介入性操作的增多,小儿真菌性肺炎发病率在全球范围内呈明显上升趋势,严重威胁儿童的健康,已引起医学界高度重视。目前致病真菌分为两大类:①致病性真菌或称传染性真菌:如组织胞浆菌、球孢子菌、新型隐球菌、芽生菌等;②条件致病性真菌或称机会性真菌:如念珠菌、曲霉菌、毛霉菌及肺孢子菌等,这些真菌多为腐生菌或植物致病菌。在我国,小儿念珠菌病多见,隐球菌病及曲霉菌病次之,组织胞浆菌病较少见。本文重点介绍念珠菌、新型隐球菌、曲霉菌、组织胞浆菌、毛霉菌及肺孢子菌所致的肺部炎症。

真菌感染按来源被分为外源性和内源性,前者由外源性真菌经呼吸道、消化道和伤口等侵入而感染,后者来源于寄生于人体皮肤和腔道内的真菌。其中侵袭性真菌性肺炎是儿童侵袭性真菌病中最为常见的表现类型,主要由机会致病性真菌引起,最常见的病原为念珠菌和曲霉菌,少见新型隐球菌和毛霉菌。肺孢子菌过去被认为是一种原虫,近年来有学者根据其超微结构和核糖体 RNA 种系发育与真菌非常接近,目前已将其列为真菌。其他还包括组织胞浆菌、放线菌、奴卡菌等。

真菌从生长形态上主要可分为酵母菌和丝状真菌。酵母菌中与人类疾病相关的常见致病菌有念珠菌属和隐球菌,丝状真菌中主要有曲霉菌、根霉属及皮肤真菌。但也有部分真菌在组织内和在培养基内分别呈现一种以上形态，则称为双相真菌；由这类真菌引起的疾病主要有组织胞浆菌病、芽生菌病、孢子丝菌病、球孢子菌病、类球孢子菌病等。真菌可寄生于正常人的皮肤、呼吸道和消化道，一般不产生毒素，其致病作用主要与真菌在人体内感染部位繁殖所引起的理化损伤及其所产生的酶类、酸性代谢产物有关；一些真菌还可引起轻重不一的变态反应。真菌病常见的病理变化有：①轻度非特异性炎症；②化脓性炎症：由大量中性粒细胞浸润所形成的小脓肿，如念珠菌病、曲霉病、毛霉病等；③坏死性炎症：可出现大小不等的坏死灶，常伴有明显的出血，而炎症细胞相对较少，可见于毛霉病、曲霉病等；④结核样肉芽肿形成；⑤真菌败血症：即真菌入血，引起全身播散性感染，累及多脏器。

真菌性肺炎发病的高危因素有：

(1) 新生儿、早产儿、营养不良及久病虚弱的患儿。

(2) 慢性消耗性疾病如恶性肿瘤。

(3) 影响免疫功能的单核-吞噬细胞系统疾病及血液病如淋巴瘤、白血病、粒细胞缺乏症等。

(4) 代谢紊乱性疾病如糖尿病及肾衰竭。

(5) 长期使用肾上腺皮质激素及其他免疫抑制剂，引起机体免疫功能低下。

(6) 先天性免疫功能缺陷。

(7) 长期使用广谱抗菌药物，抑制了肠道内微生物，使肠道菌群失调。

(8) 医院内各种侵入性治疗（如较长时间留置各种导管）而感染。

(9) 获得性免疫缺陷病。

【诊断】

1. 临床表现

(1) 体温与症状分离现象：即患者感觉良好，无发热等特殊不适，但测体温可在 38℃以上，有此现象要特别注意肺部真菌感染可能。

(2) 出现剧烈阵发性呛咳，甚至有窒息感，直至咳出块状物才感舒适。

(3) 肺部真菌感染可引起一系列非特异性症状和体征，常见如发热、咳嗽、咳痰、胸痛、血痰或咯血等,肺部查体可闻及干湿啰音,有时有肺实变征或胸腔积液征。

2. 医技检查 确诊主要靠组织学检查见到典型的菌丝及真菌培养阳性。

(1) 采取标本:合格的痰标本、支气管肺泡灌洗液、脑脊液等,通过形态学观察来诊断。如有的可观察到菌丝;通过墨汁负染可观察隐球菌;过碘酸雪夫染色和银染色灯特殊染色可以更清楚地显示真菌细胞。

1) 组织病理学检查:气管插管、支气管肺泡灌洗、肺穿刺或胸腔镜采取标本的组织学和细胞学检查发现菌丝和孢子等。在组织中证实真菌成分的存在是诊断的"金标准"。

2) 分离培养:常用于直接镜检不能确定的真菌感染,或需要确定感染真菌的种类。

(2) 血清学检测:可用对流免疫电泳法(CIE)监测内脏真菌的沉淀素,ELISA 法检测血清中或脑脊液(CSF)中的特异性抗体或抗原。

甘露聚糖检测:甘露聚糖是组成酵母菌细胞壁的成分之一,可检测血中的甘露聚糖和 β- 甘露聚糖,血浆中甘露聚糖抗原阳性与侵袭性假丝酵母菌感染有高度相关性,可用于早期诊断。

G 实验(血清 1,3-β-D 葡聚糖抗原检测):检测标本中的 1,3-β-D 葡聚糖,其存在于真菌细胞壁中,占真菌细胞壁的 50% 以上,它可特异性激活来自鲎类的变形细胞溶解产物提取的 G 因子,从而旁路激活鲎试验,此过程称 G 试验。可用于念珠菌和曲霉感染的诊断,具有较高的敏感性和特异性,如检测肺曲霉的敏感性可达 1ng/L,缺点是可有假阳性。

GM 实验(血清半乳甘露聚糖实验):半乳甘露聚糖(GM)是曲霉细胞壁上的一种多糖抗原,当曲霉在组织中侵袭、生长时 GM 可释放入血。可通过双夹心 ELISA 监测血中 GM 抗原。GM 实验能区分侵袭性肺曲霉感染与白假丝酵母菌、毛霉菌等。抗真菌治疗后 GM 实验仍然持续升高提示预后不良。有文献前瞻性评价了 GM 实验与早期胸部 CT 检查对侵袭性曲霉病的诊断价值,74 例中 GM 实验的敏感性为 100%,特异性为 93%,其中 4 例胸部 CT 异常表现滞后于 GM 实验,而另 5 例在 GM 实验出现阳性前即有胸部 CT 的改变。因此,联合 GM 实验与胸部 CT 检查有助于早期诊断。

烯醇化酶检测：烯醇化酶又称 2-磷酸-D 甘油盐水解酶，它广泛存在于真菌细胞中，含量丰富且高度保守，也是白念珠菌含量最丰富的蛋白质之一，不同真菌所含烯醇化酶抗原有差异，可做诊断指标。

(3) 分子生物学技术：近年发展起来的聚合酶链反应(PCR)技术，在真菌检测方面虽费用高、操作复杂，存在假阳性等问题，但其具有特异性强、快速、准确的优点。

(4) 影像学：不同的真菌感染所致的肺部改变并不完全相同，因此，在影像学上也不完全相同。

【诊断思路】

肺部真菌感染的诊断目前主要依据临床、真菌学检查和组织病理三者的结合。中华医学会儿科学分会呼吸学组和《中华儿科杂志》编委会于 2009 年制定《儿童侵袭性肺部真菌感染诊治指南(2009 版)》，将诊断标准划分为 3 个层次，包括确诊(proven)、临床拟诊(probable)和疑似诊断(possible)。确诊标准：具备宿主因素+临床证据+肺组织病理学和/或有确诊意义的微生物学证据；临床诊断标准：具备宿主因素+临床证据+有临床诊断意义的微生物学证据；拟诊标准：宿主因素+临床证据。见表 4-6。

表 4-6　侵袭性肺部真菌感染(IPFIs)的分级诊断标准

诊断级别	宿主因素 *	临床证据	微生物学证据		组织病理学证据
			有临床诊断意义	有确诊意义	
确诊	+	+		+	+
临床诊断	+	+	+		
拟诊	+	+			

注："+"为必要条件；* 原发感染者可无宿主因素。

三个层次诊断标准的主要区别在于微生物学证据水平和有无肺组织病理学证据，而在临床实际工作中，要获得这两个方面的证据非常困难。一方面，受到实验室诊断技术包括是否开展、样本采集和送检是否合乎要求和适时、方法敏感性和特异性水平及其干扰因素影响等的限制,例如,还没有血清学和抗原学检测手段可用于检测毛霉菌;而最有价值的 PCR 方法只有少数实验室能够进行且没有标准化;另一方面,患儿往往病情严重而进展迅速,难以进行肺组织学检查,或者已经给予抗真菌预防性用药或早期经验性治疗者难以获取有确诊意义的微生物学证据,这一点在免疫缺陷患儿特别突出,往往只能达到疑似诊断水平。实际上,真菌性肺炎的诊断是需要将患者的高危因素、临床表现、影像学资料、微生物学检查包括真菌培养、血清抗体及抗原诊断和真菌特异性基因诊断以及组织病理学证据相结合的临床综合分析过程。当无法获取组织病理学证据时,应该尽可能积极寻找微生物学证据;在考虑高危因素的同时,理顺临床思路,充分利用临床线索和影像学资料,必要时采用诊断性治疗手段,是临床诊断真菌性肺炎的可行途径。

【鉴别诊断】

由于缺乏特异性症状和体征,并且免疫缺陷患儿可同时合并其他病原(如巨细胞病毒、细菌等)感染,临床上真菌性肺炎的诊断比较困难。需与细菌性肺炎、病毒性肺炎、ARDS、肺结核、肺肿瘤、肺部寄生虫病等相鉴别。确诊需要在肺实质或下呼吸道分泌物中证实菌丝的存在。

【治疗策略】

1. 一般治疗

(1) 积极治疗原发病,祛除病因。

(2) 严格掌握抗菌药物、糖皮质激素和免疫抑制剂的用药指征,尽可能少用或不用这些药物。

(3) 加强护理和支持疗法,补充营养、适量多种维生素和微量元素,输血或血浆免疫球蛋白等根据病情应用。

(4) 肺空洞型曲菌球病且有反复咯血者可行外科手术切除。

2. 抗真菌治疗 针对病原菌选择抗真菌药物,如两性霉素 B、5-氟胞嘧啶、氟康唑、伊曲康唑及制霉菌素等。

(1) 两性霉素 B(amphotericin B):为多烯类抗生素,与真菌胞膜上的固醇类结合,改变膜的通透性,使菌体破坏,起杀菌作用。适应证为曲霉属、念珠菌属、隐球菌属和组织胞浆菌感染。静脉滴注：开始宜用小量，每日 0.1mg/kg，如无不良反应，渐增至每日 1~1.5mg/kg，疗程 1~3 个月。静脉注射时用 5% 葡萄糖液稀释，浓度不超过 0.05~0.1mg/ml，缓慢静脉滴注，每剂不少于 6 小时滴完。浓度过高易引起静脉炎，滴速过快可发生抽搐、心律失常、血压骤降，甚至心脏停搏。两性霉素 B 对肝、肾、造血系统有一定毒性，可能出现恶心、呕吐、腹痛、发热、寒战、头痛、头晕、贫血、血小板减少、血栓性静脉炎等副作用。为减轻副作用，可于治疗前 30 分钟及治疗后 3 小时给予阿司匹林，严重者可静脉滴注氢化可的松或地塞米松。用药期间，应每隔 3~7 天检查血、尿常规及肝、肾功能，血清肌酐>221μmol/L（2.5mg/dl）时用药应减量。尿素氮>14.28mmol/L（40mg/dl）时应停药，停药 2~5 周恢复正常，再从小剂量开始给药。注射部位易发生血栓性静脉炎，最初输液部位宜先从四肢远端小静脉开始。两性霉素 B 脂质复合物 3~5mg/(kg·d)，静脉滴注。

（2）5-氟胞嘧啶（5-fluorocytosine）：为人工合成的抗真菌药，作用机制为阻断真菌核酸合成。对白念珠菌和隐球菌有良好的抑制作用。与两性霉素 B 合用时可减少耐药性，药量可稍减，毒性反应可减轻，可缩短疗程。剂量为每日 50~150mg/kg，分 4 次口服，疗程 4~6 周。婴儿剂量酌减。副作用有恶心、呕吐、皮疹、中性粒细胞和血小板减少、肝肾损伤。

（3）酮康唑（ketoconazole）：合成的口服咪唑类抗真菌药，系咪唑类衍生物。通过抑制麦角甾醇的合成，改变真菌细胞的通透性，导致真菌死亡。抗菌谱广，口服体内吸收良好，毒性反应低，对念珠菌病疗效均显著。开始剂量：体重 30kg 以下者每日口服 100mg；30kg 以上者每日口服 200~400mg；1~4 岁者每日口服 50mg；5~12 岁者每日口服 100mg。如小儿每日口服达 400mg 高剂量时，可有恶心、呕吐、一过性低胆固醇血症和肝功能异常。

（4）氟康唑（fluconazole）：双三唑类抗真菌药，作用机制和抗菌谱与酮康唑相似，体内抗真菌活性比酮康唑强，生物利用度高，口服吸收好。适应证为隐球菌属和念珠菌属感染，对曲霉属感染无效。本品在16岁以下儿童体内的血浆半衰期与成人不同,其他药代动力学参数(如生物利用度、表观分布容积等)与成人相似,对不同年龄儿童推荐剂量如下:>4周龄的患儿:深部真菌感染:6mg/(kg·d),每日给药1次;严重威胁生命的感染:12mg/(kg·d),每日给药1次。2~4周龄的患儿:剂量同上,每2日给药1次;<2周龄的患儿:剂量同上,每3日给药1次。不良反应有胃肠反应、皮疹,偶致肝功能异常。

(5) 伊曲康唑(itraconazole,ICZ):一种三唑类抗真菌剂,它抑制细胞膜色素P450氧化酶介导的麦角甾醇的合成。适应证为曲霉属、念珠菌属、隐球菌属和组织胞浆菌属的感染,对镰刀霉菌属活性低,对毛霉菌无效。用法:6mg/(kg·次),前2日每日2次,以后改为每日1次,静脉滴注。口服制剂6~8mg/(kg·d),分2次服用。

(6) 伏立康唑:一种新型三唑类广谱抗真菌药物,其化学结构与氟康唑类似,以氟嘧啶基取代氟康唑的三唑环部分,并增加了一个甲基。其作用机制为通过竞争性抑制真菌羊毛甾醇142-去甲基化酶(P45014DM),使细胞膜重要组成成分麦角甾醇的生物合成受阻,同时使羊毛甾醇累积而发挥抗真菌作用。适应证为曲霉属、念珠菌属以及镰刀霉菌属、足放线菌属的感染,对接合菌属无活性。2~12岁:7mg/(kg·d),每12小时1次,静脉滴注;或第1天6mg/(kg·次),每12小时1次,随后4mg/(kg·次),每12小时1次,静脉滴注。口服剂量:体重<40kg,100mg/次,每12小时1次;体重≥40kg,200mg/次,每12小时1次。

(7) 卡泊芬净(caspofunginacetate,cancidas):一种新型的真菌细胞壁中的葡聚糖合成酶抑制剂类抗真菌药。适应证为念珠菌属和曲霉属的感染,对隐球菌属、镰刀霉菌属以及接合菌属无活性。儿童第1天3mg/(kg·d),之后1mg/(kg·d),必要时,可增加剂量至2mg/(kg·d),静脉滴注。

(8) 制霉菌素(nystatin)雾化吸入:制霉菌素为广谱抗真菌药,对多种深部真菌有较强的抑制作用。其作用机制可能是与真菌细胞膜中的甾醇结合,使胞质膜受损,引起菌内容物外渗而发挥抗真菌作用,只限于局部用药。对念珠菌的作用较好。制霉菌素5万U溶于

2ml 0.9% 氯化钠溶液中雾化吸入。

抗真菌治疗的时间长短，因病情而异，患侵袭性真菌性肺炎的患儿一般均在免疫功能低下的情况下发病，给药时间不宜过短，一般要6~12 周，甚至更长，一般治疗至临床症候消失，影像学示病变基本吸收。总之，要对病情进行综合分析，要追踪观察，治疗应个体化。

【预防】

一般预防：包括医院感染控制技术措施和抗真菌药物预防。目前患儿的抗真菌药物预防适应证为：粒细胞减少的血液系统患儿、造血干细胞移植以及慢性肉芽肿患儿。抗真菌药物的耐药问题已引起国内外重视，应避免滥用抗真菌药物预防真菌感染。

靶向预防：在高危患儿预防某种特定的真菌感染，如在血液肿瘤和艾滋病患者应用甲氧苄啶-磺胺甲噁唑（TMP-SMZ）预防肺孢子菌肺炎。

二、念珠菌性肺炎

【概述】

念珠菌性肺炎（candida pneumonia）是念珠菌属引起的急性、亚急性或慢性肺部感染。在肺部真菌中较为常见，多为院内感染。

1. 病因 引起人类感染的主要菌种有白念珠菌（*candida albicans*）、热带念珠菌、克柔念珠菌、光滑念珠菌等，最常引起人类疾病的念珠菌是白念珠菌。白念珠菌是一种假丝酵母菌，菌体呈圆形或椭圆形，直径 2~4μm，主要以出芽方式繁殖，产生芽生孢子和假菌丝，易在酸性环境中繁殖，革兰氏染色阳性。病理改变多种多样。依念珠菌侵犯不同器官和不同的发病阶段，可呈炎症、化脓和肉芽肿等改变。基本病理变化是以单核细胞为主的肉芽肿性炎症。早期以渗出为主，有巨细胞、上皮样细胞等浸润；晚期则为肉芽肿形成及若干灰白色的微小脓肿。病灶内可找到孢子和假菌丝，外围有中性粒细胞及组织细胞浸润。血管受侵呈急、慢性血管炎改变，易破裂出血，亦可见微血管内血栓形成。严重免疫抑制者炎症反应较轻，仅见念珠菌及坏死组织形成的脓肿。

2. 发病机制 白念珠菌属于条件致病菌，可寄生于正常人皮肤、口腔、上呼吸道、消化道及阴道等处，健康小儿带菌率达5%~30%。若患儿存在长期大量使用广谱抗菌药物、肾上腺素皮质激素、免疫抑制剂，或放疗、化疗、置入导管、中性粒细胞减少等易患因素时，可出现念珠菌病。念珠菌入侵组织后转为菌丝型，大量繁殖，菌丝念珠菌有抗吞噬能力，引起白细胞浸润为主的急性炎症反应，形成溃疡、多发性微小脓肿和组织坏死。慢性感染则以肉芽肿病变和纤维组织增生为主。血源播散型则是菌丝和酵母向血管内侵入，引起双肺弥漫性损害，典型表现为坏死的肺组织和大量繁殖的念珠菌组成的出血性结节。

【诊断】

1. 临床表现 由于呼吸道柱状上皮细胞具有对真菌侵袭的自然抵抗力，原发念珠菌性肺炎罕见，大多继发于婴幼儿细菌性肺炎、肺结核及血液病，亦可从口腔直接蔓延或经血行播散。起病缓慢，临床表现轻重不一，主要表现为低热、咳嗽、气促、发绀、精神萎靡或烦躁不安等支气管肺炎的症状，常咳出无色胶冻样痰，有时带血丝。肺部体征包括叩诊浊音和听诊呼吸音增强，可闻及中小湿啰音，当病灶融合时可出现相应肺实变体征。X线表现与支气管肺炎相似，主要表现为双肺中下野小斑片状或不规则片状影，并有大片实变灶，少数有胸腔积液及心包积液。

念珠菌肺炎有时合并念珠菌菌血症、播散性念珠菌感染和肺外病变。合并肺外病变时，可有口腔黏膜、皮肤、心脏(心内膜、心肌、心包)、肾脏、骨髓、肝脾、食管等器官受累，血液播散可伴有休克。

2. 辅助检查

(1) 真菌检查：因念珠菌是常驻菌，从皮肤、黏膜、痰、粪等标本中查到孢子不能确定其为致病菌，必须在显微镜下见到出芽的酵母菌与假菌丝，结合临床表现才能确定念珠菌病的诊断。①支气管镜活检或经皮肺活检，病灶组织或假膜、渗液等标本显微镜检查，可见厚膜孢子及假菌丝，多次显微镜检查阳性有诊断意义；②标本真菌培养1周内出现乳白色光滑菌落，且菌落数>50%，即有诊断意义。

(2) 病理诊断：病理组织中发现真菌和相应病理改变即可确诊。

(3) 眼底检查：念珠菌菌血症患者视网膜和脉络膜上可见白色云

雾状或棉球样病灶，应常规行眼底检查。

3. 诊断思路 本病临床表现无特异性，可结合上述辅助检查有助于诊断。根据有诱发念珠菌感染的条件、临床表现、痰培养念珠菌多次阳性，排除其他原因，可以诊断。血培养阳性或支气管黏膜、肺组织活检有念珠菌侵入和特征性病损可确诊。

【鉴别诊断】

本病需与急、慢性支气管炎，细菌性、病毒性肺炎、肺结核等相鉴别。

【治疗】

单纯念珠菌肺炎，病情较轻首选氟康唑，疗程结合患儿免疫功能而定，至少维持至症状和体征、影像学表现消失。如病原菌为克柔念珠菌或其他耐药菌株感染，或患儿病情重，发生血行播散者，则改为伊曲康唑或伏立康唑、两性霉素 B 等。

➢ **附：念珠菌性肺炎的诊治流程图**

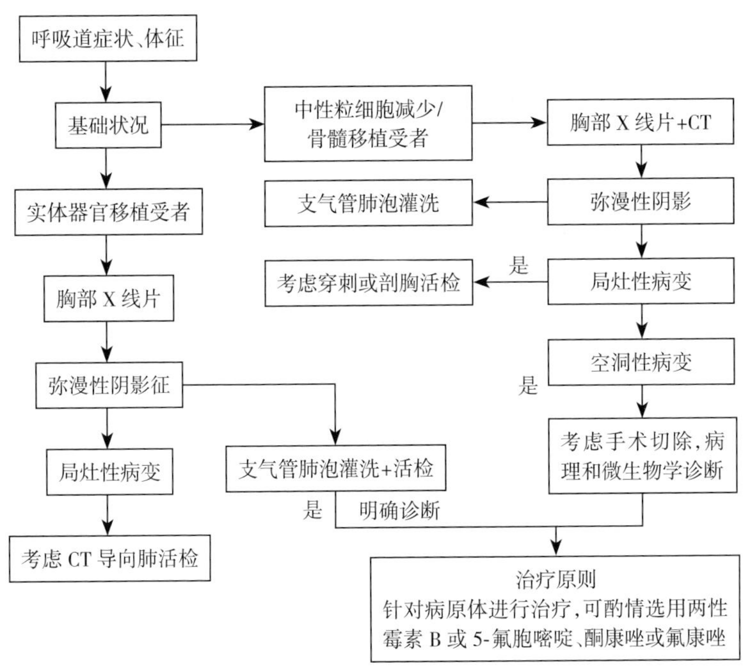

三、肺隐球菌病

【概述】

隐球菌病(cryptococcosis)是一种侵袭性真菌疾病,由隐球菌属中某些种或变种引起的深部真菌感染。致病菌主要是新型隐球菌(cryptococcus neoformans),其有新型隐球菌新型、格特和上海 3 个变种,A、B、C、D 及 AD 型 5 个血清型,呈急性或慢性病程。肺隐球菌病(pulmonary cryptococcosis)是由新型隐球菌引起的全身性疾病的一部分,常与中枢神经系统隐球菌病并存,或继发于肺结核、支气管扩张、慢性支气管炎等,很少单独发病。肺为原发感染,有自行消散的倾向,抵抗力低下者可播散至全身,主要侵袭中枢神经系统,亦可播散至皮肤、黏膜、骨骼、关节和其他内脏,各年龄均可发病。血清流行病学调查显示,儿童隐球菌感染在小婴儿很少见,<5 岁的儿童感染率<5%。

1. 病因 新型隐球菌属酵母菌,在脑脊液、痰液或病灶组织中呈圆形或半圆形,直径约 5~20μm,四周包围肥厚的胶质样夹膜。该菌以芽生方式繁殖,不生成假菌丝,芽生孢子成熟后脱落成独立个体。新型隐球菌广泛分布于自然界,存在于土壤、干鸽粪、水果、蔬菜、正常人皮肤和粪便中。在干燥鸽粪中可以生存达数年之久,是人的主要传染源。基本病理变化有两种:早期为弥漫性浸润渗出性改变,晚期为肉芽肿形成。在早期病灶组织中有大量的新型隐球菌集聚,因菌体周围包绕胶样荚膜,使菌体与组织没有直接接触,故脂质炎症反应不明显。肉芽肿的形成常在感染数月后,可见巨细胞、巨噬细胞及成纤维细胞的增生、淋巴细胞和浆细胞的浸润,偶见坏死灶及小空洞形成。

2. 发病机制 肺隐球菌感染以吸入空气中的新型隐球菌孢子为主要途径,亦可通过病原菌污染的食物、破损皮肤感染后进入血液循环至肺。有 80% 病例中枢神经系统受损,可能为隐球菌从鼻腔沿嗅神经及淋巴管传至脑膜所致。病原菌感染的疾病过程很大程度上取决于宿主的细胞免疫功能。正常人血清中存在可溶性抗隐球菌因子,不易受感染,或呈亚临床型隐性感染,而脑脊液中缺乏,故有利于隐球菌生长繁殖。当机体抵抗力低时，血清中抗隐球菌因子减少，或病原数多而导致发病。隐球菌的荚膜多糖是毒力的主要因素，可诱导免疫耐受。

【诊断】

1. 临床表现 肺隐球菌病临床症状轻重不一，从无症状到严重的急性呼吸窘迫综合征(ARDS)均有发现。与机体免疫状态有关。有80%病例合并有隐球菌性脑膜炎。

(1) 肺隐球菌病(pulmonary cryptococcosis)：起病缓慢，常无明显症状而被忽略。呼吸道症状及体征与胸部X线片不相符为本病的特点。如出现症状，则与肺结核不易区分，表现为低热、乏力、轻咳、黏液痰、胸痛、胸闷、盗汗、体重减轻等，多趋自愈。少数患儿呈急性肺炎的表现，如病灶延及胸膜，可有胸痛和胸膜渗出。胸部X线可显示单侧或双侧块状病变，以结节和肿块为主，表现为肺下野有单个或多个结节，周围无显著炎症浸润，孤立的大圆形阴影易误诊为结核球或肿瘤，有时可有空洞形成。亦可为广泛性浸润、支气管周围浸润或粟粒状病变，但不侵犯肺门或纵隔淋巴结。肺部感染一般预后良好。

(2) 隐球菌性脑膜炎(cryptococcal meningitis)：是真菌性脑膜炎中最常见的类型。起病缓慢，有不同程度发热、阵发性头痛并逐渐加重、恶心、呕吐、眩晕。数周或数月后可出现颅内压增高的症状及脑神经受累的表现，常伴有眼底渗出物和视网膜渗出性改变。临床表现颇似结核性脑膜炎，但有间歇性自然缓解。如隐球菌肉芽肿局限于脑内某一部位，临床表现与脑脓肿或脑肿瘤相似。

2. 医技检查

(1) 病原体检查：①墨汁染色法：是迅速、简单、可靠的方法，根据受损部位的不同，取所需检查的新鲜标本，如脑脊液、痰液、病灶组织或渗液等，置于玻片上，加墨汁1滴，覆以盖玻片，在显微镜暗视野下找隐球菌，可见圆形菌体，外周有一围透明的肥厚荚膜，内有反光孢子，但无菌丝，反复多次查找阳性率高。脑脊液应离心后取沉渣涂片。②真菌培养：取标本少许置于沙氏培养基中，在室温或37℃培养3~4

天可见菌落长出。

(2) 血清学检查：由于患者血清中可测到的抗体不多，因此检测抗体阳性率不高，特异性不强，仅作为辅助检查。通常检测新型隐球菌抗原，乳胶凝集试验（latex agglutination，LA）用于检测血清、胸腔积液、脑脊液和支气管肺泡灌洗液标本中的隐球菌荚膜抗原，灵敏而特异，是早期诊断的主要方法，且有估计预后和疗效的作用。

(3) 组织病理学检查：通过 B 超或 CT 引导经皮肺穿刺，隐球菌感染阳性率可达 90% 以上。肺隐球菌病病灶一般位于肺野外带，支气管镜肺活检阳性率相对较小，不到 10%。

3. 诊断标准

(1) 确诊依据：除了病史、呼吸道症状和胸部影像学证据外，手术切除标本、各种有创性穿刺活检获取的组织、血液、胸腔积液和脑脊液的直接镜检或培养隐球菌阳性。

(2) 临床诊断依据：结合病史、呼吸道症状和胸部影像学证据，同时合格痰液或支气管肺泡灌洗液直接镜检或培养隐球菌阳性，或血液、胸腔积液标本隐球菌荚膜多糖体抗原阳性；或符合下述拟诊依据，且有临床抗隐球菌治疗效果确切者。

(3) 拟诊依据：有宿主危险因素和影像学表现，同时伴临床症状或不伴临床症状而无病原学支持者。

【鉴别诊断】

肺隐球菌病的临床表现复杂多样，缺乏特异性表现，常并发于中枢神经系统隐球菌病，亦可单独存在，或血行播散导致全身性隐球菌病。在临床极易与肺结核病、结核性脑膜炎相混淆，需认真鉴别。

【治疗】

治疗上可选用氟康唑、伊曲康唑或两性霉素 B。对免疫功能正常的无症状者，可临床观察随访或口服氟康唑，疗程 3~6 个月；有症状的患者疗程 6~12 个月，重症患者尤其是合并隐球菌脑膜炎者可联合两种抗真菌药物治疗，如两性霉素 B 联合 5- 氟胞嘧啶治疗。术前未经化疗而手术切除的肺隐球菌病，建议术后口服氟康唑 200~400mg/d，疗程 2~4 个月。

附:肺隐球菌病的诊治流程图

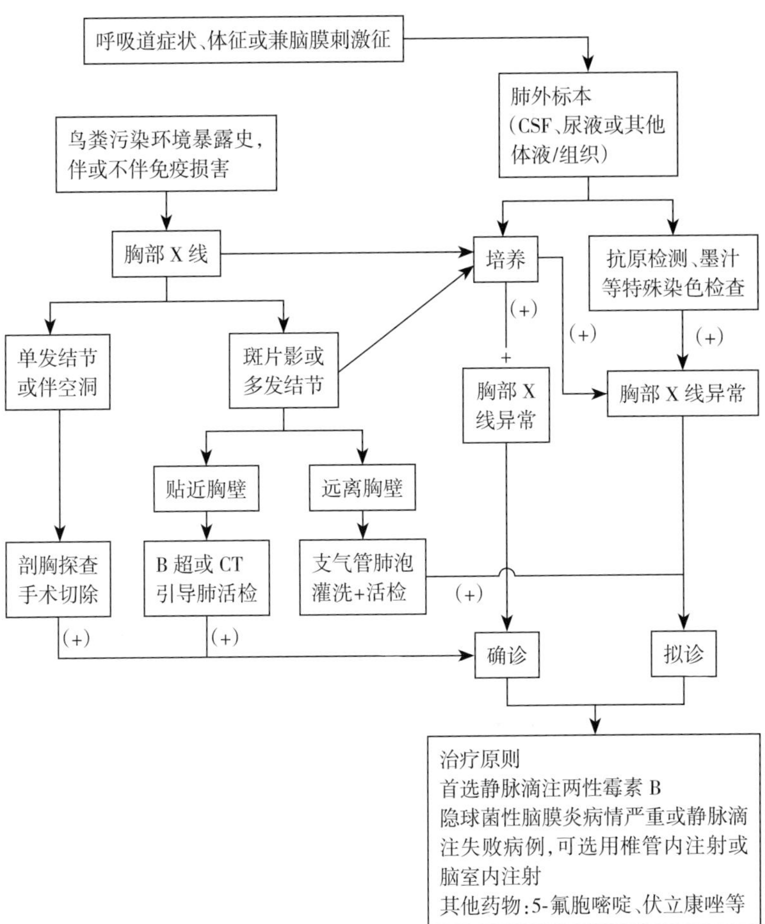

四、肺曲霉病

【概述】

曲霉病(aspergillosis)是由致病曲霉(aspergillus)所致的疾病。包括肺曲霉病、变态反应性曲霉病、全身性曲霉病。其中肺曲霉病最为常见,多发生在慢性肺部疾病基础上,如肺结核、支气管扩张等。

1. 病因 曲霉属丝状真菌,是一种常见的条件致病性真菌。曲霉广布自然界,存在于土壤、空气、植物、野生动物或家禽及飞鸟的皮毛中,也常见于农田、马棚、牛栏、谷仓等处。可寄生于正常人的皮肤和上呼吸道。过敏体质者吸入曲霉孢子可触发 IgE 介导的变态反应而引起支气管痉挛。引起人类疾病常见的有烟曲霉(aspergillus fumigatus)和黄曲霉(aspergillus flavus)。最常侵犯支气管和肺,亦可侵犯鼻窦、外耳道、眼和皮肤,或经血行播散至全身各器官。其基本病理特征是化脓和梗死。病变早期为弥漫性渗出性改变,晚期为坏死、化脓和肉芽肿形成。病灶内可找到大量菌丝,菌丝穿透血管可引起血管炎、血管周围炎及血栓形成等,血栓形成可致组织缺血、坏死。慢性肺部病变空洞者,曲霉菌可寄生囊腔和空洞内,菌丝、纤维蛋白及细胞残渣等形成球体,即曲霉球。

2. 发病机制 曲霉菌是继念珠菌后第二位的人类机会性真菌感染。肺曲霉菌主要经呼吸道吸入侵犯肺部,少数可直接侵犯皮肤、黏膜而感染。严重者可侵入血液循环播散,使其他组织和系统受累。曲菌孢子小,可进入小气道,正常人吸入可为一过性寄生或引起急性支气管炎,一般可自愈。在免疫低下患儿中,曲霉菌侵入呼吸道,形成具有侵袭力的菌丝,侵袭血管,形成血栓,引起急性化脓性肺炎,造成组织破坏。也可以作为抗原触发过敏体质者 IgE 介导的变态反应,从而引起支气管痉挛和嗜酸性粒细胞聚集,免疫复合物与补体结合,进一步导致炎症介质释放,使支气管破坏,大量炎性细胞浸润,支气管内充满坏死物质,形成肉芽肿病变、支气管黏液堵塞。近年来证明一些曲霉可致癌。

【诊断】

1. 临床诊断

(1) 侵袭性肺曲霉病(invasive pulmonary aspergillosis, IPA):IPA 是最常见的类型,肺组织破坏严重,治疗困难,病死率高。IPA 多为局限性肉芽肿或广泛化脓性肺炎,伴脓肿形成。病灶呈急性凝固性坏死,伴坏死性血管炎、血栓及霉栓,甚至累及胸膜。症状以干咳、胸痛常见,部分患儿有咯血,病变广泛时出现气急和呼吸困难,甚至呼吸衰竭。部分患者可有中枢神经系统感染,出现中枢神经系统的症状和体征。影像学表现为以胸膜为基底的多发的楔形、结节、肿块或空洞;典型的胸部 CT 表现早期为晕轮征(halo sign),即肺结节影(水肿或出血)周围环绕有低密度影(缺血),后期为新月体征(crescent sign)。

确诊有赖于组织培养(病变器官活检标本)及组织病理学检查,但临床实施困难。胸腔积液或血液曲霉菌培养阳性(注意结合临床排除标本污染)也有确诊价值,但阳性率不高。由于 IPA 进展快,病死率高,一旦临床高度怀疑,应尽早给予经验性或抢先治疗,因此 IPA 强调分级诊断。合格痰标本经直接镜检发现菌丝,曲霉菌培养 2 次阳性;或支气管肺泡灌洗液经直接镜检发现菌丝,曲霉菌培养阳性;或血液标本曲霉菌半乳甘露聚糖抗原(GM)ELISA 检测连续 2 次阳性,均有助于微生物学诊断。

(2) 侵袭性气管支气管曲霉病(invasive tracheobronchial aspergillosis,ITBA):ITBA 病变主要局限于大气道,支气管镜检查可见气道壁假膜、溃疡、结节等。常见症状为频繁咳嗽、胸痛、发热和咯血。本病需经支气管镜确诊。

(3) 慢性坏死性肺曲霉病(chronic necrotizing pulmonary aspergillosis,CNPA):CNPA 亦称半侵袭性(semi-invasive)肺曲霉病,曲霉直接侵袭肺实质,是一种亚急性或非血管侵袭性病变。患者表现为肺部空洞性病变,长期呼吸道症状和血清抗曲霉菌抗体阳性。未治疗患者一年生存率仅 50%。

(4) 肺曲霉球:常继发于支气管囊肿、支气管扩张、肺脓肿和肺结核空洞,系曲霉菌在慢性肺部疾病原有的空腔内繁殖、蓄积,与纤维蛋白、黏液及细胞碎屑凝聚成曲霉球。曲霉球一般不侵犯组织,但可发展成侵袭性肺曲霉病。可有慢性刺激性咳嗽,常反复咯血,甚至发生威胁生命的大咯血。胸部 X 线片或 CT 片显示在原有的慢性空洞内有一球形影,可随体位改变而在空腔内移动。

(5) 变应性支气管肺曲霉病(allergic bronchopulmonary aspergillosis,ABPA):过敏体质者吸入大量含有曲霉孢子的尘埃,引起过敏性鼻炎、支气管哮喘、支气管炎或变应性肺曲霉病等。吸入 5~6 小时后出现咳嗽、咳痰、喘息，可伴发热，大多数患者3~4天缓解，如再吸入又复发上述症状。痰中可检出大量嗜酸性粒细胞和菌丝，培养见烟熏色曲霉生长。血嗜酸性粒细胞增多（$>1.0\times10^9$/L），血清总IgE>1 000ng/ml。

2. 辅助检查

（1）病原体检查：取自患处的标本进行直接涂片或培养，涂片可见菌丝或曲霉孢子，培养见曲霉生长。曲霉菌是实验室常见的污染菌，必须反复涂片或培养，多次阳性且为同一菌种才有诊断价值。

（2）病理组织检查：取受损组织或淋巴结活体组织检查，可根据真菌形态确诊。尤其对播散性曲霉病，可及时作出诊断。

（3）血清学检测：G实验可用于念珠菌和曲霉感染的诊断，具有较高的敏感性和特异性。GM实验能区分侵袭性肺曲霉感染与白假丝酵母菌、毛霉菌等。

（4）影像学检查：在侵袭性肺曲霉病的早期（1~2周），CT表现为较有特征性的“晕轮征”（halo sign），即表现为围绕肿块周围的略低于肿块密度而又高于肺实质密度的带状区，常出现在胸膜下呈结节样实变影，其病理基础为曲霉侵犯血管所造成的病灶周围的出血和梗死。中晚期由于梗死肺组织收缩形成空洞，CT出现空腔阴影或“新月形空气征”（crescent air sign）。

【治疗策略】

侵袭性肺曲霉病、侵袭性气管支气管曲霉病和慢性坏死性肺曲霉病的治疗首选伏立康唑，首日剂量6mg/kg，随后4mg/kg，每12小时1次；病情好转后可转为口服，200mg每12小时1次。疗程至少6~12周。以往两性霉素B被视为治疗曲霉菌的金标准，由于新的抗真菌药的出现，目前已不作为首选，但其具有价廉、疗效好的优点。还可选用卡泊芬净和米卡芬净等棘白菌素类药物。

肺曲霉球的治疗主要是预防威胁生命的大咯血，如条件许可应行手术治疗。支气管动脉栓塞可用于大咯血的治疗。支气管内和脓腔内注入抗真菌药或口服伊曲康唑可能有效。

ABPA患者应避免变应原接触。治疗首选糖皮质激素，开始可用泼尼松0.5mg/(kg·d)，2周后继以0.25mg/(kg·d)，使用4~6周后根据病情试行减量。治疗时间依据疾病严重程度不同而有所差异,总疗程通常在 6 个月以上。抗真菌治疗可选用伊曲康唑 6~8mg/(kg·d),分 2 次口服,疗程 4~6 个月。伏立康唑和泊沙康唑也有效。可酌情使用重组人源化 IgE 单克隆抗体-奥马珠单抗(omalizumab)。

➤ 附:肺曲霉病的诊治流程图

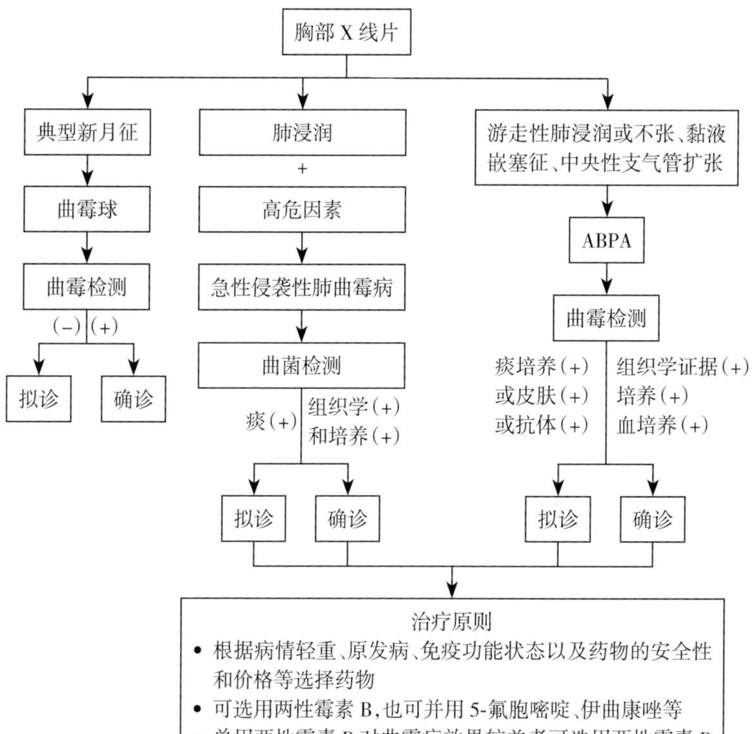

五、肺组织胞浆菌病

【概述】

肺组织胞浆菌病(pulmonary histoplasmosis)是由荚膜组织胞浆菌

(histoplasma capsulatum)引起的一种传染性很强的肺真菌病。该病主要流行于美洲、非洲及亚洲等地区,欧洲少见,我国内地非本病流行地区,但相关报道近期呈上升趋势。本病半数患者为儿童,以6个月~2岁发病率最高,且多为播散型。其临床表现无特异性,多无症状或呈自限性呼吸道感染。严重者可引起全身播散,主要累及单核-巨噬细胞系统。

1. 病因 荚膜组织胞浆菌是一种双相型真菌,在自然界中以菌丝形态存在,在人体组织中则以酵母菌形态出现,以出芽方式繁殖。本菌存在于被蝙蝠、鸡粪等污染的土壤中,在污染严重的地区可见组织胞浆菌病的区域性暴发和流行。本病可由呼吸道、皮肤黏膜、胃肠道等传入,侵入人体后视患者抵抗力而呈局限原发或播散感染。本菌所侵犯的各器官,病理改变基本一致。开始为中央部分增生,巨噬细胞内含有真菌,随后发生组织坏死,周围呈肉芽肿样变化,最后则愈合或纤维化。原发性接触性组织胞浆菌病呈非特异性炎性浸润,间或可见有巨细胞及坏死区。

2. 发病机制 人类感染的主要途径是经呼吸道吸入小分生孢子,分生孢子芽增殖成酵母菌,引起肺部感染,经血源播散到单核-巨噬细胞系统,可累及全身各脏器。免疫功能正常时,孢子吸入2~3周后,细胞介导的免疫能使病变局限,形成肉芽肿,不治自愈,临床上无症状。而免疫功能低下或感染菌量过大者荚膜组织胞浆菌可自肺部病灶经淋巴和血液播散到全身各脏器,引起广泛病变,愈合方式为钙化或纤维化。目前认为,Ⅱ型和Ⅳ型变态反应参与了肺组织胞浆菌病的发病。

【诊断】

1. 临床表现 一般分为3型,潜伏期9~14天。

(1) 急性肺组织胞浆菌病(acute pulmonary histoplasmosis):起病急,发热、寒战、咳嗽、胸痛、呼吸困难,肺部可闻及湿啰音,肝脾大,胸部X线检查可见弥漫性与多个浸润区,愈后再检查可见多个大小分布一致的钙化点,为本病特征。

(2) 慢性肺组织胞浆菌病(chronic pulmonary histoplasmosis):可由

肺部原发病灶蔓延而致，亦可为二重感染。病程长，肺部呈进行性、退化性病变。任何年龄均可发病，2 岁以下婴幼儿最多见，病死率高。临床表现与肺结核极为相似，发热、咳嗽、盗汗、乏力、体重下降。胸部 X 线检查可见肺实变，以单或双侧上肺多见，部分患儿肺尖形成空洞。病情进行性加重，最终导致肺纤维化和肺功能减退。

(3) 播散性组织胞浆菌病（disseminated histoplasmosis）：此型相对少见，多数患者免疫功能低下，1/3 发生于婴幼儿。起病急缓不一，全身症状明显，发热、寒战、咳嗽、呼吸困难、头痛、胸痛、腹痛、便血、肝脾及淋巴结肿大、低色素性贫血、白细胞减少、血小板减少等。

2. 辅助检查

(1) 病原体检查：痰、尿、血、骨髓和分泌物涂片或培养分离出组织胞浆菌，或病理切片发现酵母菌即可确诊。播散型患者外周血涂片瑞氏染色在中性粒细胞和单核细胞内见典型芽状的酵母型组织胞浆菌。

(2) 组织胞浆菌素皮试试验：皮试后 48~72 小时看结果，以红肿硬结≥5mm 为阳性。皮试阳性提示过去或现在有感染。

(3) 组织胞浆菌抗体检测：①补体结合试验：是临床诊断的主要依据，检测抗体敏感性高、特异性强，抗体滴度≥1∶8 或近期升高 4 倍以上为阳性；②酶联免疫吸附试验：简便易行，滴度≥1∶16 为阳性，免疫功能低下者可呈假阴性。

(4) 组织胞浆菌抗原（HAP）检测：从血清、尿液、脑脊液中可检出抗原，阳性提示活动性感染，可提供早期诊断依据。对免疫缺陷的患者更有诊断意义。

【鉴别诊断】

儿童患者临床表现、影像学等颇似结核病及血液病等，注意鉴别。

【治疗策略】

病情较轻者，一般不需要治疗，可选用氟康唑、伊曲康唑等。慢性型、播散型患者均需治疗，首选两性霉素 B，有效后改用伊曲康唑维持治疗。也可用两性霉素 B 全程治疗。氟康唑的作用机制和抗菌谱与酮康唑相似，体内抗真菌活性比酮康唑强，生物利用度高，口服吸收好，酮康唑对念珠菌病、曲霉病、组织胞浆菌病等疗效均显著，药物用法与副作用同前。

➢ 附:肺组织胞浆菌病的诊治流程图

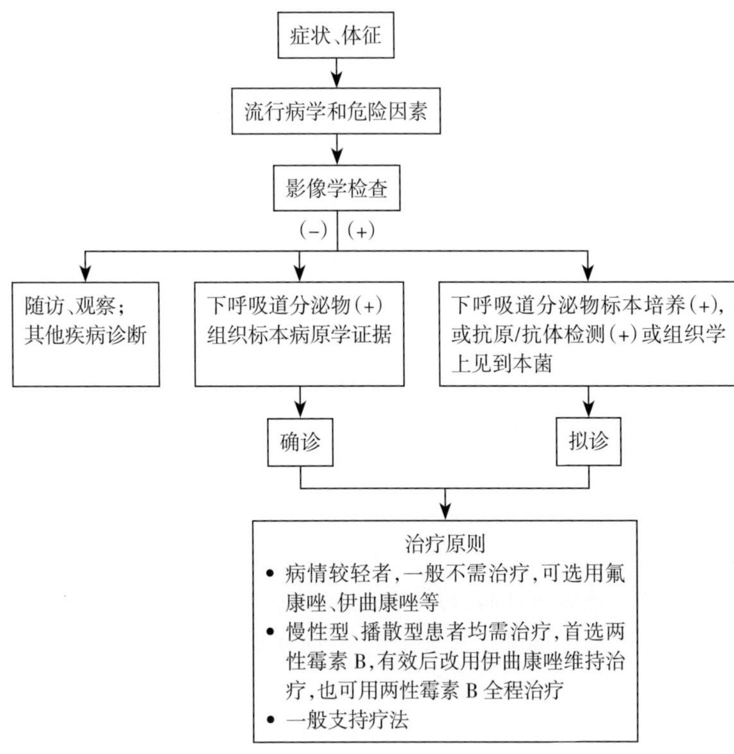

六、肺毛霉菌病

【概述】

肺毛霉菌病(pulmonary mucormycosis)是由毛霉菌目致病菌引起的肺感染性疾病。虽然少见,但发展迅速,死亡率高。临床上常见致病菌为根霉菌、毛霉菌。其中毛霉菌主要侵犯肺,根霉菌多累及鼻窦、眼、脑及消化道,并可血行播散至全身。肺毛霉菌病可为原发感染,也可继发于鼻窦病变或毛霉菌败血症。

1. 病因 毛霉菌广泛存在于自然界,多寄生于腐朽的草、木、含糖成分高的食物、水果和食草动物的粪便中。任何年龄均可患病，早产儿、免疫功能低下的新生儿及糖尿病患儿亦患此病。本病不由人传播给另一人，亦不能由动物传染给人。主要是真菌孢子经呼吸道进入人的肺和鼻窦而发病，亦可因吞入引起胃肠道感染。

其次是经皮肤途径，各种原因导致的皮肤创伤都会使其侵入皮肤而发病。其在培养基中大多生长快，在感染组织内一旦生长则十分迅速。浸润、血栓形成和坏死是其病理特征。镜下显示病变呈急性炎症过程，组织严重坏死、化脓，其中可见大量巨噬细胞及中性粒细胞和嗜酸性粒细胞浸润，间质纤维组织增生，毛细血管壁增厚。病变区域内包括坏死区、血管壁、血管腔和血栓内均可见大量菌丝，但是极少见到肉芽肿，是本病的特征性改变。

2. 发病机制 正常人体中，血浆能抑制根霉菌属的生长，中性粒细胞有杀伤霉菌菌丝的作用。当机体防御机制被破坏或削弱，病原菌可侵入体内。呼吸道是主要感染途径，也可通过皮肤和胃肠道感染。毛霉菌菌丝好侵犯血管形成栓塞而引起组织坏死，因此损伤穿透血管内皮细胞是毛霉菌致病的重要环节。而免疫力低下和糖尿病患者的巨噬细胞往往因功能降低而无法抑制被吞噬的孢子发芽。因此，白细胞严重减少和糖尿病是肺毛霉菌病很重要的诱因。研究发现当 pH 值控制到 7.4 时，毛霉菌的生长被抑制了。病原菌从鼻黏膜及黏膜下组织处生长繁殖，很快破坏组织引起鼻窦炎，眼球周围组织炎，也可直接侵入脑和脑膜，或肺。侵入肺脏的孢子可穿过支气管壁进入肺组织和血管，在组织内迅速生长。小动脉血管栓塞和肺实质的急性化脓性炎症，大量白细胞浸润，组织坏死。当毛霉菌侵犯血管时，可引起血栓。血栓形成原因可能为毛霉菌直接侵入血管壁，破坏了血管内膜的完整性，有利于血小板的黏附、聚集，霉菌丝和霉菌毒素又可增强对凝血系统的激活作用，促进了血栓的形成。或由于快速生长的霉菌本身堵塞小动脉，引起组织循环障碍。

【诊断】

1. 临床表现 临床表现为非特异性肺炎，常侵犯肺上叶。按病程长短分为急性、慢性两种类型。急性指症状在 30 天内出现，慢性指症状出现超过 30 天。临床上慢性肺毛霉菌病较少见(约为 18%)。基本临床表现多为发热(使用广谱抗菌药物无效)、咳嗽、咯血(可有大咯血)、伴或不伴胸痛。肺部可及啰音和胸膜摩擦音。起自鼻窦病变的患儿有鼻窦隐痛、鼻腔充血或血性分泌物。

2. 辅助检查

(1) 病原体检查:①直接镜检:患儿的痰、脓液、活检肺组织等做 KOH 涂片,镜下可见粗短不分隔的菌丝,菌丝的分支呈直角。HE 染色可清楚着色,而 PSA 染色不能。②真菌培养:需要大量葡萄糖和酸性培养基才能生长。痰培养是一种简易的初步诊断方法,但敏感性不高,相较之下,BALF 敏感性稍高。

(2) 组织病理检查:支气管或病灶分泌物、支气管肺泡灌洗液培养、肺组织活检找到毛霉菌可作诊断。组织切片发现血管壁内有粗短、分支而不分隔的毛霉菌丝存在最具诊断意义。

(3) 分子生物学技术:PCR 技术也被用于毛霉菌的诊断,但临床使用率不高。

(4) 影像学检查:在胸部 X 线片及胸部 CT 上可表现为渗出、楔形的实变、单侧或双侧结节样病变、孤立或多发肿块、空洞,形成“晕轮征(halo 征)”和注射造影剂后边缘增强征,或病灶与正常组织间形成新月征,胸腔积液较少见。若毛霉菌侵犯支气管,可出现声音嘶哑,胸部 X 线片上可表现为纵隔增宽,肺叶不张。

【鉴别诊断】

本病需与细菌性、病毒性、肺炎念珠菌或曲霉菌性肺部感染、肺脓肿、空洞型肺部肿瘤鉴别,有时临床与 X 线影像很难鉴别,需反复进行病原学鉴定。

【治疗】

目前唯一有效的治疗是两性霉素 B,或联合 5-FC 使用。对于病变局限的病灶,可以采用手术切除加药物治疗。

➢ 附:肺毛霉菌病的诊治流程图

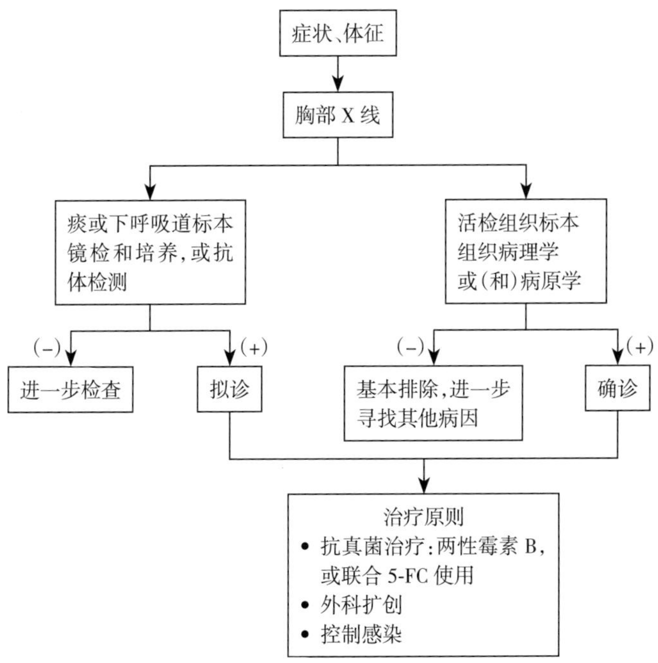

七、肺孢子菌肺炎

【概述】

肺孢子菌肺炎(Pneumocystis pneumonia),过去称为卡氏肺孢子(囊)虫肺炎,是免疫抑制患者尤其是器官移植患者最常见、最严重的机会感染性疾病,也是艾滋病患者死亡的主要原因。主要为早产儿、营养不良儿,年龄多在2~6个月之间,可在育婴机构内流行。起病常常隐匿,进展缓慢。病程一般持续3~8周,如不及时治疗,可死于呼吸衰竭,病死率为20%~50%。

1. 病因 肺孢子菌过去被认为是一种原虫,分子水平研究发现其RNA与真菌非常接近,目前已将其列为真菌。肉眼可见肺广泛受侵,质地及颜色如肝脏。肺泡内及细支气管内充满泡沫样坏死孢子菌体与免疫球蛋白的混合物。肺泡间隔有浆细胞及淋巴细胞浸润，致肺泡间隔增厚，达正常的5~20倍，占据整个肺容积的3/4。包囊开始位于肺泡间隔的巨噬细胞质内，其后含有包囊的肺泡细胞脱落，进入肺泡腔；或包囊内的子孢子增殖与成熟，包囊壁破裂后子孢子排出成为游离的滋养体进入肺泡腔。肺泡渗出物中有浆细胞、淋巴细胞及组织细胞。

2. 发病机制　肺孢子菌的不同株型具有宿主特异性，如主要寄生于人体内的是伊氏肺孢子菌，而以大鼠为中间宿主的则是卡氏肺孢子菌。肺孢子菌环境宿主尚不明确，在人类的传播途径也不十分明了，一般认为通过呼吸道飞沫感染。肺孢子菌肺炎的发生与免疫抑制程度有关，尤其与细胞介导的免疫受损有关。根据动物模型及临床观察证明，肺孢子菌肺炎发生与T淋巴细胞免疫功能低下关系密切，目前国外认为辅助性T细胞CD4计数≤200/μl时发生肺孢子菌肺炎危险甚大，但此标准不适用于小儿尤其1岁内婴儿。

【诊断】

1. 临床表现　肺孢子菌肺炎的症状和体征与病原体所导致的炎症反应轻重有关。临床类型有两种：①婴儿型：主要发生在1~6个月小婴儿，属间质性浆细胞肺炎，起病缓慢，主要症状为食欲缺乏、烦躁不安、咳嗽、呼吸促及发绀，而发热不显著。听诊时啰音不明显，1~2周内呼吸困难逐渐加重，可出现鼻翼扇动和青紫。肺部体征少与呼吸窘迫症状的严重程度不成比例为本病特点之一。若不治疗，病程可持续多日甚至数周，约25%~50%患儿死亡。②儿童型：主要发生于各种原因致免疫功能低下的小儿，起病急骤，与婴儿型不同处为几乎所有患儿均有发热。此外，常见症状为呼吸急促、咳嗽、发绀、三凹征、鼻翼扇动及腹泻。病程发展快，多数未经治疗即死亡。

2. 辅助检查

(1) 病原体检查：自痰液、支气管肺泡灌洗液和各种肺活检标本中借助特殊染色(姬姆萨、哥氏银染、甲苯胺蓝等)镜检寻找病原体。雾化吸入3%盐水诱导排痰是侵入性最小的获取标本方法，因需患儿合作，常用于5岁以上患儿，其阳性率约为20%~40%。经支气管镜行支气管肺泡灌洗和肺活检查找病原体为多数患者的首选方法，阳性率可达 75%~95%。对气管插管机械通气患者,可经气管插管注入无菌生理盐水灌洗。

(2) 组织病理检查:开胸肺活检可提供足够标本用于组织病理学检查,敏感性最高,但因有创伤而临床应用受限。

(3) 影像学检查:胸部 X 线检查可见双侧弥漫性颗粒状阴影,自肺门向周围伸展,呈毛玻璃样,伴支气管充气像,之后变成致密索条状,索条间有不规则片块状影。后期有持续的肺气肿,肺野外周更为明显。可伴纵隔气肿及气胸。肺部高分辨 CT 可见广泛毛玻璃状改变和囊泡状损害。

3. 诊断思路　由于缺乏特异性症状和体征,并且免疫缺陷患儿可同时合并其他病原(如巨细胞病毒、细菌等)感染,临床上肺孢子菌肺炎的诊断比较困难。确诊需要在肺实质或下呼吸道分泌物中证实肺孢子菌的存在。

【鉴别诊断】

本病需与细菌性肺炎、病毒性肺炎、真菌性肺炎、ARDS 及淋巴细胞性间质性肺炎(LIP)等相鉴别。其中 LIP 与本病因均易发生于艾滋病患儿尤难鉴别,但 LIP 多呈慢性过程,以咳嗽及肺内干啰音为主要表现。有全身淋巴结及唾液腺增大,可在肺活检标本中查出有关 EB 病毒感染的证据(EBV-DI、IAl)。

【治疗】

除了对症治疗和基础病治疗之外,主要是病原治疗。首选复方磺胺甲噁唑(TMP-SMZ),TMP 15~20mg/(kg·d)或 SMZ 75~100mg/(kg·d),分 3~4 次口服或静脉滴注,疗程 2~3 周;如对 TMP-SMZ 耐药或不耐受,也可选用氨苯砜、克林霉素+伯氨喹、甲氧苄啶+氨苯砜、阿托伐醌等。棘白菌素类抗真菌药如卡泊芬净等对 PCP 也有良好的疗效。此外,糖皮质激素可抑制 PCP 的炎症反应,降低病死率,对于 PaO_2<70mmHg 者,应尽早使用泼尼松 2mg/(kg·d),每日 2 次口服,连续 5 天,随后 1mg/(kg·d),连续 5 天,然后 0.5mg/(kg·d)直至停用。

【预防】

在下列情况下建议使用药物预防:

1. 免疫抑制患者已有 1 次肺孢子菌肺炎发作史。

2. 儿童发生严重细胞介导的免疫缺陷病如严重联合免疫缺陷综合征、器官移植受者和艾滋病患者。

3. 患淋巴组织增生性恶性肿瘤和其他类型恶性肿瘤需要化疗的患儿。

预防首选药物为 TMP-SMZ、TMP 和 SMZ。若不能耐受 TMP-SMZ,对>5 岁的患儿可考虑戊烷脒雾化吸入,<5 岁给予氨苯砜口服。但预防阶段的疗程应根据病情和临床需要而决定,并应随访和注意不良反应。预防治疗的持续时间无明确规定或到免疫缺陷消除为止。预防仅在用药期间有效,因此高危患者应坚持用药,但预防用药不能保证完全防止肺孢子菌肺炎的发生。

➤ **附:肺孢子菌肺炎的诊治流程图**

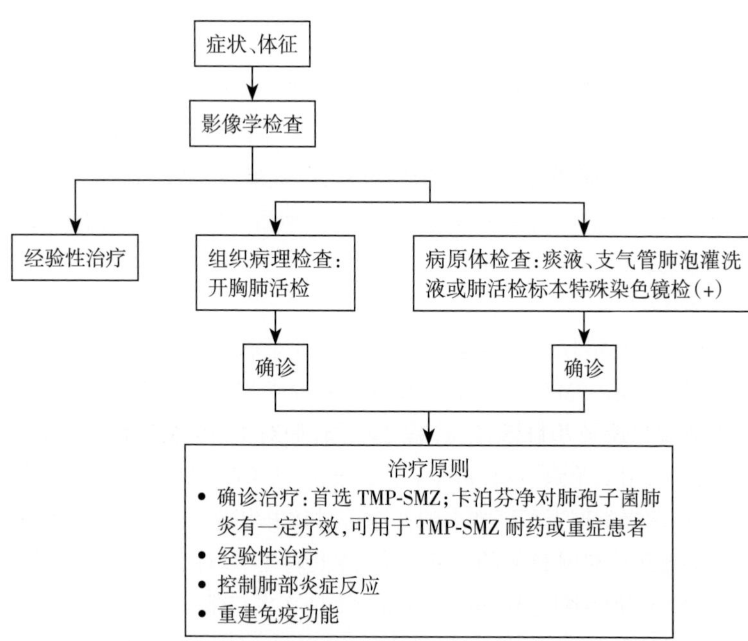

(李昌崇)

参考文献

1. 中华医学会儿科学分会呼吸学组,中华儿科杂志编辑委员会.儿童侵袭性肺部真菌感染诊治指南(2009版).中华儿科杂志,2009,47(2):96-98.
2. SMITH JA,KAUFFMAN CA. Pulmonary fungal infections. Respirology,2012,17(6):913-926.
3. 江载芳,申昆玲.诸福棠实用儿科学.8版.北京:人民卫生出版社,2015.
4. TOMA P,BERTAINAA,CASTAGNOLA E,et al. Fungal infections of the lung in children. Pediatr Radiol,2016,46(13):1856-1865.
5. Ullmann AJ,Aguado JM,Arikan-Akdagli S,et al. Diagnosis and management of Aspergillus diseases:executive summary of the 2017 ESCMID-ECMM-ERS guideline. Clin Microbiol Infect,2018,24:e1-e38.
6. HAGE CA,CARMONA EM,EPELBAUM O,et al. Microbiological Laboratory Testing in the Diagnosis of Fungal Infections in Pulmonary and Critical Care Practice. An Official American Thoracic Society Clinical Practice Guideline. Am J Respir Crit Care Med,2019,200(5):535-550.
7. 谷雷,文文,赖国祥.肺隐球菌病诊治进展.中华医学杂志,2020,100(04):317-318.

第八节 慢性肺炎

【概述】

慢性肺炎是儿科医生面临的较常见难题之一,《诸福棠实用儿科学》将慢性肺炎定义为病程超过3个月,包含以下表现形式:①发热、咳嗽、咳痰和肺部实变超过3个月,也称慢性化脓性肺疾病;②发热、咳嗽、咳痰反复,同时肺部实变此起彼伏,由于一个部位的肺部实变尚未完全消失时,另一部位又出现新的病变,视为连续慢性过程;③发热、咳嗽、咳痰控制(呼吸道症状不明显)但肺部阴影持续不能吸收。慢性肺炎若不加医学干预,患者可出现周期性的复发和恶化,发生支气管扩张、肺气肿、肺心病等,并逐渐进展为肺功能不全。因此,及时防治慢性肺炎非常重要。为了避免误诊，在临床上，当发热、咳嗽、咳痰和肺部实变超过 1 个月，虽然定义为迁延性肺炎，也应同慢性肺炎一样寻找原因，加以干预。

1. 病因 慢性肺炎的发生包括许多因素，常见的有：①营养不良、佝偻病、先天性心脏病患儿患肺炎时。②病毒感染引起的间质性肺炎，如腺病毒、麻疹合并腺病毒感染等；③某些位于支气管深部的异物，特别是缺乏刺激性而不产生初期急性发热的异物，可被忽视而长期存留在肺部，形成慢性肺炎；④反复发生的上感、支气管炎、鼻窦炎，胃食管反流、气管食管瘘等；⑤原发性和继发性免疫缺陷患儿；⑥原发或继发的气道上皮纤毛形态与功能异常，如先天性纤毛不动症等；⑦支气管肺发育异常、支气管扩张、囊性纤维化等；⑧重症肺炎后气道炎症及重塑引起的小气道病变，即闭塞性细支气管炎。

2. 病理生理 慢性肺炎的病变可侵及各级支气管、肺泡、间质组织和血管。由于肺部炎症持续存在，使支气管壁弹力纤维破坏，终因纤维化而致管腔狭窄。同时，由于分泌物堵塞管腔而发生肺不张，终致支气管扩张。由于支气管壁及肺泡间壁的破坏，空气经过淋巴管散布，进入组织间隙，可形成间质性肺气肿。局部血管及淋巴管也发生增生性炎症，使管壁增厚，管腔狭窄。

3. 发病机制 慢性肺炎的发生与患儿呼吸道防御功能、机体免疫功能下降及病原体的致病性有关。当患者呼吸道防御功能出现异常时，如先天性支气管狭窄、支气管软化、气管性支气管、支气管桥、支气管扩张、原发性纤毛运动障碍纤毛结构或功能障碍及囊性纤维性变时，患儿气道清除功能出现异常，呼吸道分泌物不易排出气道，容易引起肺部炎症。当肺部出现炎症时，气道分泌物增多，痰液及病原体不易从呼吸道排除而滞留在气道内，使炎症持续存在，引起慢性肺炎。另外，当患者机体免疫功能低下时，容易感染条件致病菌如不动杆菌属、阴沟杆菌、假单胞菌属、真菌等条件致病菌感染，由于这些细菌多重耐药，治疗困难，导致病情迁延。

【诊断】

1. 临床表现 慢性肺炎的特点是周期性的复发和恶化，呈波浪形经过。由于病变的时期、年龄和个体的不同,症状多种多样。在静止期体温正常,无明显体征,几乎没有咳嗽,但常常存在活动不耐受。在恶化期常伴有肺功能不全,出现发绀和呼吸困难,并由于肺活量和呼吸储备减少及屏气时间缩短等,引起过度通气的外呼吸功能障碍。恶化后好转很缓慢,经常咳痰,甚至出现面部水肿、发绀、胸廓变形和杵状指/趾。由于肺气肿、肺功能不全而引起肺循环阻力增高,肺动脉压力增高,右心负担加重,可发生肺源性心脏病。还可能有肝功能障碍。

不同病因引起的慢性肺炎其临床表现有所不同。支气管异物引起的慢性肺炎常表现为同一部位的慢性化脓性感染,可伴有肺气肿、肺不张。支气管扩张表现为长期咳嗽、咳脓痰,慢性化脓性肺部感染,肺部固定湿啰音,杵状指/趾。对于患慢性化脓性肺炎的儿童,应疑有支气管扩张。杵状指/趾的存在对支气管扩张有提示性,但病程短或较局限的支气管扩张可无杵状指/趾,易误诊。CT 检查在肺实变阴影内看到扩张的支气管征象可明确诊断。先天性肺发育异常如肺隔离症、肺囊肿等,这些畸形常在合并肺炎时发现,表现为肺炎治疗后,发热、咳嗽、咳痰等临床症状被控制,而肺部固定阴影不能完全吸收,或同一肺叶反复感染。原发性纤毛运动障碍纤毛结构功能障碍时,呼吸道黏液清除障碍,病原微生物潴留于呼吸道,导致感染迁延不愈或反复肺部感染。临床特点是痰多,可伴有喘息,由于整个呼吸道黏膜均受累,还表现为慢性化脓性鼻炎、鼻窦炎、慢性分泌性中耳炎。诊断依赖纤毛活检电镜观察。Kartagener 综合征患儿除上述表现外,还可有内脏错位、先天性心脏病、脑积水、食管闭锁等畸形。如果患儿有内脏转位、支气管扩张、鼻窦炎三联症,可临床诊断 Kartagener 综合征。囊性纤维化(CF)患儿肺部病变为主者,因气道黏液黏稠清除障碍,常引起反复咳嗽、咳脓痰,肺部感染迁延不愈,渐发生支气管扩张,病原学反复培养出铜绿假单胞菌、金黄色葡萄球菌等。除此以外,CF 还常常合并消化系统病变、鼻窦炎、营养不良等表现。免疫缺陷病患儿易发生真菌或其他条件致病细菌的感染,这些病原体感染常引起慢性化脓性肺炎,如曲霉菌、念珠菌、奴卡菌等感染。如果患儿既往或同时伴有皮肤、消化道等部位感染,更应高度怀疑免疫缺陷病,应进行免疫功能检测,包括 IgG、IgA、IgM、IgE 和 T 细胞亚类、IgG 亚类、补体水平和吞噬细胞功能等。闭塞性细支气管炎表现为活动不耐受、反复喘息、气促,感染后加重,肺功能小气道受损,影像学马赛克灌注征、树芽征、支气管扩张改变、透明肺等。

2. 辅助检查

(1) 影像学检查:胸部 X 线片:慢性肺炎均需要做胸部 X 线片检查,以观察肺部病变情况。胸部 X 线片可显示两肺炎症性变化。部分患者中下野及肺门区肺纹理可呈蜂窝状,出现小泡性肺气肿,随病变的发展还可发生支气管扩张、后期可出现右心室肥大及肺动脉段突出等肺源性心脏病的 X 线征象。胸部 CT 能检出常规胸部 X 线片分辨困难的病变,如大片实变影、肿块、结节、胸膜病变和包裹积液的性质和部位。气道重塑检查:怀疑支气管肺发育异常如支气管桥、支气管狭窄,支气管肺发育不良以及气管异物等,可以做气道重塑检查。对血管畸形引起的气道狭窄如双主动脉弓、右位主动脉弓、肺动脉吊带等,64 排螺旋 CT 可以明确诊断。磁共振成像(MRI)对软组织有很高分辨率,肺部或胸膜有团块状影时,可以做该项检查。

(2) 病原学检查:准确的病原学诊断对慢性肺炎来讲比治疗更重要。病原学检查包括痰培养、血培养、病原体抗体检查及 PCR 检查,必要时行肺泡灌洗液高通量病原测序。血或肺泡灌洗液 G/GM 试验对辅助诊断真菌感染有临床意义。由于呼吸道标本无法做到无菌,因此,除呼吸道标本外,应常规做血培养。另外,呼吸道分泌物细菌学培养不仅存在假阴性,更存在假阳性问题,判断结果时,还要参考细菌浓度,尤需重视半定量培养。呼吸道分泌物中分离到的表皮葡菌、微球菌、肠球菌、念珠菌和厌氧菌的临床意义不明确,要注意分析,必要时可以经支气管镜气道防污染采标本技术。不动杆菌,金黄色葡萄球菌、铜绿假单胞菌、肠杆菌、单胞菌,军团菌,真菌、腺病毒、麻疹病毒和结核分枝杆菌是引起慢性肺炎的重要病原体,要重视这些特殊病原体的检查。

(3) 支气管镜检查术:如同一部位反复肺炎、伴肺气肿、肺不张或肺部病变持续存在，要行支气管镜检查术，以观察是否存在支气管异物、痰液栓塞、支气管内膜炎等病变。还可进行局部灌洗，取得灌洗液作涂片革兰氏染色或细菌培养及高通量测序，对协助诊断及治疗均有帮助。通过支气管黏膜活检可有助于纤毛功能障碍的诊断。

(4) 其他

1) 免疫功能检查：慢性肺炎患者常常存在免疫功能缺陷，要进行免疫功能检查，包括细胞免疫和体液免疫。另外，要重视一些少见的引起慢性肺炎的免疫缺陷病如慢性肉芽肿病、r-IFN 受体缺陷病等，必要时做基因测定。

2) 纤毛功能测定：可以做糖精试验、纤毛活检电镜检查。

3) 汗液氯化钠实验：当患儿有慢性化脓性肺炎，同时伴有外分泌腺尤其是胰腺功能障碍、肝硬化时，应考虑囊性纤维化，汗液检查氯化钠含量高于正常对照可诊断，基因检测可确诊。

4) 对慢性吸入吞咽功能障碍患儿或怀疑有慢性误吸引起的肺炎，可以做食管钡餐检查，或进行胃食管 pH 值监测，可以明确诊断。

5) 肺活检：对于不明原因的慢性肺病，尤其是间质性肺病的诊断有重要意义。

3. 诊断 慢性肺炎患者常常有基础疾病或促成因素，患者病史长，详细询问病史对诊断及治疗有很大的帮助。如患儿反复同一部位肺炎，要考虑是否局部气道功能有问题，如深部支气管异物、支气管扩张、先天性支气管-肺发育异常、支气管黏膜结核等，可进行 CT、气道重塑检查，必要时可行支气管镜检查。如是多部位肺炎，要注意真菌感染、结核病、免疫功能缺陷等。如慢性肺炎伴痰多，时有喘息，有慢性化脓性鼻炎、鼻窦炎、慢性分泌性中耳炎等，要注意有纤毛功能障碍，可进行糖精试验以评估鼻黏膜黏液纤毛传输系统功能或进行纤毛活检电镜观察等，本病用基因检查可以明确诊断。若慢性肺炎治疗后，发热、咳嗽、咳痰等临床症状被控制，而肺部固定阴影不能完全吸收，注意先天性肺发育异常如肺隔离症、肺囊肿等。患儿除慢性肺炎外，有全身多部位的反复化脓性感染，多为葡萄球菌、大肠埃希氏菌、沙门菌属、白念珠菌、放线菌等，要注意慢性肉芽肿病。

【鉴别诊断】

1. 肺结核 慢性肺炎要特别注意与结核病鉴别。反复发生上、下呼吸道感染或传染病后肺部感染迁延不愈时,要注意排除肺结核。追问结核病接触史、结核菌素试验和X线检查,肺门及气管旁淋巴结肿大,可协助诊断。

2. 机化性肺炎伴闭塞性细支气管炎 胸部X线片或CT可表现为双肺多发斑片浸润影,也可表现为肺外周实变影,或孤立性肺部阴影,实变区内有支气管充气影,易误诊为慢性肺炎。本病一般为干咳无痰,高热不明显,听诊肺部有Velero啰音,肺功能呈轻~中度限制性通气功能障碍,肺部影像学变化随时间变化不大。肺活检是诊断的金标准。

3. 慢性嗜酸细胞性肺炎 表现为长期发热、咳嗽,肺部外周实变影。但患儿外周血及痰中可有嗜酸性粒细胞升高,无嗜酸性粒细胞升高者易误诊为感染性肺炎,必要时肺活检鉴别。

4. 亚急性或慢性过敏性肺泡炎 本病因反复少量或持续吸入抗原引起。起病隐匿,表现为长期发热、咳嗽,与感染性肺炎相似,但肺部CT表现为网状或网结节阴影,常伴有呼吸困难,肺功能多呈限制性通气功能障碍,一些因素可影响肺炎的吸收消散,如有菌血症、多叶病变时,肺炎吸收缓慢。特异性过敏原检查阳性或吸入特异性过敏原后,临床症状及检查阳性结果再现可明确诊断。

5. 肺肿瘤 如恶性淋巴瘤,可表现为迁延性甚至慢性肺部浸润,但常伴有肝脾大或肾脏损害。

6. 一些病原体肺炎 如军团菌、支原体肺炎,部分病变吸收很缓慢。如果有病原学依据,经治疗后症状消失,浸润阴影逐渐吸收,无上述机体因素等原因,可考虑为不易吸收消散的肺炎,进一步动态观察。

【治疗】

对本症的治疗需坚持长期综合措施。

1. 一般处理 包括室内宜通风换气,保持空气新鲜。如有低氧血症,给予氧疗。注意休息,加强护理,积极预防呼吸道感染。供给富有营养及维生素的饮食。

2. 去除病灶 积极治疗营养不良及佝偻病。治疗鼻窦炎、支气管扩张,增强免疫支持治疗。

3. 抗菌药物 要正确合理地使用抗菌药物。可根据痰培养及药物敏感实验的结果选择合适的抗菌药物。在细菌未分离出以前,可按经验选用抗菌药物。慢性肺炎病程长,病原菌以院内获得性肺炎为主,多为革兰氏阴性菌,如铜绿假单胞菌、阴沟杆菌、克雷伯菌、大肠埃希氏菌、变形杆菌等,球菌中耐药金黄色葡萄球菌、表皮葡萄球菌及肠球菌也不少见。另外,慢性肺炎常常是混合感染,在治疗时应考虑广谱及联合用药。多种抗菌药物不敏感时要考虑非细菌感染,如真菌、病毒等。

对于支气管扩张症患者可以应用小剂量大环内酯类药物。近年来研究显示小剂量大环内酯类抗生素可抑制气道上皮黏蛋白的产生,抑制中性粒细胞在气道黏膜的聚积以及气道上皮的黏液分泌,抑制生物被膜形成。有研究显示支气管扩张患者连续应用12个月小剂量红霉素,可显著减少肺部症状加重。

4. 雾化 对于慢性肺炎患儿,雾化治疗有利于扩张气道、排痰、促进病灶吸收,布地奈德、特布他林、爱全乐三联雾化治疗用于闭塞性细支气管炎、哮喘并感染患儿。痰液黏稠者可给予N-乙酰半胱氨酸吸入治疗,有利于稀释痰液。囊性纤维化患儿因存在离子转运障碍,临床可使用高渗盐水雾化,且由于患儿长期有铜绿假单胞菌在呼吸道定植,临床有使用妥布霉素雾化,对清除病菌有一定作用。

5. 其他 激素可以促进某些原因引起的慢性肺炎病灶吸收,抑制增生,但长期大剂量应用则抑制免疫功能,故应酌情权衡利弊使用。有免疫缺陷的患儿可采用免疫促进疗法,根据具体情况分别选用人血丙种球蛋白、转移因子、胸腺素或中药治疗,必要时可采用骨髓移植以重建免疫功能。对于痰多、痰液堵塞或局部湿啰音反复不消的患儿,可以经支气管镜进行肺部灌洗并进行病原学检查。

【预防】

儿童慢性肺炎的预后大多与基础疾病有关,去除基础疾病后,多数慢性肺炎可以痊愈。因此，积极寻找、治疗基础疾病，增强体质非常重要。婴幼儿时期要加强锻炼、注意营养均衡。预防麻疹、百日咳、流感和腺病毒感染，有免疫缺陷的患儿给予免疫支持疗法。急性肺炎病理的恢复比临床恢复晚。因此，在重症肺炎的恢复期应进行理疗和体操，并于出院后随访和继续治疗，直至彻底痊愈为止。对慢性鼻窦炎及反复发生的支气管炎，也应积极防治。

➤ 附：慢性肺炎诊断流程图

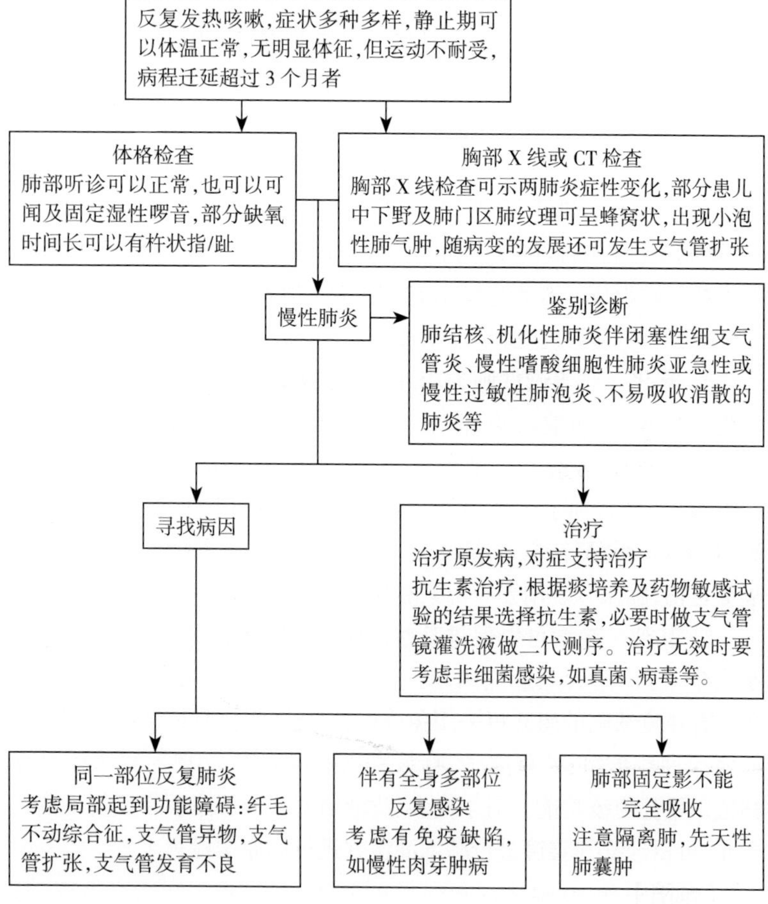

（赵德育 顾海燕）

参考文献

1. SERISIER DJ, MARTIN ML, MCGUCKIN MA, et al. Effect of long-term, low-dose erythromycin on pulmonary exacerbations among patients with non-cystic fibrosis bronchiectasis: the BLESS randomized controlled trial. JAMA, 2013, 309(12): 1260-1267.
2. 赵顺英. 慢性肺炎. 中国实用儿科杂志, 2007, 4(22): 246-247.
3. 吴会芳, 张景丽, 刘晓娟, 等. 纤维支气管镜检查行支气管肺泡灌洗术在儿童慢性肺炎中的诊断与应用价值. 河北医科大学学报, 2021, 42(01): 54-59.
4. LEYENAAR JK, LAGU T, SHIEH M, et al. Management and Outcomes of Pneumonia Among Children With Complex Chronic Conditions. Pediatric Infectious Disease Journal, 2014, 33(9): 907-911.
5. 黄华萍, 刘峰, 陈明净, 等. N-乙酰半胱氨酸治疗慢性肺炎的临床研究. 中华肺部疾病杂志(电子版), 2017, 10(3): 267-270.

第九节 机会感染性肺炎

【概述】

机会感染性肺炎(oppotunistic pulmonary infection)是指由机会病原体(oppotunistic pathogen)引起的肺部感染性炎症。这些病原体通常寄居在呼吸道或环境中,毒力较弱,一般情况下不引起疾病。但在机体固有免疫或获得性免疫功能下降时可导致疾病的发生,又称为条件致病菌。机会感染性肺炎是严重免疫受损患者如血液恶性肿瘤、再生障碍性贫血、HIV 感染、实体器官或干细胞移植及接受化学治疗或生物疗法患者死亡的主要原因。

【病因】

(1) 机会感染的条件:呼吸道防御系统非常复杂,包括解剖机械屏障、体液免疫、吞噬活性和细胞介导免疫等。全身免疫功能受损、呼吸道局部防御能力下降及呼吸道局部菌群紊乱均可能导致机会感染。

1）免疫功能缺陷或低下：儿童时期、尤其是新生儿与早产儿固有免疫或获得性免疫功能不成熟，如皮肤黏膜屏障功能差、吞噬细胞功能低下、免疫球蛋白与补体水平较低等，易发生机会病原体感染。原发性免疫缺陷病包括以抗体为主的免疫缺陷、联合免疫缺陷、吞噬细胞数量和或功能缺陷、固有免疫缺陷等均容易在儿童期发病，常以反复呼吸道感染为主要表现，尤其是一些相对少见、正常情况不致病的机会病原体感染。各种疾病尤其是严重感染如 HIV 感染、巨细胞病毒（CMV）感染、恶性肿瘤、代谢性疾病及营养不良等可导致继发性免疫功能低下。而一些医源性因素，如长期大剂量使用糖皮质激素、免疫抑制剂、放射性损伤等可损害固有免疫及细胞免疫与体液免疫功能，导致机会感染的发生。

2）呼吸道防御能力下降：黏液纤毛功能是下气道清除颗粒物质与微生物的主要方式，而先天性纤毛功能低下或继发性损害均可能导致纤毛黏液功能障碍，易发生机会性肺部感染。气道结构先天或后天异常如支气管扩张、肺囊肿、肺空洞等慢性肺部疾病也可能为下气道细菌等微生物定植创造条件，气道切开、人工呼吸机的应用则可能损害气道黏膜继而影响其防御功能，成为机会感染性肺炎发生的促发因素。

3）呼吸道菌群紊乱：呼吸道正常菌群通过相互之间的制约，干扰或阻止外来微生物定植，维持呼吸道微生态平衡，构成抵抗致病微生物的重要屏障。但广谱抗菌药物的长期使用则可杀灭敏感细菌，而耐药菌、真菌等趁机大量增殖，造成微生态平衡的破坏，称之为菌群失调。因而菌群失调也是机会感染性肺炎的重要原因之一。

（2）机会感染的病原体：机会病原体多数是正常菌群，毒力很低或无毒力，侵袭性很弱。大多长期寄居于呼吸道等特定部位，对健康人几无致病性。细菌中以大肠埃希氏菌、葡萄球菌、铜绿假单胞菌、流感嗜血杆菌、肺炎克雷伯菌、变形杆菌、非典型分枝杆菌、李斯特菌及厌氧菌为主。除细菌外，其他病原也不少见，病毒中以水痘-带状疱疹病毒、单纯疱疹病毒、CMV 最常见；真菌中以白念珠菌和隐球菌为主；

寄生虫中以弓形虫、隐孢子虫、肺孢子菌为多。

常规细菌病原体也可引起，主要危险因素是中性粒细胞减少症、抗体缺陷和高剂量激素治疗，与普通肺炎相比，这些病原更加多样化，并且更可能对一线抗生素产生耐药性，包括革兰氏阳性菌(肺炎链球菌、金黄色葡萄球菌)和革兰氏阴性菌(如铜绿假单胞菌、变形杆菌、埃希氏菌、其他肠道病原体)及潜伏结核感染的活化。

曲霉菌在大自然中普遍存在并被人类持续吸入，但通常只在吞噬细胞功能严重受损情况下发生感染，如长期严重中性粒细胞减少(造血细胞移植后或再生障碍性贫血)、服用高剂量糖皮质激素、血液恶性肿瘤或慢性肉芽肿性疾病患儿。

CMV 是 T 细胞免疫受损如移植患儿肺部感染的主要病原。肺孢子菌肺炎由肺孢子菌(*Pneumocystis carinii*，现称为 *Pneumocystis jirovenii*)引起，是 AIDS 最常见的感染并发症，尤其在 CD4 计数<200 个细胞/mm^3 情况下。在美国，肺孢子菌肺炎是 AIDS 患儿中最常见的机会感染，约占 37%，其次为细菌性感染(20%)，念珠菌病(食管和肺)(19%)和 CMV 感染(10%)。在其他 T 细胞介导免疫缺陷、长期服用高剂量糖皮质激素、应用钙调神经磷酸酶抑制剂(calcineurin inhibitors)的非 AIDS 患者中肺孢子菌肺炎也很重要，CD4 计数<200 个细胞/mm^3 是一个很重要的高危因素。此外，在 T 细胞功能抑制继发 CMV 感染患儿中肺孢子菌肺炎的风险亦增加。

免疫缺陷的类型和程度决定了潜在机会感染病原体的种类。不同的机体状态，易感染的机会病原体不同。

(1) 恶性肿瘤：见于急性与慢性白血病、霍奇金氏病、淋巴肉瘤等。此类患儿的细菌感染以金黄色葡萄球菌、铜绿假单胞菌、肺炎克雷伯菌、奴卡氏菌、分枝杆菌为主；其他易感病原包括白念珠菌、隐球菌、曲霉菌或白霉菌、巨细胞病毒、弓形虫、肺孢子菌等。

(2) 免疫缺陷病：T 细胞免疫缺陷者以疱疹类病毒、呼吸道病毒、肺孢子菌、组织胞浆菌、隐球菌、寄生虫、分枝杆菌、奴卡菌、军团菌感染为主；B 细胞介导免疫/抗体缺陷以含荚膜细菌(如肺炎链球菌、流感嗜血杆菌)和疱疹病毒感染最为常见；补体缺陷和无脾症患者感染肺炎链球菌、流感嗜血杆菌和金黄色葡萄球菌为主；中性粒细胞缺陷（中性粒细胞减少、趋化障碍、吞噬功能缺陷）者以葡萄球菌、链球菌、奴卡菌、革兰氏阴性杆菌、曲霉菌、毛霉菌、念珠菌感染多见。AIDS 患者机会性细菌感染以铜绿假单胞菌、奴卡氏菌、肺炎克雷伯菌、大肠埃希氏菌、葡萄球菌为主，其他如结核分枝杆菌、非典型分枝杆菌、流感嗜血杆菌等，同时应特别关注肺孢子菌、CMV、EB 病毒、疱疹病毒、念珠菌、隐球菌、曲霉菌等。

（3）药物治疗的影响：长期广谱抗生素的应用易导致金黄色葡萄球菌、铜绿假单胞菌、肺炎克雷伯菌及念珠菌感染；糖皮质激素的长期使用则可诱发金黄色葡萄球菌、分枝杆菌及念珠菌、隐球菌和 CMV 感染；细胞毒药物的应用易诱发大肠埃希氏菌、肺炎克雷伯菌、沙雷氏菌、铜绿假单胞菌、CMV、疱疹病毒、风疹病毒、EB 病毒及肺孢子菌、弓形虫感染。最近发现，酪氨酸激酶抑制剂治疗是侵袭性曲霉菌病发病的危险因素，以烟曲霉最为常见。某些生物制剂的应用可能与特异性免疫缺陷有关，并增加机会性肺部感染的风险，如 α-肿瘤坏死因子抑制剂和分枝杆菌病、地方性真菌和嗜肺军团菌风险有关；抗 CD20 药物和分枝杆菌病、CMV 肺炎和肺孢子菌感染有关。

（4）慢性肺部疾患：支气管扩张、肺囊肿或空洞者易发生肺炎链球菌、铜绿假单胞菌、变形杆菌、金黄色葡萄球菌、流感嗜血杆菌感染。患有囊性纤维化的幼儿经常感染金黄色葡萄球菌、铜绿假单胞菌和流感嗜血杆菌（尤其是未分型菌株）。在疾病的后期，可发生多重耐药革兰氏阴性菌，如洋葱伯克霍尔德菌、嗜麦芽窄食单胞菌和木糖氧化酶无色杆菌、念珠菌、曲霉菌和非结核分枝杆菌感染。

（5）气管切开或人工呼吸器的影响：此类患儿易发生铜绿假单胞菌及其他革兰氏阴性菌、金黄色葡萄球菌、隐球菌等条件致病菌感染。

【诊断】

1. 临床表现　机会感染性肺炎的临床表现无特异性，如发热、咳嗽、呼吸困难、肺部啰音等。但与其他肺炎相比，病程常更为迁延，病情更严重，治疗效果较差，预后不良。各种病原体引起的机会感染性肺炎临床过程各异，取决于机会病原体种类与机体免疫功能。

2. 辅助检查

(1) 肺部影像学：根据肺部影像学检查，肺炎的诊断并不困难。免疫受损者肺部病灶的形态可能有助于病原学判断。如弥漫性间质或实质受累见于肺孢子菌、CMV、新型隐球菌、曲霉菌、念珠菌、呼吸道合胞病毒、水痘-带状疱疹病毒、腺病毒及组织胞浆菌等感染；大叶性或支气管肺炎常见于细菌感染（如肺炎链球菌、流感嗜血杆菌、金黄色葡萄球菌、革兰氏阴性菌）、奴卡菌、新型隐球菌、曲霉菌、白霉菌、结核分枝杆菌、嗜肺军团菌、腺病毒等感染；结节、空腔或肺脓肿常见于细菌感染（如金黄色葡萄球菌、厌氧菌、革兰氏阴性菌）、新型隐球菌、奴卡菌、曲霉菌、嗜肺军团菌、肺孢子菌、结核分枝杆菌等感染。

(2) 病原学检查

1) 涂片培养：通过高渗盐水诱导痰检查常用于 AIDS 病合并肺孢子菌肺炎患者的病原学诊断。年幼儿童可通过抽取胃液检查病原，尤其适用于非上呼吸道定植菌如结核分枝杆菌的查找。可曲式支气管镜下肺泡灌洗是诊断机会感染性肺炎病原学最有效的手段之一，通过肺泡灌洗液涂片培养或借助分子生物学方法常可取得较高的病原学诊断率，并有助于鉴别诊断。开胸肺活检是诊断与鉴别诊断的金标准，临床价值较高，有研究对儿童免疫受损者进行开胸肺活检，特异诊断率为 36%~94%。但考虑到手术损伤，对病原不明、疗效不佳的患者应先进行可曲式支气管镜及肺泡灌洗检查。细菌或真菌性肺炎可疑者应进行血细菌培养或真菌培养。但病毒或肺炎支原体培养不易在临床开展，因营养要求高、培养时间长。

2) 抗原与抗体检测：已有商品化试剂盒用于测定血清、尿或胸腔积液中的肺炎链球菌、流感嗜血杆菌、B 组链球菌、嗜肺军团菌等细菌的抗原。直接或间接免疫荧光法常用于测定呼吸道标本中的呼吸道病毒如呼吸道合胞病毒、腺病毒等。亦可通过测定血清特异性抗体（IgG 或 IgM）诊断肺炎支原体、病毒、军团菌等，但免疫受损者常抗体反应不佳，易出现假阴性。

3) 分子生物学检查：应用基因探针、聚合酶链反应等对呼吸道标本包括肺泡灌洗液中的肺炎支原体、结核分枝杆菌、军团菌、CMV、肺孢子菌等病原进行检查，常有较高的敏感性与特异性。尤其是荧光定量实时PCR技术的应用显著提高了敏感性与特异性，应用前景广阔。近年来二代测序(next-generation sequencing，NGS)技术广泛应用于临床，不需要培养过程，且无需对病原体进行假设，速度快且准确性高。NGS的超高通量特性，可以一次得到来自标本的全部核酸序列，然后与大型核酸序列库中的上万种微生物进行同源性比对。一旦发现病原体的基因组序列，即可实现病原溯源、耐药性和毒力等多种分析，具有很高的实用价值。

3. 诊断 对不明原因慢性或迁延性肺部感染、常规治疗无效，并存在以上诱发因素者应考虑到机会感染性肺炎的可能。结合病史、辅助检查诊断并不困难。计算机断层扫描(CT)比胸部X线片更敏感，可以确定肺部受累的主要类型；当结合患儿的免疫状态时，有助于识别最可能的病原。可曲式支气管镜下肺泡灌洗和二代测序技术在其病原学诊断中具有重要的应用价值。

【治疗】

由于机会病原体大多耐药，因而一旦发生机会感染性肺炎常不易治疗。应尽可能明确病原并根据药敏结果采取目标治疗，不明原因及初期经验治疗者应兼顾革兰氏阳性菌和革兰氏阴性菌。必要时给予经验性抗真菌、抗病毒治疗。足够的疗程很重要，如针对有免疫缺陷和中枢神经系统受累的奴卡菌肺炎，治疗持续时间可能需要长达12个月。原发病的治疗同样十分重要，可根据病情适当应用丙种球蛋白、输血或血浆等以增加抵抗力。

【预防】

机会感染性肺炎的预防关键是去除机会病原体感染的条件。因而应加强新生儿尤其是早产儿的护理保健；合理喂养，减少营养性疾病的发生；合理使用抗菌药物与激素；尽量避免不必要的侵袭性操作；及时控制各种原发病如血液系统恶性肿瘤、代谢性疾病、HIV等感染。研究显示，抗反转录病毒治疗的开展与普及显著降低了AIDS患儿机会菌感染的发病率。

附：机会感染性肺炎的诊治流程图

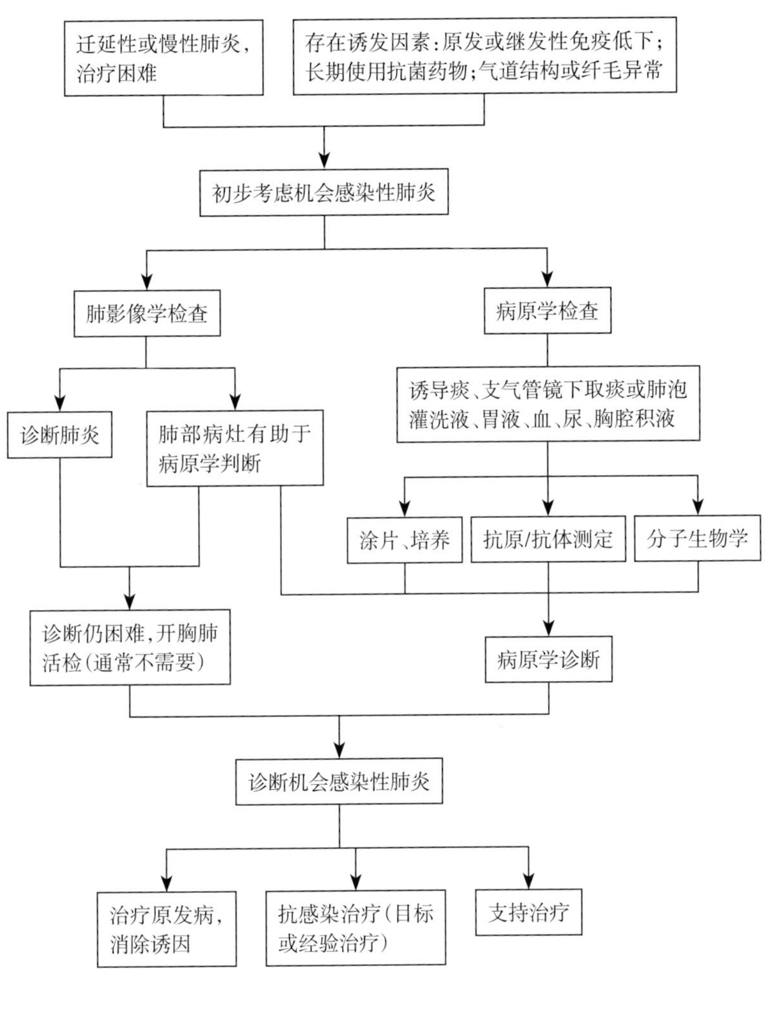

（陈志敏）

参考文献

1. JOSE RJ, PERISELNERIS JN, BROWN JS. Opportunistic bacterial, viral and

fungal infections of the lung. Medicine(Abingdon),2020,48(6):366-372.

2. NESHEIM SR,BALAJI A,HU X,et al. Opportunistic illnesses in children with HIV infection in the United States,1997-2016. Pediatr Infect Dis J,2021,40(7):645-648.

3. 王天有,申昆玲,沈颖,主编. 诸福棠实用儿科学.9 版. 北京:人民卫生出版社,2022.

第十节　肺炎常见并发症

一、肺不张

【概述】

肺不张是许多肺部疾病共同存在的一种病理生理状态,其基本概念是指多种原因诱发的一个或多个肺段或肺叶的容量或含气量减少,导致肺组织塌陷、体积缩小。影像学表现为受累肺段或肺叶透光度降低,邻近结构(支气管、肺血管、肺间质)向该区域聚集,有时可见肺泡腔实变或其他肺组织代偿性气肿。

肺不张可分为先天性及获得性两种类型。先天性肺不张是指婴儿出生时肺泡内无气体充盈,临床上有严重呼吸困难与发绀,患儿多在出生后死于严重缺氧。获得性肺不张是指不同病因导致已经充气的肺组织失去原有的气体(deaeration),肺泡内无气体填充的状态,严格意义上应被称作肺萎陷(pulmonary collapse)。另一个相关概念是肺膨胀不全,其实质是肺组织不完全萎陷,属于肺不张的一种类型。

按发生机制可将导致肺不张的病因分为 5 种类型:①支气管腔内阻塞:外源性异物吸入、感染或炎症性疾病导致支气管管腔内黏稠分泌物堵塞或支气管管腔狭窄。②支气管腔外压迫:常见病因包括:a. 胸廓运动障碍,多由脑性瘫痪、多发性神经根炎、重症肌无力等引起;b. 膈肌运动障碍,可见于大量腹水致腹腔内压力增高或膈神经麻痹;c. 肺膨胀受限,因胸腔内负压减低或压力增高所致,见于胸腔积液/积气、脓胸、血胸、乳糜胸、气胸、膈疝、肿瘤及心脏增大等;d. 外力压迫，见于淋巴结、肿瘤、囊肿、心脏腔室长大及大血管走行异常等。③表面张力降低或消失：常见病因包括早产儿肺发育不成熟、感染特别是病毒肺炎致表面活性物质生成减少、创伤或休克等诱发过度换气引起表面活性物质消耗增加、吸入毒气或肺水肿等导致表面活性物质变性。④通气功能降低：多种原因如肥胖可导致呼吸表浅，引起通气功能降低，诱发肺不张。⑤医源性因素：可见于肺切除手术、体外循环手术、大剂量镇静剂、高浓度吸氧、手术后活动受限致横膈抬高、气道分泌物黏稠聚集等。

根据气道阻塞的部位不同可表现为一侧性、大叶性、肺段性、小叶性、线状（盘状）、压缩性、弥漫性等肺不张类型。

【诊断】

1. 临床表现 肺不张的症状和体征取决于发生的速度，病变肺组织的范围以及是否存在感染等并发症。根据病变范围分述如下：

(1) 一侧或双侧肺不张：起病急，呼吸困难明显，年长儿可自诉咳嗽、胸痛、心悸，可伴高热、发绀。合并感染时可出现畏寒、咳脓痰。与手术相关者常发生于术后 24 小时。查体可见：脉搏增快，患侧胸廓较扁平甚至塌陷，呼吸运动受限制，肋间隙变窄；气管及心尖搏动偏向患侧，患侧语颤减弱，叩诊呈浊音；患侧听诊呼吸音微弱或消失，合并感染时可闻及干湿啰音。

(2) 大叶性肺不张：起病较缓，可出现发热、咳嗽等症状，呼吸困难少见。体征上与一侧肺不张类似，但程度较轻。当上肺叶出现不张时，查体气管移至患侧而心脏不移位，叩诊浊音局限在前胸；下叶不张的体征则可表现为气管不移位而心脏移向患侧，叩诊浊音位于背部近脊椎处；当右肺中叶出现不张时，由于体征较少，临床凭症状体征难以诊断。儿童如果出现左上叶肺不张，常提示先天性心脏病引起左肺动脉扩张压迫左上叶支气管所致。

(3) 肺段不张：临床症状极少，可无体征，临床诊断较困难。肺不张可发生于任何肺段，小儿常见于两肺下叶及右肺中叶的肺段。

2. 辅助检查

(1) 胸部 X 线片：显示肺不张，X 线检查起主要诊断作用。但局限于一个肺叶的肺不张,有时很难与肺炎区别,须参照肺叶解剖位置来考虑。

1）直接X线征象

A. 密度增高:一定出现,受累肺组织透光度降低,呈均匀致密的密度增高影。当处于恢复期或合并支气管扩张时,密度可不均匀,其间可见囊状透亮区。

B. 体积缩小:受累肺叶体积缩小,但段以下局限性不张体积缩小不明显,与存在侧支通气有关。

C. 形态位置的改变:叶段性不张常呈三角形,尖端指向肺门,边朝向胸膜面,有扇形、三角形、带状等(图4-3、图4-4)。

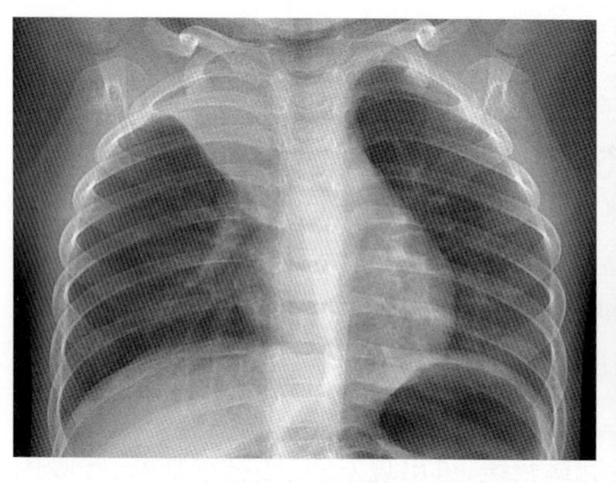

图4-3 胸X线片

患儿,男,1岁,右肺上叶不张

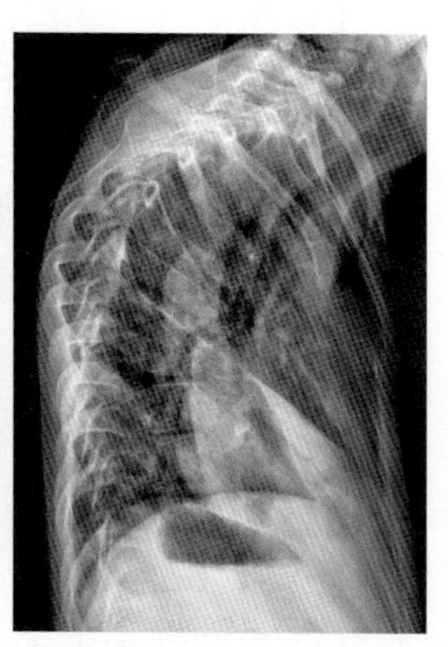

图4-4 胸X线片

患儿,女,6岁,右肺中叶不张

2）肺不张的间接X线征象:肺不张的间接X线征象与直接X线征象相伴出现,当某些肺不张直接X线征象隐蔽时,如左下肺叶不张,直接征象被心影所遮蔽,间接征象就很重要。主要表现如下。

A. 叶间裂向患侧移位。

B. 肺纹理分布:患侧附近肺叶代偿性膨胀,血管纹理稀疏,向不张的肺叶弓形移位。

C. 肺门影缩小。

D. 纵隔、心脏、气管向患侧移位。健侧肺可向患侧形成纵隔疝。

E. 患侧膈肌升高，胸廓缩小，肋间隙变窄。

(2) 胸部 CT：与 X 线片相比，胸部 CT 扫描对肺不张部位和范围的判断更加准确，且在病因搜寻方面优于普通胸部 X 线片。特别在支气管内阻塞的部位、性质、范围判断，支气管外压迫的部位和大小判断等方面具有很好的鉴别诊断能力（图 4-5~图 4-7）。

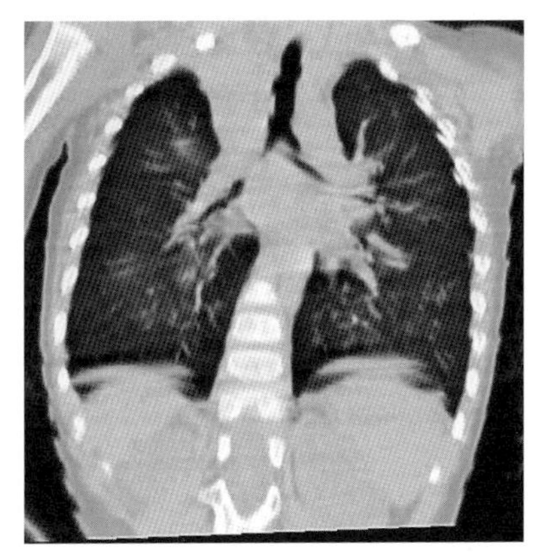

图 4-5　胸部 CT 三维重构图

患儿，男，1 岁，右肺上叶不张

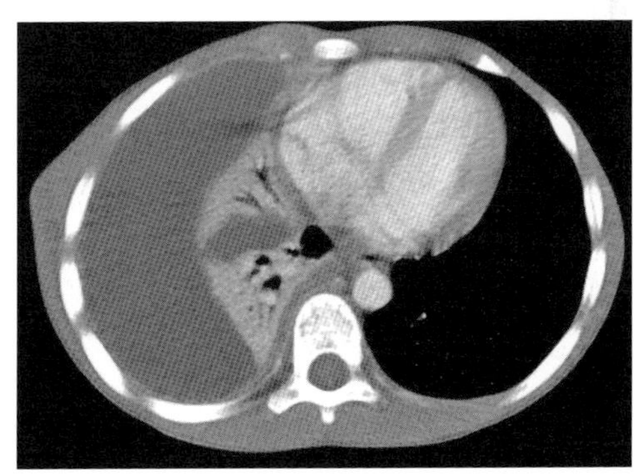

图 4-6　胸部 CT 纵隔窗

患儿，男，7 岁，右侧胸腔积液伴右中下肺叶不张

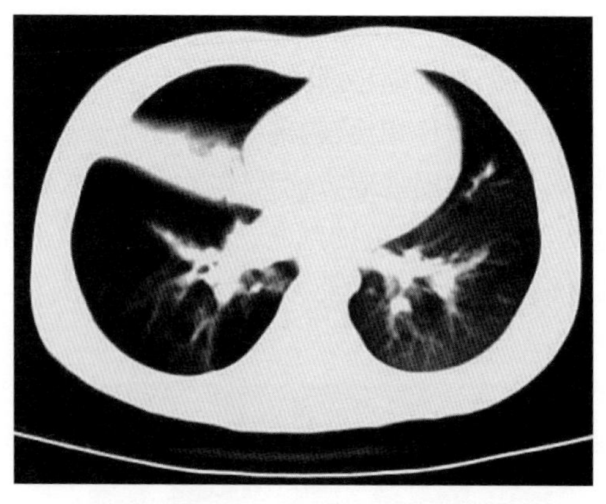

图 4-7 胸部 CT
患儿,男,1 岁,右肺中叶不张

(3) 支气管镜检查:其主要意义是病因诊断最可靠的方法之一,特别是病理活检。除诊断外还具有治疗功能(如支气管异物或痰栓的取出等)。

(4) 肺功能检查:患儿肺功能的变化与病变范围、基础疾病密切相关。病变范围大时常出现肺通气和换气功能障碍,可表现为限制性通气障碍,肺总量、肺活量、用力肺活量、一秒用力呼气量占用力肺活量比值等均下降。

3. 诊断 肺不张本身诊断并不困难,依据胸部 X 线表现,一般均可作出正确诊断,关键在于查找肺不张的病因。需要结合临床病史、X 线检查、实验室检查等综合判断。目前尚缺乏不同年龄组肺不张儿童常见病因的大样本资料,综合国内的研究发现,儿童时期肺不张最常见的病因是炎症,发生比例超过 50%。其次是气道异物、先天性支气管肺发育异常、结核等,发生比例不一。其他还有血管发育异常压迫、肿瘤、肺透明膜病等。

【鉴别诊断】

1. 肺实变 影像学上也可表现为透光度降低,与肺不张的胸部 X 线表现差异见表 4-7。

表 4-7 肺实变与肺不张的胸 X 线片表现

	肺不张	肺实变
肺体积缩小	明显	-
代偿性气肿征	++	-
纵隔移位	移向患侧	-
横膈位置	非对称上抬	正常

2. 叶间积液 叶间积液是指位于叶间裂内的两层脏层胸膜间的积液，主要由胸膜疾病引起，在儿科并不少见。其常见的临床症状如发热、咳嗽、胸痛等与肺不张很相似，特别是右肺中叶不张，X 线片上两者有时鉴别比较困难。典型的病变表现为：右肺中叶不张 X 线片后前位可见右下肺叶内带及心影右缘片状致密影，上界清晰下界模糊，右侧位可见自肺门向前下方的带状或三角形（尖端指向肺门）致密影。叶间积液呈边缘清晰密度均匀的梭形阴影，长轴与叶间裂方向一致，两端细长。

【治疗】

肺不张的治疗应根据病因采取不同的治疗措施，尽早去除致肺不张的因素，促进肺复张。

1. 一般治疗

(1) 保持合适的体位：卧位时头低脚高，患侧向上，以利引流。

(2) 适当的物理治疗：感染、炎症等引起的肺不张可鼓励翻身、咳嗽、深呼吸、拍背、震动排痰等治疗。

(3) 呼吸支持：神经肌肉疾病引起的反复发生的肺不张，试用 5~15cm H_2O 的经鼻导管持续气道正压（CPAP）通气可能有一定的帮助。

2. 病因治疗

(1) 感染治疗：有肺部感染的临床或实验室证据时应抗感染治疗，住院患者应根据病原学资料和药敏试验选择针对性强的抗菌药物。

(2) 支气管镜介入诊疗：如果怀疑肺不张由阻塞所致，而抗炎、对症治疗及物理治疗不能缓解症状体征或疑似气道异物阻塞时，应及时行支气管镜检查及治疗，通过冲洗稀释并吸出黏稠分泌物，采用活检钳或毛刷清除异物、肉芽和脓苔，如果有气管支气管结核可局部喷洒异烟肼 50~100mg，促进局部消炎，有利于肺不张的复张。

3. 外科治疗 出现以下情况应考虑手术切除不张的肺叶或肺段：①缓慢形成或存在时间较久的肺不张，常继发慢性炎症使肺组织机化挛缩，此时即使解除阻塞性因素，肺脏也难以复张；②由于肺不张引起频繁的感染和咯血。

【预防】

肺不张的预后取决于多种因素，最主要的因素是基础病因，一般而言，感染或炎症所致的肺不张，特别是毛细支气管炎、支气管肺炎、哮喘等合并的肺不张预后较好，炎症消失后很快可以复张。当然，有无合并感染、患儿年龄、阻塞能否及时清除也是影响预后的重要原因。而百日咳、腺病毒肺炎、肺结核等引起的肺不张，可造成永久性纤维化与支气管扩张，复张的可能性相对小一些。异物吸入性肺不张，尽早清除异物是复张的关键，一旦漏诊，容易继发感染，造成支气管损害及炎性分泌物潴留，日久可发生支气管扩张及肺脓肿。严重先天性心脏病、先天性气道异常、包括囊性纤维化等合并肺不张预后均不良。

附：肺不张诊断流程图

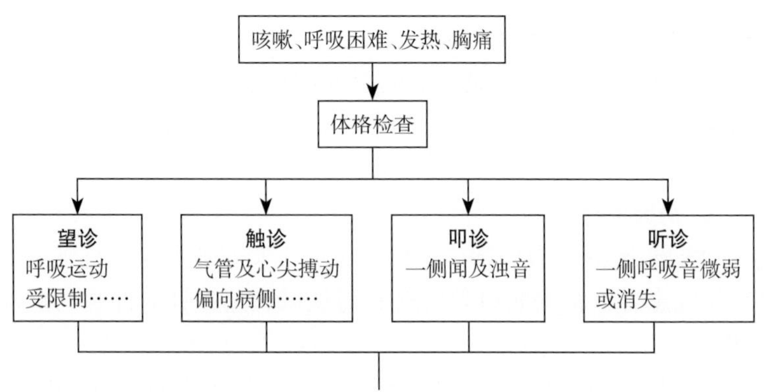

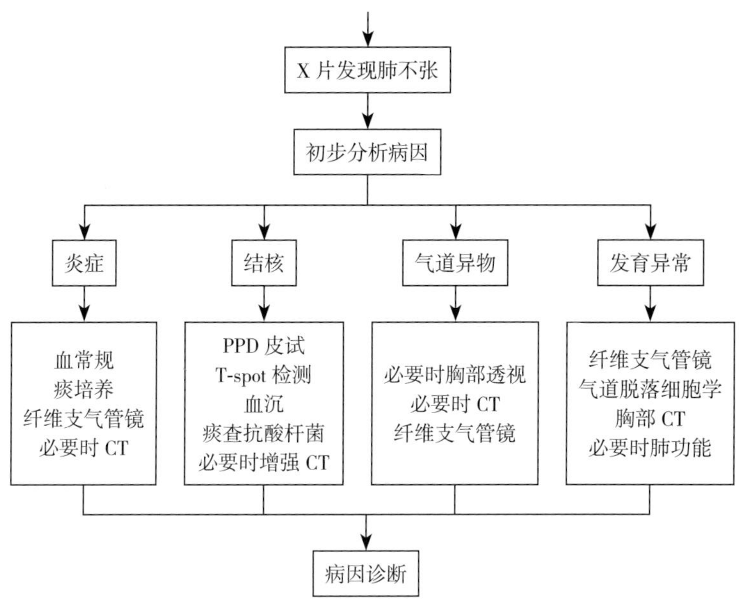

二、肺气肿

【概述】

肺气肿(pulmonary emphysema)是指呼吸细支气管以远的末梢肺组织因残气量增多而呈持久性扩张,并伴有肺泡间隔破坏,以致肺组织弹性减弱,容积增大的一种病理状态。肺气肿若治疗不及时,可引起自发性气胸、呼吸衰竭、慢性肺源性心脏病、胃溃疡以及睡眠呼吸障碍等并发症,严重危害患者生命健康。据世界卫生组织的调查,我国肺气肿的病死率达 460/10 万,75 岁以上男性肺气肿的病死率达 6 000/10 万。

1. 病因　肺气肿是支气管和肺疾病常见的并发症,与吸烟、空气污染、小气道感染、尘肺等关系密切,尤其是慢性阻塞性细支气管炎是引起肺气肿的重要原因。

(1) 大气污染:尸检材料证明,气候和经济条件相似情况下大气污染严重地区肺气肿发病率比污染较轻地区为高。

(2) 吸烟:纸烟含有多种有害成分,如焦油尼古丁和一氧化碳等,吸烟者黏液腺岩藻糖及神经氨酸含量增多，可抑制支气管黏膜纤毛活动，反射性引起支气管痉挛，减弱肺泡巨噬细胞的作用。吸烟者并发肺气肿或慢性支气管炎和死于呼吸衰竭或肺心病者，远较不吸烟者为多。

(3) 呼吸道病毒和细菌感染：反复感染可引起支气管黏膜充血、水肿、腺体增生肥大、分泌功能亢进、管壁增厚狭窄引起气道阻塞。肺部感染时蛋白酶活性增高，与肺气肿形成也可能有关。

(4) 蛋白酶-抗蛋白酶平衡失调：体内的一些蛋白水解酶对肺组织有消化作用，而抗蛋白酶（主要为 α_1-抗胰蛋白酶）对于弹力蛋白酶等多种蛋白酶有抑制作用。吸烟可使中性粒细胞释放弹性蛋白酶，烟雾中的过氧化物还使 α_1-抗胰蛋白酶的活性降低，导致肺组织弹力纤维分解，造成肺气肿。此外，遗传性 α_1-抗胰蛋白酶缺乏者易于发生肺气肿。α_1-抗胰蛋白酶缺乏家族的肺气肿发病率比一般人高 15 倍，主要是全腺泡型肺气肿。但是，我国因遗传性 α_1-抗胰蛋白酶缺乏引起的原发性肺气肿非常罕见。

小儿时期肺气肿，根据原因分为三类。

1) 代偿性肺气肿：属于局限性非阻塞性肺气肿，见于肺炎、肺不张、脓胸、气胸等疾病。由于病肺组织损坏，容积缩小，于是健康肺膨胀、填补空隙，故形成代偿性肺气肿。这类肺气肿，只是单纯的肺泡膨胀并无支气管阻塞因素，待原发病清除后，气肿现象也随着消失。

2) 阻塞性肺气肿：由各种原因引起的细支气管部分阻塞形成活瓣作用所致。当用力吸气时候，气体尚能冲开阻力进入肺内；呼气时，由于力量较小，使一部分进入肺内的气体，不能顺利排出，而残留在肺内，因而肺泡过度充气，逐渐膨胀，肺泡壁破裂并相互融合所致。引起梗阻性肺气肿的常见原因：异物吸入支气管或细支气管，各种肺炎，急慢性支气管炎，支气管哮喘，百日咳，支气管黏膜下结核等。

3) 先天性肺组织及肺循环发育异常所致单侧肺气肿：包括先天性肺叶气肿、特异性肺气肿等。

2. 发病机制　肺气肿的危害是多方面的，其中最重要的也是最常见的是慢性阻塞性肺气肿。阻塞性肺气肿的发病机制尚未完全清楚，一般认为与支气管阻塞以及蛋白酶-抗蛋白酶失衡有关。

(1) 支气管阻塞(图 4-8)

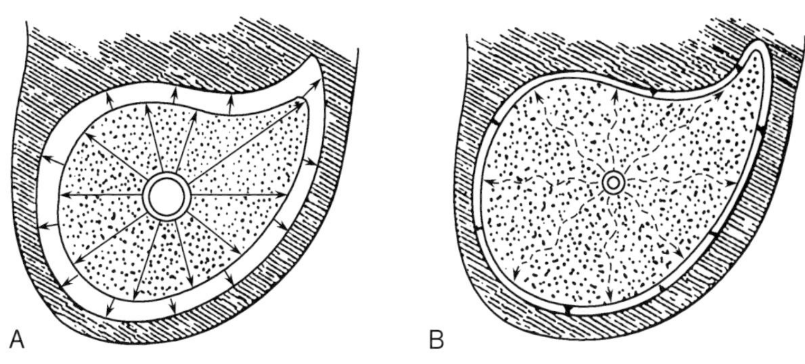

图 4-8　小气道阻塞形成模式图

A. 正常情况下，胸膜腔负压与肺膨胀弹力放射状牵引柔软的细支气管使之持续开发；B. 肺气肿时，失去了胸膜腔负压与肺膨胀弹力，使支气管开发的力量受限，因而产生了小气道阻塞

1) 吸烟、感染和大气污染等引起细支气管炎症，使细支气管管腔狭窄，形成不完全阻塞；吸气时细支气管管腔扩张，空气进入肺泡，呼气时气道过早闭合，肺泡残气量增加，使肺泡过度充气，肺泡内压不断增高甚至破裂。

2) 慢性炎症破坏小支气管壁软骨，失去其支架作用，致使呼气时支气管过度缩小或陷闭，导致肺泡内残气量增加；肺泡壁毛细血管受压，肺组织供血减少致营养障碍而使肺泡壁弹性减退，亦助长膨胀的肺泡破裂。

3) 细支气闭塞时，吸入的空气可经存在于细支气管和肺泡之间的 Lambert 孔进入闭塞远端的肺泡内(即肺泡侧流通气)，而呼气时 Lambert 孔闭合，空气不能排出，也是导致肺泡内储气量增多、肺泡内压增高的因素。

(2) 弹性蛋白酶增多、活性增高：与肺气肿发生有关的内源性蛋白酶主要是中性粒细胞和单核细胞释放的弹性蛋白酶，此酶能降解肺组织中的弹性硬蛋白、结缔组织基质中的胶原和蛋白多糖，破坏肺泡壁结构。慢性支气管炎伴有肺感染、尤其是吸烟者，肺组织内渗出的中性粒细胞和单核细胞较多，可释放多量弹性蛋白酶。同时，中性粒细胞和单核细胞还可生成大量氧自由基，能氧化 α_1-抗胰蛋白酶活性中心的蛋氨酸使之失活。α_1-抗胰蛋白酶由肝细胞产生，是一种分子量为 45 000~56 000Da 的糖蛋白，它能抑制蛋白酶、弹性蛋白酶、胶原酶等多种水解酶的活性，失活后则增强了弹性蛋白酶的损伤作用。

3. 病理　气肿肺肉眼可见显著膨大，边缘钝圆，色泽灰白，表面常可见肋骨压痕，肺组织柔软而弹性差，指压后的压痕不易消退，触之捻发音增强（见书末彩图 4-9）。镜下肺泡扩张，间隔变窄，肺泡孔扩大，肺泡间隔断裂，扩张的肺泡融合成较大的囊腔；肺毛细血管床明显减少，肺小动脉内膜呈纤维性增厚；小支气管和细支气管可见慢性炎症。

肺气肿病变发生在肺腺泡，即Ⅰ级呼吸细支气管所分布的肺组织范围内，属肺泡性肺气肿。根据病变的确切解剖部位及分布范围的不同可分为以下类型。

（1）弥漫性肺气肿

1）腺泡中央型肺气肿（centriacinar emphysema）：病变累及肺腺泡的中央部分，呼吸细支气管病变最明显，呈囊状扩张（图 4-10），在近端囊壁上常可见呼吸上皮（柱状或低柱状上皮）及平滑肌束的残迹；肺泡管、肺泡囊变化则不明显。常由吸烟引起，最常发生于上肺。

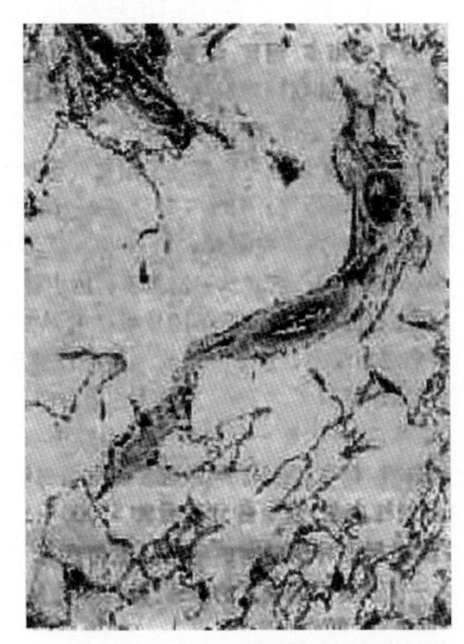

图 4-10　腺泡中央型肺气肿
呼吸细支气管呈囊状扩张，伴行肺动脉（直径 80μm）管壁增厚，其分支内膜增厚，管腔极度狭窄

2）全腺泡型肺气肿（panacinar emphysema）：病变累及肺腺泡的各个部位，从终末呼吸细支气管直至肺泡囊和肺泡均呈弥漫性扩张，遍布于肺小叶内（图 4-11A），有时还可见到囊泡壁上残留的平滑肌束片段。如果

肺泡间隔破坏较严重，气肿囊腔可融合成直径超过 1cm 的大囊泡，形成大泡性肺气肿(图 4-11B)。CT 和肺血管造影显示肺边缘血管减少，弥散功能低下，活动时动脉氧饱和度降低。一般发生于全肺，可能与 α_1-抗胰蛋白酶缺乏有关。

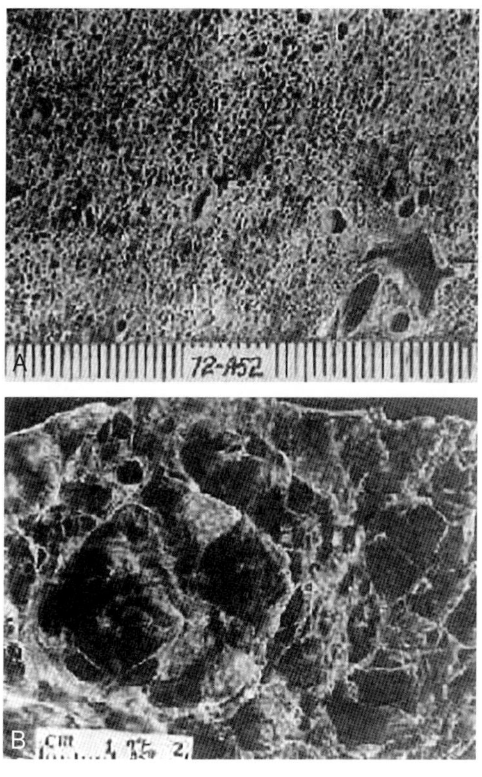

图 4-11　全腺泡型肺气肿

A. 末梢呼吸道弥漫性扩张，呈小囊状遍布于肺小叶内(直径>200μm)；B. 在全腺泡型肺气肿基础上，囊腔融合成直径超过 1cm 的大囊泡，形成大泡性肺气肿

3）腺泡周围型肺气肿(periacinar emphysema)：也称间隔旁型肺气肿，常合并腺泡中央型和全腺泡型肺气肿。病变主要累及肺腺泡远端

部位的肺泡囊,而近端部位的呼吸细支气管和肺泡管基本正常;微小的破坏逐渐融合成大的空腔并有可能形成胸膜下巨大的大泡,易引起自发性气胸,但界限清楚且手术效果好。

(2) 局限性肺气肿

1) 不规则型肺气肿(irregular emphysema):也称瘢痕旁肺气肿,病变主要发生在瘢痕附近的肺组织,常见于纤维空洞型肺结核或慢性弥漫性炎症病变,如肺肉瘤病、蜂巢肺等。肺腺泡不规则受累,空腔较大,常同时伴有纤维化,临床症状少,确切部位不定,一般是发生在呼吸细支气管远侧端,肺泡囊有时也受累。

2) 肺大疱(bullae of lung):病变特点是局灶性肺泡破坏,小叶间隔也遭破坏,往往形成直径超过 2cm 的大囊泡,常为单个孤立位于脏层胸膜下,而其余肺结构可正常。

3) 间质性肺气肿(interstitial emphysema):是由于肺泡壁或细支气壁破裂,气体逸入肺间质内,在小叶间隔与肺膜连接处形成串珠状小气泡,呈网状分布于肺膜下。

【诊断】

1. 临床表现 发病缓慢,多有慢性咳嗽、咳痰、气喘、呼吸困难。早期症状不明显,或在劳累时感觉呼吸困难;随着病情发展,呼吸困难逐渐加重,以致难以胜任原来的工作。晚期重症患者支气管阻塞较甚,咳喘不已,常因并发呼吸道感染而造成严重肺通气功能不足,甚至发生呼吸功能衰竭而出现一系列症状,诸如水肿、心悸、发绀、头痛、神志恍惚甚至昏迷。儿童肺气肿的症状表现则与病变大小有关。

慢支并发阻塞性肺气肿时,在原有的咳嗽、咳痰等症状的基础上出现逐渐加重的呼吸困难。最初仅在劳动、上楼或登山、爬坡时有气急;随着病变的发展,在平地活动时,甚至在静息时也感气急。当继发感染时,支气管分泌物增多,进一步加重通气功能障碍,有胸闷、气急加剧,严重时可出现呼吸功能衰竭的症状,如发绀、头痛、嗜睡、神志恍惚等。

由于吸氧和呼出二氧化碳很困难,造成缺氧和二氧化碳在血液内积蓄,造成心脏、大脑、肝脏、肾脏、胃肠道功能损害,尤其对心脏影响最大。由于肺泡间隔毛细血管床受压迫及数量减少,使肺循环阻力增加,肺动脉压升高,最终导致慢性肺源性心脏病,心力衰竭甚至死亡。慢性肺病也可以引起所谓继发性红细胞增多症,即携氧的红细胞数目过多。

肺气肿患者因长期处于过度吸气状态使肋骨上抬,肋间隙增宽,胸廓前后径加大,形成肺气肿患者特有的体征“桶状胸”。患者胸廓呼吸运动减弱,叩诊呈过清音,心浊音界缩小或消失,肝浊音界下降,语音震颤减弱,听诊时呼吸音减弱,呼气延长,用力呼吸时两肺底部可闻及湿啰音和散在的干啰音,剑突下心音增强,肺动脉瓣第二音亢进。

肺气肿的严重并发症包括:肺源性心脏病及右心衰竭;肺大疱破裂后引起自发性气胸,并可导致大面积肺萎陷;呼吸衰竭及肺性脑病。呼吸衰竭时发生的低氧血症和高碳酸血症会引起各系统的代谢功能严重紊乱,其中中枢神经系统对缺氧最为敏感,随着缺氧程度的加重,可出现一系列中枢神系统功能障碍,由开始的大脑皮层兴奋性增高而后转入抑制状态。患儿表现由烦躁不安、视力和智力的轻度减退,逐渐发展为定向和记忆障碍,精神错乱,嗜睡,惊厥以至意识丧失。迅速发生的 CO_2 潴留也能引起中枢神经功能障碍,患者儿出现头痛、头晕、烦躁不安、言语不清、扑翼样震颤、精神错乱以及嗜睡、昏迷、呼吸抑制等“二氧化碳麻醉”症状。由呼吸衰竭造成的以脑功能障碍为主要表现的综合征,称为肺性脑病,可能是由于低氧血症、高碳酸血症,以及酸碱平衡紊乱导致神经细胞变性、坏死和脑血液循环障碍引起脑血管扩张、脑水肿、灶性出血、颅内压升高甚至脑疝形成等因素综合作用所致。

2. 辅助检查

(1) 胸部 X 线检查:因肺容积增大,可见肺野扩大,肋间隙增宽,肋骨平行,活动减弱,横膈下降且变平,两肺野的透亮度增加(图 4-12)。

(2) 肺功能检查:表现为通气功能下降,对诊断肺气肿具有重要意义。诊断标准是残气量超过肺总量的 35%,最大通气量低于预计值的

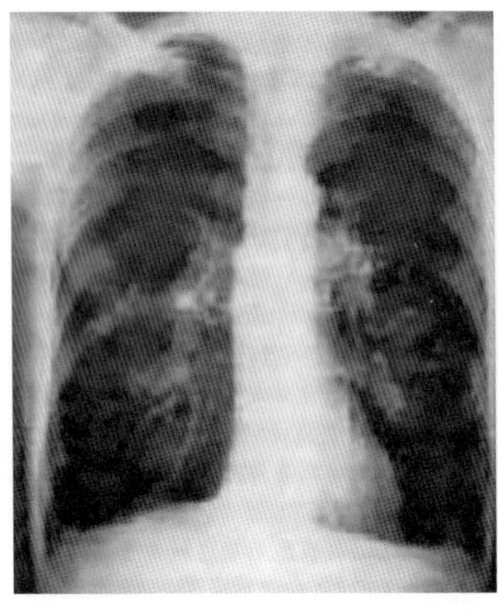
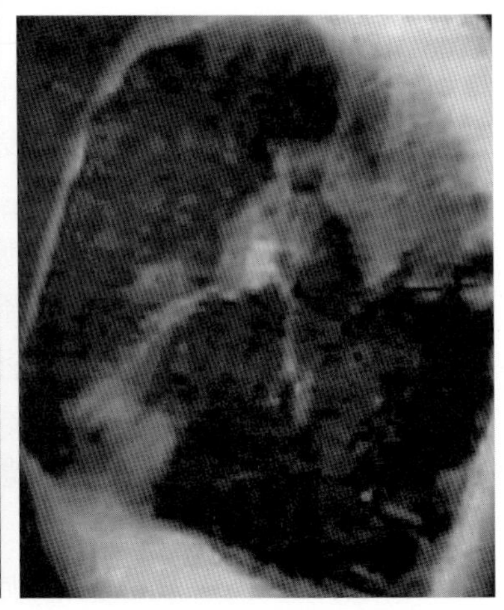

图 4-12 肺气肿 X 线表现

80%，肺总量超过预计值的 100%，1 秒用力呼吸量低于肺活量的 60%。

(3) 血气分析：如出现明显缺氧二氧化碳滞留时，则动脉血氧分压（PaO_2）降低，二氧化碳分压（$PaCO_2$）升高，并可出现失代偿性呼吸性酸中毒，pH 值降低。

(4) 血液和痰液检查：一般无异常，继发感染时似慢支急性发作表现。

(5) 心电图检查：一般无异常，有时可呈低电压。

3. 诊断标准 肺气肿的诊断尤其是早期诊断比较困难，应结合病史、体征、胸部 X 线检查及肺功能检查综合判断。凡有引起气道阻塞的疾病如慢性支气管炎、支气管哮喘、肺结核等病史，气急逐渐加重，应进一步行胸部 X 线和肺功能检查，可助诊断。若肺功能检查显示残气量增加，残气/肺总量超过 35%，第一秒用力呼气量/用力肺活量比值<60%，或最大通气量占预计值 80% 以下，气体分布不均，弥散功能减低，经支气管扩张剂治疗，肺功能无明显改善者，即可诊断为阻塞性肺气肿。

【鉴别诊断】

儿童肺气肿应与先天性肺囊肿、气胸等疾病相鉴别。

1. 先天性肺囊肿　为一种肺部先天性畸形可分为单发(孤立性)和多发性,前者较为多见。小的囊肿可无任何症状,仅在X线检查时才被发现,较大囊肿在继发感染或胀大压迫周围组织时才出现症状。胸部X线检查显示边缘清晰的圆形或椭圆形的致密阴影,或圆形或椭圆形壁薄的透亮空洞阴影中可有液平面,可助鉴别。

2. 气胸　是由于肺部疾病或外伤等因素使肺组织和脏层胸膜破裂,或由于靠近肺表面的微小泡和肺大疱破裂,肺和支气管内空气进入胸膜腔所致。X线检查是诊断气胸的重要方法,大多有明确的气胸线,为萎缩肺组织与胸膜腔内气体交界线,呈外凸线条影,气胸线外为无肺纹理的透光区,线内为压缩的肺组织,合并胸腔积液时可见气液面。

【治疗】

目前无法治愈,治疗目的在于延缓病情进展,提高患者生活质量。

1. 一般治疗

(1) 避免吸入二手烟:有助于延缓病情发展,是肺气肿治疗的主要措施。不吸烟的患者应该避免与吸烟者共处于一个封闭的环境里。

(2) 改善居住环境:尽可能避免吸入污染的空气、烟雾,避免室温过冷或过热,不要居住在高原地带。

(3) 氧疗:严重时应予氧疗,可改善呼吸困难,增加体力。每天12~15小时的给氧能延长寿命,若能达到每天24小时的持续氧疗,效果更好。供氧器械有手提式氧气筒和床旁氧气筒两种,手提式氧气筒可以在患者进行日常活动时通过鼻孔持续供氧。

(4) 适当锻炼:可增强胸部肌肉力量,以帮助呼吸,减轻肺部负荷,改善生活质量。应在医生指导下视病情制订方案,例如气功、太极拳、呼吸操、定量行走或登梯练习。

(5) 呼吸咳嗽训练:包括腹式呼吸、缩唇深慢呼气、咳嗽训练,有助于清除肺内痰液,加强呼吸肌和膈的活动能力。

2. 药物治疗　药物治疗主要用于改善症状,包括扩张气道、控制呼吸道感染、治疗心力衰竭等并发症;有严重通气不足并发呼吸性酸中毒和神志改变者,则应进行人工机械辅助通气治疗。

(1) 支气管扩张剂,如氨茶碱、β_2-受体激动剂;如有过敏因素存在,可适当选用皮质激素。

(2) 祛痰剂:用以排除痰液。

(3) 抗菌药物:发生呼吸道急性感染时,应根据病原菌或经验选用有效抗菌药物控制感染,如青霉素类、大环内酯类抗生素、环丙沙星、头孢菌素等。

(4) 弹性蛋白酶抑制剂:通过纠正蛋白酶-抗蛋白酶失衡而改善病情,目前国外正开展相关的临床研究。

3. 外科治疗　外科医师自20世纪初开始,就一直在尝试如何通过手术治疗来提高肺气肿患者生活质量。目前肺大疱切除术和肺移植为主要的手术方式,其中大疱切除术通过切除膨胀的肺大疱,可使周围受限制并有潜在功能的肺再膨胀,并通过使用高分辨CT检查等细致的术前准备和电视胸腔镜微创技术,提高了手术效果。

【预防】

1. 良好的生活习惯　首先是戒烟,或避免与吸烟者共处于一个封闭的环境里;应注意保暖,避免受凉,预防感冒;避免焦虑,培养积极开朗的生活态度;应改善环境卫生,做好个人劳动保护,消除及避免烟雾、粉尘和刺激性气体对呼吸道的影响。若有咳嗽、咳痰应立即就医。

2. 加强营养,增强免疫力　饮食要注意营养成分,多补充蛋白质类食物,避免豆类、甘蓝菜等易胀气的食物;有心力衰竭者,则应注意忌盐。若长期饮食量较少,又用利尿剂者应注意补充钾离子,食品中以橘子、香蕉、鲜蘑菇等钾离子含量较高。避免暴饮暴食,宜少食多餐;应减缓进食速度,以免增加呼吸负担;应保持正常体重,作好每天进食量、饮水量和大小便排出量的记录。

3. 免疫接种　流感和肺炎可加重病情,肺气肿患者应接受常规的流感与肺炎预防接种。

【转归】

影响预后的主要因素是肺功能状况和合并症。合并有低氧血症、高碳酸血症、失代偿期肺心病、肺栓塞者预后不良。儿童肺气肿预后较好，常随呼吸道感染的痊愈和支气管梗阻的消除而消退。

➤ 附：肺气肿诊断流程图

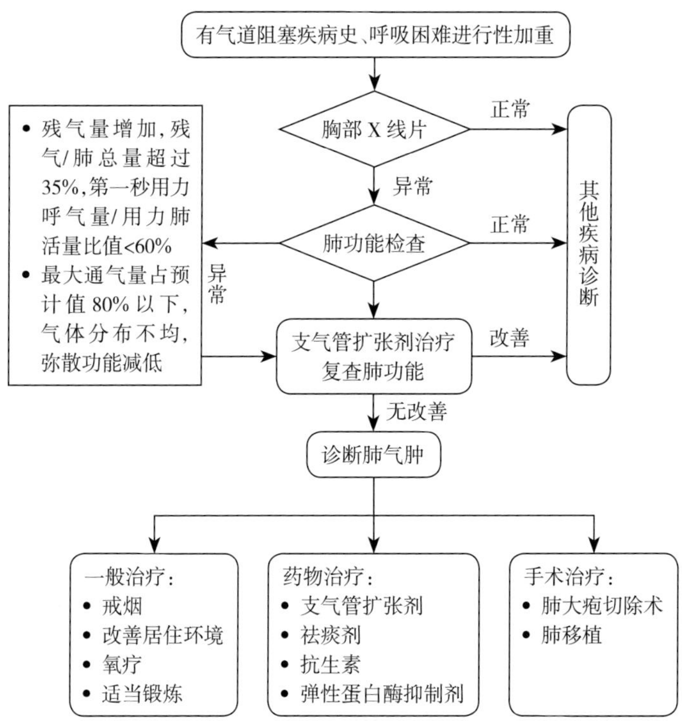

三、肺大疱

【概述】

肺大疱（pulmonary bulla）（也作肺大泡）是指肺泡压力升高，肺泡壁破裂形成的直径超过1cm囊泡状改变，常发生在肺气肿基础上，伴有各种类型肺气肿。发生机制与肺气肿相似但程度较重。它是因肺泡内压力升高，肺泡壁破裂互相融合，最后形成巨大的囊泡状改变。肺大疱分先天性和后天性两种。先天性多见于小儿，因先天性支气管发育异常，黏膜皱襞呈瓣膜状，软骨发育不良引起活瓣作用所致。

后天性多见于成人、老年患者，常伴慢性支气管炎和肺气肿。肺大疱继发于肺炎或肺脓肿者，年龄多见于婴幼儿，病原多见于流感嗜血杆菌、金黄色葡萄球菌或侵袭性肺炎链球菌，由于细支气管炎症、水肿、黏液堵塞，形成局部阻塞活瓣作用，使吸入肺泡内的气体不易呼出，肺泡内压逐渐升高，远端肺泡腔不断扩大，使肺泡壁弹力纤维断裂，形成多居于肺表面的巨大薄壁肺大疱。

肺大疱可见于感染、肿瘤、自身免疫性疾病等，以细菌感染居多。一般继发于小支气管的炎性病变，如肺炎、肺结核或肺气肿。肺大疱有单发也有多发。继发于肺炎或肺结核者常为单发或只有数个大疱，亦无明显肺气肿同时存在；继发于肺气肿者常为多发，表现为几个大疱伴有多个小疱，大疱周围的肺实质常伴有阻塞性肺部病变和肺气肿。肺大疱以位于肺尖部及肺上叶边缘多见。疱壁很薄，大小不一，数目不定。显微镜下可见疱壁为肺泡扁平上皮细胞，有时可仅有纤维膜或纤维结缔组织存在。肺大疱减少、缩小或消失的时间为数天至数月。

【诊断】

1. 临床表现

(1) 症状：患者的症状主要与大疱的数目、大小以及是否有慢性弥漫性阻塞性肺部疾病密切相关。

较小的肺大疱本身不引起症状，有时只是在X线检查时或因其他疾病作剖胸手术时偶被发现。单纯肺大疱的患者也常没有症状，有些肺大疱可经多年无改变，部分肺大疱可逐渐增大。肺大疱的增大或在其他部位又出现新的肺大疱，可使肺功能发生障碍并逐渐出现症状。

巨大肺大疱可使患者感到胸闷、气短。肺大疱突然增大破裂，可产生自发性气胸，而引起严重呼吸困难，也可出现类似心绞痛的胸痛。当肺大疱患者突然发生气急、咳嗽、呼吸困难或有与心绞痛相似的胸痛；体格检查有发绀，气管向健侧移位，患侧叩诊呈鼓音，听诊呼吸音消失时，应疑有大疱破裂并形成自发性气胸。肺大疱继发感染少见，亦很少并发咯血，主要并发症是自发性气胸或血气胸。

患者常合并有慢性支气管炎、支气管哮喘、肺气肿，临床症状也主要由这些疾病引起，只是在肺大疱形成后，临床症状进一步加重。肺大疱继发感染，可引起咳嗽、咳痰、寒战和发热，严重时出现发绀。如果引起支气管阻塞，肺大疱腔被炎性物质充满，可使空腔消失。临床上可能出现经治疗后感染症状消失，而胸部 X 线片上肺大疱阴影持续数周或数月不消退的情况。肺部体征常为原有肺部疾病的表现。

(2) 并发症：自发性气胸是肺大疱最常见的并发症，其次是感染和自发性血气胸。

1) 自发性气胸：肺大疱可以没有任何症状。在突然用力，如剧烈咳嗽、提重物或体育运动时压力突然增加，肺大疱破裂，气体自肺内进入胸膜腔。形成自发性气胸时，可能出现呼吸困难，气急、心慌，脉搏加快等，气胸使胸膜腔负压消失，气体压缩肺组织使其向肺门部萎陷，萎陷的程度取决于进入胸腔内气体的多少以及肺及胸膜原有病变的病理情况，进入胸腔的气体量大，肺组织原有病变轻，顺应性尚好的，肺萎陷较多，有时可达到一侧胸腔的 90%，气体迅速进入胸腔，肺组织急速萎缩，则症状严重，甚至有发绀。如果患者除肺大疱以外，尚合并有肺气肿、肺纤维化、肺组织长期慢性感染等病变，肺大疱破裂时虽然有一部分气体进入胸腔，而肺组织萎陷程度可以较轻，但因为患者原有肺功能已减退，症状也较重。X 线可见被压缩的肺形成的气胸线，如果有粘连存在，则气胸线不规则。肺大疱破裂后，其中小部分裂口较小，肺组织萎缩后裂口自行闭合，漏气停止，胸腔积气逐渐吸收，胸腔负压恢复，肺复张痊愈。

2) 张力性气胸：若肺大疱破裂后形成活瓣，吸气时胸腔负压增高，气体进入胸腔，呼气时活瓣关闭，气体不能排出，尤其是咳嗽时，声门关闭气道压力增高，气体进入胸腔，声门开放后，气道压力减低，裂口又闭合，每一次呼吸和咳嗽都使胸腔内气体量增加，就形成张力性气胸。张力性气胸时患侧肺组织完全萎缩，纵隔被推向健侧，在健侧肺组织亦被压缩的同时心脏大血管移位，大静脉扭曲变形，影响血液回流，造成呼吸循环严重障碍，患者可出现呼吸困难、脉快、血压下降，甚至窒息、休克。患侧胸廓隆起，多伴有患侧皮下气肿，气管明显向健侧移位，病情危重，常需要急诊处理。

3）自发性血胸：肺大疱引起的自发性血胸，多数由肺尖部的大疱或大疱周围的肺组织与胸壁粘连及粘连撕裂活动出血。粘连带中的小动脉直径可达 0.2cm，血管起源于体循环，压力较高，同时胸腔内是负压，更增加了出血的倾向。另外，由于肺、心脏、膈肌运动的去纤维化作用，胸腔内的血液不凝固，因此出血很难自动停止。临床症状可因出血的快慢而不同，出血缓慢时，患者可表现为逐渐加重的胸闷，呼吸困难，X 线可见肋膈角变钝，或胸腔积液的抛物线影像。出血迅速时，短期内可以有休克表现。

4）自发性血气胸：肺大疱及周围肺组织与胸壁的粘连被撕裂时，如果粘连带中有血管破裂，同时肺组织也被损伤，就形成自发性血气胸。

5）肺大疱继发感染：多数情况下，肺大疱均发生在八级以上支气管远端，绝大多数是感染性的，但如果引流支气管堵塞，肺大疱支气管内充满炎性分泌物，患者可出现发热、咳嗽、咳痰等感染症状，有时经抗感染治疗后，临床症状好转，而胸部 X 线片上感染的征象仍可持续较长一段时间。

2. 辅助检查

(1) X 线表现：胸部 X 线检查是诊断肺大疱的主要方法。透视和呼气相胸部 X 线片，有助于发现肺大疱，因呼气时气体滞留使肺大疱体积显得相对增大，边缘更加清楚。表现特点是肺透亮度增强，见有大小不等、数目不一的薄壁空腔。腔内肺纹理稀少或仅有条索状阴影，肺大疱周围有受压致密的肺组织。大的肺大疱可看上去类似气胸，鉴别困难。但后者透亮度更高，完全无肺纹理可见，且肺组织向肺门方向压缩，弧度与肺大疱相反。

断层对明确肺大疱轮廓和显示周围肺组织的压迫与移位也有帮助。并存小叶性肺气肿时，断层片也可显示肺血管形状的异常。

(2) 胸部 CT：胸部 CT 是有效的鉴别诊断方法，可减少肺大疱在立体位的重叠影，可以更加详细显示肺大疱的影像，显示肺大疱内部情况、肺大疱壁、邻近肺气肿以及肺组织受压的情况。可发现胸膜下普通胸部 X 线片不易显示的直径在 1cm 以下的肺大疱。

(3) 肺血管造影:可准确表现肺血管受损的程度,以及肺大疱周围血管被压挤的情况。

(4) 肺功能:临床上对老年人、病程长、病变广泛严重而影响呼吸功能者,术前必须进行肺功能检查,测定肺大疱周围受压的肺可恢复的情况,即肺功能恢复的可能性,在决定手术指征时极为重要。

(5) 放射性核素肺扫描:应用 133 氙(^{133}Xe)或 113m 铟(^{113m}In)。测定肺扫描图,可了解肺区域性通气功能及肺血流灌注量。肺大疱在放射性核素扫描图中,示占位性病变,呈缺损区。此法为无创伤性检查,患者乐意接受,也可应用在术后复查。

3. 诊断标准

(1) 有慢性咳嗽病史,活动时出现心慌气短、进行性呼吸困难,有反复发生自发性气胸。体格检查有发绀,气管向健侧移位,患侧叩诊呈鼓音,听诊呼吸音消失时,应疑诊肺大疱。

(2) X 线或 CT 检查:肺部有囊泡样改变,泡中有多数方向不一的条索状阴影,泡中无肺纹理,囊壁菲薄,有的囊腔中有液气面。胸部 X 线检查是诊断肺大疱的最好方法。

【鉴别诊断】

1. 局限性气胸 肺大疱与局限性气胸的鉴别要点是:肺大疱向四周膨胀,所以在肺尖区、肋膈角或心膈角区均可见到被压迫的肺组织;而局限性气胸则主要是将肺组织向肺内推压,通常可见被压迫的肺部边缘缩向肺门,肺大疱无这种现象。因此,虽然在两者中都可见有条状间隔,仍可给予区别。

2. 肺结核空洞 发生在某一小支气管内的炎症,导致局部充血肿胀。因为分泌物黏稠及支气管痉挛,致使小支气管发生狭窄或呈活瓣性阻塞,吸气时空气可进入肺内而呼气时不能将气体全部排出。肺泡内空气越来越多,压力逐渐增大,造成肺泡过度膨胀以致破裂形成泡性气肿,互相融合成肺大疱。大疱与支气管只是间接相通,故气体不易排出,往往能维持数年无改变。有的可能形成进行性大疱,继续扩大至一个肺为大疱所代替。肺大疱并非少见，但易与肺结核空洞相混淆。但结核性空洞是由于干酪样物质溶解排出后形成的，一般洞壁较厚，附近有结核病灶及浸润，痰内可检到结核菌，经抗结核治疗有效，可资鉴别。

3. 自发性气胸

(1) 两者虽然都是气体腔对肺组织的压缩，但由于气体所在的部位不同，其形成的轮廓和对肺压缩的形态也不同。巨型肺大疱是肺组织内肺泡破裂扩大而形成，将肺组织推向四周，呈“离心性”压迫，在肺尖或膈面上可见被压迫的肺组织，其边缘有时可见向上或下的弧形阴影。自发性气胸是脏层胸膜破裂，细小气管及肺泡与胸腔相通，大量气体进入胸腔，而将肺组织向内侧压缩，形成“向心性”压迫(有胸膜粘连者例外)。如为特发性气胸压缩较轻，在肺野中外带形成透光区，其内侧可见向内弯曲的肺组织边缘。如为张力性气胸可将肺组织推向肺门附近，形成圆形的团块状阴影。

(2) 巨型肺大疱一旦形成可存在多年，多次复查透光区可无改变。临床症状和体征可长期存在。自发性气胸发病多急骤，短期内复查透光区可明显扩大或缩小。

(3) 巨型肺大疱如无合并感染一般不含液体，没有液气平面。而自发性气胸如果得不到合理治疗，多在短期内形成液气胸。

(4) 巨型肺大疱一般禁忌胸穿、测压和抽气，因为刺破胸膜脏层易引起医源性气胸，甚至张力性气胸而加重病情。如果误诊为气胸做了穿刺测压，则压力在呼吸时的波动属于大气压力，在“0”上下波动，抽气后拍片透光区无缩小，症状亦无改善，而张力性气胸在穿刺测压时压力高于大气压，在“0”以上波动，抽气后立即测可明显下降，症状好转，拍片复查，透光区也可显著缩小。若不能区别肺大疱或张力性气胸，而患者又出现高度呼吸困难时，在紧急情况下可暂时行穿刺或引流减压以挽救生命，但同时需作好进一步剖胸术的准备工作。

4. 先天性肺囊肿 先天性肺囊肿是一种肺部先天性畸形。在小儿并不少见，也可见于新生儿。肺囊肿可分为单发(孤立性)和多发性，前者较为多见。囊肿初不与气管、支气管相通。当囊腔充满黏液，逐渐膨胀后向支气管破溃与支气管沟通。咳嗽、咳痰、少量咯血等肺部反复感染病史是其临床表现。

X线胸部检查显示边缘清晰的圆形或椭圆形的致密阴影，或圆形或椭圆形壁薄的透亮空洞阴影中可有液平面。而肺大疱肺部有囊泡样改变，泡中有多数方向不一的条索状阴影，泡中无肺纹理，囊壁菲薄。

5. 膈疝 膈疝是内疝的一种，是指腹腔内脏器等通过膈肌异位移动到胸腔内的疾病状态。胸腹部X线片对本病早期诊断有重要价值，表现为胸腔内呈充气的肠管及液平影，腹部充气肠管缺乏或减少。经胃管注入钡剂，动态观察胸腔，若胸腔内可见钡剂胃肠影即可确诊。

6. 肺脓肿 是由多种病原菌引起的肺部化脓性感染，其炎症中心坏死、液化、排空形成肺脓肿，X线显示有气液平面的空腔。而肺大疱有大小不等、数目不一的薄壁空腔，腔内肺纹理稀少或仅有条索状阴影，肺大疱周围有受压致密的肺组织。

【治疗】

小儿先天性肺大疱，临床有症状或反复发作者，可采用手术治疗。若为继发炎症的肺大疱，以药物控制炎症为主，肺炎后肺大疱经有效抗炎治疗后病变可明显吸收好转。成人的肺大疱，出现呼吸窘迫、感染、出血及反复并发气胸者，均为手术适应证。

1. 治疗原则 肺大疱是一种不可逆转的肺部病损，故无有效的药物治疗。手术是唯一的治疗措施，但并非所有的肺大疱患者均需手术治疗。偶然发现的无症状的肺大疱一般无需治疗，伴有慢性支气管炎或肺气肿的患者，主要治疗原发病变。继发感染时，应用抗菌药物。如果大疱大于一侧胸腔的1/3~1/2，即被称为巨大肺大疱，因其可压迫周围肺组织，改变通气-血流比，故手术可取得良好效果。手术原则以切除大疱，尽量保存健康肺组织。双侧性肺大疱，在必须手术时，应先切除较严重一侧，必要时6个月后再施行另一侧手术。

如果肺实质内肺大疱分布广泛，外科治疗仅为姑息性。体积小的肺大疱，特别是患者年龄>60岁、伴有慢性阻塞性肺部疾病、呼吸功能低下者不宜手术。治疗多采用非手术疗法，如禁烟、锻炼肺功能、控制呼吸道感染等。

2. 手术的适应证

（1）肺大疱体积大，占据一侧胸腔的1/3~1/2以上，临床上有症状，而肺部无其他病变的患儿，手术切除肺大疱可以使受压肺组织复张，呼吸面积增加，肺内分流消失，动脉血氧分压提高，气道阻力减低，通气量增加，患儿胸闷、气短等呼吸困难症状可以改善。

（2）肺大疱破裂引起的自发性气胸，可以经胸穿、胸腔闭式引流等非手术疗法治愈，但反复多次发生的自发性气胸应采取手术方法治疗。手术中结扎或缝扎肺大疱，同时可使胸膜摩擦使胸膜粘连固定，防止气胸复发。

（3）合并血气胸的患者临床症状有时很重，常有胸痛、呼吸困难，同时也会有内出血的一系列表现，临床上应密切观察病情变化，在短时间内采取非手术措施，如输血、胸穿等，症状无明显改善时，应果断地行开胸探查。此时往往有较大的活动出血，非手术治疗观察时间过长常常延误病情，预后不如手术止血好。

（4）肺大疱反复感染者建议积极手术治疗。手术中应尽可能多地保留健康肺组织，力争只作肺大疱切除缝合术，或局部肺组织楔形切除术，避免不必要的肺功能损失。

3. 治疗方式 电视胸腔镜手术（video assisted thoracic surgery，VATS）切除肺大疱已是治疗单侧肺大疱合并自发性气胸的一种成熟方法，以其创伤轻微、术后恢复快的优势已成为治疗肺大疱的首选手术方式，并为双侧肺大疱同期手术提供了可行性。目前绝大多数的肺大疱手术均可在电视胸腔镜（VATS）下完成。术中发现体积较大的肺大疱应于其基底部正常肺组织处行肺楔形切除，以完整切除肺大疱；较小的或靠近肺门难以完整切除的肺大疱可行结扎、缝扎或电凝灼烧等处理；位于深部肺组织内的肺大疱，除非巨大或合并感染，否则可不用处理。合并复发性气胸的肺大疱患者，建议同期行胸膜固定术，以期产生胸膜腔粘连，预防气胸复发。胸膜固定的方法有壁层胸膜摩擦固定、壁层胸膜切除固定和化学固定等。

(1) 肺大疱切除术:手术要点是切开肺大疱后,仔细缝合漏气部位。部分切除多余的疱壁,缝合边缘。对较小的肺大疱可作缝扎或结扎术。对双侧肺大疱可根据患者情况采用分侧切除或双侧开胸一次完成双侧手术。有人在切除肺大疱后同时作壁胸膜剥除术或应用其他使肺与胸壁粘连的方法促进粘连,防止自发性气胸复发。有条件的可经电视胸腔镜行肺大疱切除术。如果切除肺大疱后已无正常肺组织,也可根据患者呼吸功能情况考虑作肺叶切除术。

(2) 肺大疱外引流术:用于对开胸危险性极大的肺大疱患者作为暂时或长远的治疗方法。在肺大疱最紧靠胸壁处切除 2.5cm 一段肋骨,在壁胸膜完整的情况下将缝线同时穿过壁胸膜和大疱壁作荷包缝合。插入带气囊的软胶管。充满气囊,牵拉引流管使大疱壁与胸壁紧贴后,妥善固定引渡管。若并有气胸,应同时安放胸腔闭式引流管。并加强抗菌药物治疗。需要引流的时间远长于肺大疱切除术后。一般发生感染多不严重,感染有时可止于大疱闭合。

【疾病预防】

1. 积极有效地治疗原发病是预防肺大疱最好的方法。

2. 饮食虽无特殊要求,但应增加营养,多食优质蛋白、多食富含维生素的食物,少食刺激性食物、饮料,忌烟酒,避免感染。

3. 术前戒烟、深呼吸训练、有效咳嗽排痰等呼吸道准备可改善分泌物的清除能力,解除支气管痉挛,减少呼吸道分泌物。

4. 预防并发症时,呼吸道的护理尤为重要:术后应给低流量持续吸氧,鼓励深呼吸,每 2 小时翻身拍背 1 次;做好心理护理,避免因疼痛或担心管子脱落而拒绝咳嗽咳痰;患者应学会正确的排痰方法,如:在深吸气后屏气,轻咳数次,将痰咳至咽部,同时按压胸部,最后用力咳嗽把痰咳出;若痰液黏稠者,应多饮水,以稀释痰液,便于痰液排出。

5. 患者应仔细注意生活、饮食习惯,寻找引起肺大疱的致敏因素,尽量避免与致敏物质接触,也是预防肺大疱的有效措施。

肺大疱的预后取决于原发病、肺功能情况、气胸类型及有无并发症,早期及时处理预后良好,闭合型气胸 90% 可治愈,并发症者

5%~10%,双侧气胸肺功能差者并发症高达 50%。

➤ **附:气胸诊断流程图**

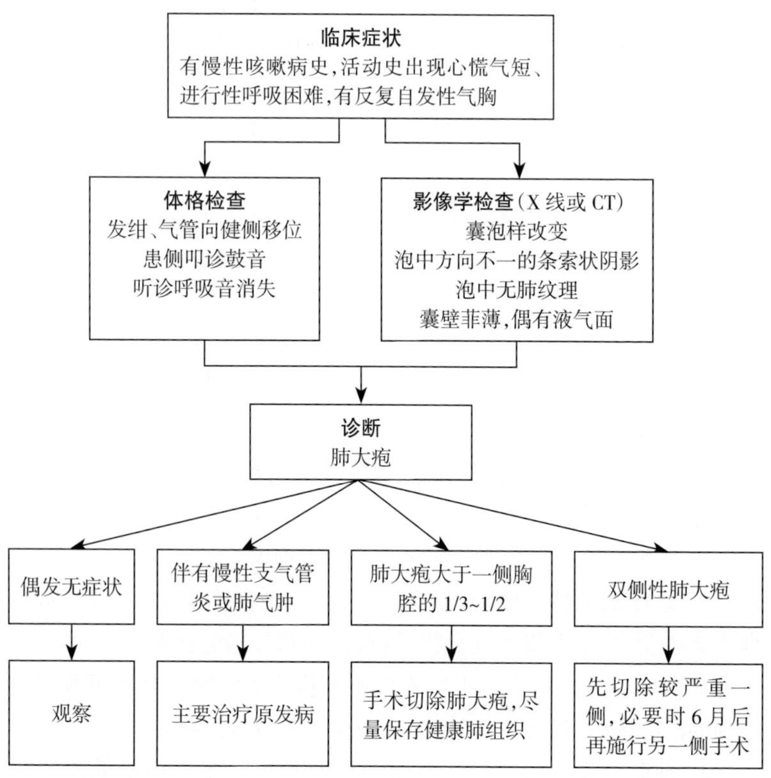

四、肺脓肿

【概述】

肺脓肿(lung abscess)是因肺实质炎性病变,导致组织坏死、液化形成脓肿。以高热、咳嗽、咳大量脓痰为主要临床特征。可发生在各年龄段儿童。多继发于肺炎,其次为败血症;偶有自邻近组织化脓病灶,如肝脓肿、膈下脓肿或脓胸蔓延至肺部;肿瘤、异物压迫或气道异物阻塞可使支气管阻塞而继发化脓性感染;肺吸虫、蛔虫及肺、胸膜阿米巴等寄生虫也可引起肺脓肿。原发性或继发性免疫功能低下和免疫抑制剂的应用均可促使其发生。近年来肺脓肿较前明显减少。

肺脓肿的病原体常为上呼吸道、口腔的定植菌，包括需氧、厌氧和兼性厌氧菌。90%肺脓肿患儿合并有厌氧菌感染，毒力较强的厌氧菌在部分患儿可单独致病。常见病原体以金黄色葡萄球菌、肺炎链球菌、厌氧菌多见，其次为化脓性链球菌、流感嗜血杆菌及大肠埃希氏菌、克雷伯菌和铜绿假单胞菌和肺炎支原体等。

肺脓肿可根据发病时间和致病菌进行分类，急性肺脓肿不超过4~6周，慢性脓肿时间更长。也可根据感染途径，将肺脓肿分为以下类型：

(1) 吸入性肺脓肿：口鼻咽腔寄居菌经口咽吸入，是急性肺脓肿的最主要原因。正常情况下，吸入物经气道黏液-纤毛运载系统、咳嗽反射和肺巨噬细胞可迅速清除，但当有意识障碍如在全身麻醉、醉酒、昏迷、癫痫发作、脑血管意外时，或由于受寒、极度疲劳等诱因，全身免疫力与气道防御清除功能降低，吸入的病原菌可致病；此外，还可由于鼻窦炎、牙槽脓肿等脓性分泌物或呕吐物被吸入下呼吸道致病。脓肿常为单发，其部位与支气管解剖和体位有关。由于右主支气管较陡直、管径较粗大，吸入物易进入右肺。仰卧位时，好发于上叶后段或下叶背段；坐位时好发于下叶后基底段；右侧卧位时，则好发于右上叶前段或后段。病原体多为厌氧菌。

(2) 血源性肺脓肿：因皮肤创伤感染、疖、痈、中耳炎或骨髓炎等所致的菌血症，菌栓经血行播散到肺，引起肺小血管栓塞、炎症和坏死而形成肺脓肿。致病菌多以金黄色葡萄球菌、表皮葡萄球菌及肺炎链球菌为常见。如有右心细菌性心内膜炎，三尖瓣赘生物脱落阻塞肺小血管形成肺脓肿，常在两肺边缘部，中小脓肿为多，常为多发性脓肿，叶段分布无一定规律。脓毒栓子可经体循环或椎前静脉丛逆行至脑，引起脑脓肿。多见于婴幼儿。

(3) 继发性肺脓肿：多继发于其他肺部疾病，空洞肺结核、支气管扩张、支气管囊肿和支气管肺癌等病继发感染，可引起肺脓肿。肺部邻近器官化脓性病变或外伤感染、膈下脓肿、肾周围脓肿、脊柱旁脓肿、食管穿孔等，穿破至肺部可引起肺脓肿。阿米巴肝脓肿好发于右肝顶部,易穿破膈肌至右肺下叶,形成阿米巴肺脓肿。

【诊断】

1. 临床表现和体征 起病多较急,部分可隐匿。发热无定型,多为持续或弛张型高热,可伴寒战。咳嗽可为阵发性,可出现呼吸增快、喘憋、呼吸困难、胸痛或腹痛、精神不振、乏力、体重下降,婴幼儿多伴呕吐与腹泻。如脓肿与呼吸道相通,咳出臭味脓痰。可有咯血痰,甚至大咯血。如脓肿破溃,与胸腔相通,则成脓胸及支气管胸膜瘘。症状可随大量痰液排出而减轻。

吸入性肺脓肿多有吸入感染因素(齿、口、咽喉感染灶,手术、劳累、受凉和脑血管病变等),急性起病,畏寒、高热、咳嗽、大量脓臭痰等。

血源性肺脓肿多先有原发病灶(疖、痈等),可有畏寒、高热等感染中毒症的表现。经数日或数周后才出现咳嗽、咳痰,痰量不多,极少咯血。

继发性肺脓肿多有支气管扩张、支气管囊肿、肺结核空洞、支气管异物阻塞等原有疾病的临床表现存在,之后出现原有症状加重,发热、咳嗽、脓痰。

慢性肺脓肿常有不规则发热、咳嗽、咳脓臭痰、消瘦、贫血等症状。

肺部体征与肺脓肿的大小和部位有关。早期、病变较小或位于肺脏的深部,可无异常体征。脓肿形成后病变部位叩诊浊音,呼吸音减低,数天后可闻及支气管呼吸音、湿啰音;随着肺脓肿增大,可出现空瓮音;病变累及胸膜可闻及胸膜摩擦音或呈现胸腔积液体征。血源性肺脓肿肺部体征大多阴性。慢性肺脓肿可有杵状指/趾。

2. 辅助检查

(1)血常规:急性期外周血白细胞总数可达(20~30)×10^9/L或更高,中性粒细胞在80%~90%以上。慢性期患儿白细胞可无明显改变,但可有贫血、血沉加快。

(2)痰液检查:痰液静置后分三层:上层为泡沫,中层为清液,下层为黏液脓块或坏死组织,可将下层脓块进行涂片和培养;脓痰镜检时见弹力纤维,证明肺组织有破坏。

(3) 病原学检查:对肺脓肿诊断、鉴别诊断以及指导治疗均十分重要。由于口腔中存在大量厌氧菌,重症和住院患儿口腔也常有可引起肺脓肿的需氧菌或兼性厌氧菌定植,咳痰培养难以确定肺脓肿的病原体,故较为理想的方法是避开上呼吸道直接至肺脓肿部位或引流支气管内分泌物采样。但这些方法多为侵入性,各有特点,应根据具体情况选用。重症感染、怀疑血源性肺脓肿的血培养可发现病原体;由于厌氧菌引起菌血症较少,培养阳性率较低,对吸入性肺脓肿血培养结果仅仅能反映其中部分病原体。伴有脓胸或胸腔积液者,对胸腔积液进行需氧培养+厌氧菌培养,阳性结果往往可直接代表肺脓肿感染的病原体。对免疫功能低下者,还需进行真菌和分枝杆菌的涂片染色和培养等检查。阿米巴肺脓肿的痰检可发现滋养体和包囊从而确诊。

(4) 胸部X线片:应做正侧位胸部X线片。早期可仅见炎性浸润影,边缘不清;若脓肿形成则为团片状浓密阴影,分布在一个或数个肺段,常按肺段分布。肺脓肿形成后,大量脓痰经支气管排出,胸部X线片上可见带有含气液平面的圆形空洞,内壁光滑或略有不规则。慢性肺脓肿腔壁变厚,内壁不规则,有时呈多房性,周围有密度增高的纤维索条,可伴支气管扩张、胸膜增厚;血源性肺脓肿在两肺可见多个团片状浓密阴影。支气管碘油造影用于慢性肺脓肿可疑并发支气管扩张的患者。

(5) 胸部CT:CT对肺脓肿的早期诊断价值较大,对显示空洞壁的情况及病灶周围肺野情况优于X线,能更准确定位并有助于作体位引流和外科手术治疗。CT可用于鉴别肺脓肿和有气液平的局限性脓胸、发现体积较小的脓肿和葡萄球菌肺炎引起的肺气囊腔。肺脓肿早期可见大片状密度增高影,边界模糊,中央密度较高,边缘密度较淡。当病灶坏死、液化可出现多个低密度病灶,继而形成空洞,其内可见液气平面。

(6) MRI:肺脓肿内坏死液化组织MRI呈T_1WI低或中等信号,T_2WI为高信号,空洞内气体均为低信号。

(7) 核医学核素标记:放射性核素标记白细胞显像,病变区灶性高密度影,空洞呈轮圈状浓聚影。

(8) 支气管镜:有助于明确病因和病原学诊断,并可用于治疗;如有气道内异物,可取出异物使气道引流通畅;如疑为肿瘤阻塞,则可取病理标本。可借助支气管镜防污染毛刷采样、防污染灌洗行微生物检查或吸引脓液,必要时可病变局部注入抗菌药物,以提高疗效与缩短病程。

3. 诊断标准 根据急性起病的发热、咳嗽,或伴脓痰,痰有臭味的病史;慢性肺脓肿的患者伴杵状指/趾等表现,结合体征、血象、胸部影像检查见肺野大片浓密阴影中有脓腔及液平面的征象,可作出诊断。

诊断提示:由于引起小儿肺脓肿的原因很多,其中最常见的原因是感染,在临床的诊断思考方面,除了要注意肺脓肿的临床表现外,还需尽快查清楚感染的病原体,作出病因诊断,以便指导临床治疗和估计预后。对反复发作或慢性迁延的患者,还要尽可能明确导致反复感染的原发疾病和诱因,如营养不良、营养性贫血、原发性或继发的免疫缺陷病等。

【鉴别诊断】

1. 肺大疱 胸部X线片上肺大疱壁薄,多无液平面,形成迅速,并可在短时间内自然消失。

2. 大叶性肺炎 与肺脓肿早期表现类似,但大叶性肺炎病程短,一般7~10天可痊愈。

3. 支气管扩张继发感染 起病缓慢,有既往的反复发作病史,典型的清晨起床后大量咳痰,结合胸部X线片、肺CT及支气管造影所见,可以鉴别。

4. 先天性肺囊肿 肺囊肿的外壁整齐,周围无炎症浸润;液性囊肿呈境界分明的圆形、椭圆形阴影。全气囊肿呈一圆或椭圆形薄壁透亮囊腔影。先天性肺囊肿继发急性感染时,囊肿内可见气液平,但周围炎症反应轻,液性囊肿呈界限清晰的圆形或椭圆形阴影,有时难以与肺脓肿区别,可依据2个月后囊腔有无明显缩小来鉴别。

5. 肺结核 肺脓肿可与结核瘤、空洞型肺结核和干酪性肺炎相混。需要结合临床病史、结核菌素试验、痰液涂片或培养结核菌的检查结果。胸部 X 线片结核空洞壁较厚,好发于上叶尖后段及下叶背段,病灶周围可有卫星灶,多无气液平,常有同侧或对侧结核播散病灶;痰中可找到结核分枝杆菌。空洞性肺结核是一种慢性病,起病缓慢,病程长,可有长期咳嗽、午后低热、乏力、盗汗,食欲减退或有反复咯血。但当合并肺部感染时,可出现急性感染症状和咳大量脓臭痰,且由于化脓性细菌大量繁殖,痰中难以找到结核分枝杆菌,此时要详细询问病史。如一时不能鉴别,可按急性肺脓肿治疗,控制急性感染后,胸部 X 线片可显示纤维空洞及周围多形性的结核病变,痰结核分枝杆菌可阳转。

【治疗】

抗菌药物治疗和脓液引流是主要的治疗原则。

1. 抗菌药物治疗　在疾病早期,病原菌尚未明确之前,宜选用抗需氧菌和抗厌氧菌的药物。可选用阿莫西林/克拉维酸钾或第二、三代头孢菌素。或根据痰细菌培养和药敏试验选用敏感抗菌药物,对上述抗菌药物过敏或无效者,可换用碳青霉烯类或万古霉素等药物。

厌氧菌感染者给予克林霉素或甲硝唑治疗。

阿米巴原虫感染,用甲硝唑治疗。

抗菌药物的剂量和疗程要足,一般至体温正常、症状消失、X 线检查显示脓肿吸收 7 天后停药。具体疗程因脓肿吸收的速度、脓肿的大小、临床表现的严重程度而定,一般疗程 3~4 周。

2. 脓液引流　保证引流通畅是治疗成功的关键。

(1) 体位引流:一般情况较好时,可根据脓肿的部位和支气管的位置采用不同体位引流,体位应使脓肿处于最高位,年长儿可呈头低位、侧卧位(健侧在下,患侧在上)。一般应在空腹时进行,每日 2~3 次,每次 10~15 分钟。婴儿可通过变换体位,轻拍背部。引流时可先做祛痰药或支气管扩张剂雾化吸入,再拍背,以利痰液引流。

(2) 经支气管镜吸痰及局部给药治疗:抗菌药物治疗效果不佳或引流不畅者,可进行支气管镜检查,吸出痰液和腔内注入药物。

方法:支气管镜插至病变部位的支气管开口处吸痰,吸出的痰液送细菌培养、结核菌和细菌学检查。用生理盐水局部反复冲洗,后注入抗菌药物，每周 1~2 次，直至症状消失，脓腔及炎症病灶消失。局部用抗菌药物依药敏而定。

(3) 经肺穿刺抽脓注入给药：如脓腔较大又靠近胸壁，在肺 CT 或超声定位后，在常规消毒下经肺直接穿刺脓腔，尽可能将脓液抽净然后注入稀释的抗菌药物。经肺穿刺有一定危险性，易发生气胸和出血。应作好给氧及止血的准备。尽量避免反复穿刺，以免引起健康肺组织和胸腔的感染。

(4) 经皮穿刺置管：经正侧位胸部 X 线片确定脓腔部位后，首先在局麻下用细长针试穿脓腔，一旦抽出脓液，立即停止抽脓，按原路径及深度插入导管穿刺针，置入内径 11.5mm 的细长尼龙管或硅胶管至脓腔内，退出导管。置管长度应使尼龙管在脓腔内稍有蜷曲，便于充分引流。皮肤缝线固定尼龙管。定时经常抽吸脓液，用生理盐水或抗生素液灌洗脓腔，管外端接低负压引流袋。待脓液引流干净，复查胸部 X 线片，证实脓腔基本消失，夹管数天，无发热、咳脓痰等征象，拔管。该方法创伤小，引流充分，置管不受脓腔部位限制，并可多个脓腔同时置管引流。

3. 支持及对症疗法 宜给高热量、高蛋白、富含维生素的易消化食物。环境温湿度适宜，通风良好。注意保持患儿安静休息、口腔清洁。病情严重、全身状态衰竭的患儿，可以给予静脉丙种球蛋白、血浆、氨基酸复合液。呼吸困难者应给予吸氧。必要时可给祛痰止咳剂；原则上不用镇咳剂药物，以免抑制咳嗽，影响痰液的排出。对于咯血的患儿应给予止血、镇静剂。

4. 手术治疗 多无需手术。肺脓肿合并脓胸时用胸腔镜引流治疗可缩短抗菌药物的疗程和住院时间。手术适应证：对慢性肺脓肿、纤维组织大量增生，并发支气管扩张或有反复感染，大量咯血者。手术一般在发病后 4 个月~1 年之内实施为宜。

【预防】

1. 预后 本病一般预后良好。吸入异物所致者，在取出异物后迅速痊愈。有时脓肿经支气管排脓，偶可自愈。治疗不及时或脓肿巨大，并发支气管扩张症、化脓性心包炎、化脓性脑膜炎时预后较差。

2. 建议与预防　对急性肺炎和败血症应及时彻底治疗；有呼吸道异物吸入时，须迅速取出异物；加强对昏迷、抽搐、全身麻醉或口腔手术的医疗护理，防止分泌物或呕吐物等吸入肺内；重视口腔、上呼吸道慢性感染的预防与治疗；积极治疗皮肤痈疖或肺外化脓性病灶，不挤压痈、疖，可以防止血源性肺脓肿的发病。重视呼吸道湿化、稀释分泌物、鼓励患儿咳嗽，保持呼吸道的引流通畅，有效防止呼吸道吸入性感染。

增强体质，注意个人卫生，适当锻炼，避免过度劳累，预防各种可能误吸的因素。

➢ **附：肺脓肿的诊治流程图**

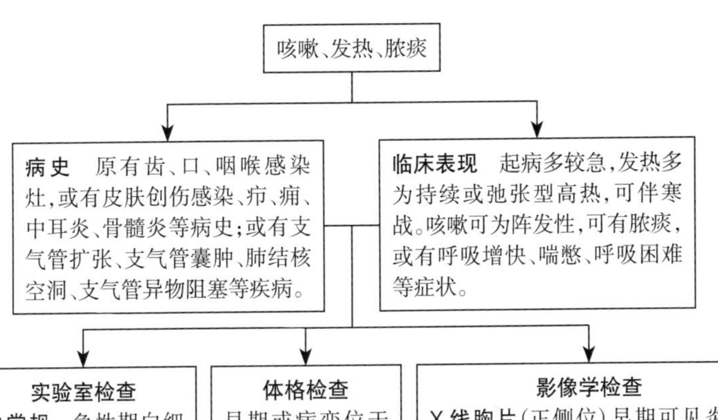

实验室检查

血常规　急性期白细胞可达(20~30)×10^9/L，中性粒细胞在80~90%以上。慢性期白细胞可无正常，或贫血、血沉加快。

痰液检查　静置后分三层：上层为泡沫，中层为清液，下层为黏液脓块或坏死组织。

病原学检查　肺脓肿部位或支气管内分泌物或痰或胸水进行病原体培养分析。

体格检查

早期或病变位于肺脏的深部，可无异常体征。脓肿形成后病变部位叩诊浊音，呼吸音减低，或可闻及支气管呼吸音、湿啰音、空瓮音；病变累及胸膜可闻及胸膜摩擦音；或呈现胸腔积液体征。血源性肺脓肿大多无肺部体征。慢性肺脓肿可有杵状指/趾。

影像学检查

X线胸片(正侧位)早期可见炎性浸润影；脓肿形成则为团片状浓密阴影，或可见带有含气液平面的圆形空洞，内壁光滑或略有不规则；慢性肺脓肿腔壁变厚，内壁不规则，有时呈多房性，或可伴支气管扩张、胸膜增厚。

胸部CT　肺脓肿早期可见大片状密度增高影，边界模糊，中央密度较高，边缘密度较淡；当病灶坏死、液化可出现多个低密度病灶，继而形成空洞，其内可见液气平面。

MRI　肺脓肿内坏死液化组织MRI呈T_1WI低或中等信号，T_2WI为高信号，空洞内气体均为低信号。

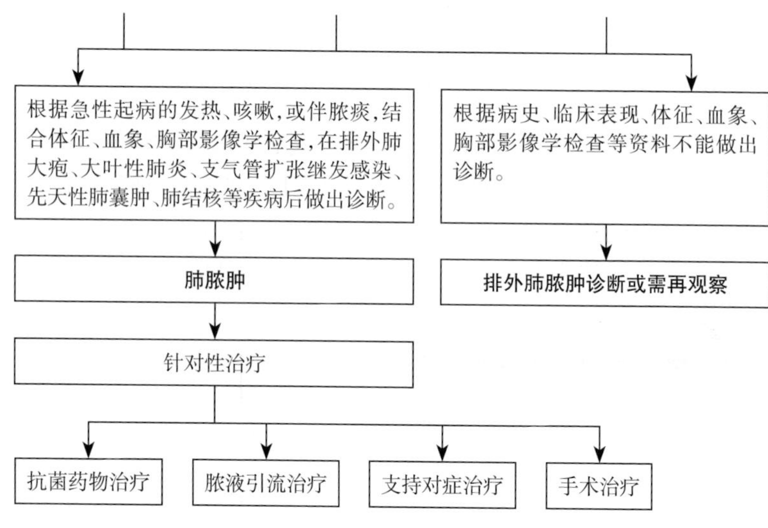

五、胸腔积液

【概述】

正常人有少量浆液存在于胸膜腔(胸膜壁层与脏层之间的间隙)内,起到润滑作用。任何原因造成其渗出增加和/或再吸收减少,即出现胸膜腔内液体增多,形成胸腔积液。

1. 病因病理 胸腔积液分漏出液和渗出液。漏出液的形成主要是血浆胶体渗透压降低、水钠潴留、静脉回流受阻等原因导致,如肾病综合征、右心衰竭、肝硬化、上腔静脉压迫综合征、严重营养不良、纵隔肿瘤压迫等。渗出液形成常常与毛细血管通透性增加有关。临床上,引发渗出液的病因多而复杂,常见病因包括:①感染性疾病:如细菌(包括结核分枝杆菌)、病毒、真菌、支原体、寄生虫等。②非感染性疾病:如系统性红斑狼疮、类风湿、结节性多动脉炎、结节病等,此外还包括恶性肿瘤等。儿童渗出性胸腔积液多继发于肺部感染。

2. 发病机制 壁层胸膜的毛细血管在胸腔积液的形成中起主要作用。胸液从胸壁体循环毛细血管滤过到胸壁间质,然后进入胸膜腔。大部分胸腔积液通过壁层胸膜淋巴管引流。通常,胸腔液滤过速度从肺尖到肺底呈逐渐下降趋势，而淋巴管引流量则在肺底区域最大，由于其滤过和吸收部位不同，胸膜液可在胸膜腔内循环。淋巴引流是维持胸腔少量液体的唯一机制。胸腔内液体量增加，胸膜淋巴管可反应性增加引流量。病理情况下，如炎症、右心衰竭等，均可增加液体滤过量，当液体滤过超过胸膜淋巴管最大的引流量时就出现胸腔积液。另外，外伤（如胸导管破裂）或疾病（如胸主动脉瘤破裂）等原因，可使胸腔内出现乳糜性、血性胸腔积液。胸腔积液的发生机制见表 4-8。

表 4-8　胸腔积液发生机制

发生机制	常见病	发生机制	常见病
胸膜毛细血管内静水压增高	充血性心力衰竭	胸膜毛细血管通透性增加	肺炎
血浆胶体渗透压下降	严重低蛋白血症	胸壁淋巴回流受阻	恶性肿瘤
胸腔内压力减低	完全肺塌陷	腹腔积液流入	肝硬化腹水

【诊断】

1. 临床表现　根据不同的引起胸腔积液病因，患者有相应原发病的临床表现。胸腔积液本身的临床表现没有特异性，主要是胸痛、呼吸困难或咳嗽等。胸痛多为单侧性锐痛，可以随咳嗽和呼吸加重，可以向肩部、颈部或腹部放射。胸腔积液量少时，可无任何症状，或因脏壁层胸膜摩擦而出现胸痛。中等量积液，若积液发生较快，可有气急、气促、呼吸困难表现，起病缓慢时多数患儿可耐受，但在运动时也会出现呼吸困难。查体可见患侧胸廓饱满、肋间隙增宽、呼吸运动减弱，触觉语颤较弱或消失，叩诊呈实音或浊音，呼吸音较弱或消失。此时胸部 X 线片可见片状外高内低密度增高影，气管、心脏向健侧移位。大量胸腔积液时呼吸困难明显，可出现鼻翼扇动、三凹征、发绀，上述体征更为明显。

2. 辅助检查

(1) 影像学检查

1) 胸部 X 线片：少量积液时，在成人游离积液超过 300ml 时，胸部X线片肋膈角变钝消失。中等量积液时，呈内低外高的弧形影，大量胸腔积液时患侧胸腔全为致密阴影，常仅肺尖透亮，纵隔移向健侧。局限性包裹积液可位于肺叶间或肺与纵隔、横膈、胸壁之间。侧位胸部X线片有助于区别密度增高的肺部浸润影和自由流动的胸腔积液。

2）胸部CT：CT能发现常规胸部X线片难以分辨的病变，如肿块、结节、胸膜斑块和包裹积液的程度和部位等。对明确纵隔包裹性积液及鉴别包裹性积液与支气管胸膜瘘等，CT有独特价值。

3）磁共振成像（MRI）：MRI对软组织有很高分辨率，可显示胸壁分层，因此能明确炎性及恶性胸腔积液胸膜的浸润，特别对肺尖的病变更有意义。漏出液、癌性及炎性渗出液的MRl信号特征有明显不同。肺炎旁胸腔积液的病例，影像学上胸壁无明显改变，而恶性胸腔积液常伴有胸膜周围脂肪层的变化以及深层肋间肌的改变，这有助于鉴别良性和恶性胸腔积液。

(2) 超声检查：B超可发现少于150ml的胸腔积液，对包裹性积液和肿块的鉴别也很有意义。B超可显示胸腔积液的内部结构、液体回声的特征、病变范围以及与邻近组织的关系。超声检查发现胸腔积液有分隔存在或显示复合或不均匀的回声波型，提示为渗出液。高密度回声波型常提示伴有血性胸腔积液或脓胸。超声引导下的胸腔穿刺准确性高、安全性好，特别适用于积液量少或包裹性积液及仰卧位通气的患者，也是引导放置胸腔引流管的有效方法。

(3) 胸腔液检查

1）外观和气味

A. 颜色：漏出液多为透明淡黄色；渗出液多浑浊，可呈不同颜色：

a. 红色：抽出的胸腔积液呈红色时，首先要鉴别真性、假性血性胸腔积液。胸腔穿刺时如引起血管损伤出血，500ml胸腔积液中混入1ml鲜血就可以出现假性血性胸腔积液。连续抽取胸液分装若干试管，红色程度逐渐变淡，前后有显著差别者即为假性血性胸腔积液；反之，先后变化不明显，且不凝固者，为真性血性胸腔积液。真性血性胸腔积液应测定其血细胞比容（Hct），如>50%的周围血血细胞比容，则为血胸;如胸腔积液血细胞比容<1%,则无意义。血性胸腔积液通常提示恶性肿瘤、结核病急性期、急性肺栓塞或创伤。

b. 深黄色脓样:大量细菌和细胞所致,见于化脓性细菌感染。

c. 乳白色:多见于淋巴管阻塞导致的乳糜胸。

d. 绿色:可能是铜绿假单胞菌感染所致。

B. 透明度:如胸腔积液混浊,呈牛奶样或血性,应离心后检查其上清液。如上清液透明,则为细胞或细胞碎片导致胸腔积液混浊;反之,如上清液混浊,其原因为积液中脂类含量过高,可能为乳糜胸。

C. 气味:胸腔积液的气味有时能提示某些疾病,积液如有腐臭味,很可能为脓胸,且多为厌氧菌感染。

2) 细胞分类:漏出液的细胞数较少,以淋巴细胞及间皮细胞为主。渗出液中细胞较多,以中性粒细胞增加为主,见于化脓性或早期结核性积液;以淋巴细胞增加为主则提示慢性炎症,见于结核性或恶性积液;以嗜酸性粒细胞增加为主,见于寄生虫感染或结缔组织病。

3) 腺苷脱氨酶(ADA):ADA 广泛分布于人体各组织,其中淋巴细胞及单核细胞内含量高,催化腺苷水解生成肌苷和氨,其水平升高是 T 淋巴细胞对某些特殊病变刺激的反应,对结核胸腔积液诊断及疗效观察有重要意义。在高结核病流行地区,临床高度怀疑结核性胸腔积液的患者中,若胸腔积液表现为以淋巴细胞为主的渗出液,ADA>40U/L,其阳性预测值为 98%。

4) 葡萄糖:漏出液葡萄糖含量与血糖近似;渗出液中葡萄糖可因分解而减少,还伴有 pH 值降低和 LDH 增高。化脓性胸腔积液葡萄糖水平明显降低,多<1.12mmol/L,且随病情进展而进一步下降。结核性胸腔积液的葡萄糖水平仅轻度下降。类风湿关节炎所致胸腔积液,其葡萄糖水平也较低。

5) 乳酸脱氢酶(LDH):胸液 LDH 水平为胸膜炎症的可靠指标,有助于区别漏出液和渗出液,但无法确定渗出液病因。LDH 水平在肺炎旁胸腔积液(尤其脓胸)中最高可达正常血清水平的 30 倍;其次为恶性胸腔积液;而在结核性胸腔积液中仅略高于正常血清水平。

(4) 侵入性检查

1) 经皮闭式胸膜活检:闭式胸膜活检简单易行,损伤较小。当胸腔积液细胞学、微生物学和免疫学检查均无法明确病因时,应行此项检查。活检标本可行组织学检查,还应行分枝杆菌培养,两者结合,对结核性胸腔积液的诊断阳性率>80%。

2) 支气管镜检查:如果患者同时有咯血,支气管阻塞,或在胸部影像学检查中发现肺内肿块,则需要进行支气管镜检查。

3) 胸腔镜:胸腔镜可观察到绝大部分胸膜腔,特别是闭式胸膜活检无法涉及的脏层、膈面和纵隔胸膜,还可在直视下对可疑部位进行活检。因此,广泛应用于胸膜疾病的诊断,其诊断阳性率可达 95% 以上。与开胸肺活检相比,胸腔镜检查创伤小,危险性低,患者痛苦少,术后恢复较快,体质虚弱的患者也可采用。临床上,通过创伤性较小的检查如胸腔积液细胞学检查、闭式胸膜活检,仍未明确诊断时,应考虑行胸腔镜检查。

4) 开胸胸膜活检:这是确定胸腔积液病因的"金标准",在直视下可发现可疑病灶,并能进行活检,特异性和敏感性均高于其他检查方法。但此项检查创伤大,要严格掌握适应证。

3. 诊断标准　只要明确发现胸腔内存在过量液体(游离或包裹),均可以诊断胸腔积液。但需进一步寻找病因,明确积液性质。

详细询问病史,如有无结核接触史,有无外伤、感染、营养不良、恶病质、心力衰竭、肾脏疾病、结核病等基础疾病,这对病因诊断有很重要的作用。同时,需做胸腔穿刺,取穿刺液进行实验室检查,这对确定诊断是必不可少的方法。

通常从抽出液的外观即可发现有明显的不同,从而可区分脓胸、血胸及乳糜胸。胸腔积液常规检查就可以区别漏出液和渗出液。渗出液与漏出液的鉴别见表 4-9。还需进一步做胸腔积液培养、细胞形态学等检查,以明确病因诊断。若疑为结核性,则应作 PPD 试验,γ-干扰素释放试验、胸腔积液 X-pert 等检查。

【鉴别诊断】

临床上有些疾病可与胸腔积液相混淆,要注意鉴别诊断。

表 4-9 渗出液与漏出液的鉴别

	漏出液	渗出液
病因	心力衰竭、低白蛋白血症等	感染、结缔组织疾病、变态反应性疾病、肿瘤等
外观	清或微混、多为淡黄色，浆液性	多浑浊，可为脓性、浆液性、血性、乳糜性等
凝固性	一般不凝固，稀	可自行凝固，较黏稠
比重	一般<1.018	一般>1.018
Rivalta 试验	阴性	阳性
蛋白定量	<30g/L	>30g/L
葡萄糖定量	与血糖相同	低于血糖
细胞学检查	白细胞计数$<0.5\times10^9$/L，红细胞$<0.1\times10^{12}$/L，主要为内皮细胞	白细胞计数$>0.5\times10^9$/L，红细胞$>0.1\times10^{12}$/L，化脓性炎症时中性为主，慢性炎症时淋巴为主，肿瘤时可见肿瘤细胞
细菌学检查	阴性	阳性
LDH	<200U/L	>200U/L
胸腔积液 LDH/血 LDH	<0.6	>0.6
胸腔积液蛋白/血清蛋白	<0.5	>0.5

1. 膈疝 膈疝的表现有时类似于胸腔积液，当膈疝发生绞窄时，容易合并胸腔积液。要注意鉴别诊断。拟诊胸腔积液者，如发生部位和形状不典型，应除外膈疝。如疝囊内的小肠有气体，诊断比较清楚。否则，就应行上消化道造影，以明确诊断。

2. 胸膜增厚 胸膜增厚时，叩诊与听诊的表现可与胸腔积液相同。不同之处是胸膜增厚时患侧胸腔可出现塌陷，气管和纵隔向患侧移位。侧卧位胸部 X 线片以及 B 超、CT 等均有助于鉴别。

3. 肺内疾病 下叶肺炎可表现下肺野大片致密模糊影，有时会误诊为胸腔积液。下肺膨胀不全时也可类似于胸腔积液。肺内肿块有时还可与叶间包裹性积液相混淆。但上述疾病通过侧位胸部 X 线片以及 B 超、CT 等能鉴别。

【治疗】

胸腔积液治疗首先是治疗原发病，支持及对症治疗，尽量卧床休息，给予优质蛋白、高热量、多种维生素易消化的饮食。胸腔积液较多时，进行穿刺抽液，可减轻临床症状、促使肺复张、纵隔复位并保护肺功能。注意抽液速度不宜过快，每次抽液婴幼儿不超过 150~200ml，年长儿不超过 300~500ml，以免引起纵隔摆动。如积液量多或脓液稠厚，不易穿刺时，可以进行胸腔闭塞引流。

儿童最常见的是感染性胸腔积液，如结核性胸膜炎、化脓性胸膜炎和支原体肺炎合并胸膜炎。其治疗原则如下。

1. 结核性胸膜炎 ①抗结核治疗：强化治疗期联合应用异烟肼、利福平和吡嗪酰胺 3 个月，后继续用异烟肼、利福平 6~9 个月方案。如果病情严重，可以在强化期加用乙胺丁醇。②糖皮质激素：激素可抗炎、抗过敏、减少渗出并促进吸收，防止胸膜粘连。口服泼尼松 1~2mg/(kg·d)，2~4 周后根据积液吸收情况，可逐渐减量，一般用药 4~6 周。过早停药，胸腔积液可重新出现。③胸腔穿刺：抽液可减轻中毒症状、促使肺复张、纵隔复位并保护肺功能。注意抽液速度不宜过快，每周 2~3 次，胸腔积液多于治疗后 6~12 周吸收。④外科治疗：严重的胸膜增厚和包裹性积液可做胸膜剥脱术。

2. 支原体肺炎并胸腔积液 给予大环内酯类抗生素，如红霉素或阿奇霉素治疗，疗程不少于 2~3 周。大量积液及中毒症状明显者，早期使用糖皮质激素可以抑制机体过强的免疫炎症反应，减少胸膜粘连。如用激素效果欠佳，可加用静脉丙种球蛋白。中等量以上积液，积液迅速增长者，尽早胸腔穿刺抽液，必要时给予胸腔闭式引流。

3. 化脓性胸膜炎(脓胸) 常见细菌为金黄色葡萄球菌、流感嗜血杆菌、肺炎双球菌、厌氧菌、大肠埃希氏菌和假单胞菌。治疗原则：①控制感染：根据病原菌及药敏试验选用有效、足量的抗生素，应静脉给药，观察疗效并及时调整药物和剂量。疗程一般 2~3 周，金黄色葡萄球菌及肺炎球菌因脓液吸收缓慢，疗程应4~6周或更长，直至症状消失，血象正常，局部无脓或每日引流量<20ml。②排除脓液：是脓胸治疗的关键，根据脓胸病程和分期选择治疗方法。脓胸可分为渗出期、纤维脓性期和机化期。渗出期可能仅限于前3天，脓液稀薄，可穿刺抽脓或胸腔闭式引流。纤维脓性期最适合于电视胸腔镜手术。机化期(2~4周后)一般选择开胸脓腔清创和纤维板剥脱术。开胸手术适应证为病程>2周且胸腔闭式引流1周症状无改善、合并有较大肺脓肿或支气管胸膜瘘、6周以上的慢性脓胸且纤维板已经形成者。

4. 乳糜胸 治疗一般倾向于采用内科保守疗法。饮食调整和反复穿刺抽液是有效的治疗措施。经过反复穿刺抽液3~4天后不见好转者，需使用闭式胸腔引流。有报道应用红霉素、生长抑素等治疗婴幼儿乳糜胸可取得较好效果。反复穿刺及引流可引起大量乳糜液丢失，产生循环血量不足、感染、营养不良等临床表现，应积极采用支持疗法，积极预防感染。当保守治疗效果不佳时可考虑手术治疗。

【预防】

由心力衰竭、营养不良、低蛋白血症及肾功能不全引起的以漏出液为特点的胸腔积液，在原发病治愈后胸腔积液可迅速消失。感染引起的胸膜炎患儿，根据胸腔积液的细菌培养，静脉足量使用敏感抗菌药物，加上充分的引流，大部分患儿均可治愈，不需要外科手术治疗。要注意随访观察。结核性胸膜炎全程抗结核化疗后，可每年复查1次，随访4~5年，警惕出现肺或肺外结核。支原体感染治疗疗程一般3~4周，停药过早易复发。胸腔积液是临床常见的症状，积极预防的关键是寻找和治疗原发病。在儿科，感染依然是引起胸腔积液最常见的病因。近年来，脓胸的发生率有下降，但支原体肺炎引起的胸腔积液明显上升，结核性胸膜炎也有上升趋势，另外，结缔组织性疾病引起的胸腔积液在儿科也呈上升趋势，应引起临床医生的重视。

附:胸腔积液的诊治流程图

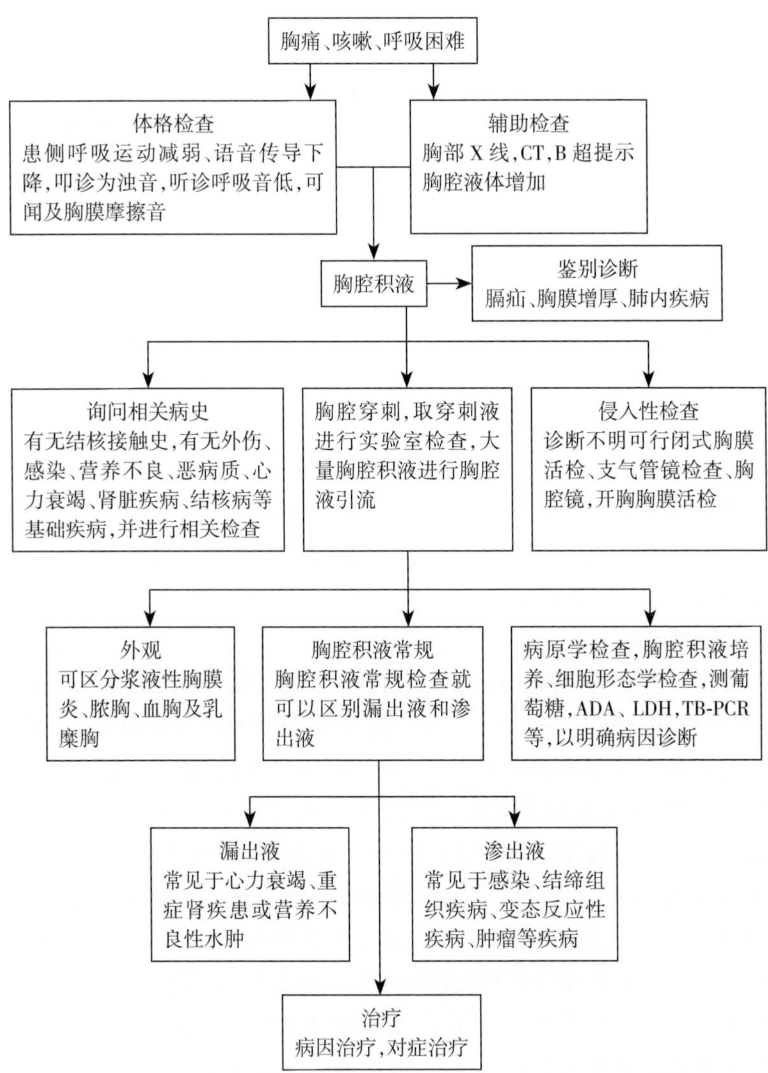

六、气胸及脓气胸

【概述】

气胸(pneumothorax)是指壁层胸膜与脏层胸膜之间的胸膜腔内有气体蓄积。气胸可发生于各年龄段儿童,包括新生儿。依据发病原因气胸可分为创伤性气胸和自发性气胸。创伤性气胸是指外伤、医疗操作等创伤性原因导致壁层和/或脏层胸膜破裂引发的气胸。自发性气胸是指没有外部创伤性原因的情况下发生的气胸。自发性气胸依据是否存在基础肺部疾病又分为原发性自发性气胸(primary spontaneous pneumothorax,PSP)和继发性自发性气胸(secondary spontaneous pneumothorax,SSP)。PSP 的诊断是基于全面检查未发现引发气漏的基础肺部疾病。SSP 是肺部疾病的并发症之一,例如哮喘、囊性纤维化、坏死性肺炎及间质性肺病等肺部疾病。本章节主要讨论自发性气胸。

脓气胸(pyopneumothorax)是指胸膜腔内同时有脓液和气体蓄积。脓气胸多继发于肺部感染、邻近器官感染或败血症。

气胸是由于各种原因导致脏层胸膜和/或壁层胸膜破损致使气体漏入胸腔。创伤性气胸可由胸部外伤(钝挫伤、挤压伤或穿通性外伤)、医源性的诊疗操作或机械通气导致脏层胸膜和/或壁层胸膜破损所致。自发性气胸通常仅由脏层胸膜破损所致。自发性气胸的主要发病机制包括跨肺压急性升高和脏层胸膜缺损。

(1) 跨肺压急性升高:目前认为 PSP 可能是由于跨肺压的急性升高,导致肺泡过度膨胀破裂所致。快速、大幅的压力变化可发生于自主呼吸努力、正压通气、Valsalva 动作或由于气道堵塞而形成球阀机制时。表面肺泡可形成胸膜下肺大疱,破裂后气体直接进入胸膜腔。这些肺大疱通常见于肺尖,可能与肺上叶的选择性通气和较高的跨肺压有关。靠近中央的肺泡破裂后,游离气体沿血管周围的组织游走,可向内侧肺门或外周脏层胸膜表面扩散。若肺大疱破入纵隔,可发生纵隔积气。

(2) 脏层胸膜破损:SSP 是肺部疾病的并发症之一,是由于肺部疾病直接引起脏层胸膜破损所致。引起儿童 SSP 的肺部疾病包括感染性疾病（例如：结核病、坏死性肺炎、肺脓肿、肺孢子菌肺炎等）、结缔组织病（例如：马方综合征、幼年特发性关节炎）、恶性肿瘤、先天性囊性病变等。

感染相关的气漏可能是由于局部肺组织炎症和坏死导致气道和胸膜腔之间形成连接通道（支气管胸膜瘘），从而使得气体能够自由进入胸膜腔。接近胸膜表面的肿瘤发生梗死和坏死时可通过类似的机制造成气漏。

张力性气胸是指吸气时空气进入胸膜腔，呼气时却无法通过相同路径排出（类似于单向阀），导致气体在胸膜腔内积聚，产生明显高于大气压的胸膜腔内压，导致受累的肺萎陷，纵隔移向气胸对侧。张力性气胸患者由于存在肺萎陷和限制性肺部病变，常引起低氧血症，呼吸做功增加，部分病例可能出现静脉回心血量减少等血流动力学变化。

脓气胸（pyopneumothorax）多数继发于肺部感染性疾病（例如：肺炎、肺脓肿、脓胸），感染致肺组织坏死，穿破脏层胸膜即导致脓气胸发生。脓气胸多见于婴幼儿。

【诊断】

1. 临床表现 气胸的症状及体征取决于胸膜腔内的气体量、发病速度、肺萎陷程度、胸膜腔内张力以及患者的年龄和呼吸储备等因素。呼吸储备受基础肺部疾病的影响。

自发性气胸多数发生在患者休息或轻度活动的过程中。大量气胸通常表现为突然出现呼吸困难和胸痛。胸痛通常表现为患侧胸部弥漫性锐痛或刺痛，并可放射至同侧肩部。部分患者胸痛发生前先有一种爆裂感。胸痛通常在 24 小时内自行缓解，尽管气胸仍持续存在。张力性气胸患者常伴有高度紧张、恐惧、烦躁不安、发绀、出汗、皮肤湿冷，甚至意识不清、昏迷等休克症状，不及时抢救可引起死亡。SSP 患者存在基础肺部疾病（例如：哮喘、气道异物、肺部感染、结缔组织病等）。PSP 通常为排除 SSP 后的排他性诊断，肺尖部存在肺大疱支持 PSP 诊断。少量气胸可无自觉症状，仅在因为其他适应证进行胸部影像学检查时被发现。

气胸的主要体征为患侧呼吸运动减弱，触觉语颤减弱，胸部叩诊呈鼓音，听诊呼吸音减低或消失。其他的体征包括呼吸增快、呼吸费力、发绀等。提示张力性气胸的体征为气管向健侧推移、心率增快、低血压、发绀等。

脓气胸主要继发于细菌性肺部感染，主要表现为呼吸困难突然加重，烦躁不安，剧烈咳嗽，面色发绀，年长儿常诉胸痛。脓气胸有别于气胸的主要体征为胸部叩诊积液处为浊音，积液上方为鼓音。

2. 辅助检查

（1）胸部影像学检查：胸部 X 线检查是诊断气胸的重要方法。气胸患者胸部 X 线片上通常有明确的胸膜线（气胸线），即萎缩肺组织与胸膜腔内的气体交界线，呈外凸线条影，胸膜线外为无肺纹理的透光区，线内为压缩的肺组织。大量气胸时可见纵隔、心脏向健侧移位，膈肌下移。PSP 好发于左侧。脓气胸时可见液气平面。取不同体位（立位、仰卧位、侧卧位）摄胸部 X 线片或透视，帮助判断胸腔积脓量的多少、积脓位置、有无包裹。

气胸量的估测：临床上常基于影像学的测量估算气胸量，比较实用的界定成人大量气胸的测量方法为：直立位影像学检查显示，胸膜线与胸壁顶之间的气体宽度≥3cm，或整个肺侧缘与胸壁之间的气体宽度≥2cm，这些测量结果对应气胸量约为 20%~30%。

儿童气胸量的测定方法尚未标准化，成人的测量评估法应用于青少年患者可能是合理的。对于年龄较小的儿童，临床医生常将气胸量占单侧胸腔容量的比例<30% 界定为“少量”气胸，>30% 界定为“大量”气胸。

CT 扫描并不是诊断气胸的必要检查，建议仅用于常规胸部 X 线片发现异常而需要进一步评估，以及常规胸部 X 线片检查提示存在需要与气胸鉴别的其他病变（例如：先天性肺囊性变、先天性大叶性肺气肿或先天性膈疝等）。胸部 CT 也有助于发现小的上叶肺大疱以及评估肺大疱数量及大小。气胸的主要 CT 表现为胸膜腔内出现极低密度的气体影，伴有肺组织不同程度的压缩萎陷改变。

（2）血气分析和脉搏血氧测定：可疑或确诊气胸患者，在医院诊治期间建议持续进行脉搏血氧监测，或至少监测至临床稳定期。出现呼吸窘迫或脉搏血氧测定数值降低的患者应行动脉血气分析。萎陷或通气不良的肺组织仍有明显的血流灌注，导致通气/血流比失衡，因此，气胸患者常有低氧血症。无基础肺部疾病的气胸患者通常无高碳酸血症，因为健侧肺可维持足够的肺泡通气量。若疼痛、焦虑和/或低氧血症持续存在，可能存在急性呼吸性碱中毒。

（3）超声检查：对于某些特定的患者，包括创伤、病情危重、机械通气、胸腔置管后评估复张情况等患者，床边超声检查是有效的检测评估方法。另外，为了避免患者反复进行放射学检查，临床医生也可选择超声检查。对于脓气胸的患者，超声检查有助于发现肋膈角少量积脓，并有助于穿刺定位。

3. 诊断 胸部X线检查是确诊气胸和脓气胸的重要方法。临床症状和体征提示气胸或脓气胸时，通常予以胸部X线检查即能确诊。CT检查并不是诊断气胸或脓气胸必要的检查，建议仅用于常规胸部X线片发现需要进一步评估的异常影像学改变时。超声检查适用于某些特定的患者，包括创伤、病情危重、机械通气等患者。

【鉴别诊断】

气胸的症状需要与胸膜炎、肺栓塞、心包炎、肺炎、心肌缺血或梗死、骨骼肌疼痛等鉴别，胸部影像学检查发现气胸表现通常能排除其他原因所致的呼吸困难和胸痛。

气胸的X线改变需要与肺大疱、大叶性肺气肿、先天性含气肺囊肿或膈疝相鉴别，脓气胸需与较大的肺大疱或肺囊肿内有积液鉴别，通常CT检查能明确诊断。

【治疗】

气胸具体治疗方案依据气胸量、呼吸窘迫的程度和是否存在基础肺部疾病而定。治疗的主要目的是清除胸腔内积气和预防复发。

1. 保守治疗

（1）密切观察：首次发生少量气胸（气胸量占单侧胸腔容量的比例<30%）且病情稳定的PSP患儿，推荐医院内密切观察，6~12小时后

再次评估气胸量。如果 24~48 小时气胸无改善,或更短的时间内气胸量进一步增加,建议胸腔置管闭式引流。

所有 SSP 患儿都建议住院治疗,多数患儿需要胸腔置管闭式引流或猪尾型导管引流,仅少数只有少量气胸的 SSP 患儿考虑保守治疗,并同时积极治疗基础肺部疾病。

(2) 氧疗:合理的氧疗可增加肺泡内氧分压,从而增加胸腔内积气与毛细血管间的氧分压梯度,有助于增加胸腔内气体的吸收率。对多数住院的 PSP 患儿建议予以氧疗(但新生儿除外,除非必须氧疗保证氧合)。对于存在肺含气不全/肺不张的 SSP 患儿,由于高浓度氧疗可增加肺含气不全/肺不张的气体吸收,这部分患儿氧疗时应避免高浓度吸氧。气胸患儿氧疗时建议使用非重复吸入的面罩吸氧,避免鼻导管高浓度吸氧。氧疗时间建议<48~72 小时。

(3) 对症和支持治疗:如果病情需要,可适当使用镇痛药、镇咳药以及其他的支持治疗。

保守治疗无效或气胸进一步加重的患儿需要采取进一步的治疗,包括胸腔穿刺抽气、胸腔置管闭式引流或手术干预治疗。

2. 胸腔穿刺抽气或置管引流　大量气胸(气胸量占单侧胸腔容量的比例>30%)但病情稳定的 PSP 患儿,建议胸腔穿刺抽气。病情不稳定的气胸患儿(例如:明显呼吸窘迫、低氧血症或疼痛明显)以及具有基础肺部疾病的 SSP 患儿建议胸腔置管闭式引流或猪尾型导管引流。存在支气管胸膜瘘时,吸出气体不宜太勤,以便瘘管早日愈合。脓气胸的患儿脓液黏稠时可用生理盐水冲洗脓腔并注入适当的抗菌药物治疗。

3. 治疗基础肺部疾病　SSP 患儿在处理气胸的同时积极治疗基础肺部疾病。肺部感染性疾病相关的气胸/脓气胸患儿应予以合理抗菌药物足疗程治疗。脓气胸在未获得脓液细菌培养结果之前,应根据胸腔积脓的颜色、气味和性质初步估计可能的致病菌给予广谱的抗菌药物治疗,如胸腔脓液培养和涂片有结果,则应根据细菌药敏试验选择适当的抗菌药物治疗。抗菌药物用至体温基本正常,血白细胞正常,脓液全部吸收,再给药 2~3 周,疗程常要超过 1 个月。

4. 手术干预 手术干预在自发性气胸治疗中的作用存在一定争议,但关于手术治疗持续性气漏具有较好的循证证据。

儿童PSP的手术干预指征主要包括:①首次发生PSP但胸腔置管引流约5天(4~7天)仍存在持续气漏;②复发性PSP(同侧或对侧)。

具有基础肺部疾病的SSP患儿,治疗策略依据基础肺部疾病的类型及严重程度而不同,对于所有SSP患儿,均强调全面评估并积极治疗基础肺部疾病。SSP患儿手术干预指征主要包括:①复发性SSP(同侧或对侧);②CF患儿发生复发性大量气胸;③CF以外的其他肺部疾病引起的首次SSP发作,如果基础肺部疾病为严重的、进展性的、持续性的或已知与气胸复发明显相关的,也建议手术干预。例如:肺大疱、坏死性肺炎经合理抗菌药物和胸腔抽气引流治疗但形成支气管胸膜瘘。已知先天性肺囊性变和间质性肺病等与气胸发病相关,是否手术干预要依据疾病的类型和严重度,因人而异地制订合理治疗方案。

【预后】

气胸预后依病因、是否存在支气管胸膜瘘以及是否为张力性气胸而异。少量的或限于局部的气胸,气体能逐渐自行吸收。大量的气胸如能及时诊断及合理治疗,一般预后良好。张力性气胸属危重急症,诊断和处理不及时或处理不当可危及生命,但及时治疗通常预后良好。脓气胸的预后与引流的迟早有关,越早治疗痊愈率越高,少数患者遗留有不同程度限制性通气功能障碍。

气胸具有易于复发的倾向。目前研究显示,儿童PSP的复发率约为21%~56%,胸膜固定(粘连)术能明显降低复发风险。关于儿童SSP的复发率目前尚不清楚,可能取决于基础肺部疾病的类型和严重度。研究显示,CF伴发气胸的患者,如果不予预防干预,气胸复发率高达50%~80%。

➤ 附:气胸及脓气胸的诊断流程图

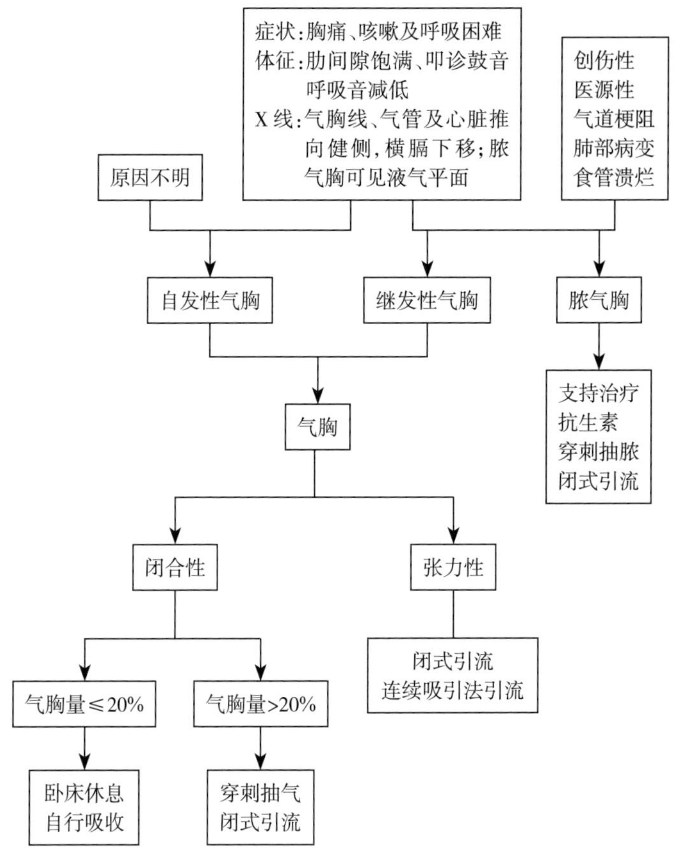

七、纵隔气肿

【概述】

纵隔组织疏松,在特殊情况下可以积储空气,称纵隔气肿。根据发病原因可分为:原发性纵隔气肿,指没有基础肺病,如自发性纵隔气肿;继发性纵隔气肿,有基础气道疾病如囊性纤维化或哮喘;创伤性纵隔气肿,如胸部钝挫伤或穿透性损伤;医源性纵隔气肿,如胸部手术、机械通气所致纵隔气肿。胸部外伤、肺部感染、支气管哮喘、异物吸入是儿童发生纵隔气肿的主要病因。

【病因】

纵隔气肿第一个发病高峰是新生儿期,第二个发病高峰是婴儿后期和儿童早期,与该年龄段呼吸道感染患病率较高,阻塞气道内的压力升高,肺实质感染引起组织坏死有关。第三个发病高峰在青春期,高瘦男性发生率尤其高,与自发性气胸一致。

根据空气进入纵隔的途径,可分为以下三种:①肺泡进入:肺泡破裂,气体泄漏至周围的支气管血管鞘中;纵隔内平均负压低于肺实质内负压,游离气体沿着血管鞘向中心移动,呼吸泵作用有助于气体移动。气体向肺门渗透并扩散进入纵隔,通过松弛的纵隔筋膜扩散至胸部、上肢及颈部的皮下组织。②支气管进入:结核性淋巴结溃烂、食管异物损伤、支气管镜损伤所致支气管破损,空气进入边缘组织,传到纵隔。③气管进入:气管切开术不能完全去除呼吸道梗阻,胸腔压力高,空气经创口吸入,到达纵隔。

【诊断】

1. 临床表现 临床表现常常不典型,有文献报道纵隔气肿引起胸痛占 55%;呼吸困难占 40%;咳嗽占 32%;颈痛占 17%;吞咽痛占 14%;吞咽困难占 10%;胸痛常位于胸骨后,为胸膜炎性(深吸气时加重),放射至颈、肩和手臂。积气量少或发生速度缓慢时,一般无明显症状和体征,偶有暂时性胸部刺痛可传至颈部或在胸前可听到少数啰音,积气量多,可致胸闷不适及胸骨后疼痛,随呼吸吞咽动作加重;上腔静脉受压,出现血压下降、脉搏减弱;严重者出现极度呼吸困难,颈静脉怒张,心音遥远,心浊音界缩小或消失。偶有气体泄漏至心包腔,引起心包积气;气体可能泄漏至椎管中导致椎管积气,可能伴有相关神经系统体征。

皮下气肿(30%~90% 的患者)通常见于颈部或心前区。约 12%~50% 患者占 Hamman 征在心前区闻及与心搏同步的“噼啪”摩擦音,主要在收缩期出现,尤其是患者处于左侧卧位时,且很多情况下伴有心音遥远模糊。

2. 辅助检查 胸部 X 线正位片可见纵隔、心脏边缘有透光空气影或胸腺被纵隔积气推举向上。气体形成条纹或气泡状透亮影，将纵隔胸膜抬起，还常延伸至颈部及胸壁。条纹状透亮影一般于左胸心脏上方最为清晰。在婴儿中，胸腺叶向上向外偏离，即所谓“扬帆征”。

胸部 X 线侧位片可见胸骨后、心前方有透亮积气，胸腺被推向前上，与心前缘有空气相隔或胸腺四周围以透亮空气层。条纹状透亮影可显示出升主动脉、主动脉弓、胸骨后、心前区、主动脉周围及气管周围轮廓。

纵隔气体显示膈的上表面的轮廓，并将其与心脏隔开——“横膈连续征”；气体显示降主动脉的外侧边缘的轮廓，并向侧面扩散至壁胸膜与内侧左半横膈之间，即 Naclerio “V”征（V sign of Naclerio）。

胸部 CT 因不受器官重叠的影响，对纵隔气肿显示较清楚，尤其是当纵隔内积气量较少，较胸部 X 线片易于识别。

3. 诊断标准

(1) 注意发病原因：胸部外伤、肺部感染、支气管哮喘、异物吸入是儿童发生纵隔气肿的主要病因，因此建议胸部外伤、肺部感染、支气管哮喘、异物吸入患儿完善相关影像学检查，排除发生纵隔气肿的可能性。

(2) 注意发病年龄：新生儿期、婴儿后期和儿童早期、青春期是发生纵隔气肿的高发年龄，因此需要结合患儿年龄作出相关判断。

(3) 注意查体：因纵隔气肿常合并皮下气肿，如果查体发现皮下气肿需警惕纵隔气肿的发生，并及时完善相关影像学检查以防漏诊。

(4) 注意影像学表现：胸部 X 线特征性“扬帆征”“横膈连续征”、Naclerio “V”征提示纵隔气肿，临床医生需要警惕。

【鉴别诊断】

纵隔气肿临床表现不典型，易与气胸等疾病混淆，导致误诊。但是纵隔气肿 X 线有其特征性表现，通过相关的影像学检查可以与心包积气、气胸等鉴别。

【治疗】

积气量少一般不需特殊治疗。积气量多，应针对原发病进行相应治疗。一般治疗包括吸氧，注意休息和避免 Valsalva 动作或用力呼气；

治疗原发病包括治疗肺部感染、支气管异物、支气管哮喘等。大多数患儿可在数日内恢复，无后遗症，极少复发。严重者必要时给予机械通气。

➢ 附：纵隔气肿的诊治流程图

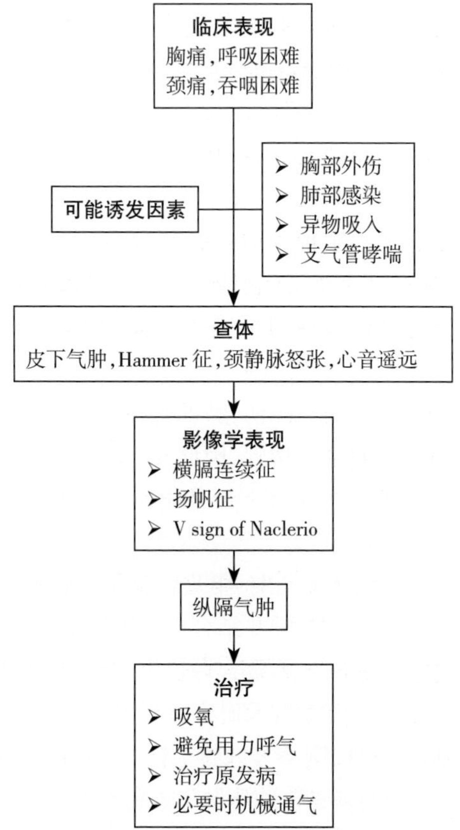

八、皮下气肿

【概述】

大多见于颈、胸，甚至延及颜面、头皮、上肢与腹、股等部，都是对称与均匀的肿胀，由于皮下积储空气所致。与纵隔气肿的发病原因大致相仿，支气管异物、肺部感染、支气管哮喘是常见诱因。肺内空气进入胸腔引起气胸;进入肺间质内,由肺间质沿血管周围进入肺门,形成纵隔气肿;空气沿血管、喉头周围及颈深筋膜向上,至颈部皮下,引起皮下气肿。

胸部闭合性损伤和开放性损伤常伴有皮下积气,空气通过受损部位进入皮下组织通常有 3 种途径:气胸同时伴有壁层胸膜受损时,胸腔内空气即可通过受损部位进入胸壁皮下组织;气管、支气管或食管破裂时,空气可直接从破裂口进入纵隔,再经胸骨上凹扩散至颈、面和胸部皮下组织;空气直接通过胸壁体表伤口进入皮下组织。

【诊断】

1. 临床表现 患儿一般不感到痛苦。患处皮肤隆起,以手按摸时,有柔软而带气泡的感觉,即握雪感。听诊可闻捻发音。皮下积储空气自身并无危险性;若空气的来源已绝,大都在数日至数周之间,渐被血液所吸收;但其原发病如支气管异物、急性喉炎、肺炎等,或其合并症如气胸等均须及时诊疗。

2. 影像学表现 胸部正位片、胸部 CT 能够发现皮下气肿,临床医生需要警惕,以防漏诊。

3. 诊断标准

(1) 注意发病原因:胸部外伤、肺部感染、支气管哮喘、异物吸入是儿童发生皮下气肿的主要病因。

(2) 注意查体:如果查体发现握雪感、捻发音,需警惕皮下气肿的发生,可及时完善相关影像学检查。

(3) 注意影像学表现:特异性的影像学表现帮助确诊皮下气肿,但是往往临床医生因为警惕性不高而发生漏诊。

【鉴别诊断】

皮下气肿往往合并气胸或者纵隔气肿,需与单纯的气胸、纵隔气肿鉴别。一般根据特征性查体和影像学检查可以鉴别。

【治疗】

此症本身只需安静卧床休息,一般不需其他疗法。可用吸氧疗法,因氧气比空气易为组织所吸收,气肿可以迅速消退,同时缓解呼吸困难引起的缺氧。原发病应适当治疗,使空气不再窜入组织内。若同时有张力性气胸，应及时手术治疗。

➤ 附：皮下气肿的诊治流程图

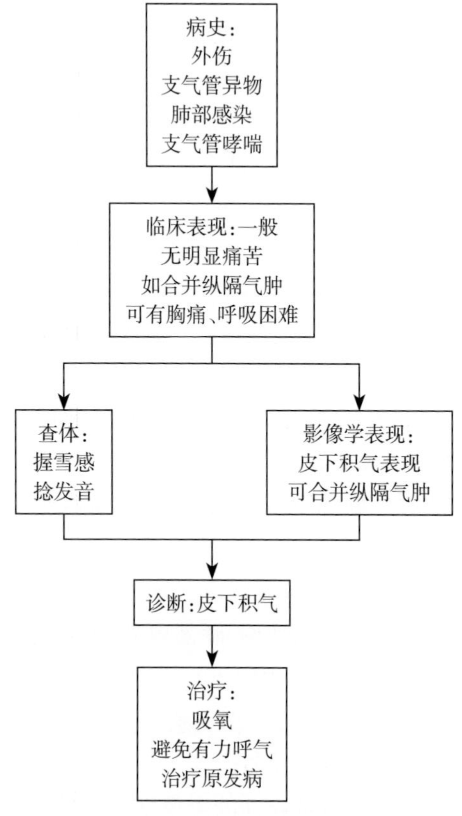

（陈莉娜　刘瀚旻　鲍一笑　王　莹　陈　强　赵德育
黄　霞　黄顺开　陈爱欢　林荣军）

参考文献

1. 陈清兰，胡成平. 呼吸疾病症状鉴别诊断学. 北京：科学出版社，2009：565-577.

2. 国家卫生健康委员会人才交流服务中心儿科呼吸内镜诊疗技术专家组，中国医师协会儿科医师分会内镜专业委员会,中国医师协会内镜医师分会儿科呼吸内镜专业委员会,等. 中国儿科可弯曲支气管镜术指南(2018 年版). 中华实用儿科临床杂志,2018,33(13):983-989.

3. 刘芳,饶春,马渝燕,等. 经支气管镜介入治疗儿童淋巴结瘘型气管支气管结核有效性评价. 中国防痨杂志,2021,43(8):826-831.

4. 王吉耀,葛均波,邹和建. 实用内科学.16 版. 北京:人民卫生出版社,2022.

5. 王天有,申昆玲,沈颖. 诸福棠实用儿科学.9 版. 北京:人民卫生出版社,2022.

6. 杜鑫珂,舒畅,谭静,等. 儿童肺大疱 163 例临床分析及病因探讨. 中华实用儿科临床杂志,2020,35(23):1799-1802.

7. 胡杰伟,钟钏,杨绪全. 胸腔镜治疗合并复杂情况的巨大肺大疱 32 例报告. 中国微创外科杂志,2018,18(06):503-504,516.

8. 吴海洪,李冀,高芳蝶. 经支气管镜植入活瓣治疗肺大疱合并自发性气胸的疗效. 南昌大学学报(医学版),2018,58(02):50-52,106.

9. 钟南山,刘又宁. 呼吸病学.2 版. 北京:人民卫生出版社,2018:424-426.

10. 吴喜蓉,刘秀云,刘军,等. 北京儿童医院住院儿童胸腔积液病因分析. 中华实用儿科临床杂志,2021,36(4):258-261.

11. JANY B,WELTE T. Pleural Effusion in Adults-Etiology,Diagnosis,and Treatment. Dtsch Arztebl Int,2019,116(21):377-386.

12. 焦伟伟,孙琳,肖婧,等. 国家结核病规划指南——儿童结核病管理(第 2 版). 中国循证儿科杂志,2016,11(1):65-74.

13. 封志纯,祝益民,肖昕. 实用儿童重症医学. 北京:人民卫生出版社,2012:746-748.

14. MARIA EM,GIUSEPPE L,GABRIELE L,et al. Management of Spontaneous Pneumothorax in Children:A Systematic Review and Meta-Analysis. Eur J Pediatr Surg,2020,30(1):2-12.

15. RAN DG. Spontaneous pneumothorax in children. Can Fam Physician,2020,66(10):737-738.

16. GLENN YH,SHIREEN AN,OON HT,et al. Primary spontaneous pneumothorax in children:factors predicting recurrence and contralateral

occurrence. Pediatr Surg Int, 2020, 36(3): 383-389.

17. KIBILERI W, TOLULOPE AO, GRACE H. Spontaneous Pneumothorax in Children: National Management Strategies and Outcomes. J Laparoendosc Adv Surg Tech A, 2018, 28(2): 218-222.

18. CHAN IC, LEE YS, CHUANG CM, et al. The influence of pleurodesis on the outcome of primary spontaneous pneumothorax in children. J Chin Med Assoc, 2019, 82(4): 305-311.

19. 王玉琪,周云连,陈志敏.120 例纵隔气肿患儿临床特征和影响因素分析. 中国妇幼保健,2021,36(06):1354-1356..

20. 温鑫,史静,黄爱萍,等. 儿童支气管异物合并纵隔皮下气肿危重病例临床分析. 临床耳鼻咽喉头颈外科杂志,2021,35(03):267-269.

21. 张蕾,田利远,李权恒,等. 儿童非外伤性纵隔气肿 86 例临床分析. 中国小儿急救医学,2020,27(09):700-702.

第五章　反复呼吸道感染

【概述】

反复呼吸道感染（recurrent respiratory tract infections，RRTIs）是儿童常见的临床现象，是指1年以内发生次数频繁、超出正常范围的上、下呼吸道感染。其发病率最高的年龄段是6~18月龄，部分患儿每年可患多达6~10次病毒性呼吸道感染。随着年龄增加，发生率减低。目前我国尚无大规模RRTIs流行病学调查研究，在发达国家，高达25%的1岁以下儿童及18%的1~4岁儿童有RRTIs，其中约7.4%为反复下呼吸道感染。目前国际上尚未对儿童RRTIs的定义达成共识，主要根据发病次数、症状和体征进行判断，尚缺少客观的研究证据。

RRTIs发病率高，其病因多样复杂，除了感染相关因素外，还与免疫系统、呼吸系统的发育及遗传相关。儿童RRTIs在诊治方面尚存在许多问题，如患儿常以急性呼吸道感染就诊，忽视其"反复"的特点；对RRTIs背后潜在的病因认识不足，只限于对症治疗，未及时发现及去除病因，使病情反复迁延；因RRTIs滥用和过度使用抗生素导致不必要的药物相关不良事件，包括抗生素耐药性和临床治疗失败。因此，儿童RRTIs的规范诊治是临床医生的一项挑战，应引起医生及社会的高度重视。

【病因】

婴幼儿和学龄前期儿童的RRTIs，多与护理不当、特应性体质、早产、低出生体重儿、缺乏母乳喂养、过早日托管理、大家庭、有学龄期的同胞、母亲围产期和/或怀孕期吸烟、营养不良、疫苗接种缺陷、应激、过度劳累、气候因素、室内过度潮湿、俯卧喂奶等有关；部分与鼻咽部慢性炎症有关，如鼻炎、鼻窦炎、腺样体肥大、慢性扁桃体炎等。

对于反复下呼吸道感染，除了考虑以上危险因素外，更重要的是认真寻找是否存在基础疾病。造成 RRTIs 的潜在疾病包括以下几个方面：

1. 原发性免疫缺陷病 包括原发性抗体缺陷病、细胞免疫缺陷病、联合免疫缺陷病、补体缺陷病、吞噬功能缺陷病以及其他原发性免疫缺陷病等。

2. 先天性肺实质、肺血管发育异常 先天性肺实质发育异常的患儿，如肺隔离症、肺囊腺瘤等，易发生反复肺炎或慢性肺炎。肺血管发育异常导致肺淤血或缺血，易合并感染，引起反复肺炎。

3. 先天性气道发育异常 如气管-支气管狭窄、气管-支气管软化、气管-支气管桥，这些畸形常引起气道分泌物引流不畅，不易排出，易反复发生肺炎。

4. 先天性心脏畸形 各种先天性心脏病尤其是左向右分流型，肺血流动力学异常由于肺血量增多，细菌容易繁殖，可引起反复肺炎。

5. 原发性纤毛运动障碍 纤毛结构或功能障碍时，由于呼吸道黏液清除障碍，病原体及呼吸道黏液滞留于呼吸道易引发反复感染或慢性肺炎。

6. 囊性纤维化 在西方国家，囊性纤维化是儿童反复肺炎的最常见原因，近年来我国的报道也逐渐增多。囊性纤维化为第 7 对染色体 *CF* 基因突变引起的常染色体隐性遗传病，表现为分泌腺体上皮细胞氯离子通道调节缺陷，呼吸道黏膜上皮的水、电解质跨膜转运障碍，导致支气管内黏稠痰液不易排出，常见金黄色葡萄球菌、铜绿假单胞菌感染。

7. 气道内阻塞或管外压迫 气道内阻塞导致肺不张或阻塞性肺气肿，不及时去除病因，会导致阻塞部位反复感染。儿童最常见的气道内梗阻的疾病为支气管异物，其次为结核性肉芽肿和干酪样物质阻塞，偶见气管和支气管原发肿瘤。气管外压迫的原因常见为肺动脉吊带、纵隔肿瘤、淋巴结结核等。

8. 支气管扩张 先天性支气管扩张或慢性肺部炎症可引起局限

性或广泛性支气管扩张。由于分泌物清除障碍,可反复发生肺炎。

9. 反复吸入　神经肌肉疾病、脑瘫、胃食管反流、喉软化、吞咽协调功能障碍等疾病引起的吞咽功能障碍,食物及液体容易反复误吸至肺部导致反复肺炎。

【诊断】

1. 临床表现诊断　根据年龄、潜在原因及部位不同,将其分为反复上呼吸道感染和反复下呼吸道感染。反复上呼吸道感染表现为反复普通感冒、扁桃体炎、咽炎、喉炎、鼻窦炎和中耳炎。反复下呼吸道感染又可分为反复气管支气管炎和反复肺炎。

国内 RRTIs 定义是指 1 年以内发生次数频繁、超出正常范围的上、下呼吸道感染。RRTI 定义中的“反复”是指两次之间至少间隔 1 周的无症状期。反复肺炎在发作之间具有正常或减轻的胸部影像学结果。值得注意的是,国外 RRTIs 定义中排除了其他基础疾病,如免疫缺陷病、先天性心脏病、先天性呼吸系统疾病等。此外,国外定义中有单独列出反复中耳炎、反复咽炎及反复扁桃体炎等特殊类型的上呼吸道感染。国内外有关儿童 RRTIs 的诊断标准见表 5-1。

2. 辅助检查

(1) 病原微生物检测:除了血常规,CRP 感染指标初步评估感染病原类型外,特异性的病原检测对鉴别诊断疾病以及治疗都有其重要意义,包括血液、痰液细菌培养,各种病原体核酸、抗原、抗体检测,肺泡灌洗液 GNS 检测等。

(2) 常规免疫学检查:对于反复细菌、真菌感染患者需要完善免疫功能检测,包括血清免疫球蛋白(Ig)、淋巴细胞绝对计数、补体。IgE 对于提示是否存在过敏状况有一定价值。淋巴细胞亚群变化复杂,除了极端某个亚群完全缺如,判断淋巴细胞亚群变化的临床价值应结合临床各项指标综合判断或转诊临床免疫科评估。

(3) 过敏原检测:对于 RRTIs 呼吸道症状以反复咳嗽、喘息、流涕、鼻痒为主者,无发热或少伴有发热者,应注意是否伴有过敏性鼻炎及支气管哮喘。过敏原特异性 IgE 对于辅助判断患儿是否存在对某种过敏原过敏并引起呼吸道症状有一定参考价值。

表 5-1 国内外有关儿童 RRTIs 的诊断标准

作者	呼吸道感染	上呼吸道感染	下呼吸道感染		发病间隔时间
			反复气管支气管炎	反复肺炎	
中华医学会儿科学分会呼吸学组		0~2 岁：≥7 次/年 2~5 岁：≥6 次/年 5~14 岁：≥5 次/年	0~2 岁：≥3 次/年 2~5 岁：≥2 次/年 5~14 岁：≥2 次/年	0~2 岁：≥2 次/年 2~5 岁：≥2 次/年 5~14 岁：≥2 次/年	>7 天
De Mattia 等	≥6 次/年	9 月至来年 4 月：≥1 次/月	≥3 次/年	≥3 次/年	
Korppi 等	<3 岁：≥8 次/年；≥3 岁：≥6 次/年	排除其他基础疾病			≥14 天
Granham 等		中耳炎≥3 次/6 个月 或≥4 次/年 鼻炎>5 次/年 咽炎/扁桃体炎>3 次/年			

(4) 耳鼻喉科检查：对于有反复鼻部症状者，可行电子鼻咽喉镜、鼻咽侧位像、鼻窦 CT 检测，可提示某些先天发育异常和急、慢性感染灶。

(5) 肺部影像学检查：对于反复下呼吸道感染者根据病情行肺 CT 和气道、血管重建显影检查，可提示支气管扩张、气道狭窄（腔内阻塞和管外压迫）、气道发育畸形、肺发育异常、血管压迫等。

(6) 肺功能检查：常规通气肺功能及支气管舒张试验可评估气道高反应性，对反复喘息性疾病的鉴别诊断有重要的意义。此外，长期反复下呼吸道感染可能影响肺功能，有利于了解疾病严重程度。

(7) 纤维支气管镜检查：对某些病因不明或肺部结构异常的反复下呼吸道感染者，通过临床证据、辅助检查和肺部影像学检查疑似但不能明确诊断者，需纤维支气管镜检查协助明确病性质，还可以做肺泡灌洗液检查以明确病原体，同时也可冲洗痰栓及炎症因子，起到治疗的作用。

(8) 其他特殊检查：怀疑患有原发性纤毛运动障碍时，可行呼吸道（鼻、支气管）黏膜活检观察纤毛结构、功能；疑有囊性纤维性变时，可进行汗液氯化钠测定和 *cFRT* 基因检测；疑有免疫功能缺陷，应完善基因检测，明确免疫缺陷类型；疑有反复吸入时，可进行环咽肌功能检查或 24 小时 pH 值测定。

3. 在诊断中应注意的问题

(1) 仔细询问病史：病史对儿童 RRTIs 的诊断至关重要。根据患儿年龄、感染累及部位、感染病原体、基础疾病的类型的不同，RRTIs 的临床表现也有所差异。询问病史时要注意以下 8 个方面：①起病年龄；②发病季节；③感染病原种类；④感染累及部位；⑤是否伴有其他系统受累；⑥每次呼吸道感染严重程度及治疗的效果；⑦生活环境；⑧家族史。

(2) 全面体格检查：除呼吸系统体征外，还要注意其他系统的查体及对诊断的提示。①生长发育及营养状况：生长发育落后、营养不良，提示可能存在其他基础疾病。②皮肤、黏膜、淋巴结：合并湿疹，应注意过敏在 RRTIs 中的作用；皮肤发绀或杵状指/趾提示可能存在心脏结构异常或慢性肺病可能；浅表淋巴结肿大应注意原发性和继发性免疫异常的可能。③上呼吸道局部结构：上呼吸道的体格检查，应注意扁桃体、咽后壁、鼻腔和耳部及乳突体检，有利于发现潜伏病灶和异常淋巴组织增生及结构异常。④心脏听诊：闻及杂音提示心脏结构异常。

(3) 注意特殊临床表现（提示有潜在基础疾病或病情严重）：①生后6个月以内起病，反复细菌感染，持续或反复发热；②生长发育抑制、体重不增或消瘦；③持续或反复咳脓性痰、反复咯血或大咯血；④持续呼吸增快或喘憋、活动不耐受；⑤持续或反复肺浸润、持续或反复肺部啰音，持续肺不张或肺气肿；⑥低氧血症和/或高碳酸血症；⑦杵状指/趾；⑧持续肺功能异常；⑨家族中有遗传性肺部疾病患者。合并其他系统疾病时，RRTIs可能仅是其他基础疾病的表现之一，应全面评估，排除存在其他基础疾病的可能，见表5-1。在经验性治疗不见好转时，应积极查找病因。

【鉴别诊断】

对于急性呼吸道感染患儿仔细询问近1年内反复呼吸道感染的次数，根据诊断标准，判断是否符合RRTIs。

1. 疑似RRTIs者，部分表现为近期RTIs感染次数增多，但不足以诊断RRTIs，需要注意询问是否存在危险因素，及时去除，并动态观察随访是否发展为RRTIs。

2. 符合RRTIs的患者应注意患儿年龄、每次感染的严重程度、感染时长、是否存在局限感染部位。如果每次感染均较轻、表现为上呼吸道感染症状、1周左右好转的患儿，通常不伴有基础疾病，多为护理不当或存在RRTIs的危险因素所致，经抗感染及对症后注意去除危险因素、加强预防避免再次RTI发生。如果RRTIs患儿发病年龄段较小尤其是<6个月起病、反复细菌感染、每次感染病情较重、对治疗的反应较差应注意全面检查仔细查找是否存在基础疾病，并针对性治疗。

3. 诊断及鉴别诊断的难点为判断出是否伴有基础疾病。有些伴有基础疾病的患儿常出现RRTIs的临床表现如免疫缺陷、气道发育异常、囊性纤维化、先天性心脏畸形等。此外，有些非感染性肺部疾病及特殊类型肺部感染疾病也可出现反复发热、咳嗽等症状，要注意鉴别：如特发性肺含铁血黄素沉着症、特发性间质性肺炎、嗜酸细胞性肺炎、哮喘、闭塞性细支气管炎伴机化性肺炎（BOOP），肺结核、肺真菌感染等。详见表 5-2。

表 5-2　根据临床特点及体格检查对于反复下呼吸道感染患儿潜在特异性诊断的提示

病史特点	提示
反复湿性咳嗽>4~8 周	迁延性细菌性支气管炎或支气管扩张
足月儿呼吸窘迫综合征	原发性纤毛运动障碍
持续性、顽固性中耳炎或鼻窦炎	原发性纤毛运动障碍
症状突然发作、有或无吸入史	异物吸入
喂养时呛咳、吞咽困难、容易呕吐	吸入性肺炎
生长发育不良、排出大量泡沫恶臭粪便	囊性纤维化
严重、持续、难治或反复感染	免疫缺陷病
持续性咳嗽、乏力或体重减轻	结核病
体格检查特点	**提示**
杵状指	慢性肺疾病或者间质性肺疾病
淋巴结肿大、鹅口疮	免疫缺陷病
鼻息肉	囊性纤维化
鼻腔或耳朵出现恶臭、中耳积液	原发性纤毛运动障碍
严重的胸廓畸形	严重的慢性肺疾病
固定的单侧肺或双肺不对称的喘鸣音	吸入的异物或局部支气管阻塞
听诊闻及肺部持续性爆裂音	支气管扩张

【治疗】

反复下呼吸道感染占下呼吸道感染患者发生率的 7.4%，仅有 2% 患有潜在疾病。许多 RRTIs 儿童并没有潜在基础疾病及危险因素，而是由于其免疫系统处于发育阶段，出现的暂时性免疫功能低下或功能紊乱所致。RTI 有助于儿童免疫系统的建立，因此无基础疾病的 RRTIs 无需过度干预。

1. 去除或回避潜在危险因素，治疗基础疾病　寻找病因，找到潜在基础疾病，及时治疗及除去病因，如存在原发性免疫缺陷病，选用针对性的免疫治疗；如有先天性心脏病，采用手术或介入治疗等。但多数患儿不伴有基础疾病，应注意是否存在主要危险因素，如过敏性鼻炎及支气管哮喘的患儿存在呼吸道过敏症状、黏液高分泌、上皮细胞水肿等因素而易 RRTIs，应回避过敏原，抗过敏及糖皮质激素抗炎治疗，减少 RRTIs 的发生；如营养不良或维生素缺乏，应及时补充蛋白质及各种微量元素等。

2. 抗感染治疗　引发 RTI 的主要病原体是病毒(如呼吸道合胞病毒、鼻病毒及流感病毒)。强调高度疑似病毒感染者不滥用抗生素。尤其是上呼吸道感染，病初无明确细菌感染依据时可不使用抗生素治疗，酌情使用抗病毒药物。虽然病毒是 RTI 的主要病原，但一部分患儿会并发细菌感染。但 RTI 症状持续 10 日或更长患儿中，高达 60% 的患儿合并细菌感染。此外，感染中毒症状较明显的患儿也应考虑到细菌感染，最常见的细菌性呼吸道病原体如肺炎链球菌、流感嗜血杆菌、化脓性链球菌及卡他莫拉菌等，应及时使用青霉素类、头孢类等抗生素抗感染治疗。肺炎支原体也是常见病原体，在亚洲人群 RTI 中占有很大的比例，应选择大环内酯类如红霉素、阿奇霉素等治疗。主张针对病原体和药敏试验结果的目的性用药，若查找不出病原或病情急需使用抗菌药物治疗，可基于循证医学基础上经验性地选择抗感染药物。

3. 对症处理　根据不同年龄和病情，有发热还应注意退热，正确地选择应用祛痰药物、平喘和镇咳药物，雾化治疗、肺部体位引流和肺部物理治疗等。

【预防】

预防策略是 RRTIs 临床管理的基石，能够帮助终止微生物感染的恶性循环。

1. 合理进行疫苗接种　疫苗接种的最终目标是针对特定病原体提供一种有效的主动免疫。除了国家计划内免疫接种麻腮风、百白破疫苗等外，现已有针对甲、乙型流感病毒，新型冠状病毒、肺炎链球菌、b型流感嗜血杆菌多种血清型的疫苗，被广泛应用。推荐6个月以上没有禁忌证的RRTIs儿童在每年流感暴发前（一般是秋季）常规接种流感疫苗。2岁以上体弱的儿童可接种肺炎链球菌疫苗。但病原体的血清型有数百种之多，无法对每一种血清型都制备出相应的疫苗，因此，推荐常规接种疫苗的同时，合用其他的预防手段来减少上呼吸道感染的发生。

2. 免疫调节剂的应用　免疫调节剂可作为一种有效的补充措施，与疫苗协同使用来增强或调节患者的固有免疫应答，目的是减少RRTIs发生次数和严重程度。不同于疫苗对抗原的特异性免疫，免疫调节剂是非特异性诱导人体进入“预警”状态来增强整体免疫应答水平。常见的免疫调节剂包括生物制剂（免疫球蛋白、胸腺肽、干扰素-γ等）、化学制剂（西咪替丁、左旋咪唑、匹多莫德等）、微生物制剂（细菌溶解产物等细菌制剂等）、中草药制剂（玉屏风、槐杞黄等）。根据上海医学会儿科学分会对目前国际和我国已在临床应用的免疫调节剂进行了基于证据的审查，并对部分资料注明了证据质量等级，建议的强度对患者、临床医师及卫生决策的制订者均有重要意义，见表5-3。需要注意的是，免疫功能正常者无需使用免疫调节剂，免疫调节剂对原发性免疫缺陷病无效，继发性免疫缺陷病不能单纯依赖免疫增强剂而应针对病因治疗。

3. 家长宣教　向患儿家长普及教育，告知引起RRTIs可能的主要病因及可回避的危险因素的认识在预防中发挥巨大的作用。告知父母，特别是母亲，母乳喂养的好处；避免过早接受日托，避免暴露于被动吸烟、室内外污染的环境等；告知基础疾病患儿家长，接种疫苗的必要性及相关注意事项等。

【预后】

RRTIs的预后与是否存在基础疾病相关，无基础疾病患儿，随着年龄增长，免疫功能的完善，反复感染的次数会逐渐减少，多数无不

表 5-3 儿童常用免疫增强剂的成分、作用机制、使用剂量、适应证及推荐级别

药名	成分及作用机制	适应证	推荐级别
生物制剂(免疫系统产物)			
胸腺肽	从动物(小牛或猪)胸腺组织纯化提取,是胸腺组织分泌的具有生理活性的一组多肽。可促进胸腺T细胞分化、发育和成熟及对抗原或其他刺激的应答	各种原发性或继发性T细胞缺陷病、自身免疫系统疾病及肿瘤的辅助治疗	Ⅰb
干扰素-γ	IFN-γ可增强巨噬细胞的抗原呈递能力,促进B细胞和$CD8^+$T细胞的分化,能增强Th1细胞的活性,对Th2细胞的增殖有抑制作用,可抑制体液免疫功能	异位性皮炎和慢性肉芽肿的治疗	Ⅲb
重组人白细胞介素2	具有多种生物活性的细胞因子,其对调节性T细胞增殖有重要作用,对Treg细胞在控制免疫调节和耐受等方面起关键作用,可抑制自身免疫反应。	可用于先天或后天免疫缺陷症的治疗,也可用于各种自身免疫病的治疗	Ⅲa
丙种球蛋白	人体血液提取IgG,直接增强体液免疫功能	原发性和部分继发性免疫缺陷病治疗	Ⅱb
转移因子	以猪或牛脾为原料,提取含多肽、氨基酸及多核苷酸等为主要成分的制剂。可增加$CD4^+$数量和提高$CD4^+/CD8^+$比例,同时提升IgG、IgA等水平	反复呼吸道感染、感染性疾病、变态反应性疾病和自身免疫性疾病的辅助治疗	Ⅲc
微生物制剂			
细菌溶解产物	流感嗜血杆菌、肺炎双球菌、肺炎克雷伯菌、臭鼻克雷伯菌、金黄色葡萄球菌、草绿色链球菌、化脓性链球菌和卡他奈瑟菌的细菌冻干溶解产物,可通过调节固有和特异性免疫调节机体的免疫功能	反复呼吸道感染、急性呼吸道感染和变态反应性疾病的预防和辅助治疗	Ⅱb

续表

药名	成分及作用机制	适应证	推荐级别
必思添	肺炎克雷伯菌 K201 菌株中提取的一种纯化糖蛋白,增强巨噬细胞的趋化性和杀菌作用,并可增强抗体和细胞免疫功能	儿童反复呼吸道感染治疗及变态性疾病的免疫调节	Ⅱa
化学合成物			
左旋咪唑	可刺激淋巴组织的 T 细胞,促使其分化增殖,促进细胞因子的产生,也可调节 B 细胞产生抗体,并调节机体免疫功能。	小儿反复呼吸道感染、变应性鼻炎、变应性咳嗽、支气管哮喘、特应性湿疹和慢性荨麻疹的免疫调节	Ⅲa
西咪替丁	第一代组胺 H_2 受体拮抗药,与免疫细胞表面组胺受体结合,增强细胞和体液免疫反应	作为辅助治疗用于变态反应性疾病、部分难治性自身免疫性疾病、反复呼吸道感染、反复口腔溃疡等	Ⅱa
匹多莫德	胸腺二肽类结构合成物,增强细胞和体液免疫反应	反复呼吸道感染、急性呼吸道感染和变态反应性疾病的预防和辅助治疗	—
中草药制剂			
玉屏风散	主要成分为黄芪、白术、防风,具有益气固表止汗和免疫调节功效	儿童变应性鼻炎、变应性咳嗽、支气管哮喘、特应性湿疹和慢性荨麻疹等变态反应性疾病	Ⅱb

续表

药名	成分及作用机制	适应证	推荐级别
槐杞黄	主要成分为槐耳、枸杞子、黄精，具有益气养精	气阴两虚引起的儿童体质虚弱、反复呼吸道感染、支气管哮喘、特应性湿疹和慢性荨麻疹等变态反应性疾病	—

注："—"表示未作出推荐等级。

良后遗症；存在基础疾病患儿，根据不同的疾病会出现不同并发症及后遗症，预后较差。

➢ 附：儿童反复呼吸道感染诊治流程图

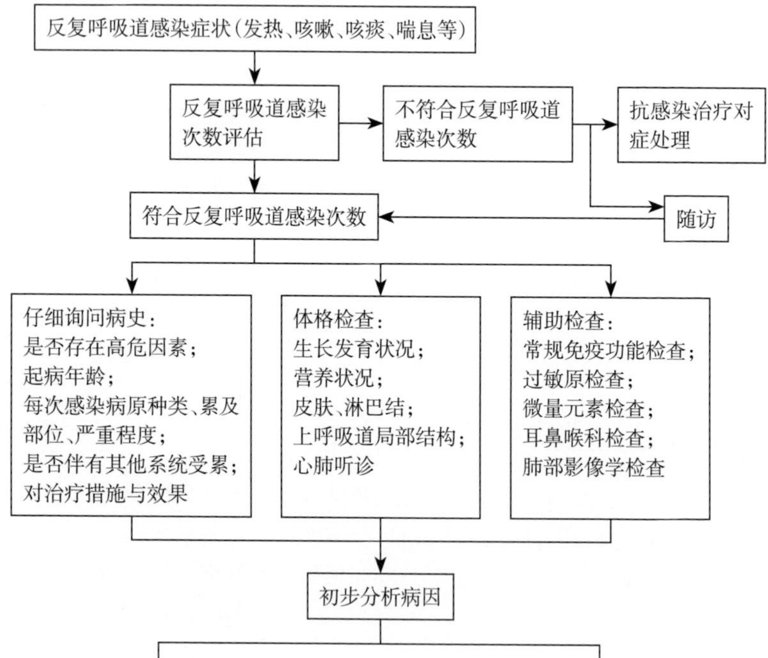

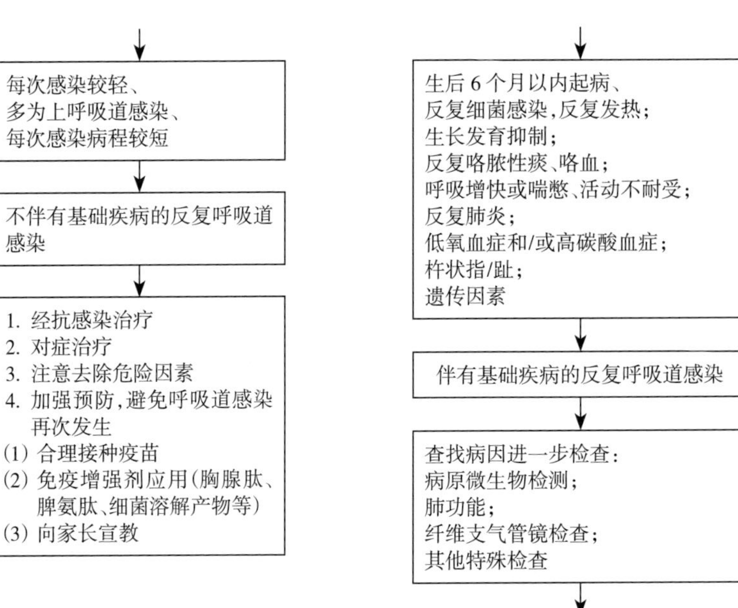

（尚云晓）

参考文献

1. 程琪，尚云晓. 儿童反复呼吸道感染及其诊治策略. 国际儿科学杂志，2020，47(11)：749-754.
2. 中华医学会儿科学分会呼吸学组. 反复呼吸道感染的临床概念和处理原则. 中华儿科杂志，2008，46(2)：108-110.
3. SCHAAD UB，ESPOSITO S，RAZI CH. Diagnosis and Management of Recurrent Respiratory Tract Infections in Children：A Practical Guide. Archives of Pediatric Infectious Diseases，2015，4(1)：31039.
4. DE BENEDICTIS FM，BUSH A. Recurrent lower respiratory tract infections in children. BMJ，2018，362：k2698.
5. 中国医师协会儿科医师分会过敏专业委员会，中华医学会儿科学分会呼吸学组. 反复呼吸道感染临床诊治路径，2016，31(10)：721-725.

第六章 肺 结 核

第一节 潜伏结核感染

【概述】

潜伏结核感染(latent tuberculosis infection)指结核分枝杆菌特异性免疫反应试验阳性(结核菌素皮肤试验阳性或γ-干扰素释放试验阳性),但临床和影像学等检查均无活动性结核病的证据。大约5%~10%的潜伏感染者将来可能发展为活动性结核病。儿童和免疫功能受损者有更高风险发展为活动性结核。

【病因】

结核分枝杆菌经呼吸道吸入后,首先固有免疫反应中的肺泡巨噬细胞和粒细胞开始对抗感染,特异性细胞免疫形成后巨噬细胞和肉芽肿内结核分枝杆菌的复制被抑制,形成病原体和宿主之间的动态平衡。当宿主免疫反应占主导地位时,体内存在少量结核分枝杆菌呈休眠状态的而无临床症状,为潜伏结核感染;当结核分枝杆菌复制超过一定阈值引起临床症状,则为活动性结核病。

【诊断】

1. 临床症状 潜伏结核感染儿童一般没有临床症状和体征。

2. 辅助检查

(1)结核菌素皮肤试验(tuberculin skin test,TST):常规以5U结核分枝杆菌纯蛋白衍生物(PPD)进行皮内注射,在皮试后48~72小时测量局部硬结大小,取横、纵径均值判断结果:硬结平均直径5~9mm为一般阳性;10~14mm为中度阳性;≥15mm或局部出现双圈、水疱、坏死及淋巴管炎者为强阳性。对于原发或继发免疫功能低下、营养不良、重症结核病者,PPD试验一般阳性,对于其他一般人群,PPD试验中度阳性或强阳性是临床诊断儿童结核病的重要依据。接种卡介苗和部分非结核分枝杆菌感染TST可呈阳性,需要与潜伏结核感染相鉴别。

(2) γ-干扰素释放试验(interferon-gamma release assays,IGRA):是以结核分枝杆菌特异性抗原早期分泌靶抗原6(ESAT-6)和培养滤液蛋白10(CFP-10)体外刺激T细胞产生γ-干扰素,通过免疫学方法检测γ-干扰素释放水平或效应T细胞数量,以判断是否存在结核分枝杆菌感染。ESAT-6和CFP-10只存在于人型结核分枝杆菌和少数几株非结核分枝杆菌(堪萨斯分枝杆菌及海分枝杆菌等)而不存在于卡介苗(BCG)株,因而IGRA与PPD试验相比有更好的特异度,但其敏感度与TST相当。

(3) 胸部影像学检查:怀疑潜伏结核感染患儿,应进行胸部X线片或肺CT检查以除外活动性结核病。

3. 诊断标准 潜伏结核感染诊断没有金标准,TST和/或IGRA阳性,除外卡介苗接种后反应、活动性结核病和非结核分枝杆菌感染可诊断。与活动性肺结核有密切接触史,存在原发或继发免疫缺陷病,长期应用糖皮质激素和免疫抑制剂等为潜伏结核感染的高危儿童。

【鉴别诊断】

潜伏结核感染的TST反应与卡介苗接种后反应相鉴别:卡介苗接种后反应TST的硬结多<10mm,质软,浅红,边缘不整,持续时间短,多在1周内消退。10岁以上儿童较少呈阳性反应,IGRA阴性;潜伏结核感染TST常为中度以上阳性,硬结质坚,深红,边缘清晰,持续时间长达7~10天以上,可遗留色素沉着,多数IGRA同时阳性。

【治疗】

潜伏结核感染儿童尤其5岁以下和免疫功能抑制儿童通常需要进行预防性治疗,以降低发生活动性结核病的风险。

1. 异烟肼(isoniazid,INH) 为首选方案,剂量为10mg/(kg·d),最大剂量为300mg/d,晨起顿服,疗程6个月或9个月。

2. 利福平（Rifampicin，RFP） 对于不能耐受异烟肼或对异烟肼耐药而对利福平敏感的结核分枝杆菌感染儿童可采用。剂量为10~15mg/(kg·d)，最大剂量为450mg/d，晨起顿服，疗程4个月。

3. 异烟肼和利福平联合应用 可用于耐异烟肼或利福平肺结核患儿密切接触者，剂量同上，疗程3个月。

潜伏结核感染治疗期间应监测药物不良反应，应每月至少查肝功能1次，一旦出现肝功能异常应加用保肝药物，必要时停用抗结核药物。

➢ **附：潜伏结核感染的筛查和治疗流程**

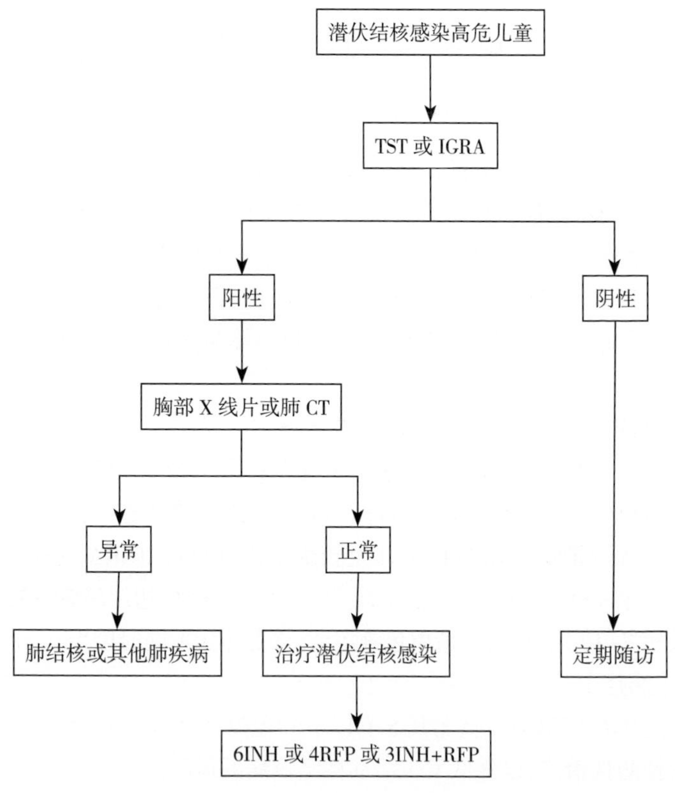

（赵顺英 李惠民）

参考文献

1. 王天有,申昆玲,沈颖．诸福棠实用儿科学．9版．北京:人民卫生出版社,2022.
2. 江载芳．实用小儿呼吸病学．2版,北京:人民卫生出版社,2020.
3. GETAHUN H,MATTEELLI A,CHAISSON RE,et al. Latent Mycobacterium tuberculosis infection. N Engl J Med,2015,372(22):2127-2135.
4. JAIN A,LODHA R. Management of Latent Tuberculosis Infection in Children from Developing Countries. Indian J Pediatr,2019,86(8):740-745.

第二节 原发性肺结核

【概述】

原发性肺结核(primary pulmonary tuberculosis)是儿童最常见的结核病类型,包括原发综合征和支气管淋巴结结核。前者由肺原发病灶、淋巴管炎和局部淋巴结病变组成;后者以胸腔内肿大淋巴结为主。当肺部原发病灶范围较小或已经吸收,胸部X线仅表现为肺门或纵隔淋巴结肿大,则诊断为支气管淋巴结结核。

【病因】

结核分枝杆菌初次感染肺部引起。结核分枝杆菌经呼吸道侵入肺泡,被肺泡吞噬细胞吞噬,初染个体没有对结核分枝杆菌的特异免疫力,结核分枝杆菌在吞噬细胞内大量繁殖,引起宿主肺泡巨噬细胞裂解。结核分枝杆菌在细胞和病变组织内生长繁殖,形成结核性肺泡炎病灶,同时结核分枝杆菌进入局部淋巴系统、侵犯病灶部位引流的肺门和纵隔淋巴结,引起淋巴结肿大。肺内病灶、引流淋巴管、相应淋巴结三部分炎症构成原发综合征。

【诊断】

1. 临床表现

(1)症状:主要表现为发热、咳嗽和结核中毒症状。呼吸道症状如咳嗽不重,与高热不相称。发生支气管淋巴结结核时,肿大的淋巴结压迫气道，可出现喘息、刺激性咳嗽和气促等症状。对于发热、咳嗽或喘息超过 2 周应考虑本病的可能。

(2) 体格检查：病程长、病情重者，可有营养不良。肺部体征多不明显，与肺内病变不成比例。病灶范围广泛或合并肺不张，可闻及呼吸音减低。浅表淋巴结可轻度或中等度肿大。

2. 辅助检查

(1) 胸部影像检查：原发性肺结核典型胸部 X 线表现为哑铃状双极阴影。支气管淋巴结结核表现为纵隔增宽或肺门淋巴结肿大，边缘锐利或模糊不清。胸部 CT 在判断有无肺门和纵隔淋巴结肿大、小的原发病灶和空洞等优于胸部 X 线片。增强胸部 CT 可见淋巴结肿大边缘环形强化，中心有低密度坏死。

(2) 免疫学检查：PPD 试验阳性或 γ-干扰素释放试验阳性是临床诊断的重要依据。

(3) 病原学检查：清晨空腹胃液、痰液或支气管肺泡灌洗液（BALF）等标本涂片抗酸染色镜检、结核分枝杆菌固体或液体培养以及 PCR 检测结核分枝杆菌 DNA 阳性可确诊。原发性肺结核体内结核分枝杆菌含量少，病原学检查阳性率低。

3. 诊断标准　根据临床和影像学表现，结合 TST 试验或 γ-干扰素释放试验阳性，或有结核病密切接触史，抗结核药物治疗有效，可作出临床诊断。结核分枝杆菌病原学检测阳性可确诊。

【鉴别诊断】

原发性肺结核应与各种病原体引起的肺炎和纵隔肿瘤相鉴别。

原发性肺结核起病亚急性或慢性，咳嗽、中毒症状以及肺部体征较轻，与影像学表现不一致，胸部 CT 有肺门和气管旁淋巴结肿大。有结核接触史、TST 或 γ-干扰素释放试验阳性，胃液或痰结核分枝杆菌检查阳性，抗结核药物治疗有效。

细菌性肺炎急性起病，咳嗽、喘息或气促明显，外周血白细胞和中性粒细胞升高，CRP 明显升高，影像无肺门和纵隔淋巴结肿大，抗生素治疗有效。支原体肺炎多见于学龄儿童，表现发热伴阵发剧烈干咳，纵隔或肺门淋巴结可有轻度肿大，支原体抗体阳性，大环内酯类抗生素治疗有效。

肺隐球菌病多数有鸽子和家禽密切接触史，血清隐球菌抗原常阳性，痰液隐球菌培养阳性。淋巴瘤病情进展快，胸内淋巴结受侵时，气管受压明显，出现呛咳，呼吸困难，确诊依靠病理学检查。

【治疗】

1. 抗结核治疗　常用方案为2HRZ/4HR。对于病情轻且药物敏感的原发肺结核也可选用INH和RFP9个月方案(9HR)。对严重肺结核强化期阶段可采用四联药物治疗，即HRZE 2~3个月，继续期使用HR 4~6个月，疗程可延长至9个月。

2. 糖皮质激素　浸润病变较大及中毒症状严重者，或支气管淋巴结结核导致呼吸困难时，抗结核药物治疗同时可短期应用甲泼尼龙或泼尼松。

➢ 附：原发性肺结核的诊治流程图

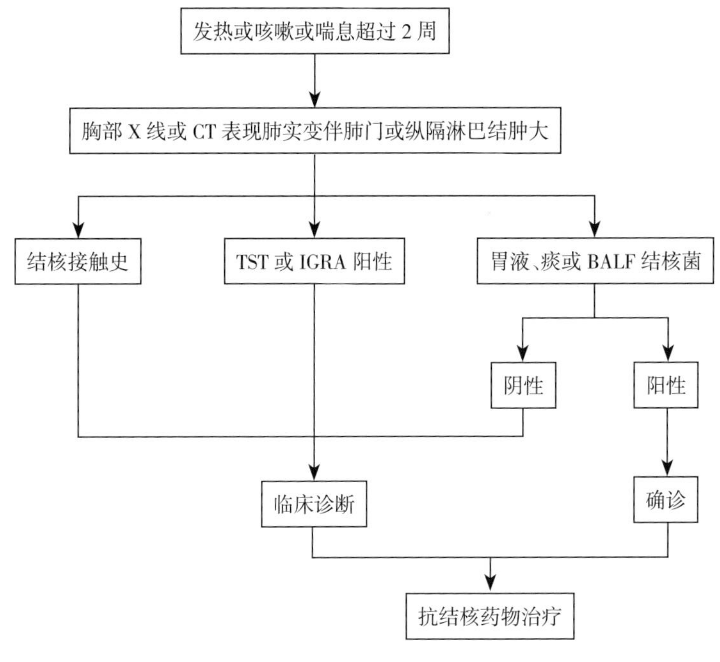

（赵顺英　李惠民）

参考文献

1. 王天有,申昆玲,沈颖. 诸福棠实用儿科学. 9版. 北京:人民卫生出版社,2022.
2. 江载芳. 实用小儿呼吸病学. 2版,北京:人民卫生出版社,2020.
3. World Health Organization. Guidance for national tuberculosis programmes on the management of tuberculosis in children. 2nd ed. 2014.
4. PILLAY T,ANDRONIKOU S,ZAR HJ. Chest imaging in paediatric pulmonary TB. Paediatr Respir Rev,2020,36:65-72.

第三节 气管支气管结核

【概述】

气管、支气管结核(tracheobronchial tuberculosis)为发生在下气道的结核感染,是结核分枝杆菌侵入气管、支气管的黏膜和黏膜下组织而发生的管壁结核病变。儿童原发性肺结核常规支气管镜检查,发现约90%伴有支气管结核。

【病因】

主要由于淋巴结结核穿透支气管形成淋巴结-支气管瘘引起。

【诊断】

1. 临床表现 除结核中毒症状外,支气管黏膜炎症可引起刺激性咳嗽、咳痰、咯血。支气管腔狭窄或阻塞时出现喘息、呼吸困难甚至窒息,肺部听诊可闻及局部呼吸音减低,干、湿啰音及两肺喘鸣音。

2. 辅助检查

(1) 影像学表现:支气管壁不规则,扭曲变形,管腔狭窄或阻塞,肺不张,肺实变伴不张、阻塞性肺气肿和支气管播散。病变吸收后常遗有某种程度的肺不张或纤维化。部分可发展为支气管扩张。

(2) 支气管镜检查:支气管镜下可分为四型:①黏膜型:支气管黏膜充血、水肿、花斑、糜烂和溃疡等;②干酪型:黏膜干酪坏死形成、黄白色斑点样病灶及脓苔;③管腔型:黏膜下层纤维瘢痕组织增生,支气管管腔狭窄或闭塞、肉芽增生、通气不畅等;④混合型:以上三型中任何两型或三型并存。

3. 诊断标准 根据临床表现和影像学表现,PPD 试验或 γ-干扰素释放试验阳性,或有结核病密切接触史,结合支气管镜下形态学表现可作出临床诊断,痰或 BALF 结核分枝杆菌检查阳性可确诊,可疑病例可行支气管黏膜活检病理检查。

【鉴别诊断】

支气管结核应与支气管异物、支气管肿瘤以及婴幼儿喘息性疾病相鉴别。支气管受异物刺激可产生化脓感染及肉芽,异物常在数次局部治疗后得以暴露而诊断。支气管肿瘤在支气管镜下气道形态学特征与支气管结核类似,需病理检查。

【治疗】

1. 抗结核药物 INH+RFP+PZA+EB 3 个月后,继续用 RFP+INH 6~9 个月。

2. 雾化抗结核药物 异烟肼注射液雾化治疗提高局部药物浓度。

3. 糖皮质激素 伴严重喘息时可加用激素,如泼尼松或甲泼尼龙。

4. 支气管镜介入治疗 根据支气管镜下分型,采取不同介入方法。对于具有气道肉芽或干酪阻塞患儿,采用钳取或冷冻方法,清理和气道灌洗,扩张管腔,改善通气。对支气管瘢痕挛缩造成的管腔狭窄,可采用球囊扩张或置放支架。另外经支气管镜局部注射抗结核药物如异烟肼,可提高病灶局部抗结核药物浓度,取得较好效果。

➤ **附:支气管结核的诊治流程图**

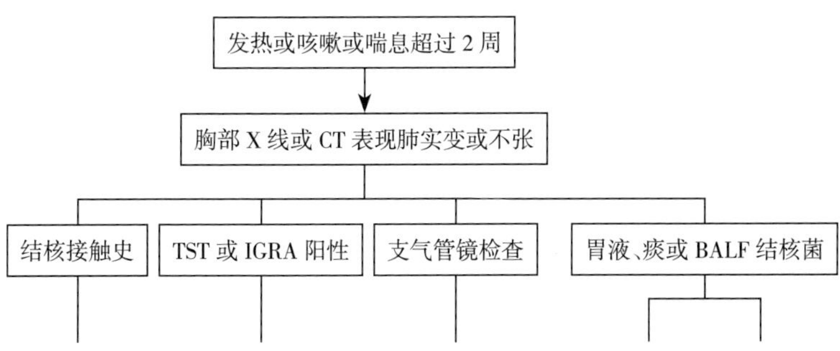

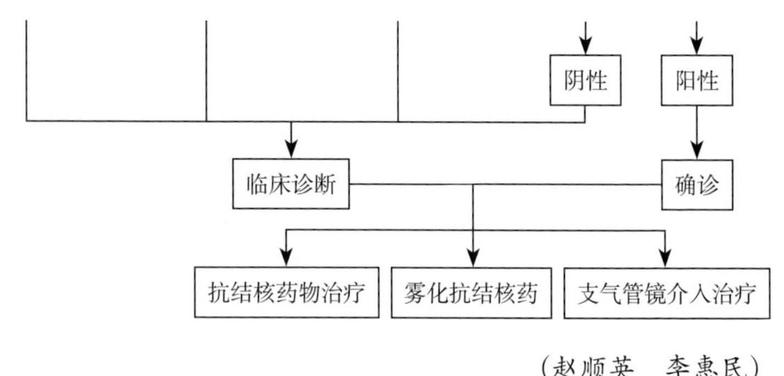

（赵顺英　李惠民）

参考文献

1. 王天有，申昆玲，沈颖．诸福棠实用儿科学．9版．北京：人民卫生出版社，2022.
2. 江载芳．实用小儿呼吸病学．2版，北京：人民卫生出版社，2020.
3. PATHAK V，SHEPHERD RW，SHOJAEE S. Tracheobronchial tuberculosis. J Thorac Dis，2016，8（12）：3818-3825.

第四节　急性血行播散型肺结核

【概述】

急性血行播散型肺结核，也称急性粟粒性肺结核（acute miliary pulmonary tuberculosis），为大量结核分枝杆菌同时或在极短时间内相继进入血流引起。多数为原发肺结核恶化的并发症，是儿童结核病的较严重类型，可单独发生，也可合并全身其他部位结核病如腹腔、肝脾以及中枢神经系统。

【病因】

结核分枝杆菌通过以下途径侵入血流：①肺内原发灶或胸腔内淋巴结干酪坏死物质破溃侵入血管；②结核分枝杆菌接种在血管壁上，发生血管内膜干酪性血管炎，病灶内的结核分枝杆菌侵入血流；③肺内结核分枝杆菌经毛细血管直接进入血流。

【诊断】

1. 临床表现

(1) 症状:多数起病较急,主要表现长期发热和结核中毒症状,婴幼儿可出现咳嗽和呼吸急促。部分合并脑膜炎的症状。

(2) 体格检查:肺部体征多不明显,与肺内病变不成比例。在病灶融合或继发感染时可闻及细湿啰音。半数浅表淋巴结和肝脾大,少数有皮肤粟粒疹。重症可并发急性心力衰竭、呼吸衰竭、弥散性血管内凝血、气胸、纵隔和皮下气肿等。

2. 辅助检查

(1) 影像学检查

1) 胸部 X 线:早期表现为磨玻璃影或下肺野稀疏的小点状阴影。典型表现为双肺布满粟粒状阴影,其密度、大小和分布均匀。常伴有原发性肺结核征象。

2) 胸部 CT:上述表现更典型,并可发现早期粟粒影。

(2) 免疫学检查:TST 阳性或 γ-干扰素释放试验阳性。病情重者 TST 可呈假阴性反应。

(3) 病原学检查:胃液、痰液或支气管肺泡灌洗液等标本涂片抗酸染色镜检、结核分枝杆菌固体或液体培养以及 PCR 检测结核分枝杆菌 DNA 阳性可确诊。

(4) 实验室检查:外周血白细胞总数多增高,血沉增快,C 反应蛋白升高。应常规脑脊液检查,以早期发现有无合并结核性脑膜炎。

3. 诊断标准 对于长期发热、胸部影像学表现典型三均匀粟粒阴影、PPD 试验或 γ-干扰素释放试验阳性,或有结核病密切接触史者,可作出临床诊断。若 PPD 试验或 γ-干扰素释放试验阴性,亦无结核病接触史时,需依据病原学结果或者抗结核治疗反应诊断。

【鉴别诊断】

急性血行播散性肺结核应与支原体肺炎、衣原体肺炎、隐球菌肺炎、朗格汉斯细胞组织细胞增生症、特发性肺含铁血黄素沉着症及过敏性肺泡炎相鉴别。

鉴别要点:急性血行播散性肺结核一般肺部体征不明显;抗生素

治疗无效；有结核病感染依据如结核病接触史、PPD 试验或 γ-干扰素释放试验阳性；胸部影像表现典型三均匀粟粒样阴影，并可发现纵隔淋巴结肿大或原发病灶。

【治疗】

1. 抗结核治疗 强化阶段采用异烟肼、利福平、吡嗪酰胺和乙胺丁醇联合治疗 3 个月，巩固阶段继续应用异烟肼和利福平治疗 6~9 个月。

2. 糖皮质激素 具有控制体温、减轻中毒症状、促进粟粒阴影和渗出性病变吸收、减少纤维化的作用。在抗结核药物治疗同时可加用激素。

3. 并发症的治疗 合并呼吸衰竭、心力衰竭、气胸或结核性脑膜炎时，应及时诊断并给予相应处理。

➢ **附：急性血行播散型肺结核的诊治流程图**

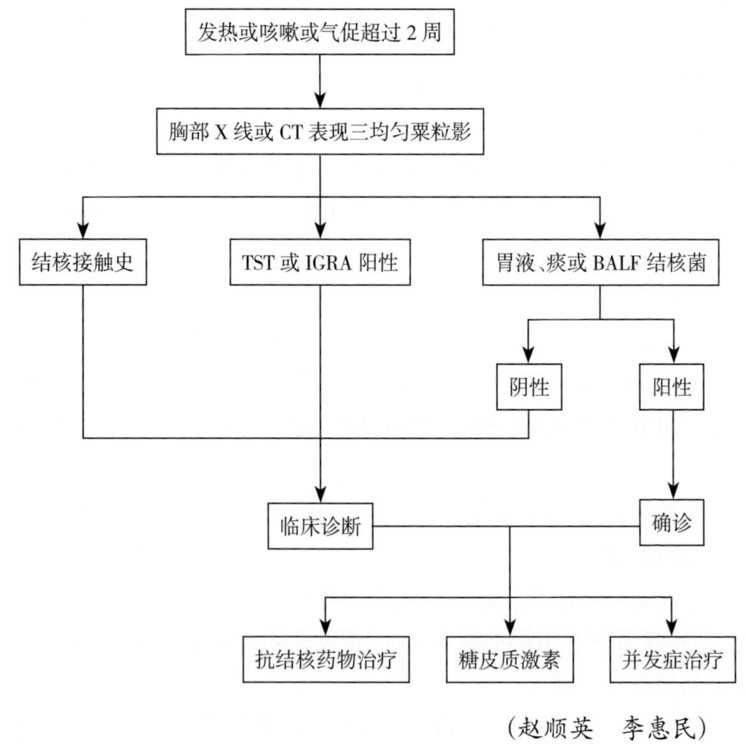

（赵顺英　李惠民）

参考文献

1. 王天有,申昆玲,沈颖. 诸福棠实用儿科学. 9版. 北京:人民卫生出版社,2022.
2. 江载芳. 实用小儿呼吸病学. 2版,北京:人民卫生出版社,2020.
3. PILLAY T,ANDRONIKOU S,ZAR HJ. Chest imaging in paediatric pulmonary TB. Paediatr Respir Rev,2020,36:65-72.

第五节 继发性肺结核

【概述】

继发性肺结核(post-primary pulmonary tuberculosis),又称成人型肺结核,主要为浸润性肺结核。多见于10岁以上儿童,痰涂片阳性率高,易于形成空洞和支气管播散,具有较强传染性。

【病因】

内源性复燃和外源性再感染两种机制,以前者为主。原发病灶吸收或纤维钙化一段时期后,残存结核分枝杆菌再度活动发生活动性肺结核为内源性复燃。原发结核病已经痊愈,再次感染外部结核分枝杆菌发生的肺结核为外源性再感染。

【诊断】

1. 临床表现

(1) 症状:主要表现发热和结核中毒症状,早期干咳或少量咳痰,痰中带血和胸痛,病情进展可出现中大量咯血,并发气胸可出现呼吸困难。

(2) 体格检查:病情严重者,可有消瘦,呼吸急促,肺部呼吸音减低或可闻及湿啰音。

2. 辅助检查

(1) 影像学检查:轻者仅见肺内小结节状或小球形阴影,重者出现渗出性阴影、空洞以及支气管播散病变,儿童病灶多见于下肺。肺门和纵隔淋巴结一般不大,圆形密度较高病灶直径超过1.5cm者称结核瘤。胸部 CT 检查有助于发现小的空洞和支气管播散病灶以及钙化灶。

(2) 免疫学检查:PPD 试验阳性或 γ-干扰素释放试验多阳性。

(3) 病原学检查:胃液、痰液或支气管肺泡灌洗液等涂片抗酸染色镜检、结核分枝杆菌固体或液体培养以及 PCR 检测结核分枝杆菌 DNA 阳性可确诊。继发性肺结核病原学检查阳性率较高。

3. 诊断标准 根据青春期儿童,临床表现发热、咳嗽和咯血等症状,胸部影像表现肺部结节或实变影,伴支气管播散或空洞等,有结核感染证据如 PPD 试验阳性或 γ-干扰素释放试验阳性,或有结核病接触史可作出临床诊断。胃液、痰液或支气管肺泡灌洗液结核分枝杆菌涂片、培养或分子检测阳性可确诊。

【鉴别诊断】

继发性肺结核主要应与支原体肺炎、细菌性肺炎和真菌性肺炎相鉴别。

继发性肺结核与支原体肺炎发病年龄和影像表现相似,但支原体肺炎呼吸道症状如咳嗽明显,影像可表现实变及支气管播散征象,但是一般无空洞。支原体抗体阳性,经大环内酯抗生素治疗后肺部阴影短期内吸收。

细菌性肺炎如金黄色葡萄球菌感染和真菌性肺炎如曲霉菌感染胸部影像肺内可出现多发空腔样病变应与继发性肺结核鉴别。细菌性肺炎多见于婴幼儿,起病急,感染中毒症状重,血常规白细胞和 CRP 明显升高,常合并肺脓肿和脓胸,痰或支气管肺泡灌洗液细菌培养阳性。真菌感染有易感因素如长期应用激素、免疫抑制剂,存在血液系统疾病和免疫缺陷病等,影像上可见晕轮征,痰或支气管肺泡灌洗液真菌病原学检测阳性。

【治疗】

1. 抗结核治疗 强化阶段联合应用异烟肼、利福平、吡嗪酰胺和乙胺丁醇 3 个月,维持阶段继用异烟肼和利福平 3~6 个月,注意监测肝肾功能和视力。

2. 咯血处理 少量咯血,可给予止血药物如维生素 K_1、酚磺乙胺和巴曲亭等。中大量咯血可导致窒息、休克和感染。取患侧卧位，静脉给予垂体后叶激素、补充血容量和抗感染，必要时输血。

➤ 附：继发性肺结核的诊治流程图

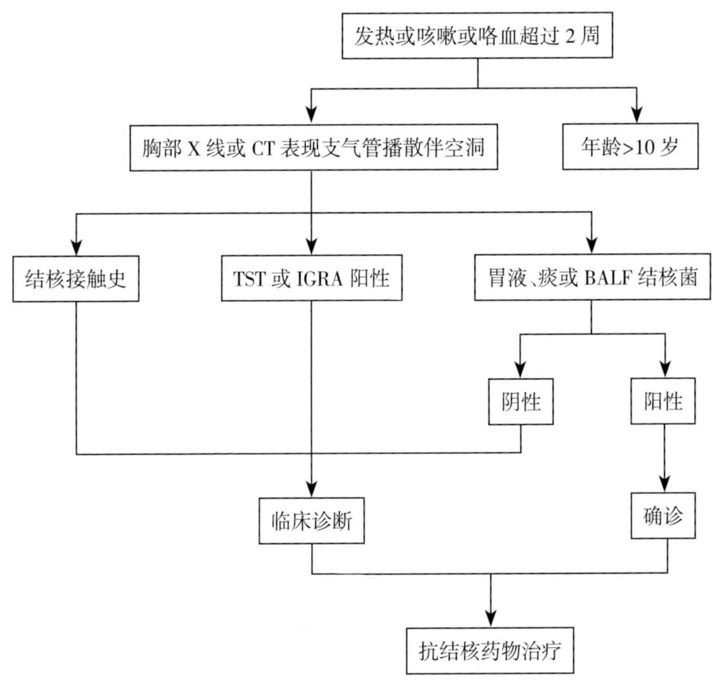

（赵顺英 李惠民）

参考文献

1. 王天有，申昆玲，沈颖．诸福棠实用儿科学．9 版．北京：人民卫生出版社，2022.
2. 江载芳．实用小儿呼吸病学．2 版，北京：人民卫生出版社，2020.
3. HUNTER RL. The Pathogenesis of Tuberculosis：The Early Infiltrate of Post-primary（Adult Pulmonary）Tuberculosis：A Distinct Disease Entity. Front Immunol，2018，19（9）：2108.

第六节 结核性胸膜炎

【概述】

结核性胸膜炎(tuberculous pleuritis)是结核分枝杆菌及其代谢产物进入胸膜腔引起的胸膜炎症,多见于5岁以上儿童,多发生于原发感染后3~6个月。

【病因】

结核性胸膜炎是直接感染和免疫机制作用的结果。胸膜下原发病灶破溃、淋巴逆流或血行播散,结核分枝杆菌侵入胸膜腔,结核蛋白抗原与致敏T淋巴细胞相互作用,引发迟发性超敏反应,导致结核蛋白过敏渗出性炎症反应而出现胸腔积液。

【诊断】

1. 临床表现

(1)多起病较急,主要表现发热,开始为38~40℃,1~2周后渐退为低热,同时有胸痛、疲乏、咳嗽及气促等,积液增多后胸痛渐消失。

(2)体格检查:患侧呼吸运动受限,气管和心脏向对侧移位,叩诊为浊音或实音,呼吸音减低或消失。

2. 辅助检查

(1)影像学检查:胸部X线在中等量积液时可见典型有弧形上缘的致密阴影,半数患儿无肺实质受累,胸腔积液易粘连包裹,引起胸膜增厚。胸部CT可发现少量胸腔积液,包裹性积液、胸膜增厚及结核瘤,肺内小原发病灶和纵隔淋巴结肿大。

(2)胸腔积液检查:胸腔积液多为草黄色渗出液,少数呈淡红色血性胸腔积液,细胞数轻度升高,以淋巴细胞为主,糖含量正常,蛋白升高,胸腔积液腺苷脱氨酶升高。

(3)免疫学检查:PPD试验或γ-干扰素释放试验多阳性。

(4)病原学检查:胸腔积液或痰涂片抗酸染色镜检、结核分枝杆菌培养或DNA检测阳性可确诊。胸腔积液结核分枝杆菌检测阳性率低。

3. 诊断 根据发病年龄、临床和影像表现、胸腔积液检查、PPD皮试阳性或γ-干扰素释放试验阳性，或有结核病接触史可作出临床诊断。对于无结核接触史或无明确结核感染证据时，可根据胸腔积液结核分枝杆菌检测阳性或抗结核治疗有效明确诊断。

【鉴别诊断】

应与各种原因引起的胸腔积液如细菌、支原体和寄生虫感染以及结缔组织病和肿瘤等相鉴别。

化脓性胸膜炎，胸腔积液中白细胞总数明显增高，以中性粒细胞为主，细菌培养可发现致病菌。结缔组织病引起的胸腔积液，常有其他系统受损表现，免疫球蛋白增高和相关自身抗体阳性。肿瘤引起的胸腔积液多为血性，并可发现肿瘤细胞。

【治疗】

1. 抗结核治疗 强化阶段联合应用异烟肼、利福平、吡嗪酰胺和乙胺丁醇3个月，维持阶段继用异烟肼和利福平3~6个月，注意监测肝肾功能和视力。

2. 糖皮质激素 可促使退热、渗液吸收并减少胸膜肥厚和粘连。常用泼尼松每天1mg/kg，疗程2~4周。

3. 胸腔穿刺抽液 可缩短病程，防止胸膜肥厚，促进肺功能的恢复。

4. 外科手术 在有效抗结核治疗方案下，很少需要外科行胸膜剥脱手术。

➤ **附：结核性胸膜炎的诊治流程图**

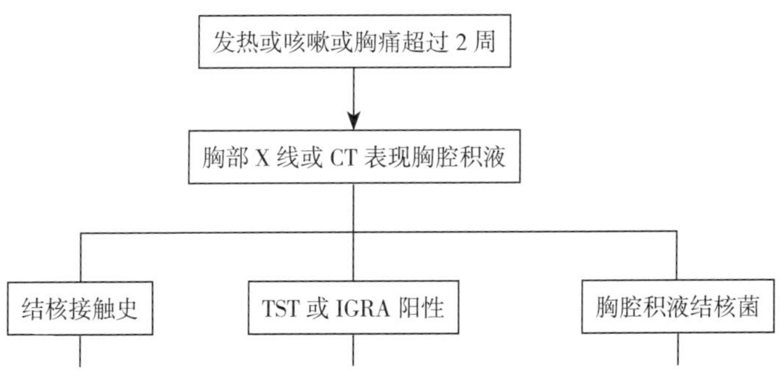

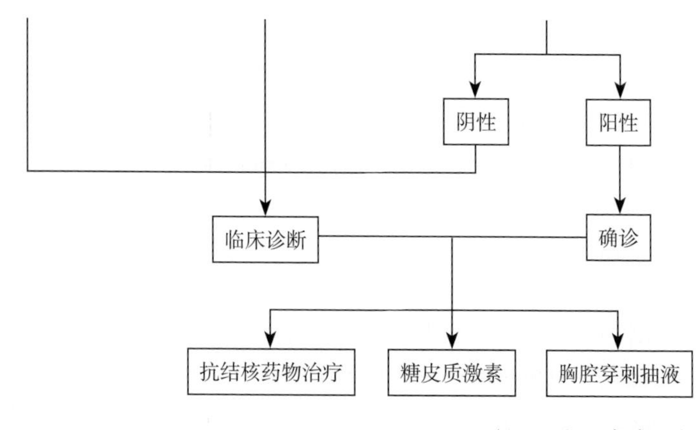

（赵顺英　李惠民）

参考文献

1. 王天有，申昆玲，沈颖．诸福棠实用儿科学．9版．北京：人民卫生出版社，2022.
2. 江载芳．实用小儿呼吸病学．2版，北京：人民卫生出版社，2020.
3. SHAW JA，DIACON AH，KOEGELENBERG CFN. Tuberculous pleural effusion. Respirology，2019，24（10）：962-971.

第七章 支气管哮喘

【概述】

支气管哮喘(简称哮喘)是儿童期最常见的慢性呼吸系统疾病，发达国家学龄儿童中哮喘的患病率高达5%~20%,是全球性儿童期主要公共健康问题之一。近几十年来,我国儿童哮喘的患病率呈逐渐上升趋势,2010年我国儿童流行病学调查结果显示,全国主要城市14岁以下儿童哮喘累计患病率为3.02%,部分地区儿童哮喘累计患病率则高达7.57%,接近发达国家的水平。近期国内成人哮喘问卷调查显示,我国20岁及以上人群哮喘现患率已达4.2%,以此推算我国20岁以上的哮喘患病人数可达4 570万,其中26.2%的患者存在气流受限(吸入支气管舒张剂后 $FEV_1/FVC<0.7$)。

哮喘对儿童的生长发育及生命质量均产生重要影响,哮喘儿童可出现体格与行为发育异常,哮喘常在夜间和凌晨发作或加重,导致患儿频繁夜间觉醒,严重扰乱患儿正常的睡眠。有研究发现哮喘导致的睡眠呼吸障碍可高达34.6%,哮喘患儿的睡眠障碍不但通过影响生长激素的分泌,导致患儿体格发育异常,也是儿童因病误学(23%~51%)和活动受限(47%),及家长误工的主要原因之一。此外,国内研究亦显示支气管哮喘等气道过敏性疾病所致儿童注意缺陷多动障碍的发病率是其他儿童的1倍以上。儿童因哮喘急诊治疗的费用占哮喘总治疗费用的45%~47%,有7%哮喘儿童至少有1次因哮喘而住院治疗。哮喘直接影响到儿童肺功能的发育,而儿童期的肺功能决定了成年以后的肺功能状态,因此儿童期哮喘的优化治疗将直接影响到哮喘远期预后,降低成年后慢性阻塞性肺病的发生风险。

哮喘是由多种细胞,包括炎性细胞(嗜酸性粒细胞、肥大细胞、T

淋巴细胞、中性粒细胞等)、气道结构细胞(气道平滑肌细胞和上皮细胞等)和细胞组分参与的气道慢性炎症性疾病。作为一种异质性疾病,其主要特征是可逆性气道阻塞和气道高反应性,其中气道慢性炎症起着关键作用。这种慢性炎症导致易感个体的气道反应性增高,当接触物理、化学、生物等刺激因素时,发生广泛多变的可逆性呼气气流受限和阻塞性通气功能障碍,从而引起反复发作的喘息、咳嗽、气促、胸闷等症状,常在夜间和/或清晨发作或加剧,多数患儿可经治疗缓解或自行缓解。哮喘的治疗目标是选择合适的药物进行个体化治疗,尽早达到并维持哮喘良好控制,并避免或减少哮喘急性发作,避免或降低哮喘治疗药物相关的不良影响等远期风险。

1. 病因　儿童哮喘是环境暴露、免疫机制、神经调节机制和遗传易感性相互作用的结果。环境暴露包括呼吸道病毒感染、吸入变应原和环境烟雾等生物学和化学因子。在这些危险因素中要关注环境污染物,尤其是细颗粒物(particular matter,$PM_{2.5}$)对儿童呼吸健康的多重负面影响,环境污染物可加重哮喘儿童症状,增加哮喘急性发作和住院风险。易感个体对这些普通暴露物刺激产生免疫反应,导致气道持续的病理性炎症变化,同时伴有受损气道组织的异常修复。具体病理变化包括:

(1) 支气管收缩:导致哮喘临床表现的主要病理生理学变化是气道狭窄及其伴随的气流受限。在哮喘急性发作时,不同刺激因素可以迅速导致支气管平滑肌收缩。变应原导致的支气管收缩主要是通过IgE介导的肥大细胞释放组胺、类胰蛋白酶和白三烯等介质,直接收缩支气管平滑肌。

(2) 气道肿胀和分泌物增加:哮喘持续气道炎症时存在明显的黏膜和黏膜下组织的肿胀,部分上皮细胞发生脱落。同时气道黏膜上的分泌细胞分泌过多的黏液,进一步加重气道腔的狭窄和气流受限。此病理变化在幼龄儿童喘息中更常见,因黏液分泌过多导致的气道阻塞对支气管舒张剂的治疗反应较差,这可部分解释为何婴幼儿喘息时单用支气管舒张剂的疗效往往不如年长儿那样明显,气道黏液堵塞也是哮喘患儿死亡的主要原因之一。长期的气道黏液分泌增加更会引起气道内细菌定植，导致哮喘容易合并感染，这些都是哮喘症状控制不佳的原因。黏蛋白 *MUC5AC* 和 *MUC5B* 基因表达的改变是哮喘引起气道黏液高分泌的主要原因。

(3) 气道高反应性：气道对不同刺激因素的反应性增高是哮喘的主要特征之一。临床上可以通过支气管激发试验了解气道反应性的强弱，气道反应性增高是哮喘的重要病理生理学特点，气道反应性的强度与临床哮喘严重度密切相关，并且与气道重构相关。气道反应性增高与多重因素有关，包括炎症、神经调节功能异常和结构改变等。其中气道炎症起着关键作用，直接针对气道炎症的治疗可以降低气道的高反应性。在 COPSAC 出生队列中，Bisgaard 等研究发现染色体 17q12-q21 上基因的变异与婴儿期和 4 岁时气道反应性增加有关。

(4) 气道重构：在部分哮喘患儿，气流受限可能仅表现为部分可逆。哮喘作为一种慢性疾病，随着病程的进展，气道可发生不可逆性组织结构变化，肺功能进行性下降。气道重构涉及众多结构细胞，这些细胞的活化和增生加剧了气流受限和气道高反应性，此时患儿对常规哮喘治疗的反应性明显降低。气道重构的结构变化包括基底膜增厚、上皮下纤维化、气道平滑肌肥厚和增生、新生血管形成、扩张和黏液腺增生和高分泌状态。气道重构可独立于气道炎症产生，在学龄前重度喘息患儿的支气管内膜活检中发现气道重构的特征，包括基底膜增厚、气道平滑肌增生、新生血管生成，但均未发现与炎症细胞计数的相关性。虽然气道炎症能促进并加重气道重构，但气道重构的发生并不完全依赖于炎症，可见，仅针对气道炎症进行治疗并不能阻止气道重构的发生和发展。而气道重构导致的结构改变又与肺功能、气道反应性密切相关，可导致肺功能逐渐下降。目前临床上尚无针对气道重构的有效治疗。

2. 发病机制　哮喘是涉及多种免疫活性细胞的特应性疾病，哮喘的气流受限是众多病理过程的结果。在小气道，气流通过环绕气道的平滑肌调节，当这些气道平滑肌收缩时即可导致气流受限。同时主要与嗜酸性粒细胞有关的气道炎性细胞浸润和渗出亦可导致气道阻塞，并引起上皮损伤及脱落至气道腔，加重气流受限。其他炎性细胞,如中性粒细胞、单核细胞、淋巴细胞、巨噬细胞和嗜碱性粒细胞也参与此病理过程。T辅助细胞和其他免疫细胞产生的促炎性细胞因子(如IL-4、IL-5、IL-13等)和趋化因子(如eotaxin等)介导了此炎症过程。病理性免疫反应和炎症与机体异常免疫调节过程密切相关,其中产生IL-10和肿瘤坏死因子-β(TGF-β)的T调节细胞可能起着重要的作用。具有遗传易感特性的儿童在各种过敏性物质,如螨虫、蟑螂、动物皮毛、霉菌和花粉等,以及非过敏性因素,如不良环境因素、感染、烟草、冷空气和运动等因素的触发下产生一系列免疫介导的级联反应,导致慢性气道炎症性改变。气道炎症与气道高反应性密切相关,在众多刺激因素的促发下发生过激反应,引发气道肿胀,基底膜增厚,上皮下胶原沉积,平滑肌和黏液腺增生,黏液分泌过多,最终导致气流阻塞。

哮喘气道免疫反应包括速发相和迟发相,触发因素导致的速发相免疫反应产生的细胞因子和介质可以激发更广泛的炎症反应,即所谓的迟发相反应,进一步加重气道炎症和气道高反应性。当变应原与抗原呈递细胞(APC)表面IgE高亲和力受体(FceRI)结合,就会启动过敏反应,通过抗原呈递细胞将变应原呈递给T淋巴细胞,激活的T淋巴细胞合成和释放一系列细胞因子,促进炎症反应过程。IgE的合成需有白介素(IL)和其他细胞因子的参与,如IL-4和IL-13等。过敏性炎症的特征主要由2型T辅助细胞(Th2)参与,涉及Th2细胞因子和其他免疫介质。目前认为在诱导原始T细胞向Th1或Th2细胞趋化过程中,T调节细胞起着重要作用,其直接影响到机体对过敏性炎症抑制和对变应原发生耐受的过程。同时气道上皮的树突状细胞有利于摄取变应原并与IgE的FceRI结合。此机制与最近发现的哮喘个体上皮屏障功能缺陷有关,后者使得过敏性炎症过程得以扩展和加重。

病毒感染是导致儿童哮喘症状复发和急性发作的主要触发因素,研究提示,以C型鼻病毒为代表的病毒感染可能参与了机体免疫系统的激发。其具体机制未明,可能涉及哮喘发展过程中的免疫循环,即初始反复的气传性刺激物(如变应原或病毒)刺激后引起气道炎症反复，并导致症状发作。随着病情进展，炎症过程不能完全恢复，出现组织修复和再生，并可能引发长期的慢性病理变化。此过程可使患者的呼吸功能恶化，进而可发生气道重构。

变应原致敏与病毒感染的因果关系是目前研究的热点，一般认为，变应原致敏早于鼻病毒诱发性喘息的发生。导致哮喘时上皮损伤的另一个问题是哮喘患者的上皮细胞对于入侵病毒的处理能力减弱，由于支气管上皮细胞产生 γ-干扰素的能力下降，感染病毒后不能有效地启动上皮细胞防御性凋亡程序，限制病毒的复制，结果导致受累上皮细胞坏死，使病毒得以复制、扩散，症状持续。

支气管高反应性在儿童哮喘中很常见，但是并不是儿童哮喘所必有的特征，在儿童运动诱发性哮喘中的表现更明显。支气管高反应性的确切机制并不十分清楚，可能涉及与上皮温度和液体交换的气道屏障功能异常和副交感神经机制。

相对于对慢性哮喘肺功能下降的了解，肺功能下降在儿童哮喘发生中的确切作用尚未完全阐明。与正常健康者相比，哮喘儿童可能存在肺功能低下和随年龄增长的肺功能下降速率增加。但是出生队列研究显示，并非所有肺功能低下者都会发生哮喘。

气道重构是成人哮喘的一个常见特征，其在儿童哮喘中的意义相对不十分明了，特别是对于究竟气道重构始于何时及重构过程如何启动等并未得出一个明确的解释。但是无论如何年长儿哮喘中肺功能的下降可能反映了气道结构的变化，如上皮下网状基底膜的增厚，上皮细胞的破坏，蛋白酶和抗蛋白酶平衡失调和新血管的形成，提示在儿童哮喘确实存在气道重构的可能。

现有证据表明遗传易感性是哮喘发生的一个重要原因，目前研究已证实至少在 15 条染色体上发现了至少数十个与哮喘易感性相关的区域，其与 IgE 产生、气道高反应性和炎症介质产生密切相关。

【诊断】

1. 临床表现　儿童哮喘的主要临床表现是间歇性干咳和/或呼气性喘息，年长儿常会诉说气短和胸闷，而幼龄儿童则常常诉说间歇性非局限性胸部“疼痛”感。呼吸道症状可以在夜间和/或凌晨加重，在呼吸道感染和吸入变应原触发下也可以使症状加重。日间症状往往与剧烈运动和玩耍有关。上述呼吸道症状均为非特异性，也可见于其他非哮喘患儿。典型哮喘的呼吸道症状具有以下特征：①诱因多样性：常有上呼吸道感染、变应原暴露、剧烈运动、大笑、哭闹、气候变化等诱因；②反复发作性：当遇到诱因时突然发作或呈发作性加重；③时间节律性：常在夜间及凌晨发作或加重；④季节性：常在秋冬季节或换季时发作或加重；⑤可逆性：平喘药通常能够缓解症状，可有明显的缓解期。认识这些特征，有利于哮喘的诊断与鉴别诊断。儿童哮喘的其他症状可以表现轻微，无特异性，包括保护性自我限制运动、可能与夜间睡眠异常有关的疲倦和体育运动能力低下等。病史询问中仔细了解以往使用抗哮喘药物（支气管舒张剂）的情况有利于哮喘的诊断。如使用支气管舒张剂可使症状得以改善，提示有哮喘的可能。如果症状，尤其是喘息经支气管舒张剂和糖皮质激素治疗无效，多不支持哮喘的诊断，要考虑其他诊断的可能。

许多因素可以触发哮喘症状，如剧烈运动、过度通气、冷或干燥气体及气道刺激物等，当有呼吸道感染和吸入变应原时，可以增加刺激物暴露的气道高反应性。有些儿童因为长期暴露于环境刺激物，导致症状持续存在，因此环境评估是哮喘诊断和管理的基本要素之一。

如存在危险因素，包括有其他过敏性疾病史，如变应性鼻炎、变应性结膜炎和变应性皮炎，多种变应原致敏，食物过敏和父母有哮喘史等，对哮喘的诊断有一定提示作用，但不是诊断哮喘的必备条件。由于在日常临床就诊时哮喘患者往往无明显的异常征象，因此病史在哮喘的诊断中十分重要。有些患者仅表现为持续的干咳，胸部X线片检查正常，但有时可以通过深呼吸在呼吸末闻及哮鸣音。临床上经过吸入速效 β_2-受体激动剂后哮喘症状和体征在短时（5~15 分钟）内有明显改善，高度提示哮喘诊断的可能。

哮喘急性发作时听诊通常可以闻及呼吸相延长和呼气相哮鸣音，偶尔在部分区域有呼吸音下降，通常位于前胸右下侧。由于气道阻塞，可有局限性过度通气（气肿）的征象。因气道内有过度的黏液分泌和炎症渗出，哮喘发作时可以闻及湿啰音和干啰音，容易与支气管肺炎相混淆。但是哮喘湿啰音并非广泛肺泡炎症所致,因此其变化快于支气管肺炎时的啰音,随着有效治疗后气道痉挛得到改善,分泌物排出后啰音可以在短时间内得到明显的改善。如果有固定的局限性湿啰音和呼吸音降低,提示有局部肺不张,此时难以与支气管肺炎相鉴别。在严重哮喘急性发作时,广泛的气道阻塞时患儿可出现呼吸困难和呼吸窘迫,此时可能闻及双相哮鸣音,即在吸气相也可出现哮鸣音,伴有呼气延长和吸气受限。同时表现为胸骨上和肋骨间吸凹,辅助呼吸肌运动。极少部分患儿,由于有严重的气流受限,呼吸音明显减弱,哮鸣音反而减弱甚至消失,即所谓的"闭锁肺(silent lung,沉默肺)",此为哮喘发作时的危重征象,通常存在呼吸衰竭的其他相关体征,甚至危及生命,需采取紧急救治措施。

2. 辅助检查

(1) 肺通气功能测定:肺通气功能测定是诊断哮喘的重要手段,也是评估哮喘控制水平和病情严重程度的重要依据。国内外哮喘指南都强调,对于所有适龄儿童(通常为5岁及以上能按要求完成肺通气功能检测的儿童)在哮喘诊断及开始控制治疗前,应进行肺通气功能检测,并定期随访。通过肺通气功能测定可以客观了解和评估可逆性气流受限的状况,也是确定哮喘诊断的主要客观指标。肺通气功能测定有一定技术规范要求,应该由专职人员操作,并经儿科呼吸专科医生评估后得出检测结论。

与儿童哮喘相关的肺通气功能测定的主要指标包括:

用力肺活量(FVC)—是深吸气至肺总量后以最大用力、最快速度所能呼出的全部气量,反映肺容量的大小。

一秒钟用力呼气容积(FEV_1)—用力呼气第一秒钟内呼出的气量,通过计算 FEV_1 占 FVC 的百分数可得出一秒率(FEV_1/FVC%),是评估气流受限的主要指标之一。近年来人们更重视了 FEV_1/FVC 在哮喘诊断和评估中的重要性。根据国内相关研究和数据分析,并参考国际相关指南建议取0.8为我国儿童 FEV_1/FVC 正常值的低限(lower limit of normal,LLN)。若反复咳嗽和/或喘息的儿童,肺功能检查显示有阻塞性通气功能障碍,需结合病史尽早明确诊断,但是不能单纯以肺功能检测异常直接诊断哮喘。哮喘儿童在疾病的不同时期都可能出现程度不同的肺通气功能改变，常表现为 FEV_1 和 FEV_1/FVC 的降低。疑诊哮喘儿童出现肺通气功能降低，应尽可能进行支气管舒张试验，评估气流受限的可逆性和严重程度。正常情况下儿童期的呼吸频率与年龄呈反比，年龄越小呼吸频率越快，每次呼吸周期的时间越短。因此在幼龄儿童中评估气流受限时，可以选择 0.5 秒钟用力呼气容积（$FEV_{0.5}$）作为评估指标，其敏感性更优于 FEV_1。

呼气峰流速（PEF）—用力呼气过程中达到的最高呼气流速，可直接反映气道的通气功能状况。虽然 PEF 变异较大，但仍然是一个非常敏感的指标。多年来，哮喘相关指南一直推荐 PEF 作为病情监测的指标，用于哮喘的初步诊断和管理非常方便。

最大呼气中段流量（MMEF）—是由 FVC 曲线计算得到的用力呼出肺活量 25%~75% 的平均流量，是判断气道阻塞的主要指标之一，尤其对于小气道病变的敏感性优于 FEV_1，MMEF<65% 预计值可判断存在小气道功能障碍。

如无条件进行肺通气功能检测，可以使用简易峰流速仪监测通气功能，通过连续的峰流速测定可以了解肺通气状况，有利于哮喘控制的评估和对治疗的反应性。一般要求每天早晚各测一次，正常情况下，变异率应该<13%。实际应用时建议在患者无哮喘症状时连续测定 2 周，首先建立个人最佳值，以后根据此个人最佳值评估疾病状况。

脉冲震荡（IOS）肺功能检测技术对儿童的配合要求较低，可用于 3 岁以上儿童哮喘的肺功能测定。国际上已有相关 IOS 检测和评判标准，认可其在儿童哮喘评价中的地位，并纳入了部分哮喘防治指南。但是在具体应用时应该注意到目前国内尚无统一的正常预计值标准，评估时还需慎重。

幼龄儿童也可以采用潮气通气肺功能检测，但是除了缺乏国人的正常预计值标准参数外，还由于其采用非用力呼吸方法获得检测参数，对于哮喘气流受限程度评估的价值有限，目前尚未被任何哮喘指南作为检测指标纳入其中。

此外，肺功能检测注意事项包括：①检测时机、药物使用、身体状况、操作过程以及检测(操作)技术规范与否都会影响测定结果。肺功能检查前应停用支气管舒张剂(SABA 至少停用 24 小时,LABA 至少停用 15 小时),并需考虑检查前使用超长效 β_2-受体激动剂的情况。②敏感评价指标的判定:根据临床实践、我国儿童数据、相关指南,建议以 FEV_1<80% 预计值、FEV_1/FVC<0.8 作为判断儿童哮喘气流受限的重要指标;虽然小气道功能指标变化的特异性和敏感性不如 FEV_1<0.80 和 FEV_1/FVC,但其对哮喘患儿肺功能受损的远期转归有重要意义。③在儿童和成人中均不能以峰流量仪检查替代肺通气功能检查。④脉冲振荡检测是通过计算和分析不同振荡频率下气流阻力参数的分布,间接反映通气功能,测值的变异度大,应准确理解和评估检测指标的实际临床意义。⑤潮气通气功能检查在评价哮喘儿童气流受限中的实际价值尚待进一步研究。

(2) 激发试验:气管和支气管受轻微物理、化学、药物、变应原等刺激后,气道反应性明显增高的现象称为气道高反应性,是支气管哮喘的主要病理生理特征。当临床症状提示为哮喘而肺通气功能正常时,测定气道反应性的激发试验有助于疾病的诊断。激发试验的方法包括通过吸入乙酰甲胆碱或组胺等支气管收缩剂刺激的直接激发,和吸入甘露醇或通过一定强度运动刺激的间接激发。常用的激发试验是通过逐级递增吸入刺激物的浓度或增加运动强度直至达到支气管收缩(以 FEV_1 下降 20% 为准),或者达到最大累积吸入激发物浓度或最大运动强度来评估气道的反应性。导致 FEV_1 下降 20% 时吸入激发药物的剂量或运动强度越低,表明气道反应性越高。结果以达到 FEV_1 下降 20% 时的吸入激发药物剂量(PD_{20}-FEV_1)或浓度(PC_{20}-FEV_1)表示。如以乙酰甲胆碱激发,一般以 PC_{20} 低于 8mg/ml 判断为激发试验阳性,表明存在气道高反应性,支持哮喘的诊断。但是激发试验阳性并非哮喘所特有,激发试验阳性也可能发生在其他疾病如变应性鼻炎等,因此激发试验的价值更可能在于排除哮喘诊断,如果未接受抗炎治疗的有症状的儿童,激发试验阴性基本可以排除哮喘诊断。

激发试验有可能导致严重哮喘急性发作,因此必须严格掌握适应证,按操作规范进行,并需配备即刻处理急性支气管收缩所需的医疗设备和急救药物。

(3) 无创气道炎症标志物测定：气道炎症标志物测定是近年逐渐在临床中开展的无创检测手段，目前临床常用的方法有：

1) 诱导痰液嗜酸性粒细胞分类计数：通过超声雾化吸入高渗盐水（一般选 3% 浓度）诱导获得痰液进行嗜酸性粒细胞分类计数。对诱导痰液的细胞学分析和炎症相关因子的测定可以了解气道炎症的性质和严重度。研究发现，诱导痰嗜酸性粒细胞水平增高程度与气道阻塞程度及其可逆程度、哮喘严重程度以及过敏状态相关。

在哮喘患儿中进行高渗盐水诱导痰液时有可能导致支气管痉挛，在诱导前必须预防性使用吸入 β_2-受体激动剂。学龄儿童中诱导痰液的成功率约为 80% 左右，而在幼龄儿童中成功率较低，由于不能有效地将痰液咳出，幼龄儿童往往需要通过吸引管获取痰液。

由于痰液诱导过程较复杂且费时，虽然目前已有痰液诱导方法的质控标准，但是在实际操作中往往难以掌控，而且诱导痰液分析在儿童哮喘诊断和监测中的价值尚未确立，因此目前此技术尚未在儿科临床中普遍开展，主要应用于哮喘等疾病的临床研究。

2) 呼出气一氧化氮分数（FeNO）：呼出气一氧化氮分数是迄今为止非创伤性气道炎症评估中研究最深入的一种炎症标志物监测方法，也是目前临床应用较广的儿童哮喘检测手段。通过标准化的检测方法，可以在呼气相经口测得稳定的 FeNO，测得的水平以 1/10 亿颗粒（ppb）的单位表示。该项检测技术要求高，需要十分精准的评估，因此使用不同仪器和不同检测单位所获得的结果往往不具有可比性。

FeNO 检测主要通过在线的方法进行，受试者通过口器以 50ml/s 的流速恒定地呼出气体，儿童检测时呼出气需持续 6 秒。要避免经鼻呼出气对检测结果的影响，因鼻和鼻窦产生的 NO 远高于下呼吸道。对于幼龄儿童也可以采用离线方法，即通过将呼出气体集于密闭容器后再分析测定，但是此方法可能会受到不同因素的影响，精确度不如在线检测。

在进行 FeNO 评估时要注意可能的影响因素，如过度用力呼吸可以导致 FeNO 水平下降，并维持数分钟，如果需要同时进行肺通气功能检测，一定是先检测 FeNO 后检测肺通气功能。吸烟可以降低 FeNO，而富含硝酸盐或精氨酸的食物可以明显提高 FeNO 的水平。感染对 FeNO 的影响也是不可小觑的一个问题，检测时都应该注意。通过对不同流速时 FeNO 水平的评估，有可能计算出支气管或肺泡来源的 FeNO，但其精确度尚待确认，目前仅限于研究所用。

根据我国最近完成的全国性研究结果显示，我国儿童的 FeNO 略高于国外报道的资料，平均值在 12ppb（95% 置信区间：5~24ppb），男女性别差别并不大。如果 FeNO 水平明显增高，达 40~50ppb 以上或高于正常上限 20%，高度提示气道存在嗜酸性粒细胞性炎症。

FeNO 检测有助于变应性哮喘的诊断，尤其当哮喘的症状不明显时。与儿童哮喘时肺功能检测多显示正常不同，在无症状的哮喘儿童中 FeNO 水平往往可以持续升高。FeNO 检测反映的是嗜酸细胞性炎症，在中性粒细胞性炎症其水平并不升高，因此必须强调不能仅依据 FeNO 水平作出哮喘的诊断或排除哮喘诊断。吸入糖皮质激素（ICS）可有效降低 FeNO 水平，此效应可以发生在 ICS 治疗后的数天内。哮喘未控制时 FeNO 升高，糖皮质激素治疗后降低。FeNO 测定可以作为评估气道炎症类型和哮喘控制水平的指标，可以用于预判和评估吸入激素治疗的反应。美国胸科学会推荐 FeNO 的正常参考值：健康儿童 5~20ppb。FeNO>50ppb 提示激素治疗效果好，<25ppb 提示激素治疗反应性差。FeNO 主要反映 Th2 通路的气道炎症水平，未经治疗的疑似哮喘患者 FeNO 处于低水平并不能除外哮喘诊断。FeNO 测定结果受多种因素的影响，不同研究显示的敏感度和特异度差别较大。连续测定、动态观察 FeNO 的变化其临床价值更大，尽可能在开始抗炎治疗前或调整治疗方案前获得基线 FeNO 的水平更为重要。

总之，虽然 FeNO 水平与嗜酸性粒细胞性炎症密切相关，但测得值变异度较大，影响因素众多，因此在哮喘与非哮喘儿童间 FeNO 水平有一定程度重叠，并不能有效区分不同种类过敏性疾病人群（如过敏性哮喘、过敏性鼻炎、特应性皮炎）。因此，虽然 FeNO 检测是评估气道嗜酸性粒细胞炎症的重要指标之一，但尚不能将其作为儿童哮喘确诊指标,尤其是单次检测的临床意义有限。但是在除外干扰因素后,个体FeNO的动态检测对判断吸入糖皮质激素(inhaled corticosteroid,ICS)治疗效果、停药时机的选择及监测控制用药依从性有一定辅助意义。

(4)过敏状态检测:变应原致敏是儿童哮喘发生和发展的主要危险因素,尤其是吸入变应原的早期(≤3岁)致敏是儿童发生持续性哮喘的主要高危预测因素之一。虽然不能根据变应原检测结果诊断哮喘,但是变应原检测有助于了解哮喘儿童的过敏状态和预测疾病的远期转归。因此建议对疑诊哮喘的儿童尽可能进行变应原皮肤点刺试验或血清变应原特异性IgE测定,以评估其过敏状态和识别相关变应原,并有利于协助诊断及变应原规避措施和特异性免疫治疗方案的制订。常用变应原检测方法有皮肤点刺试验和血清特异性IgE测定,前者为体内试验,后者为体外试验,两者临床意义相近,可以互补。有很多因素会影响血清总IgE水平,可以使血清总IgE水平增高,如其他过敏性疾病,寄生虫、真菌、病毒感染,肿瘤和免疫性疾病等。血清总IgE水平增高缺乏特异性,需要结合临床判断,但可以作为使用抗IgE单克隆抗体治疗选择剂量的依据。过敏原特异性IgE增高是诊断过敏性哮喘的重要依据之一,其水平高低可以反映哮喘患者过敏状态的严重程度。

尽管有些研究结果提示过敏性哮喘儿童的血清食物特异性IgG阳性率高于正常健康儿童,但“儿童过敏性疾病诊断及治疗专家共识”指出,临床实践中不可仅通过IgG和IgG4抗体滴度检测诊断过敏性疾病,也不能作为进行食物规避或药物治疗的依据。其检测的阳性结果仅表明机体对某一种物质的接触,并非评价过敏状态的标准检测手段,对哮喘儿童过敏状态的评估不具有实际临床意义。

(5)血气分析:血气分析有助于判断哮喘急性发作时的严重程度,建议对于中、重度哮喘急性发作者都应该进行血气分析。哮喘急性发作时存在不同程度的低氧血症,病初作为代偿,机体试图通过增加每分钟通气量来改善低氧血症,用力深呼吸。因此哮喘急性发作初期由于代偿性过度通气,可出现一过性低碳酸血症,pH值可以维持接近正常。当疾病进一步恶化,低氧血症加重,酸性代谢产物增加,呼吸肌疲劳，有效通气量下降，逐渐出现 CO_2 潴留甚至出现严重的高碳酸血症，血气分析显示混合性酸中毒。因此当血气分析结果显示 CO_2 水平由低向正常水平过渡时，表明疾病正在进行性恶化，应该采取紧急医疗措施。

(6) 放射学检查：哮喘是可逆性气流受限性疾病，胸部 X 线片无特异性征象，大多情况下无须进行放射学检查。但是对于诊断不明，或临床治疗后症状控制效果不佳的患儿，适时进行胸部 X 线、胸部 CT 等检查，有利于鉴别诊断。当哮喘急性发作时病情难以控制，或发生急剧恶化时，需考虑发生并发症的可能，如气胸和纵隔气肿，或右肺中叶综合征等，此时可能需通过放射学检查得以确诊。

(7) 支气管镜检查：近年国内儿科临床支气管镜的应用逐渐普及，部分儿童喘息诊断不明或临床控制不佳的喘息儿童可能需要进行此项检查，但需严格掌握指征。

气道内镜检查可以直接了解气道的解剖结构，除外异物吸入，有助于了解黏膜炎症和黏膜下组织增生的程度，并可通过支气管肺泡灌洗液培养及分析，获取病原学、气道炎症相关信息。具体操作时要根据病情特点考虑分别进行硬质喉气管镜和纤维支气管镜检查。硬质喉气管镜视野大，有利于更好地观察喉后方的部位及气管上端，并可以较方便地直接移除异物。而纤维支气管镜在评估气道的动力学方面更佳，通过观察呼吸和咳嗽时气道的稳定性可以发现气管/支气管软化等病变。检查时应该对整个气道进行观察，即使在喉部发现了可以解释喘鸣的原因，仍有 15% 的患者可以同时存在下气道病变。对于迁延性喘息患者，早期进行支气管镜评估可以提供快速准确的诊断，并预防不必要的检查和过度治疗。研究发现，对于婴幼儿反复喘息性疾病，在常规雾化、平喘等治疗无明显疗效的情况下，应尽早完善支气管镜检查，不但可以快速明确病因，同时可以给反复喘息的婴幼儿行肺泡灌洗治疗，促进喘息症状的缓解，并能提高反复喘息性疾病的病原学检出率，以规范诊断和治疗，改善患儿的预后。

3. 诊断

(1) 儿童哮喘诊断标准：哮喘的诊断主要依据呼吸道症状、体征及肺功能检查，证实存在可变的呼气气流受限，并排除可引起相关症状的其他疾病。

1）反复喘息、咳嗽、气促、胸闷，多与接触变应原、冷空气、物理、化学性刺激、呼吸道感染、运动以及过度通气（如大笑和哭闹）等有关，常在夜间和/或凌晨发作或加剧。

2）发作时双肺可闻及散在或弥漫性，以呼气相为主的哮鸣音，呼气相延长。

3）上述症状和体征经抗哮喘治疗有效或自行缓解。

4）除外其他疾病所引起的喘息、咳嗽、气促和胸闷。

5）临床表现不典型者（如无明显喘息或哮鸣音），应至少具备以下 1 项：①证实存在可逆性气流受限：a. 支气管舒张试验阳性：吸入速效 β_2-受体激动剂（如沙丁胺醇压力定量气雾剂 200~400μg）后 15 分钟第一秒用力呼气量（FEV_1）增加>12%，b. 抗炎治疗后肺通气功能改善：给予吸入糖皮质激素和/或抗白三烯药物治疗 4~8 周，FEV_1 增加>12%；②支气管激发试验阳性；③最大呼气峰流量（PEF）日间变异率（连续监测 2 周）>13%。

符合 1)~4) 条或 4)、5) 条者，可以诊断为哮喘。

此诊断流程体现了哮喘是一种临床综合征的现代观念，强调了哮喘症状的反复性和可逆性，但不再限定以发作次数作为诊断依据，这更有利于临床实际操作。当临床出现复发性喘息，经抗哮喘治疗有效，或可自然缓解，在可能的条件下排除其他疾病即可作出哮喘的临床诊断，有利于疾病的早期干预。当然，年龄合适者，作为诊断和疾病严重度评估的客观指标，所有患儿都应该定期进行肺功能检测。

(2) 咳嗽变异性哮喘的诊断：部分儿童临床以咳嗽为唯一或主要表现，不伴有明显喘息，需考虑咳嗽变异性哮喘（CVA）的可能。CVA 诊断依据：①咳嗽持续>4 周，常在运动、夜间和/或凌晨发作或加重，以干咳为主，不伴有喘息；②临床上无感染征象，或经较长时间抗生素治疗无效；③抗哮喘药物诊断性治疗有效；④排除其他原因引起的慢性咳嗽；⑤支气管激发试验阳性和/或 PEF 日间变异率（连续监测 2 周）>13%；⑥个人或一、二级亲属过敏性疾病史，或变应原检测阳性。符合以上 1~4 项为诊断基本条件。如不进行适当的干预约有 30%CVA 患者将发展为典型哮喘。

我国研究显示,CVA 是儿童慢性咳嗽的首位病因。由于缺乏客观指标,目前临床上存在 CVA 诊断不足和诊断过度两方面的问题,应引起临床医师的重视。CVA 诊断标准中强调了诊断性治疗的重要性,如果经规范抗哮喘治疗临床症状改善不明显,不应一味提高治疗强度,而是应该重新审核 CVA 诊断的准确性,以避免临床误诊。

(3) 6 岁以下儿童哮喘高危患儿的早期识别:6 岁以下幼龄儿童哮喘的诊断仍是一个极具挑战的临床问题。大约有 40%~50% 的儿童在 3 岁前出现过至少 1 次喘息和呼吸困难等哮喘样症状,但是仅有约 30% 反复喘息的学龄前儿童到 6 岁时仍有哮喘症状。事实上发生喘息的幼龄儿童中大约半数仅发生过 1 次喘息。另一方面,80% 儿童持续哮喘患者的喘息症状出现在 6 岁以前,半数以上的喘息症状发生在 3 岁以前。而且幼龄儿童喘息的疾病负担远高于年长儿,与学龄儿童相比,<3 岁儿童的哮喘控制情况逊于学龄期儿童,临床上有更多的睡眠障碍和活动受限,以及更频繁的门急诊就诊率和住院率。

由于年龄特点和疾病特征,幼龄儿童的哮喘诊断缺乏明确的客观指标,基本上是依据临床特征和对药物的治疗反应而定。虽然临床上可以根据导致喘息发生的触发因素和临床表现,将婴幼儿喘息进行临床分型,如根据喘息发生和持续的时间分成早期一过性喘息、早期持续性喘息和迟发性喘息/哮喘;或者根据触发喘息的原因分成发作(病毒)性喘息和多因性喘息等不同表型。但是这些分型都有一定的局限性,如根据症状出现和持续的时间分型,前两种表型的确定只能是回顾性分析。而根据触发原因的分型虽然对现症喘息有一定帮助,但是两种表型间常有交叉,也可能随时间迁延而发生相互转变。

如我们将哮喘视为一种临床综合征,在幼龄儿童中诊断哮喘就不会感到困难。只要临床上符合反复喘息的特点,抗哮喘治疗有效,排除其他疾病临床上即可诊断为哮喘。我国儿童哮喘诊治指南中提出了幼龄儿童喘息患者中可能提示哮喘的诊断线索:①多于每月 1 次的频繁发作性喘息；②活动诱发的咳嗽或喘息；③非病毒感染导致的间歇性夜间咳嗽；④喘息症状持续至3岁以后；⑤抗哮喘治疗有效，但停药后又复发。如怀疑哮喘诊断，可尽早参照哮喘治疗方案开始尝试性治疗，并定期评估治疗反应，如治疗4~8周无明显疗效，建议停药并作进一步诊断评估。另外，大部分学龄前喘息儿童预后良好，其哮喘样症状随年龄增长可能自然缓解，对这些患儿必须定期(3~6个月)重新评估，以判断是否需要继续抗哮喘治疗。

临床常用的儿童哮喘预测指数(asthma predictive index，API)，对于预测幼龄儿童喘息的远期预后有一定帮助。经过多年实践，目前推出了改良版API(mAPI)，具体内容包括3项主要指标(父母有哮喘史、医生诊断的湿疹和吸入变应原致敏)和3项次要指标(食物变应原致敏、外周血中嗜酸性粒细胞≥4%和非感冒性喘息)。如果儿童在出生后3年内发生反复喘息(≥4次)，同时有3项主要指标中的任1项，或3项次要指标中的任2项，即为mAPI阳性。mAPI预测学龄期儿童持续哮喘的特异性较高但是灵敏度较低，阴性预测值的实际临床意义强于阳性预测值。即如果mAPI阴性，虽然在3岁内有频繁喘息，但是其至学龄期发生持续哮喘的机会仅为5%，与我国部分大城市普通人群中学龄儿童的哮喘患病率相似。必须指出mAPI是预测幼龄喘息儿童发生持续性哮喘的指标，并非幼龄儿童哮喘的诊断标准，不能据此诊断哮喘。近年又陆续推出一些类似的儿童哮喘预测参数，分析这些参数可以得出，生命早期过敏状态、喘息严重度、触发因素和性别等与儿童持续喘息的关联度较大。如幼龄儿童早期发生特应症，特别是对气传性吸入变应原致敏是儿童发生持续性喘息的一个重要危险因素，因此建议对所有年幼喘息儿童进行过敏状态检测，但是不能将变应原检测结果作为哮喘诊断的必备条件。就性别而言，虽然发生早期喘息的儿童中，男童占优，但是女童发生持续喘息的可能性远高于男童，危险度是男童的1倍。

但是现有预测模型都存在一定局限性，普适性不强，临床仍需更简单、无创、高灵敏度的模型。我国儿科医师通过建立风险预测模型并结合临床经验，对建立6岁以下儿童哮喘诊断评分系统进行了初步探索，其中主要指标是喘息发作频率（累计≥4 次）和可逆性气流受限的证据。该模型尚需通过多中心、大样本量的前瞻性研究，进一步验证和优化。提示儿童哮喘可能的主要临床特征包括：喘息发作频度；运动相关的喘息和咳嗽；夜间或固定时间的非特异性咳嗽；相关症状持续至 3 岁；抗哮喘治疗有效，停药后反复。家族过敏史、个人过敏性疾病史和早期变应原致敏是儿童哮喘发生的危险因素。

（4）难治性哮喘和重症哮喘：儿童难治性哮喘是指虽然接受含中剂量 ICS 的联合用药方案治疗，患儿的哮喘仍未能得到良好控制。对于难以控制的哮喘儿童，要对可能的相关不利因素进行全面分析。首先，要严格判断临床哮喘诊断准确与否，并注意与其他可引起咳嗽、呼吸困难和喘息等症状的疾病鉴别；其次，判断药物治疗是否充分，包括治疗方案的适用性、哮喘儿童用药的依从性和吸入技术的掌握情况等；再次，判断是否存在诱发哮喘加重的危险因素，并进行相关检查判断是否存在未控制的并存疾病，如胃食管反流、肥胖、阻塞性睡眠呼吸障碍、过敏性鼻炎或鼻窦病变、心理焦虑等；通过排除上述因素，再结合儿童的症状控制水平和对在用药物的治疗效果的评估，最终确定是否为对常用抗哮喘治疗药物不敏感的重症哮喘。

虽然儿童重症哮喘占哮喘儿童的比例不足 5%，但是其疾病负担极大。一旦确诊为重症（耐药）性哮喘，应尽早考虑采用多种药物的联合治疗方案，并定期随访、评估，及时调整治疗方案。

（5）病情评估

1）分期：根据患儿临床表现和肺功能，哮喘可分为急性发作期（acute exacerbation）、慢性持续期（chronic persistent）和临床缓解期（clinical remission）。急性发作期是指突然发生喘息、咳嗽、气促、胸闷等症状，或原有症状急剧加重，伴有呼气流量降低，常因接触变应原等刺激物、呼吸道感染或治疗不当所致；慢性持续期是指近 3 个月内不同频度和/或不同程度地出现过喘息、咳嗽、气促、胸闷等症状；临床缓解期系指经过治疗或未经治疗症状、体征消失，肺功能恢复到急性发作前水平，并维持 3 个月以上。

2）分级：包括病情严重程度分级、哮喘控制水平分级和急性发作严重度分级。

A. 病情严重程度分级：哮喘病情严重程度应依据达到哮喘控制所需的治疗级别进行回顾性评估分级，因此通常在控制药物规范治疗数月后进行评估。一般而言，轻度持续哮喘：第1级或第2级阶梯治疗方案治疗能达到良好控制的哮喘；中度持续哮喘：使用第3级阶梯治疗方案治疗能达到良好控制的哮喘。重度持续哮喘：需要第4级或第5级阶梯治疗方案治疗的哮喘。哮喘的严重度并不是固定不变的，会随着治疗时间而变化。在临床实践中要注意识别导致儿童哮喘难以控制的不利因素。急性发作期的严重度评估包括以哮喘控制水平分级为基础的临床评估和以肺通气功能测定为主的功能评估。GINA2021提出不再区分所谓的“间歇性哮喘”和“轻度持续性哮喘”，因为仅凭借病史的差异以及“哮喘症状≤2次/周、无法从吸入糖皮质激素（ICS）中获益”这一未经检验的假设来进行区分是武断的。这些患者仍然存在着重度急性加重的风险，通过含ICS制剂的治疗方案可以降低该风险。

B. 哮喘控制水平的分级：哮喘控制水平的评估包括对目前哮喘症状控制水平的评估和未来危险因素评估。依据哮喘症状控制水平，分为良好控制、部分控制和未控制（表7-1、表7-2）。通过评估近4周的哮喘症状，确定目前的控制状况。以哮喘控制水平为主导的哮喘长期治疗方案可使患儿得到更充分的治疗，大多数患儿可达到哮喘临床控制。

表7-1　≥6岁儿童哮喘症状控制水平分级

评估项目	良好控制	部分控制	未控制
日间症状>2次/周			
夜间因喘息憋醒			
应急缓解药使用>2次/周	无	存在1~2项	存在3~4项
因哮喘出现活动受限			

表 7-2　<6 岁儿童哮喘症状控制水平分级

评估项目	良好控制	部分控制	未控制
持续至少数分钟的日间症状>1 次/周			
夜间因喘息憋醒或咳嗽			
应急缓解药使用>1 次/周	无	存在 1~2 项	存在 3~4 项
因哮喘出现活动受限(较其他儿童跑步/玩耍减少，步行/玩耍时容易疲劳			

C. 哮喘急性发作严重度分级：哮喘急性发作常表现为进行性加重的过程，以呼气流量降低为其特征，常因接触变应原、刺激物或呼吸道感染诱发。其起病缓急和病情轻重不一，可在数小时或数天内出现，偶尔可在数分钟内即危及生命，故应及时对病情做出正确评估，以便即刻给予有效的紧急治疗。根据哮喘急性发作时的症状、体征、肺功能及血氧饱和度等情况，进行严重度分型，对 6 岁以下及≥6 岁的儿童哮喘急性发作分别作评估。≥6 岁的分为轻度、中度、重度、危重度 4 级，<6 岁分为轻度、重度 2 级。判断急性发作严重度时，只要存在某项严重程度的指标，即可归入该严重度等，幼龄儿童较年长儿和成人更易发生高碳酸血症(低通气)。

哮喘急性发作时病情严重程度分级见表 7-3、表 7-4。

表 7-3　≥6 岁儿童哮喘急性发作严重度分级

临床特点	轻度	中度	重度	危重度
气短	走路时	说话时	休息时	呼吸不整
体位	可平卧	喜坐位	前弓位	不定
讲话方式	能成句	成短句	说单字	难以说话
精神意识	可有焦虑、烦躁	常焦虑、烦躁	常焦虑、烦躁	嗜睡、意识模糊

续表

临床特点	轻度	中度	重度	危重度
辅助呼吸肌活动及三凹征	常无	可有	通常有	胸腹反常运动
哮鸣音	散在，呼气末期	响亮、弥漫	响亮、弥漫、双相	减弱乃至消失
脉率	略增加	增加	明显增加	减慢或不规则
PEF 占正常预计值或本人最佳值的百分位	SABA 治疗后：>80%	SABA 治疗前：>50%~80% SABA 治疗后：>60%~80%	SABA 治疗前：≤50% SABA 治疗后：≤60%	无法完成检查
血氧饱和度(吸空气)	0.9~0.94	0.9~0.94	0.9	<0.9

注：①判断急性发作严重度时，只要存在某项严重程度的指标，就可归入该严重度等级；②幼龄儿童较年长儿和成人更易发生高碳酸血症（低通气）。PEF：最大呼气峰流量；SABA：短效 β_2-受体激动剂。

表 7-4　<6 岁儿童哮喘急性发作严重度分级

症状	轻度	重度 ***
精神意识改变	无	焦虑、烦躁、嗜睡或意识不清
血氧饱和度（治疗前）*	≥0.92	<0.92
讲话方式 **	能成句	说单字
脉率（次/min）	无显著增加	>200（0~3 岁） >180（4~5 岁）
发绀	无	可能存在
哮鸣音	存在	减弱，甚至消失

注：* 血氧饱和度是指在吸氧和支气管舒张剂治疗前的测得值；** 需要考虑儿童的正常语言发育过程；*** 判断重度发作时，只要存在一项就可归入该等级。

(6) 哮喘临床常用评估工具:哮喘临床评估工具常用的有:哮喘控制测试(asthma control test,ACT)、儿童哮喘控制测试(childhood asthma control test,C-ACT)和儿童呼吸和哮喘控制测试(test for respiratory and asthmacontrol in kids,TRACK)。上述各类评估工具的适用年龄、主观性指标的量化评分范围、具有临床意义的变量差值均有所不同,应根据适用年龄和条件,合理选用评估工具,并定期评估,如出现一定范围的分值变化,提示病情出现变化,可能需要对治疗方案进行适当调整(表 7-5)。

表 7-5　常用哮喘病情评估工具的比较

评估工具类型	年龄	评分范围	回顾期
哮喘控制测试(ACT)	成人,>12 岁儿童	5~25; ≤19 控制不佳; 变量≥3 分具有临床意义	4 周
儿童哮喘控制测试(C-ACT)	4~11 岁儿童	5~27; ≤19 控制不佳; 变量≥3 分具有临床意义	4 周
儿童呼吸和哮喘控制测试(TRACK)	<5 岁儿童	<80 控制不佳; ≥80 控制哮喘; 变量≥10 分具有临床意义	4 周(OCS 12 个月)

注:OCS. 口服糖皮质激素。

【鉴别诊断】

哮喘的症状并非疾病特异性,也可由许多其他疾病所致,并非所有喘息都是哮喘,因此鉴别诊断十分重要。尤其对于幼龄儿童,由于缺乏客观诊断依据,常会出现误诊和诊断不足,对抗哮喘治疗后的临床疗效判断是诊断儿童哮喘的主要手段。因此,在作出儿童哮喘的诊断之前,须排除其他可引起反复咳嗽和/或喘息的疾病(表 7-6)。

表 7-6　常见儿童反复咳嗽和喘息相关疾病的鉴别诊断

疾病	临床特征
反复病毒性呼吸道感染	反复咳嗽;流鼻涕(通常<10 天);感染时伴轻微喘息;两次感染之间无症状
胃食管反流病	进食时或餐后咳嗽;反复肺部感染;特别是在大量进食后容易呕吐
异物吸入	在进食或玩耍期间剧烈咳嗽和/或喘鸣;反复肺部感染和咳嗽;局部肺部体征
迁延性细菌性支气管炎	持续湿性咳嗽,抗菌药物治疗可有效,抗哮喘药物治疗无效
气管软化	哭吵、进食时或上呼吸道感染期间有单音调哮鸣音,可伴有双相喘鸣;剧烈咳嗽;自出生后经常出现症状
闭塞性细支气管炎	急性感染或肺损伤后出现慢性咳嗽、喘息和呼吸困难,运动不耐受
肺结核	咳嗽伴低热、食欲缺乏、消瘦、盗汗;对常用抗生素治疗无反应;淋巴结肿大;有肺结核接触史
先天性心脏病	心脏杂音;哭吵、运动和进食时可有发绀;生长发育异常;声音嘶哑;心动过速;呼吸急促或肝大;可有吸气性喘鸣
囊性纤维化	出生后不久就开始咳嗽;反复肺部感染;生长发育异常(吸收不良);可见杵状指/趾及大量松散油腻的粪便
原发性纤毛运动障碍	咳嗽;反复肺部轻度感染;耳部慢性感染和脓性鼻涕;对哮喘治疗药物反应差;50% 的儿童有内脏转位
血管环	往往存在持续性呼吸音异常或单音调哮鸣音,或吸气性喘鸣;症状严重者可以出现喂养困难和呼吸困难
支气管肺发育不良	主要见于早产婴儿;出生体重低;出生时呼吸困难;需要长时间机械通气或吸氧
免疫缺陷病	反复发热和感染(包括非呼吸系统疾病);生长发育异常

哮喘患儿最常见的体征为喘息(wheeze),但慢性持续期和临床缓解期患儿可能没有异常体征。喘息是一种连续性、通常为高音调的笛音性呼吸音,伴有呼气相延长,是气流通过部分受阻的胸腔内气道导致的湍流状气流震动气道壁所产生的异常呼吸音。但是在儿科临床实际工作中往往会将不同的异常呼吸音相混淆,最常见的是将喘息与喘鸣(stridor)相混淆,后者是一种具有音乐声性质的单音调尖锐声音,通常不用听诊器就可以闻及,主要是胸腔外大气道阻塞所致,多见于吸气相。出现喘鸣多提示喉和近端气管的气道阻塞和气流受限。一般通过仔细的病史询问和体格检查可以明确区分两者的不同原因(表 7-7)。

表 7-7　儿童异常呼吸音的病变部位与常见原因

异常呼吸音	病变部位	常见原因
喘息(wheeze)	胸腔内气道(主要为呼气相)	哮喘、病毒相关性喘息、毛细支气管炎、异物吸入、迁延性细菌性支气管炎、气管/支气管软化
喘鸣(stridor)	胸腔外气道(主要为吸气相)	格鲁布(croup)、会厌炎、喉软化、气管软化、声带麻痹、声带功能异常

哮喘时存在广泛的气道阻塞,因此可闻及汇集了因不同大小气道内气流受限导致的复音调喘息,此特点是有别于具有单音调性质喘鸣音的主要不同之处。儿童期常见的间歇性复音调喘息可见于哮喘等广泛气道狭窄性疾病,如果使用支气管舒张剂试验性治疗可以快速缓解喘息,高度提示哮喘的诊断。急性的单音调喘息提示有异物吸入的可能,至少有约 15% 异物吸入的儿童可无明显的呛入史。进行性局限性喘息则提示局限性损伤,包括支气管内损伤,如支气管内膜结核和腺瘤等;以及中央气道的管腔外压迫,如肿大的淋巴结或其他肿块,对于后者需及时做进一步的检查。总之,临床上如果遇见单音调喘息的儿童都应该进行相关的辅助检查,包括胸部 X 线片、纤维支气管镜和/或 CT 检查等。

婴儿中最常见的慢性喘鸣原因是喉软化,喘鸣症状可以出现在出生后数天至数月,一般在生后 12~18 个月症状可以自然缓解。喉软化的喘鸣可以因患儿体位的变化而有所不同。

学龄期或青少年期发生的间歇性突发日间喘鸣可能提示声带功能异常(VCD),因声带处于反常的内收状态,患儿在吸气时觉得气短、咳嗽、喉发紧,表现为明显的吸气性喘鸣和呼吸窘迫,常可听到喉部喘鸣,部分患儿可伴有喘息。症状通常出现在运动时,尤其多见于高强度竞争的年轻运动员。部分患儿并无明显的诱因。偶尔也可见同时患有 VCD 与哮喘的病例。如在肺功能检查中发现流速容量环中出现吸气相切迹,要考虑此病的可能,可以进行喉镜检查,直视下见到声带异常运动可确定诊断。VCD 与哮喘另一个不同点是呼出气一氧化氮水平正常。此病对传统的抗哮喘治疗无效,部分患儿可以通过语言训练改善症状。

儿童期少见的慢性喘鸣原因还包括:声带麻痹(先天性或获得性)、喉裂、声门下狭窄(先天性或获得性)、血管瘤、喉囊肿和喉蹼等。因此对于反复或持续性喘鸣患者应该考虑进行气道内镜检查。

儿童持续喘息而对 ICS 治疗效果不明显者往往与病毒或细菌感染有关。主要病原体涉及肺炎支原体、肺炎衣原体、流感嗜血杆菌、卡他莫拉菌和肺炎球菌等。持续喘息可能与感染引致的慢性炎症反应有关,对于这些患儿需使用抗生素治疗。

在幼龄儿童,迁延性细菌性支气管炎(PBB)是另一种尚未被充分认识的迁延性呼吸道疾病,因喘息也是 PBB 的主要临床表现之一,常被误诊为哮喘而久治不愈。PBB 的主要症状是湿性咳嗽,伴或不伴有痰,而且持续存在(>4 周)。通常湿性咳嗽声音提示支气管内有过多的分泌物,由于夜间痰液的积聚,常常在清晨咳嗽明显,运动可以加重咳嗽。因过多的黏液阻塞,近半数 PBB 患儿可以出现喘息症状。其特点是一过性多样性喘息,咳嗽后喘息症状可有明显变化是其特征之一。支气管镜检查是诊断本病的重要手段,不但可以直观地了解气道腔内的变化,并可以直接获取黏膜标本。通过支气管肺泡灌洗方法,获取灌洗液进行病原学和细胞学检查,同时还可以通过祛除黏液栓和分泌物改善气道的通畅性。胸部高分辨率 CT 可见支气管壁增厚和疑似支气管扩张,但很少有肺过度充气,有别于哮喘和细支气管炎。与 PBB 相关的病原菌以不定型流感嗜血杆菌为主,经适当疗程的敏感抗生素治疗 PBB 可以恢复。

有基础疾病儿童的临床喘息表现多不典型(表 7-8),大多数情况下通过仔细询问病史和详尽的体格检查可以得出病因诊断。在幼龄儿童中慢性咳嗽和喘息提示反复吸入、气管/支气管软化、先天性气道畸形、异物吸入或支气管肺发育不良的可能性较大。

表 7-8　儿童迁延性喘息的疾病特点

临床特征	常见原因
出生后即出现症状并持续	气管/支气管软化、原发性纤毛运动障碍
以分泌物增多的湿性咳嗽为主	PBB、原发性纤毛运动障碍、免疫缺陷、结核
症状持续未曾完全缓解	气管/支气管软化、血管环、异物吸入、新生儿慢性肺疾病
剧烈运动时症状明显	声带功能异常、运动诱发性支气管痉挛

如果病史和体格检查提示为不典型喘息的可能,应尽早进行相关检查。通过胸部 X 线片和/或 CT 检查,可以大致了解胸腔和肺部病变的范围和性质。年龄合适者都应该进行肺通气功能检查。

【治疗】

1. 管理目标　哮喘是一种慢性炎症性疾病,虽然迄今为止尚无任何一种药物可以完全治愈或改善哮喘的进程,但是经过规范化管理,大多数儿童哮喘可以达到良好临床控制。目前的治疗目标是达到和维持哮喘控制,减少疾病的远期风险。具体目标为:①达到并维持症状的控制;②维持正常活动水平,包括运动能力;③维持肺功能水平尽量接近正常;④预防哮喘急性发作;⑤避免因哮喘药物治疗导致的不良反应;⑥预防哮喘导致的死亡。

2. 防治原则　儿童哮喘的防治原则是坚持长期、持续、规范、个体化治疗。急性发作期以快速缓解症状为主,进行平喘及抗气道炎症治疗;慢性持续期和临床缓解期应以防止症状加重和预防复发,如避免触发因素、抗炎、降低气道高反应性、防止气道重构，并做好自我管理。注重药物治疗和非药物治疗相结合；强调基于症状控制的哮喘管理模式，遵循“评估-调整治疗-监测”的管理循环，直至停药观察。与GINA建议的“评估-调整治疗-监测”的管理循环略有不同，我国儿童哮喘控制治疗倡导多向的开放式哮喘管理流程，包括初始强化治疗、预干预或间歇干预、升级或强化升级治疗、降级治疗、定期监测以及停药观察。儿童哮喘管理流程图可参见2016年版指南，其核心之一是强调评估的重要性，涵盖了各个层面，包括自疾病诊断前评估直至停药以后的再评估。其次提出了儿童哮喘初始强化治疗的理念，其依据是使用高强度的药物尽早降低气道炎症程度。通过联合治疗或增加起始药物剂量快速控制症状，以提高患儿对哮喘药物治疗的信心和依从性。但是强化治疗应有时间限定，一般建议强化治疗2~4周进行临床疗效评估，如症状显著改善，可考虑降低用药强度至适级推荐剂量，并持续维持治疗。

3. 长期治疗方案　对儿童哮喘的长期控制治疗分为≥6岁和<6岁分别管理。对以往未经规范治疗的初诊者，参照哮喘控制水平，选择第2、3或4级治疗方案。每1~3个月审核一次治疗方案，根据病情控制情况适当调整。如哮喘控制，并维持至少3个月，治疗方案可考虑降级，直至确定维持哮喘控制的最小剂量。如控制不良，升级或强化升级（越级）治疗直至达到控制，升级前必须检查患儿吸药技术、遵循用药方案的情况、变应原回避和其他触发因素等。

我国儿童哮喘治疗存在控制治疗不足和过度使用控制药物并存的现象。在儿童哮喘的长期治疗方案中，除每日规则地使用控制治疗药物外，根据病情按需使用缓解药物。吸入型速效β_2-受体激动剂是目前最有效的缓解药物，是所有年龄儿童急性哮喘发作的首选治疗药物，但临床上应避免长期使用或过度依赖短效β_2-受体激动剂（short-acting β_2-agonist，SABA）缓解症状，过多使用SABA可能掩盖症状的严重度、造成耐药和快速减敏现象、产生严重药物不良反应，是哮喘严重发作和死亡风险的独立危险因素，最新的国内外哮喘指南都强调按需使用SABA，并提出SABA的使用应该联合使用ICS，以提高疗效和降低不良反应。

ICS是儿童哮喘首选长期控制药物，长期使用ICS对于儿童身高的影响仍然被关注。有研究发现，对于青春前期和学龄期的轻度-中度持续哮喘儿童，ICS呈剂量依赖性生长受限，另有研究发现儿童期ICS使用并不会影响最终身高。每个儿童的生长速度不同，短期的评估不能预测成人时的身高。与严重哮喘带来的风险相比，激素对身高影响的作用较小，而哮喘控制不良对儿童身高也有不良影响。临床实践过程中需注意尽可能使用低剂量ICS达到哮喘良好控制，并定期监测患儿的生长发育状况。

ICS治疗的量效关系相对比较平坦，使用低中剂量ICS时即可达到显著的临床疗效，对于大多数患儿而言，加大ICS剂量并不能进一步获益。而且长期规律使用ICS可能会对儿童的生长发育造成一定的不良影响，研究发现，长期持续使用低-中剂量ICS可使儿童最终身高降低0.7%，对于轻度-中度持续哮喘儿童，长期使用ICS对儿童生长抑制呈剂量和疗程依赖性。目前倾向于使用小剂量ICS作为儿童哮喘控制治疗的起始推荐剂量（表7-9，表7-10），如无效可考虑联合治疗或ICS剂量加倍。

治疗哮喘的药物除了上述缓解药物、控制药物还有第三类附加药物。附加药物主要以抗IgE单克隆抗体（奥马珠单抗）为代表的生物制剂、长效抗胆碱能药物（long-actingmuscarine anticholinergic，LAMA）如噻托溴铵等，主要应用于难治和重症哮喘。此类药物作为前述控制药物的附加治疗，不单独使用。

近年国外完成了多项LAMA在儿科临床中应用的研究，确认了该药在儿科使用的临床安全性。对于大多数使用ICS-LABA哮喘控制不良者，加用LAMA可能获益，有利于改善哮喘控制和患儿的生命质量。具体使用方法是每晚使用5μg噻托溴铵软雾剂，该剂型药物的吸入装置系主动释雾，操作方便，使用年龄更广，已被推荐用于6岁及以上儿童哮喘治疗的重要附加药物之一。

生物制剂的研发和临床应用研究取得了很大的进展，目前奥马珠单抗已在我国被批准用于6岁以上中、重度哮喘的治疗，并在临床应用中取得了较好的疗效,抗白细胞介素 5 抗体(美泊利单抗)也已在国外被批准用于 6 岁及以上严重嗜酸性粒细胞性哮喘儿童。

表 7-9　≥6 岁儿童常用 ICS 每日剂量换算　　单位:μg

药物种类	低剂量		中剂量		高剂量	
	<12 岁	≥ 12 岁	<12 岁	≥ 12 岁	<12 岁	≥ 12 岁
二丙酸倍氯米松 CFC	100~200	200~500	~400	~1 000	>400	>1 000
二丙酸倍氯米松 HFA	50~100	100~200	~200	~400	>200	>400
布地奈德 DPI	100~200	200~400	~400	~800	>400	>800
布地奈德雾化悬液	250~500	无资料	~1 000	无资料	>1 000	无资料
丙酸氟替卡松 HFA	100~200	100~250	~500	~500	>500	>500

注:[a]:此剂量非各药物间的等效剂量,但具有一定的临床可比性。绝大多数患儿对低剂量 ICS 治疗有效;CFC:氟利昂;HFA:氢氟烷;DPI:干粉吸入剂

表 7-10　<6 岁儿童常用 ICS 每日低剂量　　单位:μg

药物	每日剂量
二丙酸倍氯米松 HFA	100
布地奈德 pMDI+储雾罐	200
布地奈德(雾化)	500
丙酸氟替卡松 HFA	100

(1) ≥6 岁儿童哮喘的长期治疗方案(图 7-1,表 7-11):儿童哮喘的长期治疗方案包括非药物干预和药物干预两部分,后者包括以 β_2-受体激动剂为代表的缓解药物和以 ICS 及白三烯调节剂为代表的抗炎药物。缓解药物依据症状按需使用,抗炎药物作为控制治疗需持

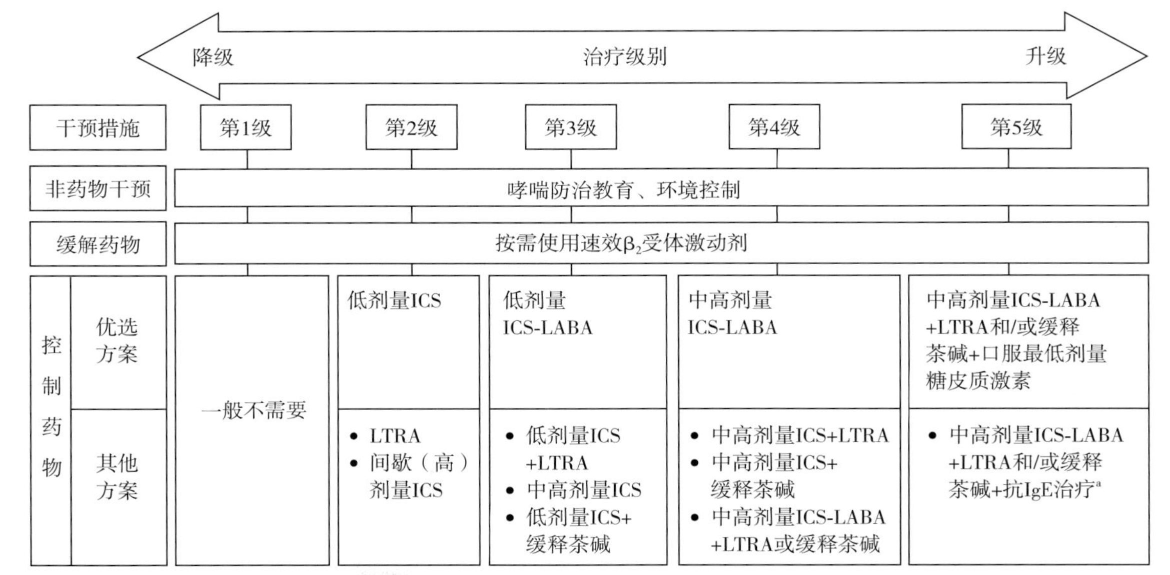

ICS：吸入性糖皮质激素；LTRA：白三烯受体拮抗剂；LABA：长效β_2受体激动剂；ICS-LABA：吸入性糖皮质激素与长效β_2受体激动剂联合制剂；[a]抗IgE治疗适用于≥6岁儿童

图 7-1　≥6 岁儿童哮喘的长期治疗方案

续使用，并适时调整剂量。ICS-LABA 联合治疗是该年龄儿童哮喘控制不佳时的优选升级方案。也可以使用低剂量 ICS-福莫特罗作为维持和缓解用药（MART），基于既往研究结果与高剂量 ICS 相比，低剂量 ICS-福莫特罗能大幅减少重度哮喘急性发作。

表 7-11　≥6 岁儿童哮喘控制治疗和调整建议

治疗强度	患儿类型	治疗建议
第 2 级	轻度持续： –评估近 4 周症状控制不佳： –需使用 SABA 控制症状≥2 次/月； –夜间憋醒≥1 次/月； –急性发作风险（如过去一年至少一次需要 OCS，急诊或住院的急性发作）	强化治疗 2~4 周后重新评估： –疗效良好，维持 2 级治疗 2~3 个月； –未达预期疗效，升级治疗
第 3 级	中度持续： –前述治疗后症状控制不佳≥4 周； –需使用 SABA 控制症状≥2 次/周（但不是每天使用）； –过去一年中需使用 OCS 治疗的急性发作≥2 次	4~6 周重新评估： –良好控制 3 个月以上可考虑降级治疗； –未达预期疗效，及时转诊至儿童哮喘专科门诊 –升级治疗
第 4 级	重度持续（Ⅰ）： –前述治疗后症状控制不佳 4~6 周； –使用 3 级治疗时发生严重急性发作，需使用 OCS，急诊或住院	4~6 周重新评估： –根据疾病情况确定治疗方案和治疗时间； –良好控制 3 个月以上可考虑降级治疗 –未达预期疗效，转诊至儿童哮喘专科门诊
第 5 级	重度持续（Ⅱ）： –前述治疗后症状控制不佳 4~6 周； –使用 4 级治疗时发生严重急性发作，需使用 OCS，急诊或住院	–建议多学科团队（MDT）参与治疗方案的制订 –定期评估，良好控制 3 个月以上可考虑调整治疗方案

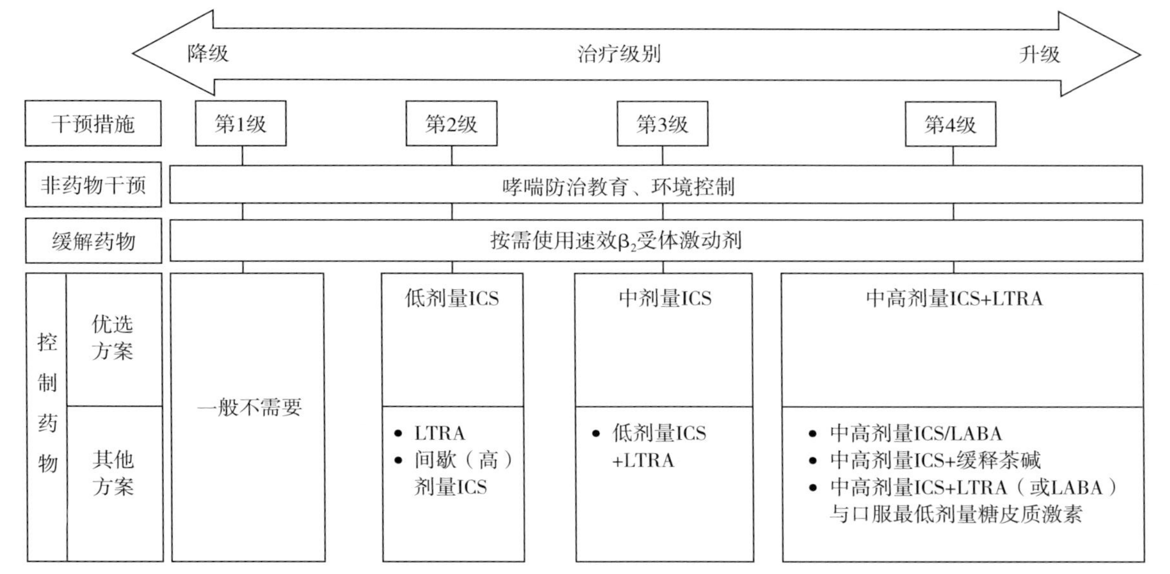

ICS:吸入性糖皮质激素；LTRA:白三烯受体拮抗剂；LABA:长效β_2受体激动剂；ICS/LABA:吸入性糖皮质激素与长效 β_2受体激动剂联合制剂

图 7-2　<6 岁儿童哮喘的长期治疗方案

(2) <6 岁儿童哮喘长期治疗方案(图 7-2,表 7-12):该年龄段儿童治疗分 4 级。最有效的治疗药物是 ICS。对大多数儿童可从低剂量 ICS(第 2 级)开始进行控制治疗,或选择 LTRA 治疗,由于吸入型长效 β_2-受体激动剂(LABA)或联合制剂尚未在 5 岁及以下儿童中进行充分的研究,因此对于<6 岁儿童哮喘长期治疗,除了长期使用 ICS 和/或 LTRA,结合依从性和安全性因素,部分轻度持续哮喘患儿可按需使用 SABA 联合间隙使用高剂量 ICS。如果低剂量 ICS 不能控制症状,优先考虑加倍 ICS 剂量(中剂量)。根据喘息情况按需使用吸入

表 7-12　<6 岁儿童哮喘控制治疗和调整建议

治疗强度	患儿类型	治疗建议
第 2 级	轻度持续: 评估近 4 周症状控制不佳; -喘息(伴有或不伴有咳嗽)>1 次/周; -夜间憋醒≥1 次/月; -TRACK 评分<80 分; -急性发作风险(如过去一年至少一次需要 OCS,急诊或住院的急性发作)	强化治疗 2~4 周后重新评估: -疗效良好,维持 2 级治疗 8~12 周; -未达预期疗效,升级治疗
第 3 级	中度持续: -喘息(伴有或不伴有咳嗽)>2 次/周; -夜间憋醒≥1 次/月; -经 4~6 周低剂量 ICS 治疗后,TRACK 评分降低≥10 分; -过去一年中因急性发作需使用 OCS,急诊或住院≥2 次	4~6 周重新评估: -良好控制 3 个月以上,可以考虑降级治疗; -未达预期疗效,及时转诊至儿童哮喘专科门诊
第 4 级	重度持续 -持续喘息(伴有或不伴有咳嗽); -夜间憋醒≥1 次/周; -经 4~6 周双倍低剂量 ICS 治疗后,TRACK 评分降低≥10 分; -因哮喘而活动受限;在过去一年中因急性发作需使用 OCS,急诊或住院≥3 次	-建议多学科团队(MDT)参与治疗方案的制订 -定期评估,良好控制 3 个月以上可考虑调整治疗方案

型 SABA 以快速缓解症状。对于<6 岁儿童哮喘的长期治疗方案，在考虑升级治疗前需仔细评估儿童喘息病情及急性发作次数。

(3) 控制治疗的剂量调整和疗程：对于单用中高剂量 ICS 者，尝试在达到并维持哮喘控制 3 个月后剂量减少 25%~50%。单用低剂量 ICS 能达到控制时，可改用每晚 1 次给药。联合使用 ICS 和 LABA 者，先减少 ICS 约 50%，直至达到低剂量 ICS 才考虑停用 LABA。如使用 2 级治疗方案的患儿哮喘能维持控制，并且 6 个月~1 年内无症状反复，可考虑停药观察。

有相当比例的<6 岁儿童哮喘患者的症状会随年龄增长而自然缓解，因此控制治疗方案的调整有别于年长儿。指南建议每年至少进行两次评估，以决定是否需要继续控制治疗。经过 3~6 个月的控制治疗后病情稳定，就可以考虑停药观察，无需持续长达数年的控制治疗，但需要重视停药后的管理和随访。

急性呼吸道病毒感染是导致儿童哮喘急性发作的最主要原因之一，对于部分轻度哮喘及不愿意长期使用控制药物的患儿，可采用预干预或间歇治疗的方案。即在急性呼吸道感染初期或出现与哮喘相关的先兆征象时，对未使用每日控制治疗的哮喘儿童短程使用强化控制药物治疗，或在原有控制治疗的基础上短时增加控制药物剂量，以预防哮喘发作。在儿童哮喘长期每日控制治疗过程中，预干预也可作为停用控制药物前的一种备选降级方案。注重药物治疗和非药物治疗相结合，不可忽视非药物治疗如哮喘防治教育、变应原回避、患儿心理问题的处理、生命质量的提高、药物经济学等诸方面在哮喘长期管理中的作用。

新版指南对控制治疗的升级策略进行了微调，包括：①阶段升级治疗（至少持续 2~3 个月），大多数情况下控制治疗数天后即可感知控制治疗的临床效应，但是要达到完全效应需时 2~3 个月；②短期升级治疗（1~2 周），在病毒感染或季节性变应原暴露期间，需要短期增加维持剂量的 ICS1~2 周；③基于症状的逐日调整，对于使用 ICS-福莫特罗进行控制和缓解治疗的 6 岁以上患儿，在每日维持治疗的基础上，按需及时调整附加剂量。

如果哮喘症状良好控制且通气功能稳定持续3个月以上，通常可以考虑降级治疗。根据患儿当前的治疗方案、风险因素和偏好，降级治疗的方法需因人而异。要选择合适的降级治疗时机，避免呼吸道感染、旅游（环境变化）、开学以及季节变化等诸多不利因素的影响。降级治疗时根据现用方案，下调治疗药物强度的顺序按以下原则：减少口服糖皮质激素用量直至停用、降低高剂量ICS的用量、减少药物使用频率，直至每晚1次、单用低剂量ICS或白三烯受体拮抗剂、直至停药随访观察。任何降级治疗都应该被视为一次尝试性方案调整，从症状控制和急性发作频率方面评估其治疗效果。对于大多数患儿，每3个月降低25%~50%的ICS剂量是可行且安全的。<6岁患儿使用低剂量ICS，维持良好控制3~6个月，可考虑停药观察；6岁及以上患儿维持良好控制6个月以上，可以尝试停用长期控制治疗药物，密切随访观察。对于部分不愿或不能持续使用ICS控制治疗的6岁及以上儿童，可以考虑按需使用ICS-福莫特罗。加用白三烯受体拮抗剂（leukotriene receptor antagonist，LTRA）有利于ICS剂量的下调。

ICS控制治疗的临床效应具有一定的滞后性，因此在停药后2~4周内必须进行随访，并定时长期随访。随访包括症状评估，喘息相关症状的早期识别及适时干预。如果患儿出现症状复发，应根据发作的强度和频率确定进一步治疗方案。对于轻度偶发症状，可按需对症治疗，继续停用长期控制药物；对于非频发的一般发作可恢复至停药前的长期控制治疗方案；对于严重和频发的发作，应依据停药前的长期控制治疗方案予以升级（越级）治疗。针对急性发作的患儿，及时采取短期强化控制治疗（高剂量ICS和按需使用支气管舒张剂），一般不超过2周。

（4）变应原特异性免疫治疗（allergen specific immunotherapy，AIT或ASIT）：是指在明确导致过敏性疾病主要变应原的基础上，让患者反复接触逐渐增加剂量的变应原提取物（标准化变应原制剂），使机体免疫系统产生对此类变应原的耐受性，从而控制或减轻过敏症状的一种治疗方法。作为一种“对因治疗”，世界卫生组织称其为“唯一”可阻断或逆转过敏性疾病自然进程的疗法。EAACI关于AIT预防过敏性疾病的指南指出，AIT治疗应该纳入哮喘治疗和管理的总体框架中。已有大量的循证医学证据证实了 AIT 的临床价值,但由于临床医师和社会大众的认识不足,目前世界范围内仅有不足 10% 的 AR 或哮喘患者接受了 AIT。

在开始 AIT 治疗前必须识别和确定触发哮喘的变应原。对于已证明对变应原致敏的哮喘患者,在无法避免接触变应原和药物治疗症状控制不理想时,可以考虑采用针对变应原的特异性免疫治疗,如应用尘螨变应原提取物治疗尘螨过敏性哮喘。如果患者对多种变应原致敏,用单一变应原制剂进行 IT 的疗效多不理想。

目前我国 AIT 的给药方式主要有皮下注射免疫治疗(subcutaneous immunotherapy,SCIT)和舌下含服免疫治疗(sublingual immunotherapy,SLIT)。SCIT 在临床已应用数十年,疗效确切,适用于 5 岁以上儿童。SLIT 是近 20 年来备受关注的 AIT 给药途径,具有疗效好、安全性高、使用方便等优点,多数研究显示 SLIT 的有效性与 SCIT 相当,而安全性和使用方便性具有明显优势。但也有研究认为,SLIT 的短期疗效与 SCIT 相仿,长期疗效尚不肯定。2014 年世界变态反应组织在关于舌下免疫治疗的意见书中肯定了 SLIT 的临床疗效和安全性,推荐将 SLIT 作为一种过敏性疾病的临床早期治疗手段,其应用不需要以药物治疗失败为前提(证据等级:D)。儿童哮喘国际共识(International Consensus on PediatricAsthma,ICON)亦推荐,在儿童哮喘中可使用 SLIT(证据等级:A)。我国"儿童气道过敏性疾病螨特异性免疫治疗专家共识"指出 SLIT 对患儿年龄无具体的上限或下限。考虑到患儿的依从性、安全性和耐受性,建议 SLIT 可在 3 岁以上的儿童中开展。

AIT 治疗过敏性哮喘的疗效包括近期疗效和远期疗效。近期疗效即评估哮喘的控制水平,临床上多采用症状视觉模拟评分法(VAS)、症状药物评分、哮喘控制问卷(asthmacontrol questionnaire,ACQ)、哮喘生活质量问卷(asthma quality of life questionnaire,AQLQ)等进行评价,其中 VAS 和 ACQ 最常用。远期疗效需评估哮喘急性发作的风险及肺功能下降的趋势。

SCIT 必须在经过认证的治疗中心,由经过严格培训的医生和护士实施。必须制订不良反应的救治预案,配置抢救设备和药品。世界变态反应组织专家组制定了一个 SCIT 不良反应五级分类系统，每个级别根据涉及的器官系统和严重程度而定，具体见表 7-13。不良反应严重时，成年患者可能有濒死感，而儿童发生严重过敏反应很少表现出濒死感，其异常的行为变化可能是全身过敏反应的前兆，如变得非常安静或易怒和暴躁。因此，进行 SCIT 治疗时应遵循指南行事。哮喘症状必须得到基本控制，治疗前要查验近期变应原接触情况，检测肺功能。如果患儿有过敏性症状或近期感染，或肺功能指标不达标，不能进行 SCIT。如出现明显的局部反应，应该考虑调整剂量。注射SCIT后至少要留观30分钟，如出现任何全身反应，如咳嗽、打喷嚏、

表 7-13　世界变态反应组织关于过敏性哮喘皮下注射免疫治疗不良反应分级

级别	症状特征
1 级	出现一个器官的症状/体征 皮肤：皮肤瘙痒、荨麻疹、脸红或有热的感觉 或血管神经性水肿（但不是喉、舌、悬雍垂） 或上呼吸道炎症（如打喷嚏、流鼻涕、鼻痒和/或鼻塞） 或清嗓子（喉咙痒） 或咳嗽（感觉到咳嗽是来自上呼吸道，不是来自于肺、喉、气管） 或结膜：结膜红斑、发痒、畏光流泪 其他：恶心、有金属味道、头痛
2 级	出现多个器官系统的症状 或下呼吸道：哮喘、咳嗽、喘息、气促（如 PEF 或 FEV_1 下降<40%，对吸入的支气管舒张剂有反应） 或胃肠道：腹部绞痛、呕吐或腹泻 或其他：子宫痉挛
3 级	下呼吸道：哮喘发作（如 PEF 或 FEV_1 下降>40%，吸入的支气管舒张剂无效） 或咽喉、悬雍垂、舌水肿伴/不伴喘鸣
4 级	上、下呼吸道：呼吸衰竭伴/不伴意识丧失 或心血管：低血压伴/不伴意识丧失
5 级	死亡

注：PEF 为呼气峰值流速；FEV_1 为第 1 秒用力呼气容积

瘙痒和急性全身过敏反应的征象，立即肌内注射肾上腺素。局部不良反应一般可以用抗组胺药物治疗或预防。任何实施 SCIT 治疗的单位都必须有经过急救训练的专业人员当班，以便及时实施急救治疗。虽然 SLIT 可以在家庭中实施，首次治疗时必须在医院内进行，同样需要留观 30 分钟以上。

4. 急性发作期治疗 儿童哮喘急性发作起病缓急和病情轻重不一，可在数小时或数天内出现，偶尔也在数分钟内即危及生命，主要临床表现为突然发生或加重的咳嗽和喘息，肺部可闻及呼气相哮鸣音。当气道严重阻塞时呼吸音明显减弱，此时哮鸣音可减弱，甚至消失（沉默肺），常伴有呼吸衰竭的其他相关体征。临床工作中，准确判断哮喘急性发作的严重程度至关重要，需尽快识别出重度、危重度哮喘发作者。

哮喘急性发作时需尽快采取恰当的治疗措施，以迅速缓解气道阻塞症状。因大多数哮喘急性发作发生在院外，应正确指导哮喘患儿和/或家长如何在出现哮喘发作征象时及时吸入 SABA。如经 SABA 治疗后喘息症状未能有效缓解或症状缓解持续时间短于 4 小时，应即刻前往医院就诊。对于危及生命的哮喘发作或对初始治疗反应不佳的患儿，应及时转入重症监护病房监护。

儿童哮喘急性发作时的治疗目标是：避免病情在短时间内进行性加重，尽可能减少并发症，避免哮喘死亡，并通过治疗教育患者掌握进行自我管理方法。一般需用联合治疗的方法，通过多途径控制哮喘的发病环节，最大程度地缓解气道痉挛，提高疗效，减少不良反应（表 7-14）。

（1）吸入速效 β_2-受体激动剂：使用氧驱动（氧流量 6~8L/min）或空气压缩泵雾化吸入，第 1 小时内可每 20~30 分钟 1 次，可连用 3 次。以后根据病情可每 1~4 小时重复吸入。药物剂量：每次吸入沙丁胺醇或特布他林 2.5~5mg，或左沙丁胺醇 0.31~0.63mg。如无雾化吸入器，可使用压力定量气雾剂（pMDI）经储雾罐吸药，每次单剂喷药，连用 4~10 喷（ <6 岁 3~6 喷），用药间隔与雾化吸入方法相同。

快速起效的 LABA（如福莫特罗）也可在 6 岁哮喘儿童作为缓解

表 7-14　儿童哮喘急性发作的治疗

干预措施	药物名称	使用方法	备注
氧疗		鼻导管或面罩吸氧 无创通气支持： -持续气道正压通气（CPAP） -高流量鼻导管通气（HFNC）	①有低氧血症者； ②维持血氧饱和度在 0.94~0.98
吸入速效 β_2 受体激动剂	沙丁胺醇/左沙丁胺醇/特布他林	氧驱动(氧流量 6~8L/min)或空气压缩泵雾化吸入：沙丁胺醇/特布他林：体重≤20kg，每次 2.5mg；体重>20kg，每次 5mg；或左沙丁胺醇分别为 0.31mg/次和 0.63mg/次。 第 1 小时可每 20~30 分钟 1 次，连用 3 次，后根据治疗反应和病情逐渐延长给药间隔，根据病情每 1~4 小时重复一次。 也可使用压力定量气雾吸入器（pMDI）经储雾罐吸药，每次单剂喷药，连用 4~10 喷（<6 岁 3~6 喷），用药间隔与雾化吸入方法相同	治疗任何年龄儿童哮喘急性发作的首选一线药物
吸入短效抗胆碱能药物（SAMA）	异丙托溴铵	体重≤20kg，每次 250μg；体重>20kg，每次 500μg，加入 β_2-受体激动剂溶液作雾化吸入，间隔时间同吸入 β_2-受体激动剂。 也可使用 pMDI 经储雾罐吸药	是急性发作联合治疗药物，单用疗效不及 SABA，与 SABA 联用可增加支气管舒张效应；对中重度患儿应尽早联合使用，尤其是对 β_2-受体激动剂治疗反应不佳者

续表

干预措施	药物名称	使用方法	备注
全身应用糖皮质激素	泼尼松/泼尼松龙	口服：1~2mg/(kg·d)，疗程 3~5d	①是哮喘重度发作一线治疗药物，早期给药后 3~4h 即可显示疗效。②可根据病情选择口服或静脉途径给药。③如疗程<7d，可直接停药
	甲泼尼龙	静脉注射：1~2mg/(kg·次)，必要时可间隔 4~8h 重复使用	
	琥珀酸氢化可的松	静脉注射：5~10mg/(kg·次)，用法同上	
雾化吸入糖皮质激素(ICS)	布地奈德悬液	1mg/次，每 6~8 小时 1 次	早期应用大剂量 ICS，可能有助于急性发作的控制，可短期使用。但病情严重时不能替代全身糖皮质激素治疗
	丙酸倍氯米松混悬液	0.8mg/次，每 6~8 小时 1 次	
	丙酸氟替卡松混悬液	0.5mg/次，每 6~8 小时 1 次	
其他治疗药物	硫酸镁	25~40mg/(kg·d)（总量≤2g/d），分 1~2 次，加入 10% 葡萄糖溶液 20ml 缓慢静脉滴注（20min 以上），酌情使用 1~3d	①有助于危重哮喘症状的缓解，安全性良好。②如过量可静脉滴注等量 10% 葡萄糖酸钙拮抗

续表

干预措施	药物名称	使用方法	备注
其他治疗药物	氨茶碱	负荷量 4~6mg/kg(总量≤250mg),缓慢静脉滴注 20~30min,继之根据年龄持续滴注,维持剂量 0.7~1mg/(kg·h),如已用口服氨茶碱者,可直接使用维持剂量持续静脉滴注。亦可采用间歇给药方法,每 6~8 小时缓慢静脉滴注 4~6mg/kg	①以 GINA 为代表的国外指南已不再推荐作为急性发作的缓解药物。②不作为常规使用,如哮喘发作经上述药物治疗仍不能有效控制,可酌情使用,但需密切观察并监测心电图和血药浓度
机械通气		经合理联合治疗,症状仍持续加重,并出现呼吸衰竭征象时,应及时应用	在应用辅助机械通气治疗前禁用镇静剂

药物使用，但需要和ICS联合使用。经吸入速效β_2-受体激动剂治疗无效者，可能需要静脉应用β_2-受体激动剂。药物剂量：沙丁胺醇15μg/kg缓慢静脉注射，持续10分钟以上；病情严重需静脉维持滴注时剂量为1~2μg/(kg·min)［≤5μg/(kg·min)］。静脉用药容易出现心律失常和低钾血症等严重不良反应，要严格掌握指征及剂量，并作必要的心电图、血气及电解质等监护。

(2) 糖皮质激素：全身应用糖皮质激素是治疗儿童重症哮喘发作的一线药物，早期使用可以减轻疾病的严重度，给药后3~4小时即可显示明显的疗效。药物剂量：口服泼尼松1~2mg/kg，疗程3~5天。也可静脉给药，琥珀酸氢化可的松5~10mg/kg，或甲泼尼龙1~2mg/kg，根据病情可间隔4~8小时重复使用。

早期大剂量ICS有助于儿童哮喘急性发作的控制，选用雾化吸入布地奈德1mg、丙酸倍氯米松0.8mg或丙酸氟替卡松0.5mg，每6~8小时1次。但病情严重时不能以吸入治疗替代全身糖皮质激素治疗，以免延误病情。

(3) 抗胆碱药：短效抗胆碱能药物(short-acting muscarinic antagonist，SAMA)异丙托溴铵具有一定的支气管舒张作用，但较β_2-受体激动剂弱，起效也较慢。SAMA是儿童危重哮喘联合治疗的组成部分，其临床安全性和有效性已确立，对β_2-受体激动剂治疗反应不佳的重症者应尽早联合使用。异丙托溴铵吸入后约15~30分钟起效，支气管舒张效应达峰时间为60~90分钟，维持时间约4~6小时，可见其作用持续时间更为长久。与单药治疗相比，重度哮喘急性发作时，联合SABA和SAMA治疗可更好地改善肺功能，降低住院率。但在轻、中度哮喘发作时，联合SABA与SAMA是否可以获得优于SABA单药治疗的临床疗效，尚存在争议，联合应用可能只是导致过度治疗和经济上的浪费。药物剂量：异丙托溴铵每次250~500μg，加入β_2-受体激动剂溶液作雾化吸入，间隔时间同吸入β_2-受体激动剂。目前尚有吸入用复方异丙托溴铵溶液(2.5ml/支，相当于含2.5mg沙丁胺醇碱、0.5mg异丙托溴铵)，6个月~6岁每次1.25ml，7~12岁每次1.25~2.5ml，>12岁每次2.5ml；需注意，年长儿应用本品时，沙丁胺醇的剂量不足，必要时需考虑补充前者的剂量。GINA2021 建议，对于最初的 SABA 反应不佳的中重度急性加重的儿童，可考虑在 pMDI 和储物罐治疗时加入两撳异丙托溴铵，即每 20 分钟雾化吸入两撳异丙托溴铵，20μg/20 分钟，仅持续 1 小时。

（4）氨茶碱：由于氨茶碱治疗窗窄，从有效性和安全性角度考虑，在哮喘急性发作的治疗中，一般不推荐静脉使用茶碱。如哮喘发作经上述药物治疗后仍不能有效控制时，可酌情考虑使用，但治疗时需密切观察，并监测心电图、血药浓度。药物剂量：负荷量 4~6mg/kg（≤250mg），缓慢静脉滴注 20~30 分钟，继之根据年龄持续滴注维持剂量 0.7~1mg/(kg·h)，如已用口服氨茶碱者，直接使用维持剂量持续静脉滴注。亦可采用间歇给药方法，每 6~8 小时缓慢静脉滴注 4~6mg/kg。

（5）硫酸镁：硫酸镁主要作为对常规支气管舒张剂治疗效果不佳的重症哮喘急性发作时的附加治疗，可以通过静脉和吸入两种方式给药。具体用法为：①硫酸镁 25~40mg/(kg·d)（≤2g/d），分 1~2 次，加入 10% 葡萄糖溶液 20ml 缓慢静脉滴注（20 分钟以上），酌情使用 1~3 天；②硫酸镁等渗液 150mg/次，吸入给药，第 1 小时内连用 3 次，仅用于≥2 岁儿童危重哮喘发作的附加治疗。不良反应包括一过性面色潮红，恶心，给药期间应密切注意呼吸、血压变化，常常进行心电监护，如过量可用 10% 葡萄糖酸钙拮抗。对于临床上雾化吸入硫酸镁治疗儿童哮喘，应着重于对其作用机制进行研究，以更好地指导临床试验中给药剂量和途径的选择。

哮喘急性发作经合理应用支气管舒张剂和糖皮质激素等哮喘缓解药物治疗后，仍有严重或进行性呼吸困难者，称为哮喘危重状态（哮喘持续状态，status asthmaticus）。如此时支气管阻塞未能及时得到缓解，可迅速发展为呼吸衰竭，直接威胁生命。应将哮喘急性发作的患儿置于良好医疗环境中，以相对高流量的方法供氧以维持血氧饱和度 92%~95% 以上，同时进行心肺监护，监测血气分析和通气功能，对未作气管插管者，禁用镇静剂。儿童哮喘危重状态经氧疗、全身应用糖皮质激素、β_2-受体激动剂等联合治疗后病情继续恶化者，出现呼吸衰竭征象，应及时给予辅助机械通气治疗。

5. 给药方法的选择　儿童哮喘治疗给药方法的选择，直接影响到临床疗效。目前哮喘治疗的主要给药方法是吸入治疗，具有作用直接迅速、药物剂量小、安全性好、使用方便等特点。其他方法如口服、肠道外（静脉、透皮）给药等。

（1）吸入治疗：医用吸入治疗（inhalation therapy）起源于 4 000 年前的印度，当时人们将曼陀罗属植物烧成粉末吸入治疗哮喘及其他肺部疾病。19 世纪中叶法国人发明了雾化器（nebulizer），这是一种将溶液通过挡板形成颗粒随气流喷出的装置。1920 年，“气溶胶”的概念被提出，意为悬浮于大气中的固体或液体颗粒，因此将医用吸入治疗命名为气溶胶治疗（aerosol therapy）更为确切。气溶胶大小是决定雾化治疗作用的主要因素之一，通常用气体动力质量中位数直径（MMAD）来表示。气溶胶呈动态悬浮，由于蒸发或吸收水分子，气溶胶会互相结合和沉积。当吸水性的气溶胶处于潮湿环境中，易吸收水分而体积增大，从而影响气溶胶在呼吸道的沉积。气溶胶在呼吸系统沉积的主要机制有 3 个：碰撞、重力沉降和弥散。直径较大的气溶胶（MMAD>10μm）由于惯性碰撞常留存在上呼吸道或鼻咽部；5~10μm 的气溶胶可到达下呼吸道近端；1~5μm 的气溶胶则经气流传输至周围气道及肺泡，其中 3~5μm 的气溶胶易沉积于支气管或传导性气道；<1μm 的气溶胶则通过布朗运动弥散至气管壁或肺泡后沉积，但其中大部分会随呼气气流呼出。20 世纪 40 年代射流雾化器（jet nebulizer）和超声雾化器（ultrasonic nebulizer）开始应用于临床，近年小型筛孔雾化器（mesh nebulizer）因其特有的携带方便、容易操作和噪声低等特点，逐渐在临床上推广使用。但是目前常用的筛孔雾化器的驱动力基本为被动性，如使用混悬液制剂的 ICS，筛孔堵塞是一个难以避免的缺陷，具体使用时应加以注意。20 世纪中叶干粉吸入器（dry powder inhaler，DPI）在压力定量吸入器（pressurized Meter dose inhaler，pMDI）的基础上改造而成，之后陆续出现了呼吸驱动的 pMDI 以及 pMDI 的辅助装置，并且 pMDI 的助推剂也由氟氯化碳（CFC）改为氢氟烷烃（HFA）。传统喷射雾化器装置的缺点是持续产生气溶胶，导致呼气相

丢失气溶胶，呼吸增强型雾化器（breath-enhanced nebulizer）在此基础上进行了改进，吸气相产生的气溶胶明显增加；而呼吸驱动型雾化器（breath actuated nebulizer）由于仅在吸气相产生气溶胶，可以提高吸入气道的药物剂量。

吸入治疗时药物通过不同的装置以气溶胶形式输出并随呼吸进入体内，气溶胶具有巨大的接触面，有利于药物与气道表面接触而发挥治疗作用，但气溶胶同时也具有凝聚倾向，其流动性取决于外界赋予它的初始速度，而沉降作用基本遵循 Stoke 定律，即沉降速度与颗粒的质量成正比。吸入药物由于输送装置的特点、药物颗粒的大小、形态、分子量、电荷、吸潮性等的不同，可产生不同的临床效果。就颗粒大小而言，直径在 1~5μm 的药物颗粒最为适宜，>6μm 的颗粒绝大多数被截留在上呼吸道，而<0.5μm 的颗粒虽能达到下呼吸道但在潮气呼吸时有 90% 的药雾微粒被呼出体外。

药物吸入后可通过呼吸道和消化道两条途径进入全身血液循环。目前临床应用的 ICS 进入呼吸道后基本上以原型经肺吸收进入血液循环，而吸入治疗过程中口咽部留存的药物可以通过胃肠道进入体内，因此吸入药物达到一定高的剂量就有可能产生全身效应，ICS 全身效应的强度与经呼吸道和经消化道进入体内的药物总量相关，目前临床常用的 ICS 经胃肠道吸收后经过肝脏的首关代谢率很高（表 7-15），因此从某种程度上讲，使用 ICS 时可能的全身效应主要与经呼吸道进入体内的 ICS 量的关联度更强。不同的药物和装置组合，药物的全身生物利用度可有明显差异。临床医师需熟悉常用 ICS 的体内过程及其对机体的影响，以尽可能达到最佳治疗效果，并避免可能的不良反应。

1）不同吸入装置的特点：吸入装置操作和吸入技术的正确性是影响治疗效果的一个重要因素。常用哮喘吸入给药系统包括压力定量气雾吸入器、pMDI+储雾罐、干粉吸入器和雾化吸入器。实践中应权衡吸入药物的特点、患儿的使用技术及偏好、吸入装置的费用和应用便利性等因素，鼓励患儿参与选择适合自身的吸入装置。目前，装置使用错误较普遍，有研究显示，63% 的患儿不能正确使用吸入装置，

表 7-15 常用 ICS 的口服生物利用度

ICS	口服生物利用度
丙酸倍氯米松:BDP(原型)	<1%
17-羟丙酸倍氯米松	41%
布地奈德	11%~13%
环索奈德	<1%
氟替卡松	≤1%
曲安奈德	23%

直接影响哮喘的控制水平,增加患儿死亡风险和额外医疗费用支出。医护人员在吸入治疗中应起主导作用,医护人员对此的认知尚待进一步提高(为患儿提供新吸入装置时,仅有 27.7% 的医生会核实其吸入技术水平)。如医护人员对吸入装置认知的不足必然导致患儿吸入装置应用效能低下,应加强对医护人员的教育培训。对患儿及其照料者应通过口头教育、演示、多媒体教学等方法来加强对吸入技术的指导和吸入器的使用和监督,及时让患儿反馈使用情况并提供指导,以提高患儿吸入装置的正确使用率。

A. 压力定量气雾吸入剂(pMDI):是目前临床应用最广的一种吸入装置,典型的 pMDI 由药物、推进剂和表面活性物质或润滑剂 3 种成分所组成,呈悬液状。因 3 种成分的密度相差大,静置后可分层,放置一段时间后的首剂药物剂量差异极大应弃用。要做到定量准确,每次使用前必须充分摇匀,否则将影响下一次使用时的输出药量。pMDI 具有便于携带、作用快捷等特点,临床疗效与吸入方法密切相关,如正确操作,吸入肺部的药量可达 10% 以上。但是应用 pMDI 有较高的吸入技术要求,在幼龄儿童较难掌握复杂的吸入技术而限制了其在该年龄组人群中的应用。以往 pMDI 大多以氟利昂(CFC)作为推进剂,不利于环境保护,目前已被氢氟化合物(HFA)替代。由于理化性质的不同,使用 HFA 的 pMDI 的微颗粒制剂可产生更小的药雾颗粒,增加吸入肺内的药量,特别是周边气道的药量有明显增加,可望取得更好的临床效果。

pMDI 的高速气流和大颗粒输出对于其短而小的口器而言，极易造成药物留存在口咽部，增加经胃肠道药物吸收量。因此，应用 pMDI 时要对患儿进行详细的指导，具体的吸药要求是：先深呼气，然后作与喷药同步的缓慢深吸气，随之屏气 10 秒，这样才能使药物充分地分布到下气道，达到良好的治疗效果。

B. pMDI+储雾罐(pMDIs)：针对 pMDI 的不足，加用储雾罐(spacer)作为辅助装置吸药，可以减少使用 pMDI 吸药的协同性要求，适用年龄范围更大，减少了推进剂等产生的气道内应激反应。同时提供了药物储存空间，以便于药雾流速减缓和药雾微颗粒变小，患儿可以任何吸气流速持续吸药数次，可以提高吸入肺内的药量。根据储雾罐的不同最终有约 30%~70% 的药物留存在储雾罐内，减少了口咽部药物存积量，提高了安全度。哮喘急性发作时通过 pMDIs 用大剂量 β_2-激动剂吸入可达到用喷射雾化器治疗相似的效果。

儿童使用应根据年龄选用合适的储雾罐，使用多剂量药物时，应单剂量重复吸药，不能一次多剂量吸药。需使用去静电处理的塑料储雾罐或金属储雾罐。

C. 干粉吸入剂(DPI)：DPI 与 pMDI 吸入的根本不同点在于，通过使用者主动吸气的动能分散药雾微粒，使粉雾颗粒的流速与使用者的吸气流速相吻合，而且颗粒以干粉形式输出，因此药雾在离开吸入装置后，微颗粒的大小不会因时间和距离的变化而发生迅速变化，从气雾动力学上来说，干粉剂的药雾颗粒较 pMDI 更稳定。由于气流速和气流方式的不同，药雾在口咽部留存量也较少。

DPI 具有携带方便、使用快捷、操作容易、不含 CFC、可使用纯药、无须维修等特点。不同装置的吸气阻力不同，一般而言，结构简单的单剂量型干粉吸入器吸气阻力较小，多剂量型干粉吸入器结构复杂，吸气阻力相对略高。使用者的吸气流速直接决定吸入药量的多少。使用 DPI 时要采用快速的深吸气方式吸药，以期达到最大的吸入药量。在哮喘极重发作及婴幼儿可能达不到足够的吸气流速而不宜使用 DPI。

D. 雾化器(Nebulizer):雾化器为所有吸入装置中对患儿配合要求最低的一种吸入装置,治疗时患儿作平静呼吸即可,药液不含刺激物。由于输出药雾颗粒较小,药雾沉积时间长,药物在肺内的分布较均衡,有较好的临床治疗效果。近年各种改进型雾化吸入装置和新颖药物制剂的出现,使其应用范围也日益广泛。但雾化吸入治疗费用相对较贵,有动力要求而携带不方便,主要用于医院和家庭雾化。

治疗哮喘需选用射流雾化器或筛孔雾化器,普通超声雾化器因输出雾粒不稳定,气雾的水密度高,可能增加气道阻力,不推荐用于儿童哮喘治疗。使用射流雾化器时,药池内的液量要充足,一般用量为3~4ml。药雾微颗粒的大小与动力气流速相关,如用氧气驱动,每分钟流速应达到6~8L,增加气流速可使雾化量增加,减小药物颗粒,缩短雾化时间,使患儿的依从性更好。每次雾化吸入的时间以5~10分钟为妥。尽可能用口吸药,如用面罩,要注意其密闭性,否则将降低吸入药量。应在安静状态下通过潮气呼吸的方式吸药,可作间歇深吸气。为了避免雾化吸入ICS时不良反应的发生,要防止药物进入眼睛,在吸药前不能抹油性面膏,吸药后立即清洗脸部,以减少可能经皮肤吸收的药量。

2) 吸入治疗时不良反应的防治:吸入治疗时的某些不良反应如口咽部霉菌感染、声音嘶哑、吸药时的咳嗽反射等可以通过吸入装置的改变而减轻,用pMDI吸药者最好加用储雾罐,特别当长期使用较大剂量的ICS时,必须使用储雾罐。由于吸药方式不同,使用干粉吸入器时前述不良反应的发生也较少。更重要的是,无论使用何种吸入装置,每次吸入ICS后一定要及时漱口,祛除口咽部沉积的药量,尽可能减少经胃肠道的药物吸收量。

使用不同的制剂吸入体内的药量不尽相同,对疗效有明显的影响。使用吸入治疗时,应将药物和吸入装置作为一个整体加以考虑,选用适合于具体患儿的吸入装置。也要考虑到不同药物体内代谢情况的不同点,尽可能选用肝脏首关代谢率高的药物以减少全身生物利用度,提高用药的安全性。

3) 各年龄适用的吸入装置:临床医生应熟悉各种药物、吸入装置和给药方法的特点,根据患儿的年龄和病情制订治疗方案,使用合适的吸入装置和药物,指导正确的吸药方法,用尽可能少的药物达到最佳临床治疗效果。表 7-16 显示了各年龄儿童适用的吸入装置和使用要点。

表 7-16 吸入装置的选择与使用要点

吸入装置	适用年龄	吸入方法	注意点
pMDI	>6 岁	在按压气雾剂前或同时缓慢地深吸气(30L/min),随后屏气 5~10 秒	吸 ICS 后必须漱口
pMDIs	各年龄	缓慢深吸气或缓慢潮气量呼吸	同上,尽量选用抗静电的储雾罐,<4 岁者加面罩
DPI	>5 岁	快速深吸气(理想流速为 60L/min)	吸药后必须漱口
雾化器	各年龄	缓慢潮气量呼吸伴间隙深吸气	选用合适的口器(面罩);如用氧气驱动,流量≥6L/min,普通超声雾化器不适用于哮喘治疗

(2) 经皮给药:针对儿童用药的特点,目前临床有新型的透皮吸收剂型,如妥洛特罗(tulobuterol)贴剂。该药采用结晶储存系统控制药物持续释放,药物分子经过皮肤吸收,可以减轻全身性副作用。每天只需贴敷 1 次,用药后 4~6 小时可以达到药物的峰浓度,药效约维持 24 小时,使用方法简单。根据药物体内特点,一般推荐晚上用药,药物达峰时间正好与儿童哮喘午夜后症状好发时间相吻合,有利于夜间症状的控制。该药有 0.5mg、1mg、2mg 三种剂型,分别用于不同年龄的儿童哮喘。

6. 临床缓解期的处理 为了巩固疗效,维持患儿病情长期稳定,提高其生命质量,应加强临床缓解期的处理。

(1) 鼓励患儿坚持每日定时测量 PEF、监测病情变化、记录哮喘日记。

(2) 注意有无哮喘发作先兆，如咳嗽、气促、胸闷等，一旦出现应及时使用应急药物以减轻哮喘发作症状。

(3) 坚持规范治疗：病情缓解后应继续使用长期控制药物规范治疗，定期评估哮喘控制水平，适时调整治疗方案，直至停药观察。

(4) 控制治疗的剂量调整和疗程：单用中高剂量 ICS 者，尝试在达到并维持哮喘控制 3 个月后剂量减少 25%~50%。单用低剂量 ICS 能达到控制时，可改用每日 1 次给药。联合使用 ICS 和 LABA 者，先减少 ICS 约 50%，直至达到低剂量 ICS 才考虑停用 LABA。如使用二级治疗方案患儿的哮喘能维持控制，并且 6 个月 ~1 年内无症状反复，可考虑停药。有相当比例的<6 岁哮喘患儿的症状会自然缓解，因此对此年龄儿童的控制治疗方案，每年至少要进行两次评估以决定是否需要继续治疗，经过 3~6 个月的控制治疗后病情稳定，可以考虑停药观察，但是要重视停药后的管理和随访。如果出现哮喘症状复发，应根据症状发作的强度和频度确定进一步的治疗方案。如仅为偶尔出现轻微喘息症状，对症治疗症状后可以继续停药观察；非频发的一般性喘息发作，恢复至停药前的治疗方案；当出现严重和/或频繁发作应在停药前方案的基础上升级或越级治疗。FeNO、气道高反应性(AHR)监测等气道炎症和功能评估，对儿童哮喘药物调整和停药评估，分析治疗效果有一定帮助。应选择合适的时机调整控制药物的剂量和疗程，避免在气候变化、呼吸道感染、旅行等情况下进行。

(5) 根据患儿具体情况，包括了解诱因和以往发作规律，与患儿及家长共同研究，提出并采取一切必要的切实可行的预防措施，包括避免接触变应原、防止哮喘发作、保持病情长期控制和稳定。

(6) 并存疾病治疗：半数以上哮喘儿童同时患有变应性鼻炎，有的患儿并存鼻窦炎、阻塞性睡眠呼吸障碍、胃食管反流和肥胖等因素。这些共存疾病和因素可影响哮喘的控制，需同时进行相应的治疗。对于肥胖的哮喘儿童，建议适当增加体育锻炼，减轻体重。

【哮喘管理与防治教育】

哮喘患儿的教育和管理是哮喘防治工作中重要的组成部分，是提高疗效、减少急性发作、提高患儿生活质量的重要措施。做好哮喘管理与防治教育是达到哮喘良好控制目标最基本的环节。

1. 哮喘的管理 尽管哮喘尚不能根治，但通过有效的管理可使哮喘病情得到理想的控制。哮喘管理的长期目标是：①达到良好的症状控制并维持正常活动水平；②最大程度降低急性发作、固定性气流受限和药物不良反应的未来风险。在与患儿及家属制定哮喘管理的共同目标时，要考虑到不同的医疗制度、药物的可及性、文化差异和个人喜好等因素。

(1) 建立医生与患儿及家属间的伙伴关系：以医院专科门诊为基础，建立哮喘之家、哮喘俱乐部、哮喘联谊会等组织，与患儿及家属建立伙伴关系，让哮喘患儿及其亲属对哮喘防治有一个正确、全面的认识和对治疗方案的良好依从性，有问题及时沟通。

(2) 确定并减少与危险因素接触：许多危险因素可引起哮喘急性加重，被称为“触发因素”，包括变应原、病毒感染、污染物、烟草烟雾及药物等。通过变应原测定及家长的日常生活观察寻找变应原，尽可能避免或减少接触危险因素，以预防哮喘发病和症状加重。减少患儿对危险因素的接触，可改善哮喘控制并减少药物负担。

(3) 建立哮喘专科病历：建立哮喘患儿档案、制订长期防治计划，定期(1~3 个月)随访。随访内容包括检查哮喘日记，检查吸药技术是否正确，监测肺功能。评估哮喘控制情况，维持用药情况，指导治疗。

(4) 评估、治疗和监测哮喘：哮喘管理中通过评估、治疗和监测来达到并维持哮喘控制。大多数患儿通过医患共同制定的药物干预策略，能够达到此目标。初始治疗以患儿哮喘的症状为依据，部分患儿可以采用强化初始治疗方案，治疗方案的调整以患儿的哮喘控制水平为依据，包括准确评估哮喘控制、持续治疗以达到哮喘控制，以及定期监测哮喘控制及药物的副作用这样一个持续循环过程，直至停药观察。哮喘控制评估的客观手段是肺通气功能测定，尽可能在哮喘诊断、长期控制治疗前、治疗后 1~3 个月进行肺通气功能测定。每天进行简易 PEF 测定，并记录在哮喘日记中，有利于日常症状的评估，但是 PEF 测定的临床价值并不完全等同于肺通气功能。一些经过临床验证的哮喘控制评估工具，如儿童哮喘 C-ACT 和 ACQ 等具有临床实用价值，可用于评估哮喘控制水平。作为肺通气功能的补充，既适用于医生，也适用于患儿自我评估哮喘控制，患儿可以在就诊前或就诊期间完成哮喘控制水平的自我评估。这些问卷是有效的儿童哮喘控制评估方法，并可增进医患双向交流，提供连续评估的客观指标，有利于哮喘长期监测。在哮喘长期管理治疗过程中，尽可能采用客观评估哮喘控制的方法连续监测，提供可重复的评估指标，从而调整治疗方案，确定维持哮喘控制所需的最低治疗强度，维持哮喘控制，降低医疗成本。

2. 哮喘防治教育

(1) 哮喘早期预防：哮喘被认为是一种异质性疾病，基因-环境相互作用驱动了它的起始和维持。最重要的基因-环境可能发生在生命早期甚至胎儿期，在孕期或生命早期可能存在环境因素影响哮喘发生的“时机窗”。多种环境因素（包括生物因素和社会因素）可能对哮喘发生起重要作用，这些环境中的危险因素集中在营养、过敏原（包括吸入和摄入）、污染（特别是环境中的烟草烟雾和交通相关空气污染）、微生物和社会心理因素等方面。目前尚无有效预防儿童哮喘发生的治疗方法，但是在一些研究中发现以下的措施有利于降低儿童哮喘发生的危险性：避免环境烟草烟雾、提倡母乳喂养至少 4 个月、健康饮食习惯和生活方式。在我国儿童哮喘的免疫接种问题一直存在争议，现有证据已明确表明免疫接种不但不会加重儿童哮喘的病情，可能有益于疾病的预防，国际上几乎所有儿童哮喘指南中都明文指出哮喘儿童应该按序全程接种疫苗。

1) 环境污染：母亲怀孕及婴儿出生后避免接触香烟环境。孕妇吸烟是产前烟草暴露最常见和直接的途径，产前烟草暴露对年幼儿影响大，而产后母亲吸烟只与年长儿的哮喘发生相关。室外污染物的暴露，如居住于主干道附近，与哮喘风险的增加相关。产前产后暴露于 NO_2、SO_2 和微粒等交通相关的空气污染物会影响肺发育，导致肺功能不全或下降，增加哮喘的发生。NO_2 是由汽车和炊具燃气产生的，最近的研究报道教室 NO_2 每增加 10ppb 浓度，FEV_1/FVC 就会降低 5%，并与肺容积的 $FEF_{25\%\sim75\%}$ 成反比；长时间 NO_2 暴露与 8 年内 FEV_1 的下降有关,并导致儿童严重哮喘加重。此外,长期暴露于 $PM_{2.5}$ 与严重哮喘发作密切相关,并且与2~10岁儿童的喘息发作次数呈正相关。

2）微生态失衡:提倡自然分娩。剖宫产儿童的哮喘患病率明显高于自然分娩儿童,这可能与不同分娩方式导致的婴儿肠道菌群差异有关。虽然目前市场上推出多种声称可以预防过敏性疾病的益生菌及相关制剂,但是迄今为止,尚无足够的证据支持益生菌有益于预防哮喘、过敏性鼻炎等过敏性疾病的发病。

3）营养:鼓励母乳喂养,婴幼儿抵抗力差,易发生感染和过敏性疾病。母乳是婴儿最理想的天然食物,母乳喂养对母亲及婴儿均有很多健康益处,但对预防过敏性疾病的有效性尚不肯定。对于健康婴儿,纯母乳喂养将给母亲及婴儿带来近期及远期的健康益处,尤其是在中低收入国家,故仍应遵循世界卫生组织"纯母乳喂养至6月龄的建议";其后逐渐引入谷物、水果,在能耐受数种固体食物后即可尝试引入易致敏食物。对于过敏高危儿,亦应提倡母乳喂养,母亲通常不需要回避易致敏食物;尽管有证据显示早期引入固体食物(4~6月龄)可以减少过敏风险,但仍需经医生或者营养师的评估后给出个体化的喂养建议。

4）维生素D:对多项研究结果进行的荟萃分析结果提示,孕期进食富含维生素D和维生素E的食物,可以降低儿童喘息的发生。GINA2021针对儿童哮喘的一级预防中增加一项建议:对于已怀孕或计划怀孕的哮喘女性应检测维生素D水平并及时纠正维生素D不足的情况。

5）药物:多项研究提示,生命早期使用抗菌药物可增加儿童期哮喘的发生,出生1年内婴儿尽量避免使用广谱抗生素。近年发现,解热镇痛药中的对乙酰氨基酚可能与成人和儿童哮喘发病有关,有研究发现,孕妇口服对乙酰氨基酚可导致子代哮喘的发病率增加,应尽量避免使用。

6）过敏原:尘螨暴露与哮喘发生的相关性已得到公认,尘螨过敏是中国南方儿童哮喘患病率上升的重要危险因素。但动物毛发过敏原与哮喘发病的关系则比较复杂,有研究结果显示宠物过敏原导致哮喘和喘息风险增加，也有研究提示接触宠物可降低过敏风险。近年来婴儿期预防研究主要涉及避免过敏原暴露和诱导耐受，但今后仍需更多的研究证据以制订哮喘预防和早期干预策略。

(2) 教育内容

1) 哮喘的本质、发病机制。

2) 避免触发、诱发哮喘发作的各种因素的方法。

3) 哮喘加重的先兆、发作规律及相应家庭自我处理方法，制订个体化的哮喘行动计划。哮喘行动计划有益于减少非计划就医、急诊就医以及缺课等情况的发生，对于有效管理哮喘患儿，减少哮喘急性发作及哮喘相关的死亡具有重要意义，有助于提高哮喘控制水平。哮喘行动计划由医生帮助患儿制订，具体内容包括自我症状监测，对治疗方案和哮喘控制水平进行周期性评估，在前驱症状和 PEF 提示哮喘控制水平可能发生变化时，如何及时调整治疗方案以达到并维持哮喘控制，以及及时就医的时机等。同时正确使用峰流速仪和准确记录哮喘日志是哮喘患儿自我管理的重要内容之一，可有效地预防和减少哮喘发作的次数。通过日志获得的信息有助于医生及患儿对哮喘严重程度、控制水平及治疗的反应进行正确的评估，可以总结和分析哮喘发作与治疗的规律，并据此选择和调整药物。

随着互联网技术的不断普及，为手机版哮喘行动计划的推广创造了有利条件。以症状或峰流速或两者结合作为判断病情的标准的哮喘行动计划应用 3 个区带描述哮喘的控制水平，采用交通信号灯的颜色：绿色、黄色和红色，分别提示在不同情况下需要应用的药物和采取的行动。通过手机版哮喘行动计划，医生可在儿童哮喘发作的第一时间，在远端指导患儿及家长进行及时处理。

4) 自我监测，掌握 PEF 的测定方法，记哮喘日志。应用儿童哮喘控制问卷判定哮喘控制水平，选择合适的治疗方案。常用的儿童哮喘控制问卷有 ACT、C-ACT、TRACK 和 ACQ 等。

5) 了解各种长期控制及快速缓解药物的作用特点、药物吸入装置使用方法（特别是吸入技术）及不良反应的预防和处理对策。正确使用吸入装置技巧的培训：吸入装置种类繁多，使用不当会导致哮喘控制不佳，增加哮喘急性发作的风险以及吸入药物的不良反应，甚至使患儿产生抵触吸入制剂的情绪，因此吸入制剂的正确使用非常重要，临床医生应重视正确指导患儿如何正确使用各类吸入装置。初次处方吸入药物，均应该进行吸入装置运用技巧的充分培训，并在每次随访时对患儿吸入装置的应用情况进行再次评估，反复对患儿进行吸入技术教育可提高正确使用率。医生、临床药师或护士应当以实物正确演示每一种所处方的吸入装置的使用方法，然后让患儿练习，查看患儿药物使用的细节，发现错误及时纠正，如此反复数次。建议在吸入装置技巧培训时引入视频教育模式，以提高吸入装置的正确使用。

6）哮喘发作早期征象的识别、应急措施的具体实施和急诊就诊时机。

7）心理因素在儿童哮喘发病中的作用。

(3) 教育方式

1）门诊教育：是最重要的基础教育和启蒙教育，是建立医患良好合作关系的起始点。通过门诊的个体化教育，使患儿及其家属初步了解哮喘的基本知识，学会应用吸入药物。

2）集中教育：通过座谈、交流会、哮喘学校（俱乐部）、夏（冬）令营和联谊会等进行集中系统的哮喘防治教育。

3）媒体宣传：通过广播、电视、报纸、科普杂志、书籍等推广哮喘知识。

4）网络教育：应用物联网、人工智能等技术是管理哮喘患儿很好的途径和方法。随着现代科技的发展，我国各地通过物联网技术管理哮喘患者收到了很好的效果，如开展远程视频、网络、APP 等多种形式的教育，家用智能肺功能测定、智能用药监测设备等，应用电子网络或多媒体技术传播哮喘防治知识。可以通过中国哮喘联盟、全球哮喘防治创议（GINA）网等及相关互动多媒体技术传播哮喘防治信息，帮助哮喘患儿进行自我病情监测和用药管理，以改善患儿的症状控制水平和预后。

5）定点教育：与学校、社区卫生机构合作，有计划开展社区、患儿、公众教育。

6）医生教育：注意对各级儿科医生的教育。普及普通儿科医生的哮喘知识，更新和提高专科医生的哮喘防治水平，定期举办哮喘学习培训班。培训教育医务人员定期对哮喘患儿进行随访，包括患儿主动按医嘱定期门诊随访，或医生通过电话进行随访，可减少门诊就诊的次数，降低再住院率。规范的随访应包括以下内容：①评估哮喘控制：检查患儿的症状或 PEF 日记，评估症状控制水平，如有加重应帮助分析加重的诱因；评估有无并发症。②评估治疗问题：评估治疗依从性及影响因素；检查吸入装置使用情况及正确性，必要时进行纠正；询问对其他有效干预措施的依从性；检查哮喘行动计划，如果哮喘控制水平或治疗方案变化时应及时更新哮喘行动计划。

➤ **附 1：儿童哮喘的临床诊断流程图**

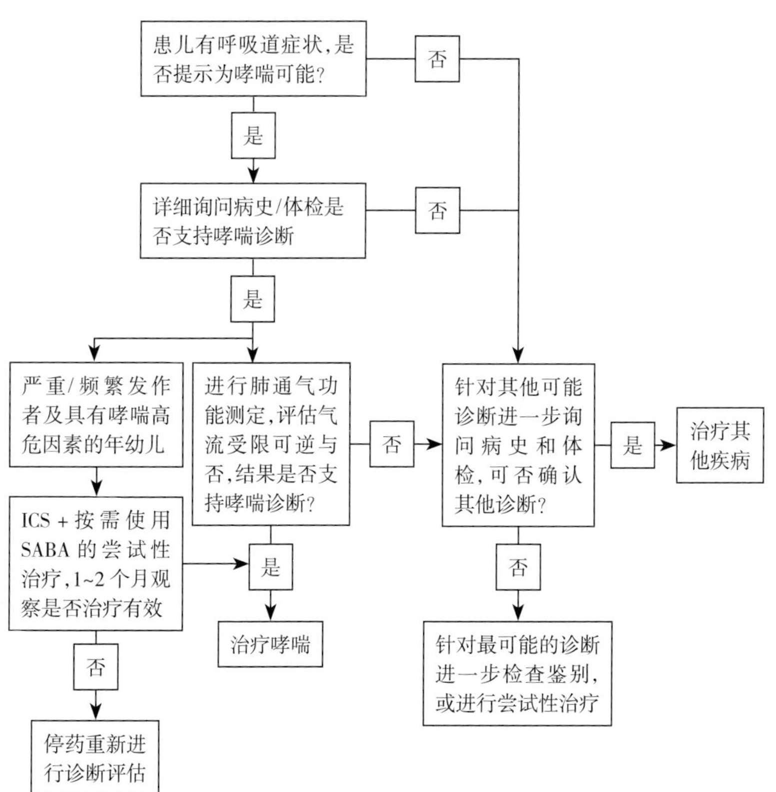

附 2:儿童重症哮喘诊治流程图

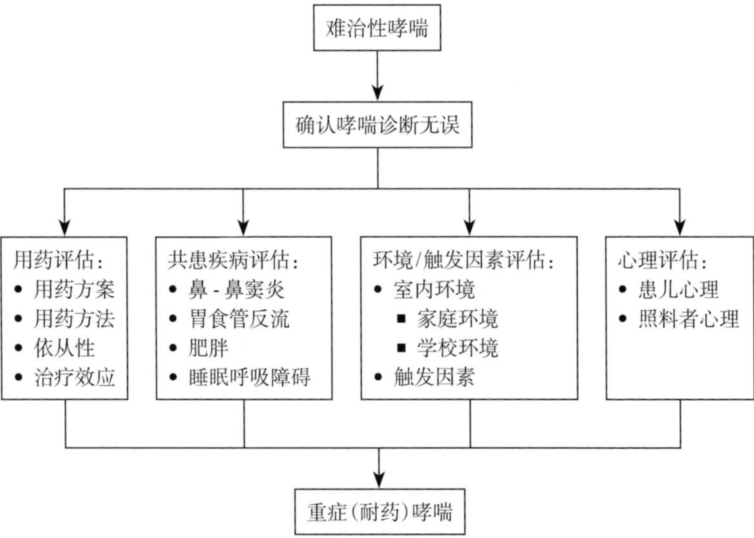

附 3:儿童哮喘诊治流程图

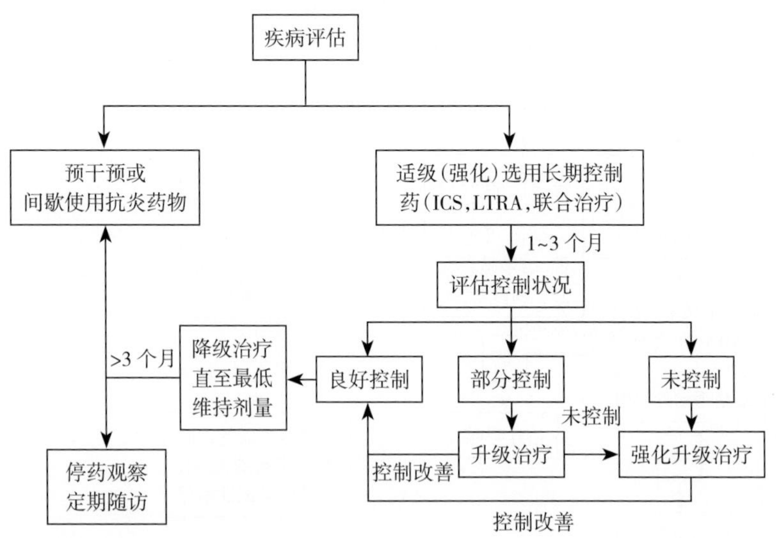

ICS:吸入性糖皮质激素,LTRA:白三烯受体拮抗剂

附 4:哮喘急性发作期诊治流程图

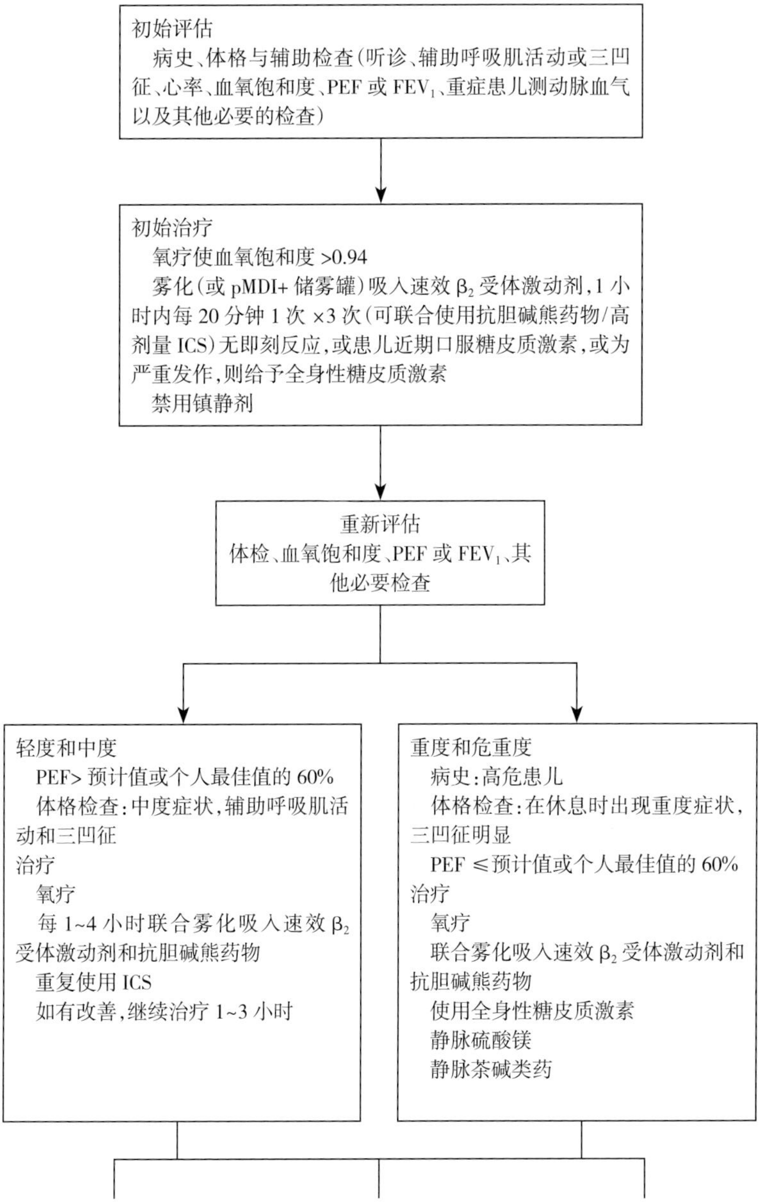

初始评估

病史、体格与辅助检查(听诊、辅助呼吸肌活动或三凹征、心率、血氧饱和度、PEF 或 FEV_1、重症患儿测动脉血气以及其他必要的检查)

↓

初始治疗

氧疗使血氧饱和度 >0.94

雾化(或 pMDI+ 储雾罐)吸入速效 β_2 受体激动剂,1 小时内每 20 分钟 1 次 ×3 次(可联合使用抗胆碱能药物/高剂量 ICS)无即刻反应,或患儿近期口服糖皮质激素,或为严重发作,则给予全身性糖皮质激素

禁用镇静剂

↓

重新评估

体检、血氧饱和度、PEF 或 FEV_1、其他必要检查

↓

轻度和中度

PEF> 预计值或个人最佳值的 60%

体格检查:中度症状,辅助呼吸肌活动和三凹征

治疗

氧疗

每 1~4 小时联合雾化吸入速效 β_2 受体激动剂和抗胆碱能药物

重复使用 ICS

如有改善,继续治疗 1~3 小时

重度和危重度

病史:高危患儿

体格检查:在休息时出现重度症状,三凹征明显

PEF ≤预计值或个人最佳值的 60%

治疗

氧疗

联合雾化吸入速效 β_2 受体激动剂和抗胆碱能药物

使用全身性糖皮质激素

静脉硫酸镁

静脉茶碱类药

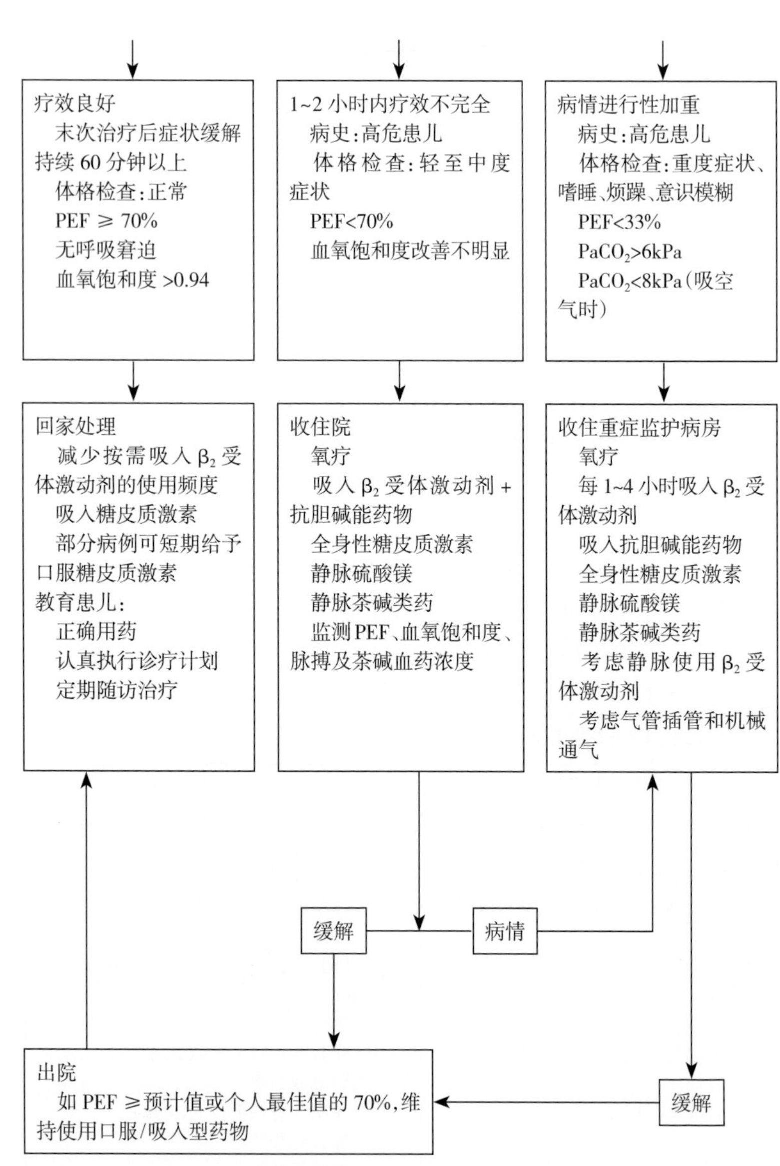

PEF：最大呼气峰流量；FEV_1：第一秒用力呼气量；pMDI：压力型定量气雾剂；ICS：吸入性糖皮质激素

（周小建　吴嘉婴　洪建国）

参考文献

1. 中华医学会儿科学分会呼吸学组,《中华儿科杂志》编辑委员会．儿童支气管哮喘诊断与防治指南(2016 年版). 中华儿科杂志,2016,54(3):167-181.
2. 中华儿科杂志编辑委员会,中华医学会儿科学分会呼吸学组,中国医师协会儿科医师分会儿童呼吸专业委员会．儿童支气管哮喘规范化诊治建议(2020 年版). 中华儿科杂志,2020,58(9):708-717.
3. Expert Panel Working Group of the National Heart,Lung,and Blood Institute (NHLBI)administered and coordinated National Asthma Education and Prevention Program Coordinating Committee(NAEPPCC),CLOUTIER MM, BAPTIST AP,et al. 2020 Focused Updates to the Asthma Management Guidelines:A Report from the National Asthma Education and Prevention Program Coordinating Committee Expert Panel Working Group. J Allergy Clin Immunol,2020,146(6):1217-1270.
4. ISH P,MALHOTRA N,GUPTA N. GINA 2020:what's new and why? J Asthma, 2021,58(10):1273-1277.
5. GAILLARD EA,KUEHNI CE,TURNER S,et al. European Respiratory Society clinical practice guidelines for the diagnosis of asthma in children aged 5-16 years. Eur Respir J,2021,58(5):2004173.

第八章　间质性肺疾病

第一节　间质性肺疾病分类与诊断程序

【概述】

间质性肺疾病（interstitial lung disease，ILD）是一组以影像学弥漫性渗出和气体交换障碍为特征的异质性肺疾病的总称。因病变涉及肺间质、肺泡、肺小血管或末梢气道，故ILD应更确切地被称为弥漫性肺实质疾病（diffuse parenchymal lung disease，DPLD）。弥漫性肺实质疾病包括200余种不同的疾病。儿童间质性肺疾病（children's ILD）常用缩略语chILD表示，以与成人ILD区别。德国的研究显示：每百万儿童中有1.32新的DPLD的病例。大多数在生后第一年内诊断，87%的病例存活。来自英国和爱尔兰的数据估计儿童间质性肺疾病的发生率为每百万0~16岁儿童中有3.6例。2017年来自澳大利亚和新西兰的10年数据，chILD的患病率每百万0~18岁儿童青少年中有1.5（0.8~2.1）例，2/3发生在<2岁的儿童，79%的临床预后好，7%的病死率。

1. 病因　儿童间质性肺疾病的病因，包括环境因素所继发如过敏性肺炎，也有基因突变所致如表面活性物质功能障碍所致的间质性肺疾病，也有与免疫缺陷病有关的间质性肺疾病，以及一些原因未明。

2. 病理　肺间质为肺内支持组织，包括疏松结缔组织和肺泡壁两部分，前者占2/3，由支气管血管周围鞘、小叶间隔、脏层胸膜构成。DPLD的病理特征为肺组织炎症和损伤，经治疗后可消失，也可进展为间质纤维化，引起氧合障碍。

儿童间质性肺疾病的表面活性物质功能障碍如表面活性蛋白B

基因(surfactant protein B,*SFTPB*)、表面活性蛋白 C 基因(surfactant protein C,*SFTPC*)和 ATP 结合盒转运子 A3(ATP binding cassette transporter A3,*ABCA3*)基因的突变以及 *NKX2.1* 基因的缺失或完全丧失功能的突变。这些基因的突变的肺活检组织病理可以表现为先天性肺泡蛋白沉积症、脱屑性间质性肺炎(desquamative interstitial pneumonia,DIP)和非特异性间质性肺炎(nonspecific interstitial pneumonia,NSIP)。肺泡蛋白沉积症病理特点为肺泡结构基本正常,其内过碘酸希夫(periodic acid-Schiff,PAS)染色阳性的磷脂蛋白样物质充盈。DIP 为肺泡腔内肺泡巨噬细胞均匀分布,见散在的多核巨细胞。同时有轻中度肺泡间隔增厚,主要为胶原沉积而少有细胞浸润。NSIP 的病理特点是肺泡壁内出现不同程度的炎症及纤维化,肺泡间隔内由淋巴细胞和浆细胞混合构成的慢性炎性细胞浸润。NSIP 病变呈灶状分布,但病变时相一致。

3. 儿童间质性肺疾病的分类 2002 年美国胸科学会(American Thoracic Society,ATS)和欧洲呼吸学会(European Respiratory Society,ERS)由临床专家、病理专家和放射学专家共同制定了成人的 DPLD 的新分类,包括:①已知病因的 DPLD,如药物诱发性、职业或环境有害物质诱发性(铍、石棉)DPLD 或胶原血管病的肺表现等;②特发性间质性肺炎;③肉芽肿性 DPLD,如结节病、肉芽肿性多血管炎等;④其他少见的 DPLD,如淋巴管肌瘤病、朗格汉斯细胞组织细胞增生症、嗜酸性粒细胞性肺炎等。

儿童间质性肺疾病分类与成人不同,儿童间质性肺疾病包含一些先天性、代谢性和吸入性的因素。有关儿童间质性肺疾病的分类研究很多。2010 年欧洲学者和 2014 年的中华医学会儿科学分会呼吸学组均根据小儿间质性肺疾病的病因分为:①暴露因素相关的 ILD,如过敏性肺炎、药物性肺损害;②系统疾病相关的 ILD 如结缔组织肺损害、血管炎所致的肺泡出血、结节病等;③肺泡结构疾病相关的 ILD 感染性病因、特发性肺含铁血黄素沉着症、肺泡蛋白沉积症、嗜酸性粒细胞性肺炎、特发性间质性肺炎;④婴儿特有的 ILD,包括婴儿神经内分泌细胞增生症(neuroendocrine cell hyperplasia of infancy,

NEHI)、先天性肺泡表面活性物质功能障碍、肺间质糖原症(pulmonary interstitial glycogenosis,PIG)等。

目前引用最多的为2007年美国儿童间质性肺疾病的研究协作组的分类,该分类收集了来自北美的11个儿科研究中心1999—2004年具有肺活检的185例<2岁的儿童的弥漫性肺疾病。2013年美国胸科学会制定了婴幼儿的儿童间质性肺疾病的分类、评估和治疗的指南,该指南依据上述的美国儿童间质性肺疾病的研究协作组的分类,该指南的分类如下。

(1) 发生于婴儿的间质性肺疾病:分为以下四种亚类:①弥漫性的肺泡发育障碍,如肺腺泡不发育、先天性肺泡发育不良、肺泡毛细血管发育不良伴肺静脉错位;②肺泡生长异常如肺发育不良、慢性新生儿的肺疾病、染色体相关的疾病和先天性心脏病相关的生长障碍;③未知原因的特殊类型的疾病如NEHI和PIG;④表面活性物质功能障碍,如*SFTPB*、*SFTPC*和*ABCA3*基因的突变,组织学特点可为先天性肺泡蛋白沉积症、DIP和NSIP。

(2) 非婴儿特有的间质性肺疾病:①既往体健患儿发生的疾病:包括感染/感染后、环境因素有关的如过敏性肺炎、吸入综合征以及嗜酸性粒细胞性的肺炎;②免疫缺陷病患儿发生的疾病如机会感染、移植和排斥反应、与介入治疗相关的以及原因不明的弥漫性肺泡损伤;③与全身性疾病相关的疾病包括自身免疫性疾病、蓄积性疾病、结节病、朗格汉斯细胞组织细胞增生症、恶性肿瘤;④还有一些类似ILD的疾病,如肺血管淋巴管异常如静脉畸形、淋巴管扩张、淋巴管瘤病、肺动脉高压以及先天性心脏病等。

(3) 不能分类的间质性肺疾病:如肺疾病的终末阶段,非诊断性的不合适的活检标本如肺组织的标本不足,临床的信息不够。

该分类框架最近应用于191例一组2~18岁儿童的肺活检标本,发现年龄较大的儿童弥漫性肺疾病很大一部分与免疫缺陷和自身免疫性疾病有关,因此更接近于成人疾病。

【诊断】

1. 临床表现　chILD临床常表现以咳嗽、呼吸增快、呼吸困难等症状为主,渐进性加重,可有生长发育受影响。可伴有发热、咯血、胸痛、盗汗、无力和消瘦等全身症状。婴幼儿可有喂养困难、体重增长不良及胃食管反流的特征,听诊两肺可有湿啰音、爆裂音和呼吸音改变。

表面活性物质功能障碍的临床表现如 *SFTPB*、*ABCA3*、*SFTPC* 的基因突变以及 *NKX2.1* 基因的缺失或完全丧失功能的突变可以表现为婴儿在出生后早期即表现为严重的呼吸窘迫综合征。表面活性蛋白 B 缺乏症是一种常染色体隐性遗传病,大多数生后 6 个月死亡。病理表现通常为生后不久的肺泡蛋白沉积症,也可以为 DIP。纯合或复合杂合的 *ABCA3* 突变可引起新生儿呼吸窘迫综合征和儿童 ILD。*SFTPC* 突变可以导致儿童和成人的慢性 ILD。*NKX2.1* 基因的缺失或完全丧失功能的突变也能导致严重的 RDS 和 ILD 的表型,常同时有甲状腺、脑这些器官系统相关的症状,即称“脑-甲状腺-肺”综合征。染色体 16q24.1 微缺失、*FOXF1* 杂合突变功能缺失导致肺泡毛细血管发育不良伴静脉错位,表现为在新生儿即出现呼吸困难、持续性肺动脉高压。常有心脏、消化系统、泌尿系统的异常。

干扰素基因刺激蛋白相关的婴儿起病的血管炎是一种常染色体显性遗传疾病。干扰素基因刺激蛋白(stimulator of interferon genes,STING),由跨膜蛋白 173(*TMEM173*)基因编码 STING 的衔接蛋白,*TMEM173* 基因突变通过细胞 JAK 激酶途径引起 I 型干扰素的过度产生。从而引起遗传性炎症综合征,即 STING 相关婴儿期起病的血管炎(sting-associated vasculopathy with onset in infancy,SAVI)。主要临床表现包括早期起病的全身性炎症、皮肤血管病变及肺部炎症。文献在 6 例患者中发现 3 种突变如(c.439G>C、c.461A>G 和 c.463G>A)。*TMEM173* c.463 G>A(p.Val155Met)为最常见的突变,以炎症综合征、高丙种球蛋白血症、肺纤维化为首先表现。肺部可以是反复喘息然后发展为肺纤维化。

COPA 综合征是一种常染色体显性遗传疾病,具有可变的表达能力,是由外被体相关蛋白 a(coatomer-associated protein alpha,COPA)的基因突变引起。COPA 是一种复杂的、外被体相关的蛋白 I 的一部分,它调节从高尔基复合体到内质网的逆行转运。外被体相关的蛋白的缺陷导致内质网应激增加和自噬增加，这两种都可能导致自身免疫性炎症，可以表现为伴肺出血的间质性肺疾病、关节炎。

GATA2 是一个锌指转录因子，对胚胎和永久造血和淋巴管生成是必要的。*GATA2* 基因有多种突变，GATA2 缺乏可有不同的临床表现、发病和预后。患儿可感染结核分枝杆菌、病毒和真菌；可以发展为骨髓增生异常综合征，急性或慢性白血病、淋巴水肿和肺泡蛋白沉积症。STAT5b 缺陷也可引起生长发育障碍、免疫缺陷和严重的肺疾病如淋巴细胞性间质性肺炎、慢性肺疾病、出血性水痘。

2. 辅助检查 在间质性肺疾病的诊断过程中，程序性的诊断策略很重要。常采用的检查还有以下几项。

(1) 影像学检查：胸部 X 线片为最常用的影像学检查之一，主要为弥漫性网点状的阴影，或磨玻璃样影。肺部 X 线无异常或无特征性发现者，可行 CT 尤其高分辨 CT(HRCT)。HRCT 可发现诊断间质性肺疾病的一些特征性的表现，如磨玻璃样影、网状影、实变影，可显示肺间隔的增厚、结节影。HRCT 还可确定病变的范围，指导肺活检部位和方法的选择，还有助于判断疾病的活性和严重度。婴幼儿由于配合差可行薄层 CT，也可明显地显示肺结构的异常。在一些病例，肺部 HRCT 可特征性表现，如铺路石征高度提示肺泡蛋白沉积症。婴儿特定部位如右中叶和左舌叶的磨玻璃影，结合临床呼吸快的特点，高度提示 NEHI。

(2) 肺功能：肺功能为诊断和治疗监测的有用工具，肺功能呈限制性通气功能障碍，表现为肺的顺应性降低，肺活量(vital capacity，VC)的降低和肺总容量(TLC)的降低。功能残气量(FRC)也降低，但低于 VC 和 TLC 的减低量，残气容积(RV)通常不变，因此 FRC/TLC 和 RV/TLC 通常增加。肺一氧化碳的弥散功能(DLCO)降低。部分患儿有气道的受累，表现为混合性通气功能障碍。低氧血症通常指静息时动脉血氧饱和度(SaO_2)的降低或静息时动脉血氧分压降低。高碳酸血症只发生在病程晚期。在运动过程中，上述功能障碍变得更加明显。因此，在运动时低氧血症可能是一个更敏感的疾病早期指标。

(3) 侵入性的检查:侵入性检查可分为非外科性如经支气管镜的支气管肺泡灌洗(bronchoalveolar lavage,BAL)、经支气管镜的透壁肺活检(TBLB)、经皮肺活检和外科性的肺活检如电视引导下的胸腔镜肺活检(VATS)和开胸肺活检。侵入性检查可获取 BALF、肺组织病理。

1) 支气管肺泡灌洗液:支气管肺泡灌洗液(bronchoalveolar lavage fluid,BALF)是液体肺活检,BALF 中找到含铁血黄素细胞可确定肺泡出血诊断。BALF 乳白色,过碘酸希夫(periodic acid-Schiff,PAS)染色阳性,可有助于肺泡蛋白沉积症的诊断。BALF 找到 CD1α,并且>5%可协助朗格汉斯细胞组织细胞增生症的诊断。BALF 的细胞分析对诊断有帮助,BALF 大量的淋巴细胞可有助于过敏性肺炎和结节病的诊断,过敏性肺炎 BALF 主要为 CD8 淋巴细胞的增加,结节病主要为 CD4 淋巴细胞的增加。中性粒细胞增多提示吸入或感染,嗜酸性粒细胞增多提示嗜酸性粒细胞性肺炎、药物诱导肺疾病或寄生虫疾病。BALF 中细菌、真菌、病毒病原的检测可协助病原的诊断。近年还可以应用 BALF 免疫组化染色显示成熟的 SP-B、SP-B 前体、SP-C 缺乏以及 SP-C 前体异常来协助诊断 SP-B 缺乏症。

2) 肺活检:肺活检可获取肺组织,而肺组织病理为确诊的依据。开胸或 VATS 有足够的标本有利于诊断,开胸肺活检的创面大,儿科很少采用。经皮肺穿刺或 TBLB,取材均不理想。VATS 不仅创面小、无并发症,且能取到理想的肺组织,因此在儿科应用较多。但需要外科医师和呼吸科医师合作,根据肺 HRCT 选取活检的部位。肺活检不仅可为原因不明的间质性疾病提供确诊的依据,还可为特发性间质性肺炎提供病理分型。还可在肺组织病理进行的 EBV、CMV 和腺病毒的核酸检测,进一步寻找感染的原因。对于怀疑 NEHI、ACD 患儿,需要做特殊染色如 Bombesin 和 CD34 染色。常需要肺活检病理来确定诊断的疾病包括肺间质糖原症、肺泡结构简单化、肺血管炎以及基因检测无法确定的肺泡表面活性物质功能障碍的疾病。

(4) 基因筛查:随着基因诊断技术的发展,已认识了不少的引起间质性肺疾病的基因和致病突变,不仅有 *SFTPB*、*SFTPC* 和 *ABCA3*

等基因突变所致的表面活性物质功能障碍，还有免疫缺陷基因如 *TMEM173*、*GATA2*、*STAT5b* 等致病的可能。还有 *COPA* 突变引起的肺出血以及脂多糖反应性米色锚蛋白（lipopolysaccharide responsive beige-like anchor protein，LRBA）和 *STAT3* 突变所引起的淋巴细胞间质性肺炎。相信随着研究的深入，会有更多的间质性肺疾病得到正确的基因诊断。

3. 诊断标准　间质性肺疾病的诊断首先根据完整的病史、症状、体征和影像学特征来确定是否为间质性肺疾病。肺活检是诊断间质性肺疾病的金标准，也是分类和分型的依据。对儿童来讲，发病年龄也很重要，结合症状和体征以及药物和环境接触史等可大致确定诊断方向，并决定下一步的辅助检查。体格检查时注意有无贫血、皮疹、关节异常、杵状指/趾等肺外表现。如早产的婴儿或有心脏病或唐氏综合征的婴儿 DPLD 可能与肺泡发育简单化或肺泡生长异常有关。

年长儿童主要依据影像学的弥漫性异常来诊断弥漫性肺疾病。<2 岁的婴幼儿可应用“儿童间质性肺疾病综合征”即 ChILD 综合征这一定义，即在未知原因肺疾病的前提下，至少包括以下四条标准中的三条即可临床诊断：①呼吸道症状：如咳嗽、气促、活动不耐受；②体征：如静息时气促、啰音、杵状指/趾、生长发育迟缓、呼吸衰竭；③低氧血症；④胸部 X 线片或 CT 上的弥漫性异常。ChILD 综合征的定义以便帮助诊断儿童弥漫性肺疾病的不常见原因，并且排除弥漫性肺疾病的常见病因，如囊性纤维化、先天性心脏病，支气管肺发育不良和肺部感染；还要认识到一些儿童 ChILD 可能是无症状的。

进一步需要寻找病因，确定是继发性或特发性的间质性肺疾病。先进行非侵入性的检查，如病原学检查人类免疫缺陷病毒（human immunodeficiency virus，HIV）、巨细胞病毒（cytomegalovirus，CMV）、EB 病毒（Epstein-Barr virus，EBV）感染。可结合血清免疫学的检查来诊断结缔组织病、血管炎、原发性免疫缺陷病。在诊断儿童间质性肺疾病时，一定要先详细询问病史有无环境暴露的因素如有害气体的吸入、大量真菌孢子的吸入等以确定继发性的因素，如有鸟或其他环境抗原接触史者要考虑过敏性肺炎。若非侵入性的检查不能明确病因和病理类型，可进一步进行确诊的侵入性的检查如支气管肺泡灌洗液(bronchoalveolar lavage fluid，BALF)的获取、肺组织病理检查。另外，在确定间质性肺疾病的同时可选择血气分析、肺功能、心脏彩超以了解病情的轻重如有无低氧血症、肺动脉高压，文献报道肺动脉高压是很好的预测患者死亡危险的指标。儿童还要注意吸入的因素如24小时食管下端pH值的监测。如起病早，病因不明者可进行基因筛查，确定有无基因突变的因素。

【鉴别诊断】

1. 粟粒性肺结核 鉴别诊断要点：①临床表现；②X线特点；③结核病感染依据：包括密切的结核病接触史、结核菌素试验阳性、结核分枝杆菌检查阳性；④抗结核治疗反应。

2. 原发性纤毛运动障碍 鉴别诊断要点：①临床表现；②X线特点；③反复发生的呼吸道感染病史；④NO检测：⑤基因检测；⑥抗感染治疗、雾化吸入治疗反应。

【治疗】

治疗应针对不同病因。某些抗氧化和抗纤维化的药物仍在试用过程中。目前临床上的常用治疗药物和治疗措施有。

1. 糖皮质激素 全身性糖皮质激素治疗是过敏性肺炎或称外源性过敏性肺泡炎(EAA)、部分IIP，如NSIP、COP的治疗首选药物。

(1) 治疗时机：目前认为糖皮质激素在IIP应用的最佳治疗时机为炎性渗出早期，形成纤维化之前。

(2) 剂量和疗程：泼尼松1~2mg/(kg·d)(或等效剂量甲泼尼龙或泼尼松龙)口服4~8周，根据临床表现、肺功能、胸部CT(HRCT)等定期进行评估，有效者激素逐渐减量，维持1~2年；无效者，激素在应用8周后逐渐撤停。国外也有采用甲泼尼龙10~30mg/(kg·d)(最大剂量1g)静脉滴注治疗，每月连续3天或每周1天，连用6个月或更长时间，认为与长期激素口服治疗比较，疗效相当，而副作用更少。激素治疗效果不好，可加用环磷酰胺。治疗中应监测糖皮质激素的副作用。

2. 大环内酯类药物

(1) 14 和 15 元环大环内酯类药物具有抗炎、抗纤维化作用。

(2) 剂量和疗程：目前无儿童抗纤维化规范用药剂量。参考剂量如下。

阿奇霉素：5~10mg/(kg·d)，口服 3 天停 4 天，长期服用(6 个月或更长)，注意监测肝肾功能。

3. N-乙酰半胱胺酸(NAC)　NAC 通过抑制 TGF-β1 诱导的肺成纤维细胞增殖和胶原合成，抑制肺间质纤维化的形成。

目前无儿童抗纤维化用药剂量，建议参考成人剂量 1.8g/d 并按儿童年龄比例口服给药，疗程 3 个月或更长。

4. 抗纤维化药　两种新的抗纤维化疗法：吡非尼酮和宁替丹尼，为许多 IPF 患儿提供了治疗选择。吡非尼酮是一种具有抗感染和抗纤维化特性的新型化合物。目前无儿科用药剂量。

5. 氧疗及呼吸支持　对持续存在低氧血症的患儿应提供氧疗，要使氧饱和度能达到 94% 以上，家庭可通过氧泵提供；必要时予 NCPAP 呼吸支持；对较重病例无创呼吸支持不能维持，应及时改为机械通气。

6. 肺移植或心肺移植　具有适应证和肺源时可以考虑进行肺移植或心肺移植治疗。

【预后】

DPLD 的预后视不同病因以及肺纤维化发展的速度而异。病程中应严密观察和监测临床症状、体征、肺影像学改变及氧饱和度，及时进行针对性的病因治疗，并接受认真的肺部护理以改善预后。

【预防】

对于新生儿期呼吸衰竭治疗效果不佳以及儿童期全年龄段有渐进性呼吸困难，肺部影像显示弥漫性病变的患儿及时进行相关基因检测及其他相关检查，以及早发现病因并作相应治疗和监测疾病的发展是预防病变进展和延缓肺纤维化的关键。

附:儿童间质性肺疾病的诊断流程图

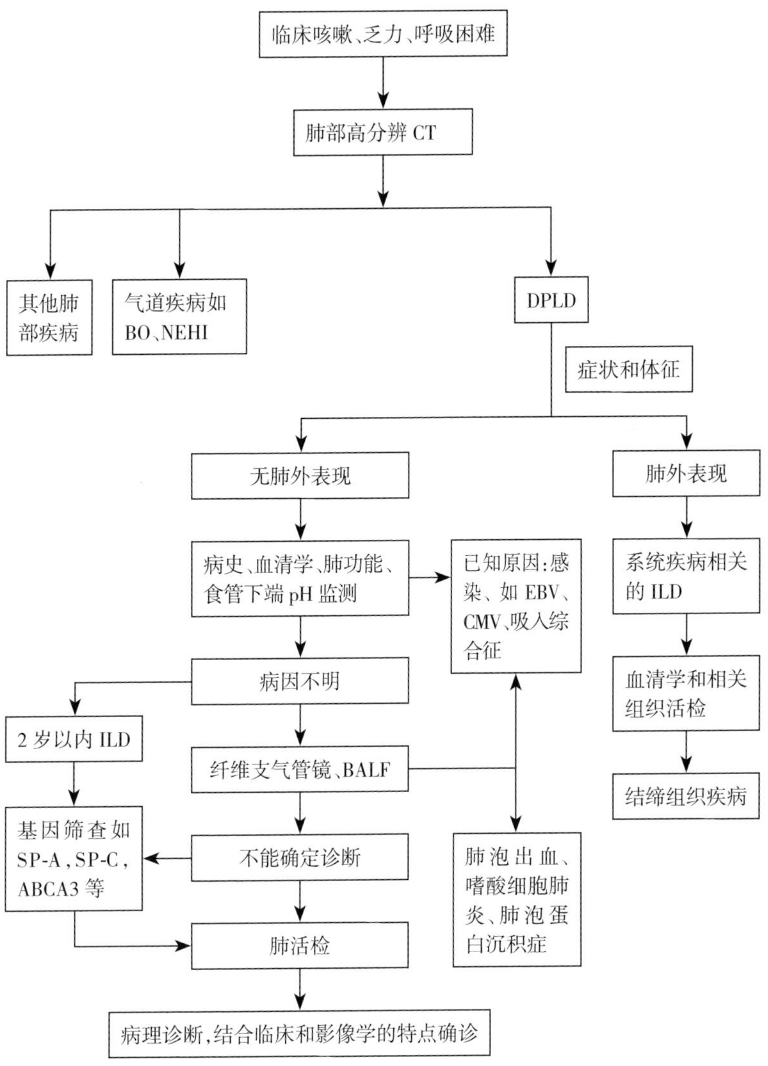

(刘秀云　陈慧中)

参考文献

1. GRIESE M. Chronic interstitial lung disease in children. Eur Respir Rev, 2018, 27(147): 170100.
2. SADDI V, BEGGS S, BENNETTS B, et al. Childhood interstitial lung diseases in immunocompetent children in Australia and New Zealand: a decade's experience. Orphanet J Rare Dis, 2017, 12: 133.
3. KURLAND G, DETERDING RR, HAGOOD JS, et al. An Official American Thoracic Society Clinical Practice Guideline: Classification, Evaluation, and Management of Childhood Interstitial Lung Disease in Infancy. Am J respire crit care med, 2013, 188(3): 376-394.
4. FAN LL, DISHOP MK, GALAMBOS C, et al. Children's Interstitial and Diffuse Lung Disease Research Network (chILDRN). Diffuse lung disease in biopsied children 2-18 years of age: application of the chILD classification scheme. Ann Am Thorac Soc, 2015, 12(10): 1498-1505.

第二节 过敏性肺炎

【概述】

过敏性肺炎(hypersensitivity pneumonitis, HP)又称为外源性过敏性肺泡炎，是易感者吸入具有抗原性的有机粉尘及低分子无机物质所引起的免疫反应性肺损伤，是一种具有不同的严重程度、临床表现和自然病程的复杂综合征，而不是简单一致的疾病。HP 主要累及肺的间质和肺泡。1713 年，Ramazzini 首次描述了本病，1932 年才被 Campbell 以“农民肺”形式描述，认为主要是吸入了发霉的干草。随着现代农业技术的发展，“农民肺”正逐渐减少，而对鸟类抗原过敏的“饲鸟者肺”逐渐增多。多年来，根据暴露的频率、疾病持续时间和强度，HP 的临床表现可分为急性、亚急性和慢性。近年来美国胸科学会、日本呼吸学会根据影像学或组织病理学检查中有无纤维化，将 HP 分为纤维化和非纤维化型。

1. 病因病理 引起 HP 的抗原很多,能进入肺泡的抗原或抗原片段直径通常≤5μm。常见的变应原有真菌孢子、细菌产物、动物蛋白质、昆虫抗原、甲苯和二苯甲烷二异氰酸盐等有机及无机尘埃微粒。急性 HP 表现为呼吸性细支气管和肺泡腔中性粒细胞浸润,弥漫性肺泡损伤并伴有坏死性小血管炎。亚急性 HP 的典型病理特征包括淋巴细胞性间质性炎症、细胞型细支气管炎和非坏死性肉芽肿,有人将其称为 HP 病理三联症。慢性 HP 间质纤维化是显著的特点,纤维化主要发生在肺的中上部分。对于已知暴露于 HP 病原体的患儿,以及临床和影像学显示间质性肺疾病,但无特异性特征以提示其他诊断,如结节病、风湿病、药物暴露、囊性肺疾病等的患儿,应怀疑为过敏性肺炎。

2. 发病机制 一般认为Ⅲ型变态反应与过敏性肺炎的发病密切相关,由于暴露于抗原,局部免疫反应形成大量的免疫复合物,急性期肺泡上皮细胞表面的免疫复合物,不能被单核-巨噬细胞及时清除,免疫复合物通过经典途径激活补体、使中性粒细胞趋化;免疫复合物还直接激活肺泡巨噬细胞产生炎症介质,促进炎性反应发生,结果使得炎性细胞、细胞外液、蛋白在肺泡聚积,影响气体交换,产生急性肺损伤。支气管肺泡灌洗液中高滴度的 IgG 抗体及肺内补体的激活提示与Ⅲ型变态反应有关。随着病程进展,T 细胞介导的变态反应占主导地位,导致慢性炎症,单核细胞浸润和散在的非干酪性肉芽肿形成,后期是肺间质纤维化和机化的阻塞性细支气管炎,提示Ⅳ型迟发变态反应也参与其中。此外,基因多态性和过敏性肺炎的发生有一定关联。有报道“饲鸽者肺”通常 HLA-DRBl*1305、HLA-DRQBl*0501、TNF-a(308)启动子表达多见,HLA B8 与农民肺有关。

【诊断】

1. 临床表现 HP 的临床表现差异较大,取决于接触抗原的量与频度、暴露时间以及宿主的反应性。急性 HP 常发生于短而强的抗原暴露后,发病的临床症状与急性细菌性和病毒性肺炎相似,有呼吸道和全身性两个方面。在接触抗原 4~6 小时后出现发热、寒战、全身不适、咳嗽、呼吸困难。体格检查见急性病容,呼吸急促,重者可有发绀和咯血，两肺可闻及细湿啰音。约6~24小时后症状达高峰，然后自然缓解。一般在抗原暴露停止后几小时、几天甚至数周痊愈。少数特应性患者接触抗原后可先出现喘息、流涕等过敏反应。“农民肺”通常被认为是急性HP的典型代表。亚急性HP为频繁反复的接触过敏原，症状在较长的时间里反复，逐渐出现持续的咳嗽和呼吸困难，常体重减轻，可有低热，每次发作肺部损害加重。慢性HP是指长期暴露于低强度抗原所致，也可以是急性或亚急性反复发作后的结果。症状包括为慢性咳嗽、进行性呼吸困难、疲乏和食欲减退。最终可导致肺纤维化、蜂窝肺、慢性肺功能不全。暴露于鸟类抗原的HP常表现为亚急性和慢性，会有更为明显的肺纤维化。慢性型亦可由长期暴露于污染了微生物的供热或供冷系统所致。

2. 辅助检查

(1) 血常规：急性发作时，外周血检查，白细胞升高(15~25)$\times10^9$/L，伴中性粒细胞增高，嗜酸性粒细胞一般不增多，不过偶可见到嗜酸性粒细胞增多达10%。

(2) 特异性抗体：除玩鸟者肺外，IgE一般正常。丙种球蛋白可升高到20~30g/L，伴IgG、IgM及IgA升高，急性患儿类风湿因子可为阳性，偶尔血沉增快。可以有抗原特异性沉淀抗体IgG增高，血清中抗原特异性沉淀抗体的出现与预后没有关系，无症状的暴露者血清也存在沉淀抗体。但是一旦出现血清学沉淀抗体阳性，则是HP重要的预测因子。

(3) 肺功能检查：急性HP表现为限制性通气障碍伴有弥散功能降低，无明显气道阻塞。急性期的肺功能异常是可逆的，但如果肺实质损害明显，在无症状阶段，也会有肺容量和流速的异常。慢性HP主要的异常是限制性通气障碍，部分患儿伴有阻塞性通气功能障碍，弥散功能常是降低的。

(4) 胸部影像表现

1) 胸部X线片：急性HP常表现为磨玻璃状渗出影、粟粒或小结节状阴影，在双肺中部及底部较明显，以后扩展为斑片状致密阴影。亚急性HP见不均质性阴影或小结节影，部分正常的肺组织被网状影取代。慢性 HP 肺体积变小，见条索状高密度影。

2）胸部 HRCT：胸部 HRCT 是诊断 HP 的重要手段，急性 HP 在 HRCT 的表现似急性肺水肿，肺野密度增加，呈现弥漫性磨玻璃样的阴影，肺泡实质性阴影。亚急性 HP 主要表现为斑片状或双侧弥散分布的磨玻璃影伴边界不清的小叶中心性结节。慢性 HP 肺纤维主要表现为不规则的索条状阴影，病变以上中肺野受累多见。

（5）支气管肺泡灌洗液（BALF）：BALF 对 HP 的诊断有重要的帮助，通常 HP 患儿 BALF 中的细胞总数增加，特别是淋巴细胞增加（可占 30%~70%），其中以抑制性 T 细胞（$CD8^+$）增高为主，故常见 $CD4^+/CD8^+<1$。但急性期 $CD4^+$可占主导。

（6）肺活检：通常在临床诊断困难，虽可疑 HP，但患儿避免接触抗原后临床症状仍不能缓解，临床和影像学显示可能存在其他可以治疗的疾病时，需考虑实施外科肺活检。通常需要较大的组织块，所以一般推荐胸腔镜或开胸肺活检。但是应该充分权衡肺活检实施的风险。

3. 诊断思路

（1）仔细询问病史，了解患儿的生活环境和爱好，症状的发作与消失是否与某种环境暴露和避免有关，寻找病因线索。

（2）症状、体征及肺功能改变，X线变化及免疫学检查，特别是血清中发现有致敏原的特异性沉淀抗体有助于诊断。

（3）HP 的 6 个临床预测因素：暴露于已知抗原、血清沉淀抗体阳性、反复发作的症状、吸气相啰音、暴露于已知抗原后 4~8 小时出现症状、体重下降。

（4）患儿在一定的环境条件下（如饲鸟、接触枯草、空调等）出现发热、咳嗽等症状以及相应影像学的改变，而再次暴露于同样的环境中反复出现以上改变者，基本可以诊断本病。如果没有确定的环境因素（或特异性抗原），诊断需要抗原的特异性沉淀抗体测定阳性和组织病理学检查。

【鉴别诊断】

HP 的症状和体征应与呼吸系统的感染性疾病鉴别，如病毒和细菌性肺炎、支原体肺炎、粟粒性肺结核；其影像学的弥漫性表现又要和多种间质性肺炎鉴别。此外还要与嗜酸性粒细胞肺浸润、闭塞性细支气管炎等疾病相鉴别。

【治疗策略】

1. 避免接触抗原　脱离抗原是治疗 HP 最基本、最重要的措施，很多病例在停止接触抗原后可自行缓解。

2. 糖皮质激素治疗　糖皮质激素对本病有显著的疗效，在临床上已得到广泛的应用。儿童 HP 应用糖皮质激素的依据来自成人的研究。临床症状轻微，各项检查无显著异常，日常的活动并无明显障碍，脱离或去除抗原后症状逐步好转者可以暂不使用药物，继续观察。肺部病变广泛可用激素治疗，急性 HP 泼尼松 1~2mg/(kg·d)，连用 1~2 周，然后在 4~6 周内逐渐减停药。必要时给予大剂量甲泼尼龙 10~20mg/(kg·次)冲击治疗，后改口服，减量的速度根据患者的临床状况决定。亚急性或慢性型泼尼松初始剂量为 1mg/(kg·d)，临床症状改善开始减量，然后逐渐减少至能维持患者正常功能状态的最低剂量，症状完全缓解可以停药。

【疾病预防】

在高危人群中实施科普知识教育，例如农民在使用肥料前先将其弄湿，减少嗜热放线菌孢子的播散；养鸟者经常通风换气，戴口罩打扫鸟棚卫生；空调器或加湿器应经常清洗。一旦抗原得到证实，避免接触抗原是最重要的防治措施。HP 的预后非常不同，主要取决于抗原的性质和患儿的易感性。通常急性期患儿如能得到及时正确的诊断和治疗，许多患者可以完全恢复，预后较好。亚急性和慢性一旦进展为肺纤维化，会导致呼吸衰竭及死亡，但这在疾病起病阶段无法预知。儿童的 HP 很少，多数为接触鸟类抗原，少数为接触真菌的生物气溶胶，大多数预后较好（脱离环境或使用激素），但也有死亡病例。

附：过敏性肺炎诊治流程图

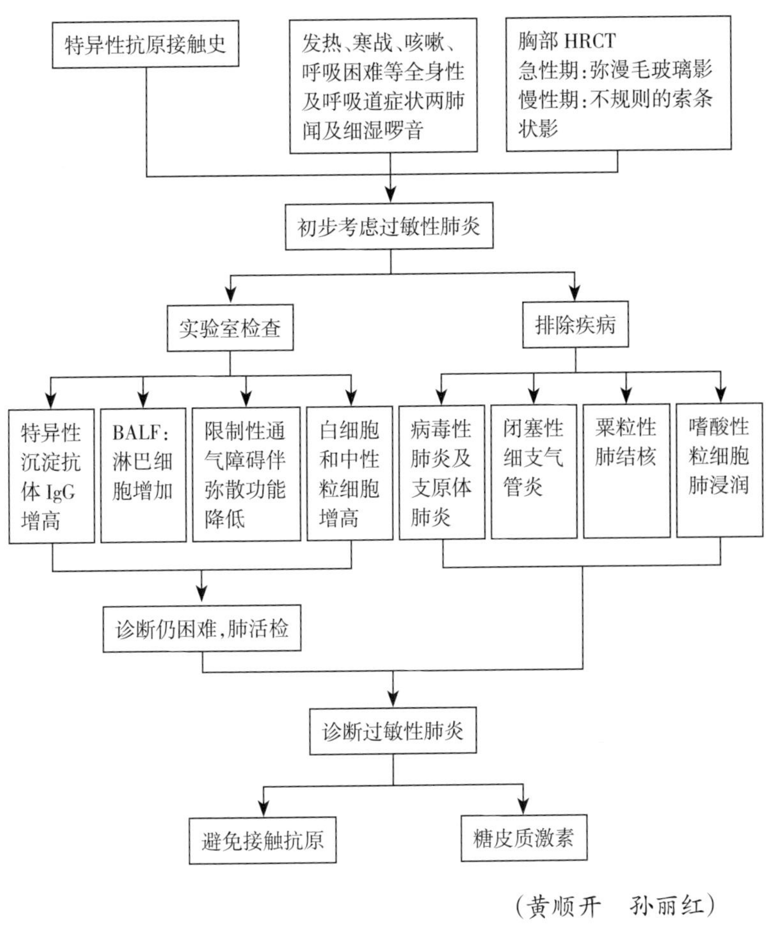

（黄顺开　孙丽红）

参考文献

1. SPAGNOLO P，ROSSI G，CAVAZZA A，et al. Hypersensitivity Pneumonitis：A Comprehensive Review. J Investig Allergol Clin Immunol，2015，25（4）：237-250.

2. SOUMAGNE T，DALPHIN ML，DALPHIN JC. Hypersensitivity pneumonitis in children. S Rev Mal Respir，2019，36（4）：495-507.

3. BELLANGER AP, REBOUX G, ROUZET A, et al Hypersensitivity pneumonitis: A new strategy for serodiagnosis and environmental surveys. Respir Med, 2019, 150: 101-106.

4. CREAMER AW, BARRATT SL. Prognostic factors in chronic hypersensitivity pneumonitis. Eur Respir Rev, 2020, 29(156): 167-190.

5. VARONE F, IOVENE B, SGALLA G, et al. Fibrotic Hypersensitivity Pneumonitis: Diagnosis and Management. Lung, 2020, 198(3): 429-440.

第三节　嗜酸性粒细胞相关肺病

【概述】

嗜酸性粒细胞相关肺病（eosinophilic lung diseaes，ELD），是指以气道和/或肺泡腔及肺间质嗜酸性粒细胞（eosinophil，EOS）增多为特征的一组异质性疾病，可伴或不伴有外周血 EOS 增高。ELD 并非一个独立的疾病，其疾病谱庞杂，目前无统一的分类标准。

1. 病因　ELD 的病因可分为已知病因和未知病因。已知病因包括药物、寄生虫感染、结缔组织疾病、植物花粉、真菌孢子及其他感染导致的嗜酸性粒细胞性肺炎及变应性支气管肺曲霉病（allergic bronchopulmonary aspergillosis，ABPA）等。未知病因 ELD 包括：急性嗜酸性粒细胞性肺炎（acute eosinophilic pneumonia，AEP）、慢性嗜酸性粒细胞性肺炎（chronic eosinophilic pneumonia，CEP）等。国内学者 2011 年提出如下分类建议供临床医师参考（表 8-1）：

2. 发病机制　EOS 在 ELD 发病机制中所起的作用尚未完全阐明，其在肺部等组织募集、活化是导致组织损伤的关键因素。EOS 受 T 辅助细胞的调控，释放大量的细胞因子、氧自由基和花生四烯酸代谢产物等，参与肺组织的损伤过程。嗜酸性粒细胞颗粒内贮存多种酶和阳离子多肽，包括嗜酸性粒细胞阳离子蛋白、主要碱性蛋白和过氧化物酶等，能激活肥大细胞脱颗粒、导致一系列的炎症反应。

【诊断】

1. 临床表现　ELD 临床表现缺乏特异性，常见的症状包括咳嗽、

表 8-1　ELD 的分类

分类	主要疾病
气道病变	变应性支气管肺曲霉病 支气管中心性肉芽肿病(BG) 支气管哮喘
肺实质病变	已知原因的嗜酸性粒细胞性肺浸润(继发性) 寄生虫感染 药物反应 原因不明的嗜酸性粒细胞性肺浸润(特发性) 单纯型肺嗜酸性粒细胞增多症(Löffler 综合征) 急性嗜酸性粒细胞性肺炎 慢性嗜酸性粒细胞性肺炎
系统性病变	嗜酸性肉芽肿性多血管炎(eosinophilic granulomatosis with polyangiitis,EGPA) 特发性高嗜酸性粒细胞综合征(idiopathic hypereosinophilic syndromes,IHES)

胸闷和气喘等,部分患儿有发热。可以是急性、亚急性或慢性起病,病情轻重不一,可以是一过性轻微症状,也可出现严重呼吸衰竭致死。对伴有喘息症状者注意考虑 ABPA、EGPA 和 CEP,多系统累及提示 EGPA 或 IHES。现将常见的 ELD 分述如下。

(1) 单纯型肺嗜酸性粒细胞增多症(simple pulmonary eosinophilia,SPE,或称 Löffler 综合征):蛔虫是 Löffler 综合征最常见的病因。一般症状轻微,常见症状为低热、乏力、咳嗽、咳痰,胸部查体常无阳性体征,外周血嗜酸性粒细胞升高,影像学检查可见短暂的游走性阴影。

(2) 急性嗜酸性粒细胞性肺炎(AEP):好发人群为青少年和成人。临床表现以发热、呼吸困难,呈进行性加重为主要特征。AEP 诊断标准:①急性呼吸系统症状(呼吸急促、咳嗽),伴有发热(持续时间≤1 个月,通常<7 日);②肺部影像学提示双肺弥漫性浸润;③空气环境条件下 PaO_2<60mmHg 或 PaO_2/FiO_2<300mmHg 或氧饱和度<90%;④肺嗜酸性粒细胞[支气管肺泡灌洗液(BALF)中 EOS>25%,>40% 更具有诊断意义]或肺活检提示嗜酸性粒细胞肺炎;⑤排除其他 EOS 增多肺疾病，包括寄生虫、真菌等病原体所致肺部感染及药物反应等。

(3) 慢性嗜酸性粒细胞性肺炎(CEP)：CEP 起病隐匿，中年女性多见，临床表现无特异性，可表现为咳嗽、发热、喘息、体重下降、进行性呼吸困难等，常有外周血 EOS 增多，胸部影像学检查表现为双侧肺周围浸润，特异性影像学表现为“肺水肿反转征”。BALF 中 EOS>25%。排除药物、寄生虫感染等其他明确病因的 ELD。

(4) 嗜酸性肉芽肿性多血管炎(EPGA)：是一种可累及全身多个系统的、少见的自身免疫性疾病，主要表现为外周血及组织中 EOS 增多、浸润及中小血管的坏死性肉芽肿性炎症，在 30%~35% 的 EGPA 患者中可以检测到髓过氧化物酶(MPO)特有的 ANCA。受累组织活检病理结果为诊断“金标准”，典型的 EGPA 病理特点为坏死性的血管炎、EOS 浸润和血管外肉芽肿形成。2018 年《嗜酸性肉芽肿性多血管炎诊治规范多学科专家共识》中的诊断标准：①哮喘；②外周血 EOS 增多(>10% 或绝对值≥1.5×10^9/L)；③单发或多发性神经病变；④非固定性肺浸润；⑤鼻窦炎；⑥活检见血管外 EOS 浸润，以上 6 条符合 4 条可诊断为 EGPA。注：①哮喘指的是哮喘样表现，包括喘息及呼气相弥漫高调的啰音等。

(5) 变应性支气管肺曲霉菌病(ABPA)：ABPA 多发生于哮喘、囊性纤维化患儿，典型临床表现为反复发作的喘息、咳嗽、咳痰，慢性期出现肺纤维化导致呼吸困难，支气管扩张合并感染。CT 典型特征为中心型支气管扩张，高密度管状、指套状黏液嵌塞征。2013 年国际人类与动物真菌学学会(ISHAM)提出了新的 ABPA 诊断标准，在这一诊断标准的基础上，结合我国的疾病分布特点和临床实际情况，中华医学会 2017 年提出以下诊断标准：诊断 ABPA 须具备第 1 项、第 2 项和第 3 项中的至少 2 条：①相关疾病：a. 哮喘；b. 其他：支气管扩张症、慢阻肺、肺囊性纤维化等。②必需条件：a. 烟曲霉特异性 IgE 水平升高，或烟曲霉菌皮试速发反应阳性；b. 血清总 IgE 水平升高>1 000U/ml，如果满足其他条件，<1 000U/ml 也可考虑诊断。③其他条件：a. 血 EOS 计数>0.5×10^9 个/L；b. 影像学与 ABPA 一致的肺部阴影；c. 血清烟曲霉特异性 IgG 抗体或沉淀素阳性。

(6) 寄生虫感染：诊断主要基于以下几点：①寄生虫流行疫区生活史；②发热、呼吸道症状及哮鸣音；③胸部影像学提示肺部浸润影；

④外周血 EOS 中升高；⑤寄生虫特异性补体结合试验阳性，粪便找到寄生虫卵，血清学检测抗体阳性。同时满足以上几点即可诊断。

(7) 特发性高嗜酸性粒细胞综合征(IHES)：仅 40% 累及呼吸系统，主要累及心脏和中枢神经系统等多个系统，诊断依赖持续 6 个月以上高嗜酸性粒细胞血症(1.5×10^9/L)。

2. 辅助检查

(1) 实验室检查

1) 嗜酸性粒细胞：一般认为，外周血 EOS 百分比较 EOS 的绝对值的准确性差，故诊断时更多采用 EOS 绝对值。通常将其绝对值计数$(0.5\sim1.5)\times10^9$/L 定为轻度增多，$(1.5\sim5.0)\times10^9$/L 为中度增多，超过 5.0×10^9/L 为重度增多。除部分 AEP 外，其他 ELD 外周血多有 EOS 增高。BALF 中 EOS 增高的百分比与经肺活检获得的组织 EOS 数有较好相关性，故评价 BALF 中 EOS 增加仍用百分比。由于部分 ELD 不伴有外周血 EOS 增多，BALF 可能为 ELD 提供第一线甚至是仅有的诊断指标，但对 BALF 中的细胞是来自气道还是肺泡往往难以确定。正常情况下 BALF 中 EOS 不超过 1%，超过 5% 被定义为 EOS 增多，但在 5%~25% 之间常常是非特异性的，除 ELD 外，也可见于其他间质性肺病(如特发性肺纤维化)，超过 25% 被定义为重度增多，主要见于 SPE、AEP、CEP、IHES 和 EPGA 等。

2) 免疫学指标：ELD 多有血清总 IgE 水平增高，明显增高者提示 ABPA，血清 ANCA(+)提示 EPGA。

3) 肺功能检测：在 AEP、CEP 多显示为限制性通气功能障碍，而在 ABPA、BG、EPGA 常显示阻塞性通气功能障碍。

4) 肺活检：经支气管肺活检(TBLB)或开胸肺活检能显示 EOS 肺浸润的证据并排除其他病变，对 ELD 的诊断有一定的帮助，被认为是本类疾病诊断的金标准，对 EPGA 和 BG 的确定诊断可能必要，对 AEP 和 CEP 也有帮助，但对 ABPA、IHES、寄生虫感染和药物反应多无必要，因而主要适用于经临床、影像及支气管镜检查仍不能确定诊断者。值得注意的是嗜酸性粒细胞浸润在组织里的分布是不均匀的，如果活检组织偏小可能会导致漏诊，而 BALF 的诊断价值可能大于肺活检，必要时应结合临床综合判断。

（2）影像学检查：胸部X线表现可为肺部片状或云雾状的浸润性阴影，HRCT有可能提示某些特异的诊断，如短暂的游走性浸润提示SPE，广泛的双肺外侧浸润影提示CEP，近端支气管扩张和分支样黏液栓影提示ABPA。

3. 诊断　ELD共同特征包括：①肺部阴影伴或不伴外周血EOS增多；②肺活检证实肺组织中EOS增多；③BALF液中EOS增多。

绝大多数ELD常伴有外周血EOS增多，较容易考虑到该诊断。外周血EOS不高不能否定ELD的诊断，详细的病史有助于诊断。但应当注意，外周血EOS可因糖皮质激素的应用促使EOS转存到组织或凋亡，而在几个小时内从血流中消失，因此在外周血常规及细胞分类检查前应用糖皮质激素可能会导致ELD的漏诊。此外，AEP病初外周血EOS多不增高，这与其他嗜酸性粒细胞性肺炎不同，应当特别注意以避免漏诊。

【鉴别诊断】

1. 过敏性肺炎　过敏性肺炎有多种致病原，其中以放线菌最常见。临床主要表现为干咳、呼吸困难、发热、寒战。外周血EOS、血清IgE均正常；镜检正常；胸部X线检查表现为斑点状或弥散性浸润。

2. 肉芽肿性多血管炎（韦格纳肉芽肿）　病变主要累及上、下呼吸道和肾脏，较少累及胃肠道、神经、心脏组织，而肺变应性肉芽肿性血管炎也常累及上呼吸道。典型的肺部侵犯表现为多发性、双侧性、结节性空腔浸润。肾脏受累是肉芽肿性多血管炎的一个最重要的临床特征，典型病理改变为小动静脉的坏死性血管炎伴血管内或血管外肉芽肿形成。

【治疗策略】

明确病因为此类疾病的诊治关键，但相当一部分患者询问不出确切的病因。Löffler综合征为自限性疾病；寄生虫感染时可予驱虫治疗；停用可疑药物；真菌感染予抗真菌治疗。糖皮质激素目前仍是ABPA、AEP、CEP、IHES等ELD治疗的一线治疗用药。奥马珠单抗（omalizumab）等生物制剂有望为此类疾病治疗提供更多益处。

【疾病预防】

避免环境暴露，定期随访。

附：嗜酸性粒细胞性肺炎诊断流程图

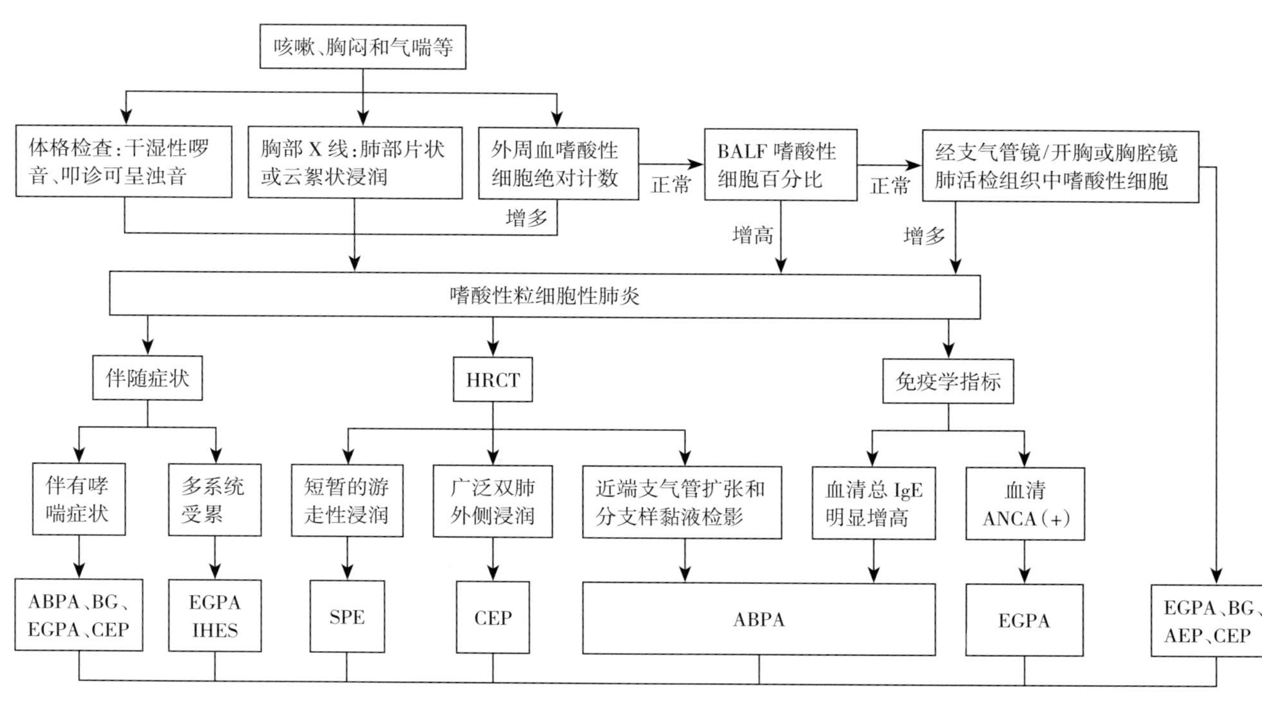

（农光民）

参考文献

1. 张德平．嗜酸粒细胞性肺病：亟待澄清认识．中华结核和呼吸杂志，2011，34(7)：537-539.
2. SUZUKI Y，SUDA T. Eosinophilic pneumonia：A review of the previous literature，causes，diagnosis，and management. Allergology International，2019，68(4)：413-419.
3. 嗜酸性肉芽肿性多血管炎诊治规范多学科专家共识编写组．嗜酸性肉芽肿性多血管炎诊治规范多学科专家共识．中华结核和呼吸杂志，2018，41(007)：514-521.
4. AGARWAL R，CHAKRABARTI A，SHAH A，et al. Allergic bronchopulmonary aspergillosis：review of literature and proposal of new diagnostic and classification criteria. Clinical & Experimental Allergy，2013，43(8)：850-873.
5. 中华医学会呼吸病学分会哮喘学组．变应性支气管肺曲霉病诊治专家共识．中华医学杂志，2017，97(34)：2650-2656.

第四节　肺泡蛋白沉积症

【疾病概述】

肺泡蛋白沉积症（pulmonry alveolar proteinosis，PAP）是一种罕见的慢性肺部疾病，18 岁以下儿童年发病率约 2/100 万。以肺泡腔内充满富含脂质、过碘酸希夫（periodic acid-Schiff，PAS）染色阳性的蛋白物质为主要特征，并因此影响肺换气功能，出现呼吸困难与缺氧等表现，部分患儿进行性加重而出现呼吸衰竭，预后不佳。

1. 病因与发病机制　PAP 以肺泡腔内肺表面活性物质积聚为特征，被认为与肺泡表面活性物质代谢异常有关。肺泡表面活性物质是蛋白质与脂质的混合体，主要由磷脂、胆固醇和表面活性蛋白组成，后者包括 4 种表面活性蛋白（surfactant protein，SP），即 SP-A、SP-B、SP-C 和 SP-D，相关基因分别为 *SFTPA*、*SFTPB*、*SFTPC* 和 *SFTPD*。肺泡表面活性物质主要存在于肺泡内气液界面，主要功能是降低肺泡气-液界面张力，防止肺泡萎陷。肺泡表面活性物质由Ⅱ型肺泡上皮细胞产生、储存并分泌，可通过Ⅱ型上皮细胞回收再循环利用，也可通过肺泡巨噬细胞吞噬并清除。在肺泡表面活性物质的代谢稳态中，粒细胞-巨噬细胞集落刺激因子（GM-CSF）至关重要。GM-CSF 可由肺泡上皮细胞分泌，在中性粒细胞、单核-巨噬细胞系统的繁殖与分化方面起重要促进作用，同时 GM-CSF 通过与肺泡巨噬细胞表面的受体结合，促进其最终分化，刺激其对表面活性物质的吞噬与降解，维持肺泡表面活性物质的正常代谢稳态。

多种原因导致肺泡表面活性物质分泌量与性质的改变或影响表面活性物质的清除均可导致 PAP，根据其病因与发病机制的不同，儿童 PAP 分为以下 4 种：

（1）先天性 PAP（congenital PAP）：此类患儿包括一组遗传因素导致的 PAP，如先天性 SP 代谢缺陷、赖氨酸尿性蛋白不耐受（lysinuric protein intolerance，LPI）、甲硫酰转移 RNA 合成酶（methionyl-transfer RNA synthetase，MARS）变异体。多数患儿新生儿期或婴儿早期发病，病理上主要表现为肺间质改变，而肺泡蛋白沉积相对较轻。

1）先天性 SP 代谢缺陷：SP 编码基因突变影响相关蛋白产生与功能，包括 *SFTPB*、*SFTPC*、*ABCA3* 和 *NKX2-1* 基因突变，造成 SP-B、SP-C、ABCA3 蛋白及甲状腺转录因子 1（TTF1）的缺乏或功能紊乱。表现为家族性或散发性肺部疾病，临床表现差异较大，可在新生儿期发生呼吸窘迫综合征，部分患儿表现儿童或成人期间质性肺部疾病。

2）LPI 系常染色体隐性遗传，由于溶质载体家族 7 成员 7（solute carrier family 7 member 7，*SLC7A7*）基因突变导致上皮细胞膜上的赖氨酸、精氨酸和鸟氨酸转运缺陷所致。同时 SLC7A7 的表达是 GM-CSF 的靶点，而 *SLC7A7* 基因突变可引起肺泡巨噬细胞 GM-CSF 活性下降。LPI 临床表现为多系统损害，包括发育不良、厌食、呕吐、腹泻、嗜睡和昏迷等。呼吸系统可表现为进行性呼吸窘迫导致呼吸衰竭，并威胁生命。但并非所有患有 LPI 的儿童都会出现 PAP。

3）MARS 变异体：系 *MARS1* 基因突变，仅有少数文献报道，主要发生在法国留尼汪岛。这种基因在肺以外的组织中表达，患儿常表现其他系统器官有关的症状。肺部受累始于婴儿期，可能进展为肺纤维化伴胆固醇肉芽肿。

（2）原发性 PAP（primary PAP）：原发性 PAP 是指肺泡蛋白沉积为主要或唯一表现者，包括遗传性 PAP（hereditary PAP）和自身免疫性 PAP（autoimmune PAP），均因 GM-CSF 信号通路受影响所致。与先天性 PAP 病理上主要表现为肺间质改变而肺泡蛋白沉积相对较轻不同，此类 PAP 的病变常局限于肺泡腔，表现肺泡蛋白沉积为主，几乎不影响肺间质。

1）遗传性 PAP：特指 GM-CSF 受体遗传性缺陷所致的 PAP。GM-CSF 受体（CSFR）有 α（CD116）、β（CD131）两个亚单位，其编码基因为 *CSF2RA* 和 *CSF2RB*，后者与 IL-3 受体、IL-5 受体共用。*CSF2RA* 和 *CSF2RB* 的突变可阻碍 GM-CSF 的信号转导并引起 PAP。*CSF2RA* 突变目前仅见于儿童的报道，为常染色体隐性遗传，*CSF2RB* 突变则新生儿及成人均有报道。

2）自身免疫性 PAP：主要发生于成人，常与抗 GM-CSF 抗体有关。高达 90% 左右的 PAP 属于此类。由于抗 GM-CSF 自身抗体可竞争性抑制内源性 GM-CSF 与其受体的结合，从而阻断了 GM-CSF 的信号转导，造成了一种活性 GM-CSF 缺乏的状态，引起肺泡巨噬细胞各项功能的减低，包括表面活性物质清除功能的障碍而引起 PAP。正常人在生理状态下产生这种自身抗体的概率很低，有自身免疫性疾病的患儿比正常人更易产生这种抗体。

（3）继发性 PAP（secondary PAP）：以成人为主。与成人 PAP 相似，可由以下疾病引起。

1）感染：如诺卡氏菌、结核分枝杆菌、细胞内鸟分枝杆菌、肺孢子菌、HIV 等。

2）血液系统恶性肿瘤：如淋巴瘤、白血病和 GATA 结合蛋白 2 基因（*GATA2*）单倍体不足，后者常伴骨髓增生异常综合征。

3）免疫缺陷：HIV 感染，严重的联合免疫缺陷（尤其是腺苷脱氨酶缺乏症）或 *GATA2* 突变。

4）风湿性疾病：如全身性幼年特发性关节炎。

5）暴露于吸入的化学物质（杀虫剂、烟雾）和矿物质（二氧化硅、铝和钛）。

（4）特发性PAP（idiopathic PAP）：部分患儿经过基因分析、GM-CSF抗体等系列检查始终未能明确病因。

2. 病理　病理表现以肺泡内有PAS染色阳性的磷脂蛋白样物质沉积为特征，可伴肺泡间隔淋巴细胞浸润、水肿、成纤维细胞增生及胶原沉积，导致小叶内间隔和小叶间隔增厚，但不同类型PAP的病理差异较大。原发性PAP主要表现肺泡内PAS阳性的颗粒状脂蛋白样物质的积聚，伴充满PAS阳性物质的大巨噬细胞，其他异常如肺泡间隔纤维化或炎症反应通常不存在。先天性PAP患儿最显著的组织病理学特征是间质增厚、Ⅱ型肺泡上皮细胞增生并伴胆固醇结晶，脂蛋白样物质在肺泡腔的积聚（肺泡蛋白沉积）虽然可见，但不如原发性PAP明显。电镜下可见肺泡腔内有絮状和颗粒状沉积物，肺泡Ⅱ型上皮细胞增生，胞质内有板层小体，肺间质增宽，可见成纤维细胞增生和大量胶原及弹性纤维，还可有淋巴细胞和肥大细胞浸润。

【诊断】

1. 临床表现　临床表现多样化，发病年龄和严重程度取决于PAP种类和受累基因。典型症状为进行性加重的气急与呼吸困难，但缺乏特异性。多数患儿起病缓慢，甚至长期无临床症状未得到重视，健康体检或感冒后行肺部X线检查而发现，症状一般比影像学表现轻。早期多有活动后气急或呼吸困难，表现运动不耐受。咳嗽也是主要症状之一，多为干咳，偶尔可有咯血。随病情发展，可因反复感染肺炎，而出现发热、咳少量白痰或黄痰。经抗生素治疗后，临床症状缓解，而肺部阴影不消退。可逐渐出现婴幼儿生长发育落后、体重增长缓慢或下降、胸痛、咯血及食欲减退，严重者出现发绀和严重气急。少数患儿急性起病，以进行性呼吸困难为特点，尤其是先天性PAP，可在新生儿早期起病，并很快出现呼吸衰竭。

体征较少，可有慢性缺氧体征，如发绀、杵状指/趾等。肺部一般无干湿啰音，部分可闻及捻发音或爆裂音（crackles）。

2. 辅助检查

(1) 影像学检查：典型胸部 X 线片显示对称性、双侧弥漫性肺泡浸润阴影，高密度阴影内可见肺纹理影和增厚的网格状小叶间隔。磨玻璃样阴影以肺门周围及中下肺野分布为主，类似肺水肿，但无心脏扩大及胸腔积液。不对称及肺尖分布罕见。也可表现两侧广泛分布的结节状阴影，密度不均匀，大小不等，边缘模糊，部分融合，伴有小透亮区。胸部 CT、尤其是高分辨 CT 对 PAP 的诊断价值很大，主要表现磨玻璃样阴影伴网状分隔与实变，而网状分隔常分布在磨玻璃阴影之上形成多边形改变，为 PAP 特征性的碎石路征（crazy paving appearance）。但碎石路征并非 PAP 特有，凡具备形成磨玻璃阴影和小叶间隔增厚等病理表现的疾病均可有此特征，如多种原因引起的肺炎（肺孢子菌肺炎、类脂性肺炎、阻塞性肺炎、急性放射性肺炎和药物性肺炎等）、肺结核、肺出血及一些弥漫性肺间质和实质性疾病。

(2) 肺功能测定：以限制性通气功能障碍为特征，伴弥散功能减低。

(3) 支气管镜检查与肺泡灌洗：气管与支气管黏膜肉眼检查一般正常，部分可有感染性炎性变。典型肺泡灌洗液呈乳白色米汤样或浅黄色，静置后管底可见与灌洗液颜色相同的泥浆样沉淀物。但如灌洗区域正常或病变较轻，可为正常颜色。镜下检查提示为 PAS 染色阳性的脂蛋白样物质。细胞学检查显示，细胞数明显增多，以巨噬细胞为主，可见巨噬细胞增大泡沫状。细胞外有球状透明均质性物质，PAS 染色阳性。超微结构显示许多板层体，类似髓磷脂。

(4) 肺组织病理检查：有助于确认，但通常不需要。由于基因诊断费时较长，可能延误部分呼吸衰竭新生儿的及时诊断与治疗，此类患儿肺活检可尽快获得诊断和治疗。此外，部分患儿病理上符合先天性 PS 代谢缺陷，但未发现基因突变，可能存在目前尚未发现的基因缺陷。

(5) 实验室检查

1) 基因筛查：基因诊断是先天性 PAP 的金标准，检测 *SFTPB*、*SFTPC*、*NKX2.1*、*ABCA3*、*SLC7A7* 等基因突变有助于诊断先天性 PAP；

CSF2RA 和 *CSF2RB* 基因突变检测则有助于诊断遗传性 PAP。

2）抗 GM-CSF 抗体测定：有助于诊断自身免疫性 PAP。尽管灵敏度很高，但其特异性有限，抗 GM-CSF 抗体也可能存在于炎症性肠病或恶性肿瘤等自身炎症性疾病患儿中。

3）其他：外周血象多为正常，部分患儿可因慢性缺氧引起红细胞和血红蛋白增高。血气分析呈现不同程度的低氧血症，可有过度通气。多数患儿有 LDH 升高，常提示自身免疫性 PAP。

3. 诊断标准　儿童 PAP 的确诊主要依据支气管镜下肺泡灌洗液检查，病理检查虽是诊断的金标准，但大多不需要。下列情况应考虑到本病可能，并进行肺泡灌洗检查：

(1) 不明原因呼吸困难，或伴咳嗽，尤其有慢性缺氧体征如杵状指/趾。

(2) 肺功能表现弥散功能低下，或伴限制性通气功能障碍。

(3) 影像学表现间质性病变，以对称性肺磨玻璃样改变为特征，伴网状小叶间隔增厚，呈现碎石路征。病变以双侧中下肺野及肺门周围为著。

对 2 岁以下疑似 PAP 患儿通常需要基因检测来确定先天性 PAP，针对以下情况应进行基因筛查。

(1) 新生儿期或婴儿期严重不明原因肺部疾病。

(2) 高分辨率计算机断层扫描（HRCT）显示弥漫性肺病变，累及全肺。

(3) 肺活检组织病理学检查显示有先天性 PAP、脱屑性间质性肺炎，非特异性间质性肺炎或婴儿慢性肺炎。

(4) 电镜（EM）显示板层体异常或缺如。

对疑似 PAP 年长儿童尤其是青少年，应检测血抗 GM-CSF 抗体测定，有助于诊断自身免疫性 PAP。

【鉴别诊断】

本病以进行性呼吸困难为主要症状，影像学以磨玻璃样阴影为特点，应与弥漫性间质损害为主的疾病相鉴别，如闭塞性细支气管炎、肺纤维化、结节病、肺含铁血黄素沉着症、肺真菌病及肺孢子菌肺炎等。通过支气管镜下肺泡灌洗鉴别并不困难。影像学上与肺水肿相似，但无心脏扩大，结合病史可鉴别。对先天性 PAP 早期发病者应注意排除新生儿肺炎、全身细菌感染、持续肺动脉高压、胎粪吸入、呼吸窘迫综合征、肺泡毛细血管发育不全及先天性心脏病尤其是肺静脉异位引流。

【治疗策略】

治疗策略取决于患儿的病因和严重程度。

1. 新生儿

(1) 呼吸与生命支持：*SFTPB* 或 *ABCA3* 突变所致 PAP 患儿常早期发病，伴严重呼吸衰竭，此类患儿常需机械通气，甚至用体外膜氧合进行生命支持，为确诊和肺移植争取时间。

(2) 药物和外科治疗：使用外源性表面活性物质治疗和全肺灌洗常常无效。糖皮质激素、阿奇霉素、羟基氯喹等抗炎治疗可能有一定的作用，但多只能延缓疾病进展。肺移植是唯一能改善预后的治疗方法。

2. 婴儿与年长儿童

(1) 全肺灌洗（whole lung lavage，WLL）：是目前治疗成人原发性 PAP 的标准方法。通过肺泡灌洗迅速清除肺泡中沉积的蛋白样物质，改善肺泡换气功能，部分患儿可持续缓解。基于成人患者的应用经验和少数儿科患者的良好效果，WLL 也推荐用于自身免疫性 PAP 伴中重度症状者及遗传性 PAP。但对其他类型 PAP 疗效不明确，应谨慎使用。对 SP 功能紊乱所致 PAP，WLL 通常无效，甚至可能增加风险。对于 *LPI* 和 *MARS1* 基因突变，WLL 有个例成功的报道。继发性 PAP 的治疗以去除病因为主，但 WLL 可改善肺部症状，等待潜在疾病的治疗。对于特发性 PAP 并伴有呼吸窘迫或运动不耐受、生长发育落后和肺动脉高压的患儿，可进行试验性 WLL，必要时尝试单个肺叶的灌洗，以缩短操作时间，提高安全性。

20 世纪 60 年代 Jose Ramirez-Rivera 首先提出肺灌洗的概念，早期在口服可待因基础上通过气管穿刺置入导管并注入生理盐水，通过改变体位达到灌洗各个肺段的目的。随着全身麻醉技术和可曲式支气管镜技术的应用与提高，全肺灌洗的技术方案不断得到优化并被广泛接受，5 年存活率显著提高。主要改良包括全身麻醉的常规应用、加大灌洗量、单独使用生理盐水、同时胸部叩打、一次治疗中成功完成两侧肺部的序贯灌洗及操作过程中部分体外膜氧合的支持等，但各中心的 WLL 技术性能存在很大的差异。

在年长儿和成人中，可采用双腔气管插管，一根用于肺通气，另一根用于肺灌洗。但在幼儿中，因气道狭小而无法采用双腔气管插管。有文献报道，部分或 WLL 通过标准气管插管和高压氧、联合纤维支气管镜完成。通常需要反复冲洗，直到回收的液体几乎不含可沉淀物质。临床症状和动脉血氧分压（PaO_2）通常在一到几天内改善，但胸部 X 线片或 CT 上肺部病灶的消散可能需要更长时间。

WLL 术一般耐受良好。主要并发症为低氧血症，其他包括血流动力学不稳定、肺炎、脓毒症、呼吸窘迫综合征及气胸、胸腔积液等并发症。需要强调的是，WLL 应在有支气管镜和麻醉经验的中心进行，需要有经验的麻醉师与手术及护理团队的配合，娴熟的操作技术、术中与术后严密的护理观察对手术的安全性极为重要。对无法纠正的低氧血症、惊厥、发热（常提示感染）、心肺不稳定者应列为禁忌证。同时 WLL 本身只是对症治疗，并没有涉及 PAP 的病因，虽然 WLL 后病情可缓解，但会复发，需要再次或多次灌洗。

（2）重组 GM-CSF 的应用：重组 GM-CSF 应用可促进巨噬细胞清除表面活性物质，有益于控制病情，尤其适用于自身免疫性 PAP 伴高滴度 GM-CSF 抗体的患儿。目前 GM-CSF 被认为是 WLL 的补充或替代治疗，可作为辅助治疗用于 WLL 治疗无效或无法接受 WLL 的患儿。对儿童自身免疫性 PAP、WLL 治疗无效者推荐在 WLL 基础上加用吸入性 GM-CSF。

（3）肺移植与造血干细胞移植：对于由于严重的 *SFTPB*、*SFTPC*、*ABCA3* 或 *NKX2.1* 基因突变导致的先天性 PAP 患儿，肺移植是合适和有效的。但对自身免疫性 PAP 或 GM-CSF 受体功能障碍导致的遗传性 PAP 患儿，肺移植疗效不佳并可能有复发的风险。造血干细胞移植适用于 GM-CSF 受体功能障碍导致的严重遗传性 PAP。

(4) 免疫调节治疗:对成人顽固性自身免疫性 PAP,可采用免疫调节治疗如血浆置换(plasmapheresis)、利妥昔单克隆抗体(rituximab)等,但疗效个体差异较大。利妥昔单抗通过耗竭浆细胞减少 GM-CSF 自身抗体的产生。目前尚缺乏儿童应用的报道,对重症顽固性自身免疫性 PAP 可考虑试用。对于 *SFTPC* 和 *ABCA3* 突变引起的先天性 PAP,有建议采用抗炎治疗(如糖皮质激素、羟基氯喹和阿奇霉素),但临床效果不明确。对于其他类型的 PAP,则可能无效甚至是有害的。

(5) 其他治疗:原发病治疗很重要,尤其是继发性 PAP,应及时控制潜在的病因如血液系统恶性疾病。针对 *SFTPB* 基因突变、GM-CSF 受体遗传性缺陷等遗传因素导致的 PAP,已有动物实验研究通过基因治疗改善症状。LPI 患儿的治疗包括限制蛋白质饮食和补充口服瓜氨酸。由于 GM-CSF 自身抗体的存在可损害中性粒细胞杀菌活性,因而其全身防御能力下降,部分患儿尤其是不治疗的患儿可有曲霉菌、分枝杆菌及奴卡菌等机会菌感染,后者是除呼吸衰竭以外最常见的死亡原因,应及时应用抗菌药物控制继发的肺部感染。氧疗、支气管舒张剂及呼吸支持是控制病情、治疗呼吸衰竭的重要措施。一些恢复肺泡巨噬细胞脂质稳态的药物如过氧化物酶体增殖物激活受体 γ(PPARγ)活化剂 Pioglitazone、Statins 等,目前正处于临床研究中。

【预后】

临床转归多样,并因种类而异。*SFTPB* 或 *ABCA3* 基因突变者多病情发展迅速且危重,新生儿期即发生呼吸衰竭,在没有肺移植的情况下常在数个月内死亡。年龄较大的儿童中 *SFTPC* 或 *ABCA3* 突变常伴慢性间质性肺病,进展缓慢,部分患儿最终可能需要肺移植。GM-CSF 受体突变导致的遗传性 PAP 患儿常伴严重的进行性肺部疾病,但与先天性 PAP 不同,遗传性 PAP 患儿采用 WLL 有一定效果。

儿童自身免疫性或特发性 PAP 的预后多样化,有自然缓解或单次灌洗后症状长期缓解的报道,有些患儿可能需要每几个月灌洗一次,也有反复灌洗后呼吸状况仍继续恶化并导致死亡的报道。肺移植术后也可能复发。继发性 PAP 的预后与潜在基础疾病的病情密切相关。

附:肺泡蛋白沉积症诊治流程图

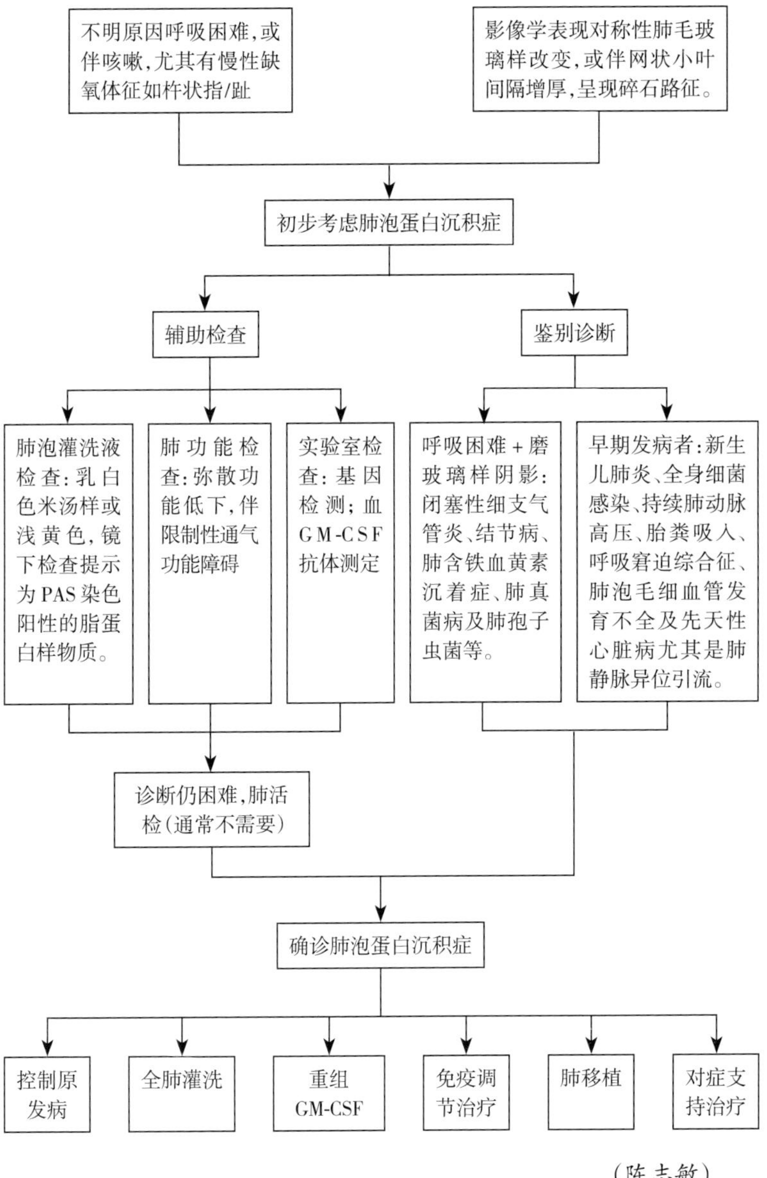

（陈志敏）

参考文献

1. HASSANZAD M,TASHAYOIE-NEJAD S,BOLOURSAZ M,et al. Pulmonary Alveolar Proteinosis in Children:Diagnosis and Treatment Outcomes. Tanaffos. 2021 ;20(4):363-367.
2. ANTONIU SA,RAJNOVEANU R,GRIGORE M,Antohe I. Pharmacotherapy options in pulmonary alveolar proteinosis. Expert Opin Pharmacother. 2020 ;21(11):1359-1366.
3. 许巍,申昆玲．儿童肺泡蛋白沉积症．中华实用儿科临床志,2018 ;33(4):317-320.

第五节　弥漫性肺泡出血综合征

【疾病概述】

弥漫性肺泡出血症(diffuse alveolar hemorrhage,DAH)是由多种病因导致的一种可危及生命的临床综合征,其主要临床表现为咯血/咳血丝痰、缺铁性贫血及低氧性呼吸困难,影像学上可见两肺弥漫性分布的浸润影。根据病因,DAH 分为免疫介导和非免疫介导两类,详见表 8-2,其中无特定病因的 DAH 称为特发性肺含铁血黄素沉着症(idiopathic pulmonary hemosiderosis,IPH)。IPH 多见于儿童,在中国儿童间质性肺疾病中,IPH 可能是首位的病因。国外文献报道 IPH 的年发病率为(0.24~1.23)/10 万,儿童期男女发病率无明显差异,目前我国尚无 IPH 确切的发病率统计。IPH 为排他性诊断,病理学上无肺泡毛细血管炎。因此,对于常规检查难以明确病因诊断的 DAH,有条件的应尽量争取肺活检,以除外其他疾病,尤其是肺泡毛细血管炎所致的 DAH。DAH 是临床上的危重症,病情凶险,但随着对 DAH 治疗经验的积累,其预后已较既往有所改善。

1. 病因及发病机制　非免疫介导 DAH 的发病机制与病原微生物侵害、理化刺激、肺循环压力过高等因素导致的肺小血管、肺泡毛细血管壁完整性被破坏或出凝血功能障碍有关,而免疫介导 DAH 的

表 8-2　DAH 的病因分类

免疫介导	非免疫介导
ANCA 相关性血管炎(AAV)	心脏疾病
肉芽肿性血管炎(GPA)	左心功能障碍
显微镜下多血管炎(MPA)	心脏瓣膜病
嗜酸性肉芽肿性血管炎(EGPA)	感染相关
孤立性肺泡毛细血管炎(IPC)	急性呼吸窘迫综合征(ARDS)
抗肾小球基底膜病(ABMAD)	特发性肺含铁血黄素沉着症(IPH)
系统性红斑狼疮(SLE)	凝血功能障碍
类风湿关节炎(RA)	放射性暴露
多发性肌炎/皮肌炎(PM/DM)	可卡因吸入
抗磷脂综合征(APS)	造血干细胞移植
IgA 型血管炎(HSP)	
药物诱导性血管炎	
冷球蛋白血症	
白塞氏病	
低补体血症荨麻疹性血管炎	
肺移植	

发病机制主要与免疫紊乱导致肺小血管、肺泡毛细血管壁损伤有关。

无特定病因的 DAH 被称为 IPH。IPH 的发病机制未明,可能与免疫、遗传、牛乳过敏、环境等因素相关,但缺乏进一步的确切依据。已有一些家族性病例的报道,提示该病可能存在遗传背景,但未发现与本病相关的候选致病基因。由于 IPH 患儿对肾上腺皮质激素和/或免疫抑制剂治疗显示出良好的近期效果,由此提示免疫机制参与了疾病的发生发展过程。文献报道 IPH 患儿中部分出现外周血 T 细胞亚群异常及免疫球蛋白增高。有学者观察到,临床上约有 25% 生存期超过 10 年的 IPH 患者相继发生如自身免疫性甲状腺炎、自身免疫性溶血性贫血、幼年特发性关节炎等自身免疫性疾病,因此,儿童时期的 IPH 患者应列入慢性病管理，定期随访，长期观察，可能所谓的 IPH，其实是某些疾病的早期表现。另有 IPH 患者同时合并麦胶性肠病（又称乳糜泻），血清中麦胶蛋白的 IgG、IgA 抗体测定滴度增高。但有关 IPH 发病机制的研究甚少，仍需深入系统的基础和临床研究来进一步阐明。

肺泡毛细血管反复出血，渗出的血液溶血后，其中珠蛋白部分被吸收，而含铁血黄素沉着于肺组织。含铁血黄素被巨噬细胞摄取，这些巨噬细胞产生炎性介质。如果反复出血，将导致慢性炎症及纤维化。失血及肺组织中铁的沉积导致缺铁性贫血。

2. 病理　病理资料显示，DAH 患者的肺大体检查见肺重量和体积增加，切面呈弥漫性棕色色素沉着。肺内含铁血黄素较正常高 5~2 000 倍。显微镜检查见肺泡上皮细胞退化、脱落和增生，局部肺泡毛细血管扩张，肺泡腔内含有大量含铁血黄素的巨噬细胞。根据病期不同可有不同程度的弥漫性肺间质纤维化表现。肺泡毛细血管炎导致的 DAH 病理学上可见肺间质尤其在小血管旁有中性粒细胞浸润。

而 IPH 患儿无肺泡毛细血管炎、肉芽肿或任何免疫复合物沉积的病理改变。

【诊断】

1. 临床表现　DAH 典型的临床表现为咯血、贫血和弥漫性肺浸润三联症，但在儿童常以缺铁性贫血为最早的临床表现，多缺乏呼吸道症状。如患儿出现皮疹、关节肿痛、尿异常等肺外表现，需仔细查找潜在的基础疾病，如 SLE、JIA、AAV、ABMAD 等自身免疫性疾病。

临床上可分为三期：急性出血期、慢性反复发作期、静止期或后遗症期。

（1）急性出血期：可有面色苍白、咯血、气促、咳嗽、疲乏等表现，合并感染时出现发热。小儿不会咳痰因而常无咯血，常以面色苍白为主要表现，有时伴呕血、黑便或轻度黄疸，久之出现疲乏、食欲缺乏、生长发育落后。严重病例可呈大咯血表现，导致急性呼吸衰竭。体征可有呼吸音增粗、湿啰音。贫血患儿可出现心尖部收缩期杂音。

（2）慢性反复发作期常有慢性咳嗽、气促及贫血所致的心悸、乏力，部分患儿出现肝脾大、杵状指/趾。

(3) 静止期或后遗症期稍有咳嗽、气促，常无咯血或贫血。病程后期可并发肺动脉高压、肺心病和呼吸衰竭。

2. 辅助检查

(1) 实验室检查

1) 血常规：常显示小细胞低色素性贫血。

2) 铁代谢检查：血清铁、转铁饱和度和血清铁蛋白浓度降低，总铁结合力升高，但不一定同时出现。典型的骨髓象为增生性红细胞生成和髓内铁储存降低。

3) 免疫指标：部分患者直接 Coombs 试验可呈阳性。伴乳糜泻者可检测抗麦胶蛋白麦醇溶蛋白抗体(AGA)。自身抗体，如 ANA、ENA 谱、ANCA、GBM 等有助于诊断潜在的自身免疫性疾病。

4) 痰液、胃液找含铁血黄素细胞(HLM)：可呈阳性，对于可疑病例，应反复多次检查以提高阳性率。

5) 支气管镜检查：急性出血期支气管腔内有时可见残余血液。支气管肺泡灌洗液通常(BALF)呈血性，而且灌洗液第 2 管较第 1 管颜色深。BALF 找 HLM 阳性率较高。

6) 病理检查：有条件者行肺活检除可在肺组织中发现含铁血黄素细胞和完整的红细胞诊断 DAH 外，更重要的是观察有无肺泡毛细血管炎、免疫复合物沉积、脉管炎、肉芽肿的存在。

(2) 胸部影像学检查：DAH 早期胸部 X 线片检查常无异常改变。随病情进展，各期呈现不同表现。

1) 急性肺出血期：两肺野透亮度普遍减低，呈磨玻璃样改变及大片云絮状阴影，以肺门及中下肺野多见，两侧多对称分布，肺尖、肋膈角及肺底表现较轻甚至不累及。在 HRCT 上，急性肺出血时表现为片状磨玻璃样阴影或实变。肺部病变经治疗后多在 1~2 周内明显吸收，有时可延续数月或反复出现。

2) 慢性反复发作期：两肺广泛分布的小结节影及细小的网状影。随着病变进展网状影渐渐增多变粗。若有新鲜出血，则在细网状影的基础上，同时有磨玻璃影出现。

3）静止期或后遗症期：肺纹理增多而粗糙，可有小囊样透亮区或纤维化改变，并可出现肺动脉高压和肺心病的 X 线征象。小叶间隔增厚和弥漫性小结节为亚急性期及慢性期表现。胸部 CT 尤其是 HRCT 可更早发现中下肺野弥漫性小结节状阴影，对本病的早期诊断有重要意义。

(3) 肺功能：早期肺功能正常，随着病情进展可以有限制性通气功能障碍和弥散功能障碍。急性出血时可合并一氧化碳弥散量(DLco)增高，慢性阶段 DLco 减低或正常，部分患者的肺功能异常可在肺出血吸收后恢复正常。

3. 诊断思路　本病的诊断要点如下。

(1) 原因不明的小细胞低色素性贫血。

(2) 反复咳嗽、气促，伴或不伴咯血。

(3) 胸部 X 线片或 CT 可见急慢性肺浸润。

(4) 痰、胃液或 BALF 检查可见 HLM。

(5) 肺组织活检可见含铁血黄素沉积及不同程度的纤维化。

(6) 需积极寻找潜在的病因，如排除其他原因的肺泡出血可考虑 IPH。

在对中国儿童间质性疾病的调查研究中显示，多数 IPH 病程较长，贫血可能为 IPH 患儿唯一的临床表现，部分患儿在诊断前被误诊为肺炎并贫血、缺铁性贫血、溶血性贫血等。痰或胃液找 HLM 是诊断 IPH 的主要诊断方法，需注意要反复多次的检查，必要时行支气管镜获取 BALF 进一步寻找 HLM。

值得注意的是，在一些长期随访病例中，原诊断 IPH 的患者若干年后表现为 SLE、AAV、肺肾出血综合征等疾病，因此，IPH 的诊断必须建立在除外继发性肺含铁血黄素沉着症的基础上，必要时可行肺活检，以确定是否存在肺泡毛细血管炎。定期复查相关血清学免疫指标，如自身抗体、类风湿因子、抗肾小球基底膜抗体、血沉等。

【鉴别诊断】

1. 血行播散型肺结核　此病常有不规则发热、盗汗、食欲缺乏、乏力、消瘦等症状，X 线显示肺部弥漫性粟粒状阴影，痰含铁血黄素巨噬细胞阴性，抗结核治疗有效。

2. 肺血管畸形　支气管动脉畸形可出现大咯血，但其导致的肺出血往往在肺内比较局限，并非两肺弥漫性浸润影，CT 血管成像或介入血管造影可显示异常的支气管动脉。

3. 支气管扩张　可表现为咳嗽、咯血、呼吸困难，但咳痰较明显，胸部 CT 可显示扩张的支气管和/或管腔内黏液栓。

4. 其他类型间质性肺病　可表现为咳嗽、呼吸困难、活动耐力下降，胸部 CT 可见两肺弥漫性浸润影，但通常无咯血、贫血，痰、胃液找含铁血黄素细胞阴性，支气管肺泡灌洗液不呈血性，支气管肺泡灌洗液中找含铁血黄素细胞阴性。

【治疗】

去除病因是 DAH 治疗的关键，出现急性肺出血时可危及生命，迅速处理十分重要。针对明确的免疫介导 DAH 及 IPH，常用的药物包括糖皮质激素、免疫抑制剂等。此外，对于明确病因诊断的 DAH，尚需根据病因制订个体化治疗方案。

1. 药物治疗

(1) 糖皮质激素：糖皮质激素目前仍是治疗首选药物，但其剂量和疗程，尤其是疗程仍缺乏循证医学的证据。一般认为，糖皮质激素治疗可明显改善患儿症状，其机制可能在于：强大的抗炎作用、抑制抗原抗体反应、抑制巨噬细胞进入炎症区域和其吞噬作用；减少毛细血管的渗出和减少肺纤维化。推荐剂量：泼尼松 1~2mg/(kg·d) 口服治疗 2 个月，逐渐减量至最低控制症状维持量，持续治疗 6 个月或更长时间。对严重威胁生命的 IPH 患儿，甲泼尼龙 10~20mg/(kg·d)，静脉滴注连用 3 日，病情缓解后改为口服泼尼松 1~2mg/(kg·d)，逐步减量同上；症状较重者，X 线病变未静止及减药过程中有反复的患儿，疗程应延长至 1~2 年。激素减量宜缓慢，停药过早易出现复发，复发时应调整激素用量，强调激素治疗的个体化。虽然激素可以减少急性期的复发率和病死率，但其长期疗效仍然有争议，而且全身性不良反应亦显而易见，包括易感染、生长迟缓、下丘脑-垂体-肾上腺轴的抑制、骨质疏松、高血压、糖尿病、白内障、青光眼、肥胖等。小剂量糖质激素联合硫唑嘌呤等免疫抑制剂可以起到长期缓解以及预防复发的作用，且可减少激素的不良反应。

(2) 免疫抑制剂：对糖皮质激素效果不佳或激素剂量依赖、肺功能持续下降的患儿可考虑选用免疫抑制剂治疗。常用药物有硫唑嘌呤/6-巯嘌呤、环磷酰胺、甲氨蝶呤、环孢素 A、吗替麦考酚酯、他克莫司等，也有医学中心尝试应用吗替麦考酚酯、他克莫司等。

1) 硫唑嘌呤/6-巯嘌呤：小剂量的硫唑嘌呤联用糖皮质激素可能有较好的效果，剂量从 1~2mg/(kg·d) 增加到 3~5mg/(kg·d)，病情控制后适量维持约 1 年。有报道应用糖皮质激素无效后改硫唑嘌呤可使病情缓解。此外，还可选择 6-巯嘌呤，常与糖皮质激素联用。用药过程中应注意骨髓抑制，需密切监测白细胞。

2) 环磷酰胺：可用于较难控制的反复肺出血病患，剂量 1~2mg/(kg·d) 维持数月或酌减，用药过程需注意骨髓抑制、出血性膀胱炎等不良反应。此外，环磷酰胺有性腺毒性，但多为可逆性。

3) 甲氨蝶呤：与糖皮质激素联用时，部分患儿取得较好疗效，剂量 10mg/(m^2·w)。不良反应为包括消化道反应、肝毒性、骨髓抑制、药物性肺炎等。治疗期间同时服用叶酸可降低 MTX 毒性。

4) 环孢素 A：一般在晚期肺纤维化时采用，予 5mg/(kg·d)。最主要不良反应为肾毒性，也可引起高血压、肝损、消化道反应等。

5) 吗替麦考酚酯：600mg/(m^2·d)，其副作用相对较少。

(3) 其他：羟氯喹：剂量 3~5mg/(kg·d)。羟氯喹的副作用相对较少。泼尼松和羟氯喹的联合治疗可使部分患儿获得长期缓解。需注意视野的改变。

(4) 重组 FⅦa 因子：经静脉全身或经气管插管肺内局部应用重组 FⅦa 因子有助于控制急性肺出血。

2. 对症支持治疗

(1) 一般治疗：急性发作应卧床休息，吸氧或正压通气。停服牛乳和乳制品，伴有麸麦过敏者予无谷胶饮食。合并感染时选用抗菌药物。

(2) 呼吸支持：严重出血时需气管插管机械通气，呼气末正压可限制毛细血管出血。常规机械通气失败后可考虑应用体外膜肺。

(3) 输血：严重贫血者需输血纠正贫血。

【疾病预防】

慢性期注意预防感染和锻炼肺功能，注意避免接触可能的变应原。有报道进行肺移植治疗的病例在术后复发，提示可能存在系统性的致病因素，目前肺移植疗效无法评价。

既往认为 IPH 预后较差，患者通常死于急性肺出血和呼吸衰竭。近年的病例报道显示 5 年生存率是 86%。IPH 的减药和停药需慎重，在用药方式的转换过程中更应注意个体化。同时加强对家属的教育和随访工作。尽早诊断、合理地运用药物治疗可能有助于改善预后。

➢ 附：肺含铁血黄素沉着症诊治流程图

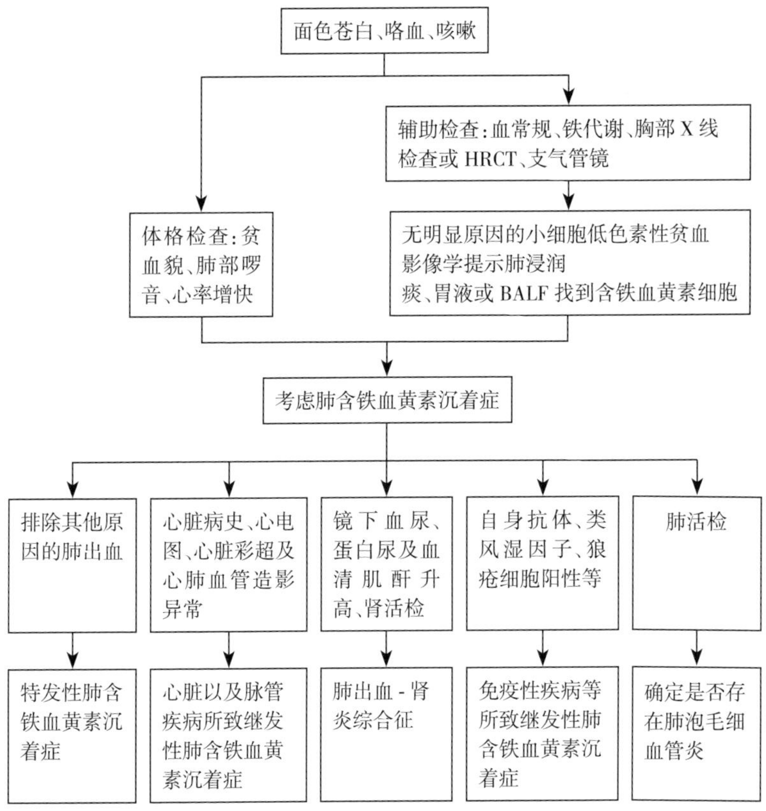

（农光民）

参考文献

1. 李燕,农光民.特发性肺含铁血黄素沉着症84例临床分析.临床儿科杂志,2009,27(4):347-349.
2. PARK JA. Treatment of Diffuse Alveolar Hemorrhage:Controlling Inflammation and Obtaining Rapid and Effective Hemostasis. Int J Mol Sci,2021,22(2):793.
3. KRAUSE ML,CARTIN-CEBA R,SPECKS U,et al. Update on diffuse alveolar hemorrhage and pulmonary vasculitis. Immunol Allergy Clin North Am,2012,32(4):587-600.
4. SAHA BK. Idiopathic pulmonary hemosiderosis:A state of the art review. Respir Med,2021,176:106234.
5. 中华医学会儿科学分会呼吸学组全国儿童弥漫性肺实质疾病/肺间质疾病协作组.儿童弥漫性肺实质疾病/肺间质疾病治疗建议(2018年版).中华儿科杂志,2019,57(1):5-8.

第九章　肺血管疾病

第一节　特发性肺动脉高压

【概述】

肺动脉高压(pulmonary arterial hypertension,PAH)是一个血流动力学概念,指肺小动脉病变导致肺动脉压力和阻力异常增高,而肺静脉压力正常。根据2019年世界肺高压大会的最新建议,PAH的诊断标准是在海平面状态下、静息时,右心导管检查评价肺动脉压(mean pulmonary artery pressure,mPAP)>20mmHg,肺动脉楔压(pulmonary artery wedge pressure,PAWP)≤15mmHg,肺血管阻力指数(pulmonary vascular resistance index,PVRI)>3WU·m^2。导致PAH的原因众多,特发性肺动脉高压(idiopathic pulmonary arterial hypertension,IPAH)是其中一种,指没有已知PAH相关基因突变、明确危险因素接触史和其他相关因素的一类肺动脉高压。国外资料显示,儿童PAH患者中57%为IPAH及遗传性PAH,36%为先天性心脏病相关PAH。估计IPAH患儿的发病率为0.47~2例/百万儿童,每百万儿童中IPAH患儿数为2.1~4.4例。

【病因】

IPAH病因不清,在诊断IPAH之前必须要排除遗传性PAH、药物和毒物相关PAH、疾病相关PAH(包括结缔组织病、HIV感染、门静脉高压、先天性心脏病、血吸虫病等)、对钙通道阻滞剂长期有效的肺动脉高压、具有明显肺静脉/肺毛细血管受累(肺静脉闭塞病/肺毛细血管瘤病)的PAH以及新生儿持续性肺动脉高压等疾病。

【诊断】

1. 临床表现　IPAH患儿的临床表现缺乏特异性。婴幼儿期可出现食欲差、倦怠、生长发育迟缓、易激惹、气急、多汗、心动过速、阵发性哭闹、用力后发绀等表现。儿童期最常见的症状是活动后乏力、气急、呼吸困难、晕厥,其他症状还有胸闷、胸痛、干咳、咯血、头晕、腹胀、运动诱发恶心、呕吐等。

IPAH 患儿的体征与肺动脉压力增高程度有关。主要体征包括右心室扩大导致心前区隆起,可合并抬举感;三尖瓣关闭不全可出现三尖瓣区收缩期反流杂音,肺动脉瓣区第二心音增强甚至亢进,肺动脉瓣关闭不全时出现舒张期杂音。右心衰竭时可出现颈静脉充盈或怒张、肝大、腹水、下肢水肿,但儿童出现右心衰竭体征者远少于成人患者。

2. 辅助检查

(1) 心脏超声:是最重要的筛查 PAH 的无创检查方法,可通过测量三尖瓣反流速度估测肺动脉收缩压,可显示心脏房室大小、评估右心室功能等,同时可随访病情变化。

(2) 胸部影像学检查:胸部 X 线片可见右心房、右心室增大,肺动脉段突出,肺门血管影增粗,周围血管纹理减少、呈枯枝样改变。胸部 CT 及大血管造影可用于排除有无肺部疾病、血栓栓塞等继发 PAH 的疾病。心脏 MRI 可直接评估右心室大小、形状、功能等。

(3) 心电图:PAH 患儿可出现右心房、右心室肥厚、电轴右偏等,晚期可出现房性心律失常。

(4) 右心导管检查:是诊断 PAH 的金标准,可直接测量肺动脉压力、PAWP、心输出量、全肺血管阻力指数、体循环血管阻力指数、心率、不同部位压力和血氧饱和度(如体循环、上下腔静脉、右房室、肺动脉等处)。同时可进行急性肺血管扩张试验,指导 PAH 治疗及判断预后,筛选出对口服高剂量钙通道阻滞剂(CCBs)有效的患儿,阳性患儿预后优于阴性患儿。此外,进行肺动脉造影还可以排查肺血管炎、肺静脉狭窄、肺动静脉瘘等继发疾病。

(5) 心肺功能评价:可采用 6 分钟步行距离试验和心肺运动试验进行评价。

(6) 其他检查:主要用于排查有无导致 PAH 的潜在病因。常规进行血常规、生化功能、甲状腺功能、自身抗体、HIV 和肝炎病毒抗体监测，排查 PAH 的潜在病因。可行肺功能和动脉血气分析以判断患儿有无通气功能及弥散功能障碍，以排查肺实质或气道疾病。肺通气灌注扫描排查有无血栓栓塞。睡眠呼吸监测排查睡眠障碍引起的肺动脉高压。腹部超声检查排除肝硬化、门静脉高压、肝脏血管畸形导致的 PAH。必要时还需行基因检查，排除遗传性 PAH。BNP、NT-proBNP 可作为评价患者右心功能和病情严重程度的重要指标。

3. 诊断 当发现婴幼儿生长发育迟缓、气急、多汗、用力后发绀以及儿童出现活动后乏力、呼吸困难等症状及伴随肺动脉压力增高的体征时应警惕 PAP 可能，需及时行心脏超声筛查、胸部 X 线片、心电图等检查进行筛查。由于导致 PAH 的病因众多，需逐一排查，在儿童患者发病率较高的基础疾病分别是先天性心脏病、左心疾病和呼吸系统疾病，代谢性疾病、遗传因素、肺发育性疾病、肿瘤性疾病、慢性血栓栓塞等疾病也可导致肺动脉高压，常规检查排除所有已知病因后可行心导管检查及急性肺血管扩张试验、完善遗传学检查后才能考虑 IPAH。

【鉴别诊断】

IPAH 是 PAH 中的一种类型，首先应该与导致 PAH 的其他疾病进行鉴别，包括遗传性 PAH、药物和毒物诱导的 PAH 及相关因素导致的 PAH（包括结缔组织病、HIV 感染、门静脉高压、先天性心脏病、血吸虫病、肺静脉闭塞病、肺毛细血管瘤病、新生儿持续性肺高血压等），通过病史、针对性检查可进行鉴别，排除了这些疾病才能诊断 IPAH。

其次，IPAH 的临床表现与导致肺动脉高压的其他疾病大多类似，通过右心导管造影及测压可区分肺动脉高压和 IPAH，导致前者的疾病包括左心疾病、肺部疾病和/或缺氧、慢性血栓栓塞以及多因素导致不明机制的肺动脉高压（包括血液系统疾病、全身性疾病、代谢性疾病、肿瘤性疾病、节段性肺高血压等），也应进行仔细鉴别。

【治疗】

PAH 患者治疗目标是达到低危状态，表现为良好的运动耐量、生活质量、右心功能和低死亡风险。常规治疗方法可根据 IPAH 患儿病情程度酌情选用,如果患儿病情允许应进行急性肺血管扩张试验,阳性反应的患儿建议采用 CCBs 治疗。靶向药物治疗主要是借鉴成人患者经验。

1. 一般治疗

(1) 运动康复治疗:建议患儿进行适度体力活动,以不出现呼吸困难、晕厥等症状为宜。

(2) 避免感染及低氧:积极预防肺部感染,可接种疫苗,避免高海拔地区及其他原因导致的低氧,减少 PAH 患儿肺血管收缩。

(3) 心理治疗:减轻患儿及家长的心理负担,增强控制疾病的信心。

2. 支持治疗

(1) 氧疗:应监测患儿血氧饱和度,当血氧饱和度低于 92% 时建议吸氧治疗。

(2) 抗凝剂:存在右心衰竭时应进行抗凝治疗。

(3) 正性肌力药物:合并右心衰竭的患儿短期使用洋地黄药物可增加心输出量,终末期患者可采用多巴胺、米力农等药物治疗。

(4) 利尿剂:患儿出现右心衰竭时使用利尿剂可减轻症状,但应避免过度利尿,要维持有效心输出量,存在高血红蛋白血症患儿使用利尿剂需谨慎,避免卒中及相关并发症风险。

3. 肺血管扩张剂 CCBs 适用于急性肺血管扩张试验阳性的 IPAH 患儿,长期服用高剂量 CCBs 可提高其生存率。根据心率情况选择不同种类 CCBs,基础心率较慢的患儿可选择硝苯地平 120~240mg/d,基础心率较快的患儿可使用地尔硫䓬 240~720mg/d,不推荐使用维拉帕米。通常先给予常规起始剂量,密切观察患儿血压、心率、心律、心电图和临床症状变化,数周内逐渐增加至最大耐受剂量。如果 CCBs 治疗后临床症状无明显改善,应尽早使用靶向治疗药物。艾森门格综合征患儿及 1 岁以下婴儿不推荐使用 CCBs。

4. 靶向治疗

(1) 前列环素类似物:可通过刺激环腺苷酸产生诱导血管平滑肌舒张,抑制其增殖,减少血小板聚集。伊前列醇、曲前列尼尔是 WHO

推荐的心功能Ⅲ、Ⅳ级 IPAH 患者的一线用药，但是目前没有统一推荐剂量。也有雾化吸入伊洛前列素治疗儿童患者的报道。

(2) 5 型磷酸二酯酶抑制剂：可选择性抑制 5 型磷酸二酯酶对环磷酸鸟苷的水解，提高环磷酸鸟苷浓度，增强其舒张血管的作用，同时抑制肺血管平滑肌细胞增生和肺血管重构。常用药物是西地那非，欧洲药监局批准该药应用于 1~17 岁儿童，推荐剂量为：年龄<1 岁，0.5~1mg/kg，每日 3 次；体重<20kg，10mg 每日 3 次；体重>20kg，20mg 每日 3 次。

(3) 内皮素受体拮抗剂：通过阻断内皮素 1 与其受体结合从而舒张血管。国内目前有波生坦和安立生坦两种药物。我国批准波生坦用于≥3 岁儿童 PAH 治疗，推荐用量为：体重<20kg，2mg/kg 每日 2 次；20~40kg，62.5mg/次，每日 2 次；>40kg，125mg/次，每日 2 次。

(4) 吸入一氧化氮：是一种选择性肺血管扩张剂，由血管内皮细胞产生。已用于治疗新生儿持续肺动脉高压。

5. 手术治疗

(1) 房间隔造口术：适用于 WHO 心功能Ⅳ级或反复晕厥、最大限度药物治疗病情无改善的患儿。

(2) 降主动脉-左肺动脉分流术：适用于肺动脉压力超过体循环血压的严重 IPAH 患儿。

(3) 肺移植：适用于药物治疗无效的严重 PAH 患儿。

【预防】

IPAH 自然预后差，缺乏靶向药物治疗的时代中位生存期仅 2.8 年，1、3、5 年生存率分别为 68%、48% 和 34%。靶向药物治疗后，我国研究报道，IPAH 患者 1、3 年生存率分别为 92.1%、75.1%；其中 IPAH 患儿的 2 年和 5 年生存率分别达到 90% 和 75%。影响 IPAH 患儿预后的危险因素包括右心衰竭、症状进展、生长发育迟缓、WHO 心功能分级为Ⅲ级或Ⅳ级、BNP 水平显著升高、心脏超声显示严重右心室扩大、心包积液、mPAP/平均体循环动脉压>0.75、平均右房压>10mmHg 以及 PVRI>20WU·m^2 等。

（陈莉娜　刘瀚旻）

参考文献

1. ROSENZWEIG EB, ABMAN SH, ADATIA I, et al. Paediatric pulmonary arterial hypertension: updates on definition, classification, diagnostics and management. Eur Respir J, 2019, 53: 1801916.
2. 中华医学会儿科分会心血管学组,《中华儿科杂志》编辑委员会. 儿童肺高血压诊断与治疗专家共识. 中华儿科杂志, 2015, 53(1):6-16.
3. 中华医学会呼吸病学分会肺栓塞与肺血管病学组, 中国医师协会呼吸医师分会肺栓塞与肺血管病工作委员会, 全国肺栓塞与肺血管病防治协作组, 等. 中国肺动脉高压诊断与治疗指南(2021 版). 中华医学杂志, 2021, 102(1):11-52.

第二节 肺栓塞

【概述】

肺栓塞(pulmonary embolism, PE)是以各种栓子阻塞肺动脉及其分支为发病原因的一组疾病或临床综合征的总称,包括肺血栓栓塞症(pulmonary thromboembolism, PTE)、脂肪栓塞综合征、羊水栓塞、空气栓塞、肿瘤栓塞等。其中,PTE 是最常见的肺栓塞类型。引起 PTE 的血栓主要来源于下肢的深静脉血栓形成(deep venous thrombosis, DVT)。PTE 和 DVT 合称为静脉血栓栓塞症(venous thromboembolism, VTE),两者具有相同的易患因素,是 VTE 在不同部位、不同阶段的两种临床表现形式。

儿童VTE发病率为(0.7~1.4)/10万。与成人相比,儿童PTE较为少见,常被漏诊,故其真正的发病率尚无确切数据。PE 的年龄分布呈双峰,高峰年龄为 1 岁以内的婴儿及伴有疾病或多种危险因素的年长儿(15~17 岁),性别上无差异,黑色人种儿童的患病率高于白色人种儿童。国外报道,住院儿童 PTE 的发生率为每年(0.49~5.7)/10 000。尤其是在 VTE 儿童,PTE 的发生率则更高,可达 11%~34%。儿童 PTE 的病死率可达 26%。因此,提高对肺栓塞的认识,及时诊断并治疗,非常必要。

【病因及发病机制】

任何引起静脉血流瘀滞、内皮损伤和血液高凝状态的因素(即Virchow三要素)均为VTE/PTE的危险因素,包括遗传性和获得性两类(表9-1)。儿童(28天~18岁)PTE最重要的危险因素为中心静脉置管,其他的原因有肿瘤(特别是急性淋巴母细胞白血病)、先天性心脏病、血管畸形、长期完全肠道外营养、创伤、外科手术/制动、局部感染、肾脏疾病、系统性红斑狼疮、狼疮抗凝集物(lupus anticoagulant)阳性、镰状细胞病、低血容量、肥胖、脑室分流以及药物(包括服用雌激素和精氨酸酶等)因素等。

PTE对生理学上的影响与肺循环受阻的程度、同时存在的心肺疾病以及血管活性介质有关。在儿童,栓塞对肺循环的阻塞<50%时,通常无临床表现,除非同时存在肺动脉高压或先天性心脏缺陷等心血管疾病。当急性肺部的栓子对肺循环的阻塞超过50%时,可引起右心室后负荷显著增加,引起右心室压力增高,肺动脉压升高、右心室扩张、三尖瓣反流和室间隔左移,左心室舒张末期容积减少和充盈减少,以及回左心血量减少,导致心排血量减少,体循环血压下降。右心室压力增高也可导致右侧冠状动脉受压,心肌缺血,大面积PTE可导致心肌缺血、心源性休克甚至死亡。PTE还导致通气血流比例失调而发生动脉低氧血症、右向左分流以及静脉血氧分压降低,并引起血管和气管活性因子释放,引起血管痉挛造成肺动脉高压和反射性的支气管收缩。PTE栓塞部位的肺组织血流减少,引起肺泡无效腔增加,使得肺脏不能有效清除CO_2,从而对气体交换产生影响。远端小栓子可能造成局部的出血性肺不张,引起局部肺泡出血,表现为咯血并可伴发胸膜炎和胸腔积液。

【诊断】

1. 临床表现　急性PTE的临床表现缺乏特异性。PTE可表现为无症状、非特异性症状、轻~重度低氧血症、右心功能衰竭、休克甚至死亡。儿童肺栓塞典型的症状包括气短、胸膜炎样胸痛以及咯血,84%青少年PE有胸痛症状。一般情况下,只有大面积PTE会引起典型的症状,而较小栓子的临床表现轻微。小年龄儿童不能叙述气短或

表 9-1 静脉血栓栓塞症的常见危险因素

遗传性危险因素	获得性危险因素		
	血液高凝状态	血管内皮损伤	静脉血流瘀滞
抗凝血酶缺乏	高龄	手术(多见于全髋关节或膝关节置换)	瘫痪
蛋白 S 缺乏	恶性肿瘤	创伤/骨折(多见于髋部骨折和脊髓损伤)	长途航空或乘车旅行
蛋白 C 缺乏	抗磷脂抗体综合征	中心静脉置管或起搏器	急性内科疾病住院
V因子 *Leiden* 突变(活性蛋白C抵抗)	口服避孕药	吸烟	居家养老护理
凝血酶原 *20210A* 基因变异(罕见)	妊娠/产褥期	高同型半胱氨酸血症	
Ⅻ因子缺乏	静脉血栓个人史/家族史	肿瘤静脉内化疗	
纤溶酶原不良血症	肥胖		
血栓调节蛋白异常	炎症性肠病		
纤溶酶原激活物抑制因子过量	肝素诱导血小板减少症		
非“O”血型	肾病综合征		
	真性红细胞增多症		
	巨球蛋白血症		
	植入人工假体		

胸痛，而且其心肺功能储备很好，这些会使 PTE 对血流动力学的影响减小。此外，发生 PE 的儿童通常有严重的原发病或基础病，其临床症状与 PTE 相似，因此会降低医生对 PTE 的警觉程度。PTE 的体征包括下肢 DVT 的体征、呼吸急促以及发热。任何年龄组的儿童，如出现不能解释的呼吸急促均提示有 PTE 的可能。其他有提示意义的体征包括急性右心衰竭、发绀、低血压、心律失常、苍白、晕厥或猝死。

2. 辅助检查

（1）疑诊相关检查

1）心电图：大多数病例表现为非特异性心电图异常。较多见的为 $V_1 \sim V_4$ 的 T 波改变和 ST 段异常，部分病例可出现典型的 $S_ⅠQ_ⅢT_Ⅲ$（及Ⅰ导 S 波加深，Ⅲ导出现 Q/q 波及 T 波倒置），其他心电图改变包括完全或不完全右束支传导阻滞、肺型 P 波及电轴右偏等。观察到心电图的动态变化对于提示 PTE 有较大意义。

2）胸部 X 线片：胸部 X 线片可表现为区域性肺血管纹理稀疏、肺野透光度增强，肺野局部浸润影、尖端指向肺门的楔形阴影、肺不张、右下肺动脉干增宽或伴截断征、肺动脉段膨隆及胸腔积液等。胸部 X 线表现缺乏特异性，仅凭胸部 X 线片不能确诊或排除 PTE。

3）超声心动图：可发现右心室后负荷过重的征象，包括右心室扩大、右心室游离壁运动减低、室间隔平直、三尖瓣反流速度增快、三尖瓣收缩期位移减低。如果超声发现右心系统（右心房、右心室及肺动脉）血栓，且临床表现符合 PTE，则可诊断。

4）下肢静脉超声：可用于诊断 DVT，对于有 PTE 临床症状者可间接提示 PTE 的诊断。但是，存在或不存在 DVT 都不能确诊或除外 PE。

5）D-二聚体：是交联纤维蛋白的可溶性降解产物，为特异性纤溶过程标志物。发生血栓栓塞时，D-二聚体可因纤维蛋白溶解而浓度升高。成人的研究显示，D-二聚体正常且临床评分低的患者可基本除外 PE。在儿童，虽然有报道 85% 的 PTE 儿童的 D-二聚体升高，但是其对于 PTE 的诊断价值较低，这是由于 D-二聚体升高可以由多种原因所致。而且，在大多数情况下，D-二聚体正常并不能排除儿童 PTE。因此，D-二聚体在儿童 PE 中的临床意义不如成人 PTE。

6）动脉血气分析：部分急性 PTE 常表现为低氧血症、低碳酸血症。

（2）确诊相关影像学检查

1）CT 肺动脉造影（computed tomorgraphy pulmonary angiography，CTPA）：CTPA 可以直观地显示肺动脉内血栓形态、部位及血管堵塞程度，对 PTE 诊断的敏感性和特异性均较高，且无创、便捷，目前已经成为确诊 PTE 的首选检查方法。PTE 的直接征象为肺动脉内低密度充盈缺损，部分或完全包围在不透光的血流之内，或者呈完全充盈缺损，远端血管不显影，间接征象包括肺野楔形条带状的高密度区或者盘状肺不张，中心肺动脉扩张及远端血管分布减少或消失等。此项检查的局限性在于，对亚段及以远端肺小动脉血栓的敏感性较差。因此，CTPA 结果阴性，提示 PTE 的可能性小但不能完全除外。

2）通气-灌注扫描：典型征象是肺段灌注扫描缺损与通气显像正常不匹配。其诊断 PE 的敏感性和特异性较好，且不受肺动脉直径的影响，尤其在诊断亚段以下 PE 中具有特殊意义。如果结果确定显示正常的灌注，则可临床除外 PTE 的诊断。但是其他引起肺血流通气失调的疾病可影响结果判读，如先天性心脏病患儿两肺的血流可能本身就不平衡，或者在同一肺内血流不平衡，而且，在左向右分流的患儿中其肺动脉中混合有动脉血，也会造成放射性核素的分布改变。因此，此项检查需结合临床进行判读，避免误诊。

3）磁共振（增强）：对 PTE 诊断的准确性与螺旋 CT 相仿，对诊断亚段以下的 PTE 较为困难，在儿童的应用经验较少。其优于 CT 之处是使患儿免于接触离子射线，所用对比剂更为安全，不使用含碘造影剂；但是磁共振更为昂贵，耗时长，需要专业人员进行操作及解读，此外，图像的质量需要患儿屏气配合，小年龄儿童需要麻醉下进行检查。

4）肺血管造影：是传统上诊断的金标准。PTE 的直接征象为肺血管内造影剂充盈缺损、伴或不伴 PTE 的间接血管造影征象为造影剂充盈缺损或肺动脉未充盈。该项检查为有创检查。随着 CTPA 的发展和完善，临床已较少应用，应严格掌握适应证。

（3）针对病因的相关检查：对于确诊的 PTE 患儿应进行病因相关的检查。包括抗凝血蛋白（抗凝血酶、蛋白 C 和蛋白 S）、抗磷脂抗体综合征相关检查(包括狼疮抗凝集物、抗心磷脂抗体和抗 β_2-糖蛋白 1 抗体)以及易栓因子相关基因等检测。

3. 诊断 对于存在危险因素,特别是多个危险因素的病例,需要有较强的诊断意识。临床高度怀疑的病例出现不明原因的呼吸困难、胸痛、咯血、晕厥或休克,或伴有单侧或双侧不对称性下肢肿胀、疼痛时,对诊断具有重要的提示意义。临床上确诊根据是否合并血流动力学障碍采取不同的诊断策略。对于血流动力学不稳定的患儿,如果条件允许,建议马上 CTPA 检查,以明确或排除 PTE。如果无条件做 CTPA 则建议床旁超声心动图检查,如果发现右心室负荷增加和/或肺动脉或右心腔内血栓证据,在排除其他疾病可能后,可按照 PTE 治疗。如果超声检查发现 DVT 的证据,则 VTE 诊断成立,并可以启动治疗。

确定 PTE 的患儿,应当进一步查找原因,包括感染、肿瘤、抗磷脂抗体综合征、炎性肠病、肾病综合征、易栓症等。

【治疗】

目前,儿童 PTE 的治疗方案大多基于一些小型的儿童研究、单中心研究或沿用成人的治疗经验。PTE 的治疗视患儿临床病情的危险程度而定。

1. 一般支持治疗 对于高度怀疑或确诊的急性 PTE 患儿,应严密监测生命体征、心电图及血气的变化,并给予吸氧、卧床休息、维持呼吸循环稳定。对于急性 PTE,如果血流动力学稳定,在充分抗凝的基础上,尽早下床活动。

2. 抗凝治疗 抗凝治疗是 PTE 基础治疗手段。血流动力学稳定者应接受抗凝治疗以防止血栓进一步延伸,并同时促进机体有效纤溶系统溶解以及形成的血栓,防止发生晚期并发症如血栓复发及血栓后综合征等。常用药物有普通肝素、低分子肝素以及维生素 K 拮抗剂。抗凝的标准疗程为至少 3 个月,如果 3 个月后血栓危险因素持续存在,需要继续抗凝治疗降低复发率。抗凝治疗期间需要评估出血风险,及时调整治疗策略。对于亚段 PTE,大多偶然发现,如果存在 VTE 进展危险因素或复发风险或者存在相关临床症状,建议给予至少 3 个月的抗凝治疗。

(1) 普通肝素:为首选静脉给药。先给予80U/kg,继之以18U/(kg·h)持续静脉泵入。在最初24小时内,每4~6小时监测一次APTT,根据APTT调整剂量,使得APTT在24小时内达到并维持于正常值的1.5~2.5倍。在治疗过程中监测APTT。UFH可能引起肝素诱导的血小板减少症。应在应用UFH的期间至少每隔2~3天进行一次血小板计数。如果血小板计数下降超过基础值的50%和/或出现动静脉血栓的征象时,应停用UFH。

(2) 低分子量肝素(LMWH):不同种类的LMWH的用量不同,通常1~2次/d,皮下注射。常用的那屈肝素85U/kg,每12小时1次;依诺肝素(克赛)100U/kg,每12小时1次。

(3) 华法林:在胃肠外初始抗凝(包括UFH、LMWH等)治疗启动之后,应根据临床情况及时转换为口服抗凝药物,最常用的是华法林。华法林一般应与普通肝素或低分子量肝素等重叠应用5日以上,当INR达到目标范围(2.0~3.0)后,停用肠道外抗凝。

(4) 其他抗凝药物:主要有Xa因子抑制剂和凝血酶抑制剂,代表药物有磺达肝癸钠、阿哌沙班、利伐沙班、比伐卢定、阿加曲班、达比加群酯等,其中,利伐沙班已获批可用于儿童,其他药物在儿科应用的安全性和疗效有待进一步证实。

3. 溶栓治疗　溶栓治疗的适应证:梗阻性心脏内血栓、双侧深静脉血栓、由于大面积血栓造成的急性器官功能不全。溶栓治疗可迅速溶解部分或全部血栓,恢复肺组织的再灌注,改善右心室功能,减少患儿的病死率。溶栓的时间窗一般定为14天之内,但是由于血栓的动态形成过程,对时间窗并不做严格的规定。溶栓前应充分评估出血的风险,作好输血的准备。常用的溶栓药物有尿激酶、链激酶和组织纤维蛋白溶酶原激活物(tissue plasminogen activator,tPA)。其中tPA在体外溶血栓的作用强于尿激酶和链激酶,而且对纤维蛋白特异性强,免疫原性弱。

4. 手术治疗　对于抗凝治疗、溶栓治疗失败或有禁忌证者,可考虑手术切除血栓,医疗单位须有施行手术的条件和经验。

【预后】

部分急性PTE治疗后血栓不能完全溶解、血栓机化、肺动脉内膜发生慢性炎症并增厚时，则可发展为慢性 PTE，此外，DVT 多次脱落反复栓塞肺动脉也可发展为慢性 PTE。血栓栓塞肺动脉后，血栓不溶、机化、肺血管重构致血管狭窄或闭塞，导致肺血管阻力增加，肺动脉压力进行性增高，最终可引起右心室肥厚和右心衰竭，称为慢性血栓栓塞性肺动脉高压（chronic thromboembolic pulmonary hypertension，CTEPH）。

➤ 附 1：肺栓塞诊断流程图

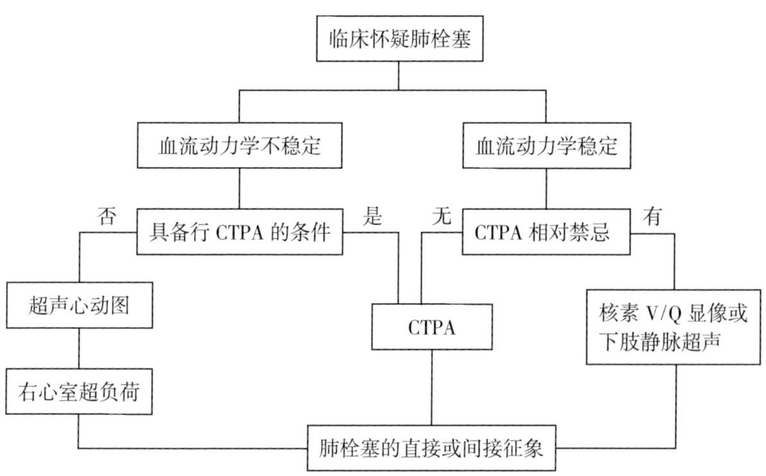

➤ 附 2：肺栓塞的治疗流程图

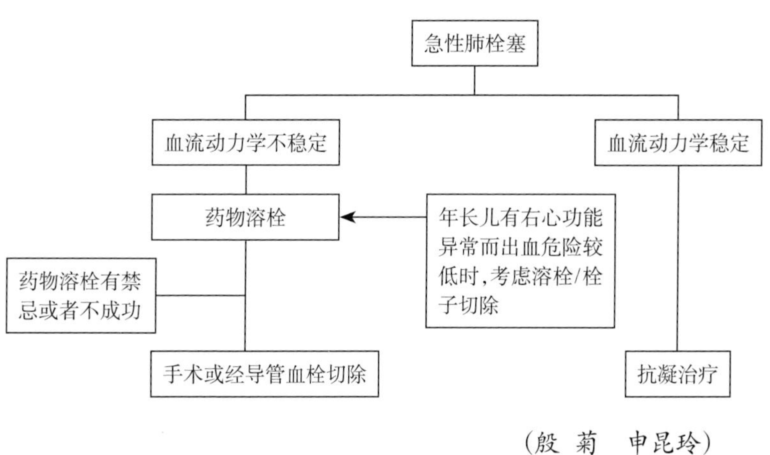

（殷　菊　申昆玲）

参考文献

1. 中华医学会呼吸病学分会肺栓塞与肺血管病学组,中国医师协会呼吸医师肺栓塞与肺血管病工作委员会,全国肺栓塞与肺血管病防治协作组. 肺血栓栓塞症诊治与预防指南. 中华医学杂志,2018,98(14):1060-1087.
2. RAJPURKAR M,BISS T,AMANKWAH E,et al. Pulmonary embolism and in situ pulmonary artery thrombosis in paediatrics. A systematic review. Thromb Haemost,2017,117:1-9.
3. BISS TT,BRANDÃO LR,KAHR WH,et al. Clinical features and outcome of pulmonary embolism in children. Br J Haematol,2008,142(5):808-818.
4. MONAGLE P,CHAN AK,GOLDENBERG NA,et al. Antithrombotic therapy in neonates and children:Antithrombotic Therapy and Prevention of Thrombosis, 9th ed:American College of Chest Physicians Evidence-Based Clinical Practice Guidelines. Chest,2012,141(2 Suppl):S 737-801.
5. 裴亮,刘春峰. 儿童急性肺血管栓塞的诊断与治疗. 中国小儿急救医学,2019,26(3):184-189.

第三节 血管环畸形

【概述】

血管环是由主动脉弓复合体发育异常导致的一组先天性血管畸形,Gross 在 1945 年首次提出这一概念,是由于胚胎期主动脉弓发育过程中多对腮弓和成对的背侧主动脉未能顺序融合吸收而形成的血管解剖异常,这些血管包绕气道和食管可产生相应的呼吸道和消化道症状。国际上把血管环畸形分为完全性血管环畸形和不完全性血管环畸形两大类。基于解剖特点,完全性血管环畸形在结构上形成完整的环将气管、食管包绕在中间而形成压迫,包括双主动脉弓、右位主动脉弓合并左侧导管/韧带或左位主动脉弓合并右侧导管/韧带。不完全性血管环畸形在解剖上没有形成完整的环状,但因血管解剖异常压迫气管和/或食管而出现与完全性血管环畸形相似的表现。不完全性血管环分为肺动脉吊带、头臂干压迫等。代表性畸形为肺动脉吊带，即左肺动脉起源于右肺动脉，在进入肺门前环绕右主支气管和远端气管，造成不同程度的压迫症状。血管环大约占心脏大血管畸形的0.8%~1.3%，男性的血管环风险是女性的1.4~2倍。临床症状主要因血管环的压迫效应而致，有吸气喘鸣、呼吸困难、咳嗽、喘息和吞咽困难，此外，压迫气管也会影响黏膜纤毛清除功能，导致患儿反复呼吸道感染。

【病因病理】

主动脉弓的发育始于胚胎形成的第4周，由成对的背主动脉和6对对称的主动脉弓血管发育而来。在接下来数周的胚胎发育中，这些结构会重塑和重排，这种复杂的血管重构过程发生异常则可导致畸形，产生不同类型的血管环、血管吊带和其他畸形。

1. 双主动脉弓　在胚胎发育过程中，第4对主动脉弓中右弓退化，左弓最终形成正常人体的左位主动脉弓。若右弓未退化，左、右第4主动脉弓同时存在，则形成双主动脉弓，双弓在气管和食管两侧下行，汇合形成降主动脉（见书末彩图9-1）。双主动脉弓中，有75%右主动脉弓占优势型，右主动脉弓通常大于、高于左主动脉弓。剩余大部分为均衡型，即双主动脉弓大小相仿；极少数左主动脉弓为优势型，偶尔左主动脉弓部分闭锁成韧带，在降主动脉近段左侧形成憩室样突出。双主动脉弓为血管环中最常见的类型，发生率约0.05%~0.3%。

2. 右位主动脉弓　在胚胎发育过程中，若左弓退化，则形成右位主动脉弓，根据左弓中断的位置和左锁骨下动脉及动脉导管/韧带走行可有不同的构形，主要有两种类型：右位主动脉弓伴镜像分支、右位主动脉弓伴迷走左锁骨下动脉（图9-2）。前者较早发现，常在评估如法洛四联症等先天性心脏病时发现。因气管或食管后方无压迫，患者通常无症状。相反，右位主动脉弓伴迷走左锁骨下动脉，特别是伴有相关的Kommerell憩室或者动脉韧带纤维带形成一个完整的血管环时常有症状。右位主动脉弓人群发生率约0.1%。

3. 肺动脉吊带　为原始左侧第6主动脉弓闭锁或不发育而产生的先天性畸形。该畸形中，以左肺动脉起自右肺动脉或肺动脉干远段为特征，在进入左肺前，左肺动脉会从气管与食管之间穿过，压迫气

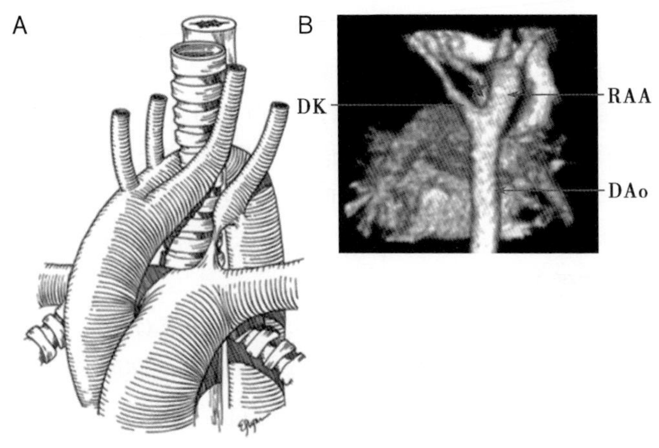

图 9-2 右位主动脉弓

A. 右主动脉弓伴左锁骨下动脉和左位动脉韧带异常。Kommerell 憩室是球状血管结构,产生左锁骨下动脉和韧带。Kommerell 憩室靠近气管和食管是显而易见的。B. 计算机断层扫描血管造影的计算机重建图像(后面观)。星形代表气管和食管的位置(此投影中未显示)。Kommerell 憩室显示出口径的变化,因为它继续发出异常的左锁骨下动脉。DK:Kommerell 憩室;RAA:右主动脉弓;DAo:降主动脉

管和/或食管,在其走行过程中,左肺动脉包绕气管酷似吊带,故称为肺动脉吊带(图 9-3)。左肺动脉可压迫右主支气管,气管右后壁和食管前壁,导致右肺过度充气(见书末彩图 9-4)。这种外源性压迫常因气管支气管本身病变(如完全软骨环)而加重。肺动脉吊带常伴有相关心脏畸形。此外在 50%~65% 的肺动脉吊带患者中常伴有完全性气管环导致的气管狭窄和其他气道畸形,如气管性支气管炎、气道远端及支气管肺发育不良等。

【诊断】

1. 临床表现 血管环的临床表现多种多样,既可能表现为新生儿时期的严重气道梗阻,也可能为体检时偶然发现且无其他症状。现有病例报告对象大多为需要手术修复的严重患者,其中绝大多数患者都会在 1 岁之前出现显著的气管和食管受压的症状。

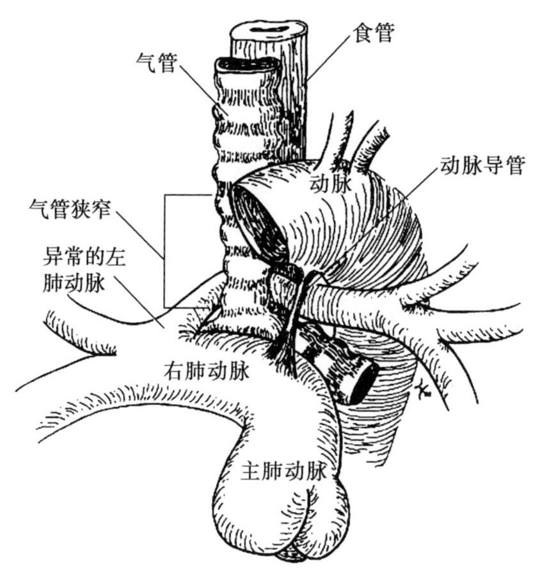

图 9-3 肺动脉吊带

(1) 呼吸道症状:气道不全梗阻引起的通气障碍是本病患儿最突出的表现。主要症状包括咳嗽、喘息、气促、发绀等,严重者可出现呼吸窘迫、意识障碍、抽搐等表现,危及生命。由于婴幼儿气管发育不够完善,支撑能力较差,气管长期受压部分可致塌陷进而形成狭窄,发生气道梗阻,造成组织缺氧加之易合并呼吸道感染,从而容易出现上述呼吸道症状。气道分泌物滞留可引起肺不张、肺炎和反复呼吸道感染。完全性双主动脉弓比其他血管环更早引起症状,通常在出生后数周就会显露。肺动脉吊带可能会在出生后立即引起重度呼吸窘迫。不完全性血管环可能无症状。单纯血管环畸形临床上主要表现为反复呼吸道感染,气管压迫较轻者临床症状不明显,易误诊。

(2) 消化道症状:异常走行的血管畸形对食管也有压迫作用,从而导致吞咽或喂养困难。

(3) 伴发畸形:血管环患儿常伴发其他畸形,患病率高达 50%。这类畸形包括室间隔缺损、法洛四联症、主动脉缩窄或动脉导管未闭等心脏血管畸形和气管食管瘘、唇腭裂、声门下狭窄等非心血管畸形，可能形成遗传或畸形综合征(如，DiGeorge综合征、唐氏综合征等)。而有心内畸形者易遗漏血管环诊断。

(4) 体格检查：根据包绕血管对气管和食管的压迫程度，体格检查结果可有很大差异。部分婴儿存在“呼吸异响”，其原因是伴随的气管支气管软化症。体格检查可发现这些婴儿有喘鸣和干啰音，并随着哭闹而加重。症状严重的婴儿可出现呼吸窘迫的体征，包括鼻翼扇动、肋间隙凹陷、气促或间歇性发绀。部分婴儿会在躺下时弓背伸颈，以尽量减少气管受压。听诊时或可闻及哮鸣和/或上气道呼吸音增粗。

2. 辅助检查 初始检查中应通过胸部X线片(包括前位、后位和侧位)来识别呼吸系统症状的基础原因。侧位片显示气管向前弓起提示血管环。在胸部X线片检查之后，还有多种诊断性检查可用于评估疑似血管环的儿童。然而，应选择哪些检测和检测顺序都尚未得到严格评估。因此，血管环的诊断方法取决于当地医院的专业技术、经验、医疗费用以及技术条件。

(1) CT血管造影或磁共振血管成像：CT血管造影(computed tomography angiography，CTA)和磁共振血管成像(magnetic resonance angiography，MRA)可显示血管畸形的三维结构，从而准确诊断血管环，并为手术规划提供详细的解剖学信息。

CTA和MRA各有优劣。CTA存在电离辐射，但当代双源多排螺旋扫描仪可迅速完成检查(因此可减少镇静需求)，并减少辐射。MRA没有辐射，但图像采集时间更长(30~60分钟)，可能需要镇静或麻醉，尤其是婴幼儿。很多中心都采用CTA和/或MRA来评估所有血管环患者，但它们的费用较高且有可能引起并发症，因此在一些中心中的应用受限。

(2) 超声心动图：超声心动图通常用作补充检查，旨在确定有无其他心脏病变。经验丰富的操作者可通过超声心动图明确血管解剖结构，并显影血管环。超声心动图的优点包括没有电离辐射，其缺点包括检测不到管腔不通畅的闭锁节段。因此，超声心动图在确定主动脉弓解剖结构的可靠性方面不如CTA和MRA,并且难以对气道成像,此外还可能因声窗减小而在某些患者的检查中受到限制。

(3) 支气管镜:支气管镜常用于确定气道梗阻的原因。它可确定血管环患儿的压迫水平,但不能确定血管畸形的解剖结构以及有无其他心脏畸形。支气管镜检查是侵入性检查,可能会因气管水肿而加重患儿的症状。此外,一些患者可能会因主诉而首先接受耳鼻喉医生或呼吸科医生的评估,这些医生可能会在初始评估中使用支气管镜。

(4) 食管吞钡造影:在疑似血管环患儿的评估中,CTA和MRA已基本取代了食管吞钡造影。所有血管环的食管吞钡造影都会显示食管后部压迹,但肺动脉吊带除外,此时造影显示食管前部压迹以及食管与气管间的间隙增大。然而,食管造影检查无法确定血管畸形的准确解剖结构,以及有无其他心脏畸形。

3. 诊断思路 本病的诊断关键在于对血管环畸形要有充分认识,对于婴幼儿反复出现呼吸困难、喘鸣、反复呼吸道感染、气道梗阻等表现及予以一般抗感染平喘等治疗效果不佳的患儿应考虑此病,结合CT血管造影或磁共振血管成像、超声心动图等检查可以确诊本病。血管环畸形的常规诊断思路,通常先采用胸部X线片评估肺部病变和主动脉弓在哪一侧。随后以超声心动图确定主动脉弓的分支模式和心内解剖情况,再进行CTA以确定血管的解剖结构。如上所述,临床实践中多采用CTA而非MRA,因为CTA可快速采集图像,且无需镇静。血管环畸形的诊断不需要常规进行钡剂食管造影检查,因为该法通常不能提供比CTA更多的信息。该病也不需要常规进行支气管镜检查,除非患儿有气道梗阻的症状/体征。

【鉴别诊断】

血管环需与许多具有相似呼吸道和/或消化症状的疾病鉴别。

1. 气管食管瘘、气管软化和其他先天性气管畸形。

2. 先天性和获得性喉部异常,如喉软骨软化病、喉蹼或喉囊肿、声门下狭窄、声门下血管瘤以及声带麻痹或声带息肉。

3. 哮喘。

4. 胃食管反流。

5. 复发性肺炎，如吞咽功能障碍和反复误吸所致。

6. 食管动力障碍。

7. 纵隔肿物。

医生在诊断中必须高度警惕血管环，因为血管环引起儿童呼吸窘迫的概率部分低于上述其他疾病。病史采集和体检有助于血管环与其他疾病的鉴别。长期反复发生的呼吸困难和吞咽困难常提示血管环的存在。通过胸部X线片评估主动脉弓在哪一侧也有助于鉴别诊断，但最终确诊仍需CTA、MRI、超声心动图和/或支气管镜的检查。

【治疗策略】

血管环只能通过手术根治，该法由Gross于1945年首次提出。手术矫正后的临床结局很好，绝大多数患者的症状消退，并发症风险很低，死亡风险更低。因此，有症状的患者需要接受手术。

1. 双主动脉弓 术前影像学可确定闭锁或狭窄的主动脉弓节段，这些节段为手术离断部位。双主动脉弓的离断点位于较小的动脉弓，通常是左侧。手术入路一般为左侧胸廓切开术，这能极好地暴露离断点。动脉导管/韧带也必须在手术时离断，以松解血管环。右位动脉导管患者需要右侧胸廓切开术。

2. 右位主动脉弓伴迷走左锁骨下动脉和左位动脉导管 手术入路为经左侧胸廓切开术，应识别并离断动脉导管/韧带。如果儿童期存在明显的Kommerell憩室，一些机构提倡切除憩室，并将迷走左锁骨下动脉重新植入左颈总动脉，以消除气管或食管受压症状复发的潜在因素。

3. 肺动脉吊带 患儿有外源性气管压迫但没有固定狭窄时，将左肺动脉的起始处从右侧置回主肺动脉，使其位于气管前方。完整气管环病例必须切除受累的气管节段，或进行气管成形术，这些手术需要体外循环支持。

4. 其他外科技术 电视胸腔镜手术（video-assisted thoracoscopic surgical，VATS）技术和内镜机器人辅助技术都已在血管环的结扎和离断中应用。由于不需要开胸手术，患儿可能会更快恢复。一项回顾性研究纳入了31例在同一中心接受血管环离断的患儿，与开放性修复相比，胸腔镜下修复可减少ICU入住率、胸管的应用、乳糜胸并缩短住院时长。然而，此类技术仍在发展阶段，尚未广泛应用。尚不清楚它们的性价比是否与开胸手术等同。

【预后】

手术纠正血管环的临床结局一般极好。当代血管环离断的手术死亡率几乎为零；罕见的死亡病例大多存在其他并存疾病，如先天性心脏畸形或严重的肺部疾病。患儿在手术修复后长期存在的医学问题包括：①呼吸系统问题，如哮喘、持续喘鸣和反复呼吸道感染；②在手术修复血管环之后，伴有气管软化和其他畸形的患儿可能会仍有症状；③若患儿有明显的Kommerell憩室且未手术切除者，可能会持续存在气道或食管受压症状；④有研究显示，部分无症状的患儿可能会有肺功能异常。

（代 冰 蔡栩栩）

参考文献

1. LICARI A, MANCA E, RISPOLI GA, et al. Congenital vascular rings: a clinical challenge for the pediatrician. Pediatr Pulmonol, 2015, 50: 511.
2. BACKER CL, MONGÉ MC, POPESCU AR, et al. Vascular rings. Semin Pediatr Surg, 2016, 25: 165.
3. GROSS RE. Surgical relief for tracheal obstruction from a vascular ring. N Engl J Med, 1945, 233: 586.

第十章 先天性气管、支气管、肺发育畸形

第一节 气管性支气管

【概述】

1785 年，Sandifort 首次把右上叶支气管直接起源于气管的畸形描述为气管性支气管（tracheal bronchus，TB），目前气管性支气管这一术语包括了异常起源于气管或主支气管，并直接到达肺上叶的各种支气管畸形，而肺段或段以下支气管起源异常，较为常见，被认为是解剖变异。气管性支气管可以无任何表现，在因为其他原因接受支气管镜检查和胸部影像学检查时被发现，也可以由于支气管起源异常引起阻塞或伴发其他气道畸形出现咳嗽、咳痰和喘息，或出现持续或反复的上叶肺炎、肺不张或肺气肿，或出现气管插管并发症，近年来引起关注。气管性支气管在人群中的发病率不详，在接受气管镜检查患者中的发生率为 1%~3%，是仅次于气管支气管软化的先天性气道畸形。

1. 病因病理 气管性支气管是一种先天性支气管起源畸形，这种异常起源的气管性支气管大多数发生在右侧，通常起源于气管右侧壁，位于气管隆嵴上方 2cm 以内，供应右上叶或右上叶尖段，但也有起源于右主支气管近端、右支气管中间段远端、气管左侧壁、左主支气管的报道。该种畸形可分为两种类型：移位型（displaced bronchus）和额外型（supernumerary bronchus）。移位型可为整个右上叶支气管移位，此时右上叶支气管直接起源于气管右侧壁，其有 3 个

开口，尖段、前段和后段分支正常，右主支气管实际上为中间支气管，仅供应右中、下叶，这种情况也称为“真性气管性支气管”或“猪支气管”（pig bronchus）；或仅为右上叶尖段支气管移位，此时右上叶尖段支气管直接起源于气管右侧壁，称为“尖段气管性支气管”，原右上叶支气管仅见到两个开口，供应右上叶前段和后段。移位型气管性支气管所供应的肺叶或肺段，其血液供应和回流正常，即来自肺循环。额外型指原支气管起源及其分支正常，在气管或支气管壁上额外起源一气管性支气管，这种多余的气管性支气管可以为盲端，即称为气管憩室（tracheal diverticulum），或为囊肿，或联通正常的肺组织，此种情况称为副尖叶或气管叶（accessory apical lobe），依据副尖叶是否与上叶享有共同的胸膜，可以分为叶内型和叶外型，副尖叶有自身的血管供应，可以来自肺循环，也可以来自体循环。移位型远多于额外型。

气管性支气管的进一步分型，对于胸外科医师进行肺叶切除、肺移植、支气管镜检查、支气管肺泡灌洗术、组织活检以及一些支气管镜内操作（激光治疗、支气管支架置入等）、麻醉医师进行气管插管固定以及影像医师作出确切诊断都是很有必要的。近年来出现了一些新的分类方法，分类的依据主要是气管性支气管的起源部位和其供应的内容。根据其起源部位可以分为气管型、右主支气管型、中间段支气管型、中叶型、下叶型及交界型（上述任何两者交界部位）；根据其供应的内容可以分为上叶移位型、尖段移位型、额外型和气管憩室；比较全面的分型应该既反映起源部位，又能反映其供应的内容。

气管性支气管常常伴有其他先天性气道异常如喉软化、气管支气管软化、气管支气管狭窄、婴儿肺叶气肿，或与先天性心脏病、先天性膈疝和唐氏综合征等。

2. 发病机制 在胚胎第 4 周，肺起源于前肠，随后气管分叉其分枝持续发育，约在第 16 周形成传导性气道，即气管树。关于支气管的起源异常有以下 3 种理论，即复位学说（reduction）、位移学说（migration）和选择学说（selection）。复位学说认为，在现存的哺乳动物中存在着共同的涵盖了所有原始组分的支气管模式，即左右对称的动脉上支气管，最终形成的解剖结构是由于部分原始的支气管受到抑制而退缩的结果。位移学说又称延伸学说,认为两侧对称的动脉下支气管及其衍生的分支数目是固定的,但其向外生长的起始点具有从固有位置向另一个新的位点移动或迁移的能力。选择学说则认为,支气管萌芽和生长是支气管间质诱导的结果,其起源异常是由于经过各种因素的选择,局部组织发生障碍造成的。由此可见,在胚胎发育过程中,支气管的退化异常、位移异常或发生异常,均可能造成气管性支气管。

【诊断】

1. 临床表现 气管性支气管通常无症状,但由于气管性支气管绝大多数位于右侧,其开口往往较小,与主气管形成锐角,容易致分泌物引流不畅以及气流形成湍流,而引起咳嗽、咳痰及喘息等多种多样临床表现,或出现持续、反复的右上肺炎、肺不张或肺气肿。如果合并其他的气道畸形如喉软化则引起吸气性喘鸣,合并气管支气管软化、狭窄则表现为顽固性难治性喘息。如果合并感染则可能有发热、肺炎的表现和体征。

如果气管性支气管起源的位置较高,在接受气管插管的患者,气管内导管可能阻塞气管性支气管开口,造成阻塞性肺炎等,出现顽固性低氧。

2. 辅助检查

(1) 胸部影像学检查:普通胸部 X 线片及常规 CT 轴面图像可以发现气管性支气管,表现为气管隆嵴上气管侧壁发出由内向外走行的含气管道,可以伴有右上叶肺炎、肺不张或气肿,但容易漏诊。怀疑气道畸形,需要做多层螺旋 CT(multi-slice CT,MSCT)气道重建,包括多平面重建(multi-planar reconstruction,MPR)、最小密度投影技术(minimum intensity projection,Min IP)、容积重建技术(volume-rendered image,VR)及仿真支气管内镜技术(virtual brochoscopy,VB),可以直观显示气管、支气管结构、复杂变异病变以及邻近组织结构与气道间的关系,几乎能够代替支气管镜检查,作出诊断。图 10-1 为 3 岁女童因肺炎、左侧气胸进行胸 CT 检查及气道重建时,发现气管隆嵴上气管右侧壁发出由内向外走行的含气管道(气管性支气管)。

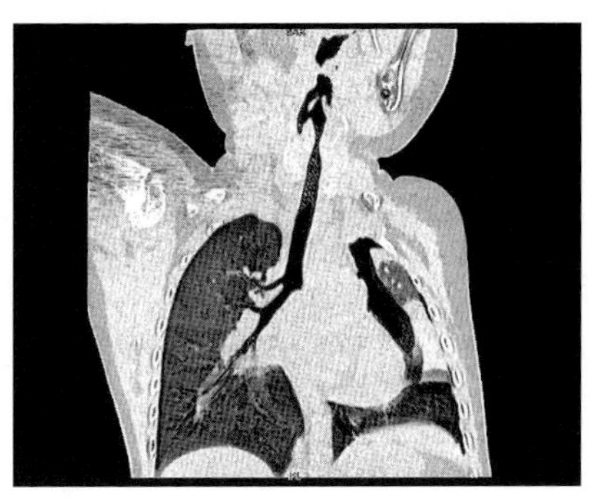

图 10-1　右侧气管性支气管，左侧气胸，左主支气管阻塞（支气管镜检查证实为痰栓）

(2) 支气管镜检查：支气管镜检查可以直接观察到气管性支气管的异常起源部位，以及其所供应的内容，为分型提供依据。更为重要的是支气管镜检查可以明确其伴发的气道其他畸形，如喉软化、气管支气管软化、气管支气管狭窄等。另外，对气道分泌物排出不畅的患儿，通过支气管镜吸除和冲洗有利于病情的恢复。书末彩图 10-2 为支气管镜检查显示气管隆嵴上气管右侧壁有一异常开口。

3. 诊断思路　无症状的气管性支气管可以由其他原因接受支气管镜检查和胸部影像学检查时偶尔发现。有症状的患儿，其临床表现也没有特异性，关键是临床医生和影像科医生对治疗反应不佳的咳嗽咳痰、喘息，或持续、反复右上叶肺炎、肺不张或肺气肿的患儿，时刻想到气管性支气管等气道畸形存在的可能性。

一旦考虑本病，通过多层螺旋 CT（MSCT）气道重建，或/和支气管镜检查即可明确诊断。

【鉴别诊断】

气管性支气管的临床表现和一般胸部影像学检查结果缺乏特异性，在考虑诊断之前，需要与以下疾病鉴别。

1. 支气管炎　急性支气管炎经过合理治疗，往往很快恢复，而气管性支气管临床症状多持续存在，很难恢复。

2. 喘息性疾病　毛细支气管炎、喘息性支气管炎、喘息性肺炎和支气管哮喘急性发作是儿童常见的喘息性疾病，各有其特点，但其共同特征是经过支气管舒张剂、糖皮质激素等治疗，可以完全恢复。当喘息对常规治疗反应不佳、持续或顽固存在时，需要与先天性气道畸形，如气管性支气管、气管支气管软化、气管支气管狭窄等鉴别。

3. 气管内异物 气管性支气管在影像学检查时，可以表现为持续或反复右上肺炎、肺不张或肺气肿，容易误诊为气管异物，但无异物吸入病史，没有呛咳，起病缓慢是其特点。

在考虑气管性支气管诊断时，还需要与其他的支气管起源异常相鉴别。①支气管桥或桥状支气管（bridging bronchus）：支气管桥是指在正常隆突水平右主支气管仅供应右上叶，而右肺中下叶支气管在低位（一般位于 T_5、T_6 水平）从左主支气管分出的一种畸形。②副心支气管（accessory cardica bronchus）：又称心段支气管、心支支气管或心支气管，是指从右支气管中间段内侧壁发出的向心脏方向走行的额外支气管，也可起源于右主支气管。大部分副心支气管呈盲端（憩室型），少数有通气的肺组织（副叶型）。支气管镜检查和/或 MSCT 气道重建可以鉴别。

【治疗策略】

气管性支气管的治疗与否取决于症状的严重程度。对无症状者无需治疗；对有咳嗽、喘息等表现者，采取对症、抗感染等药物治疗；对于经过药物治疗仍然持续或反复喘息，存在右上叶肺炎、肺不张、肺气肿者，尽早进行支气管镜冲洗，清除异常开口处的分泌物，有利于病情的恢复。绝大多数患儿可采取保守治疗，但如有持续或反复右上叶肺炎、肺不张或气肿，对患儿影响较大时，可以考虑手术切除异常的肺叶或肺段。

对于气管性支气管患儿，在接受麻醉进行气管插管时，应该特别注意插管的位置和深度，以免气管内导管堵塞气管性支气管的开口，造成肺叶或肺段的不张，引起顽固性低氧，甚至呼吸衰竭。

【疾病预后】

单纯的气管性支气管患儿预后良好；合并有气道其他畸形或其他部位畸形者，预后取决于合并疾病的严重程度。

附：气管性支气管诊断治疗流程图

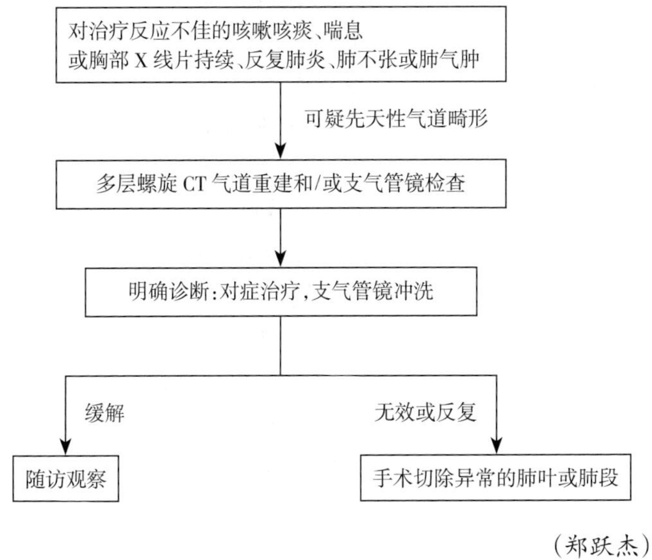

（郑跃杰）

参考文献

1. 郑跃杰，邓继岿，张道珍，等．气管性支气管四例报告．中华儿科杂志，2006，44：698-691.
2.《中华儿科杂志》编辑委员会，中华医学会儿科学分会呼吸学组肺血管疾病协作组，中华医学会儿科学分会呼吸学组弥漫性肺实质/肺间质性疾病协作组．儿童先天性呼吸系统疾病分类建议．中华儿科杂志，2018，56：247-260.
3. BERROCAL T，MADRID C，NOVO S，et al. Congenital Anomalies of the Tracheobronchial Tree，Lung，and Mediastinum：Embryology，Radiology，and Pathology. Radiographics，2003，24：e17.
4. DOOLITTLE AM，MAIR EA. Tracheal bronchus：classification，endoscopic analysis，and airway management. Otolaryngol Head Neck Surg，2002，126：240-243.
5. MCLAUGHLIN FJ，STRIEDER DJ，HARRIS GB，et al. Tracheal bronchus：association with respiratory morbidity in childhood. J Pediatr，1985，106：751-755.

第二节 先天性肺囊性病变

【概述】

先天性肺囊性病变是较少见的先天性肺发育异常，是指肺内出现的各种囊性病变，以往统称先天性肺囊肿。因其确切的病理诊断和分类通常只能在术后才能获得，术前诊断命名一直存在争议。随着对这些疾病的发展和遗传起源的认识的深入，为了更好体现这些疾病的起源，提出新的命名法和分类，以指导临床治疗。

随着产前超声技术进步和广泛应用，许多先天性畸形能够早期诊断，而且许多不太显著的病变也被检出。尽管其中许多畸形最初被认为是不同疾病，却常常有着共同的病因机制和组织病理学特征。例如，支气管源性囊肿和叶外型肺隔离症（ELSs）反映了发育过程中前肠的异常芽出，而先天性肺气道畸形、叶内型肺隔离症（ILSs）、肺增生和先天性肺叶过度膨胀通常在发育过程中气道阻塞时出现。虽然Stocker分类仍在广泛应用，但基于放射学和病理学并反映当前对这些疾病发病机制认识的新分类法已被用于临床并指导护理。

1. 前肠重复/支气管源性囊肿（foregut duplication/bronchogenic cysts） 前肠复制和支气管源性囊肿是由于前肠内胚层的异常出芽而产生，呼吸道和上消化道以及其他器官系统都是从前肠内胚层发育而来。囊肿多为无分隔或乳头状赘生物的单房病变。有黏液样的黏性液体充满囊。当有感染或出血，内容物可为脓性或血性。大多数囊肿衬以呼吸道纤毛上皮，也有肠上皮、胃上皮和鳞状上皮。当呼吸道上皮衬于类支气管壁（平滑肌、软骨板和支气管型腺体）时，称之为支气管源性囊肿。如囊壁无软骨板，则统称为前肠重复囊肿。

（1）支气管源性囊肿：是由于前肠内胚层的异常芽生而产生，当这些结构向前方气道分化，并在囊壁中出现软骨时被称为支气管源性囊肿，而向肠道分化时被称为肠源性囊肿。

1）约50%位于纵隔近隆突处，其次毗邻食管和气管支气管树。较少出现在肺实质内，也有些例外出现在膈下、心包、前胸组织和皮肤。前肠囊肿通常是单个,单房且右侧更多见。可有体循环供血。

2) 症状常与呼吸道受压或并发症(如出血或感染)有关。肉眼可见纤维瘢痕或慢性出血棕色变所致囊壁增厚。镜检显示内衬呼吸型上皮细胞的囊肿,尽管依据继发现象,可能会有鳞状上皮化生,甚至异物型肉芽肿反应性溃疡。囊壁常常呈纤维性和炎症性,并可含有浆液黏液腺体和软骨片。缺少软骨的囊肿则称之为单纯前肠重复囊肿。

(2) 前肠重复囊肿:分为食管和胃肠道(重复)囊肿,前者更常见。

1) 食管囊肿是管壁内的,不涉及黏膜。内衬鳞状或呼吸型上皮细胞。相反,胃肠囊肿通常与食管无关,但可与椎骨的关系密切,经常在第六~八区。

2) 症状:通常是由于压力、感染或出血,并可能有与脊柱畸形相关的症状。是婴儿后纵隔块物的一个常见原因,典型位置在椎旁。他们可能延伸到横膈。囊肿通常呈囊状,内衬含类似于固有肌层的胃或肠黏膜。胃黏膜可能因溃疡引起的症状。有胃肠囊肿恶性转化的报道,但非常罕见。

2. 先天性肺气道畸形(congenital pulmonary airway malformation,CPAMs) CPAMs 原称为先天性囊性腺瘤样畸形(congenital cystic adenomatoid malformation,CCAM),是最常见的下呼吸道畸形。以前根据囊肿大小及其与呼吸树各节段的组织学相似性,按 Stocker 分类法将其分为不同的亚型,从气管、大支气管到周围腺泡。其中 0 型(以前称为腺泡发育不良)被描述为支气管型;1 型为支气管/细支气管;2 型为细支气管型;3 型为细支气管/肺泡管型;4 型为周围型。CPAM 是在宫内肺发育不同阶段,因气道阻塞和/或闭锁引起肺分支形态发生异常所致。其分子机制可能存在器官发生过程中细胞与凋亡之间的失衡。其中胶质细胞源性神经营养因子(GDNF)参与介导这一过程。许多病理学家倾向将 CPAM 分类限制在 Stocher 1 型(大囊肿 CPAM)和 Stocker 2 型(小囊肿 CPAM)。因 0 型 CPAM 非常罕见。而 3 型 CPAM(肺增生)归入肺增生和先天性肺叶过度膨胀。4 型 CPAM 归入胸膜母细胞瘤。

(1) 0 型 CPAM:0 型 CPAM 也被称为肺腺泡发育不良。此型罕见,占 1%~3%。囊肿小(<0.5cm),来源于气管和支气管。有软骨、平滑肌和腺体的支气管型气道,只有丰富间充质组织分隔。病变呈弥漫性的改变。严重的气体交换受损,可致出生时死亡。

(2) 1 型 CPAM(大囊肿 CPAM):1 型 CPAM 是最常见的类型(占 60%~70%),由于畸形通常只影响肺叶的一部分,因此预后最佳。临床症状取决于大小,多数出现在围产期或孕期,但极少数病例在以后发现。根据定义,1 型 CPAM 的直径≥2cm,但囊肿通常为多房而且范围较大。年龄和囊肿的大小没有关系。镜下病灶与相邻正常肺组织之间的清晰的边界,但没有囊壁。囊腔衬以假复层纤毛柱状上皮,35%~50% 的病例可见黏液细胞增生。局限于囊肿的黏膜细胞肆意增殖被定义增生,有恶变潜能。这样的增生应视为黏液腺癌,完全切除后预后良好。

(3) 2 型 CPAM(小囊肿 CPAM):2 型 CPAM 是第二常见的类型(15%~20%)。通常在生后第一个月导致呼吸窘迫。可伴其他畸形(60%),如食管闭锁、气管食管漏、肾发育不良、心血管缺陷、膈疝和脊髓空洞症等。这些对预后有着额外的不良影响。也有些出现在儿童后期的感染时。肉眼可见由多个小囊肿(直径 0.5~2cm)组成的海绵状病变。镜下表现为与扩张、过度生长和被肺泡组织分隔的细支气管结构相连的囊腔,这似乎是相对的发育不全。

3. 支气管肺隔离症(bronchopulmonary equestration,BPS) 支气管肺隔离症是一块与正常肺组织(支气管树)相隔离,由体循环动脉供血的无功能的肺组织。叶外型隔离症(extralobar sequestration,ELS)形成一个独立的肺团块,有自己的胸膜内衬,而叶内型隔离症(inxtralobar sequestration,ILS)是嵌在肺叶胸膜内的无功能肺段。叶外型 BPS 常在产前超声检查或生后出现症状时发现,而叶内型 BPS 更多是在较晚继发反复感染时被确认。

BPS 占下呼吸道先天性畸形的 0.15%~0.64%。其中叶内型隔离症(ILS)约 75%~90%,男女中无差异。ILS 常见于左下叶后基底段和 ELS 常见于左肺下叶下方,15%ELS 位于腹部。ILS 有脏层胸膜包裹与其余肺叶无胸腔分隔。ILS 新生儿和婴儿期出现症状是罕见的，超过 1/2 在青春期后确诊，因其合并其他畸形较少。而叶外型隔离症（ELS）占 10%~15%，男性是女性的 4 倍。一般婴儿期发现 ELS 是因为合并畸形。

两种类型 BPS 有相似的病理特点，也有鲜明的差异。两种类型 BPS 的肺组织主要是囊性，包含杂乱的无气肺泡、支气管、软骨、呼吸道上皮细胞和一根体循环动脉。它常常有继发感染，支气管扩张或不张，并可能显示 CPAM 组织学改变，尤其是 ELS 变异的 2 型 CPAM。异常动脉可能来自于胸主动脉或腹主动脉，在后一种情况下，异常动脉可能会穿过隔膜且在到达隔离肺前通过肺韧带。弹性血管壁可能成为动脉粥样硬化，管腔大小和变化很大。在 ILS 中，体循环动脉可能较大，静脉回流进入肺循环。各种 ELS 体循环动脉较小、静脉回流经奇静脉系统同样进入体循环系统。肺血管可显示压力增高的特点，虽然这似乎没有临床意义。

BPS 治疗是传统的手术切除。如同先天性胸腔畸形，应通过术前检查仔细划定血管供应，并应考虑主肺动脉侧支血管栓塞。有一组病例在生命早期用栓塞作为确定性治疗。实体病变结果更佳；囊性病变治疗反应并不太好。

4. 肺增生和先天性肺叶过度膨胀（pulmonary hyperplasia and congenital lobar overinflation，CLO） 肺增生和先天性肺叶过度膨胀都是因气道阻塞导致以肺叶体积增大为特征的肺发育异常，几乎只在男性婴儿。通常涉及并延伸至整个肺叶，而其他肺叶受压。它可能会导致剩余肺组织发育不良。

肺增生（多肺泡叶）是以前 Stocher 3 型 CPAM 并不常见（5%~10%）。产前早期气道阻塞导致胎儿肺内液体的流出受阻。肺泡增加的特点是肺实质过度生长。先天性高位气道阻塞（如喉闭锁、气管狭窄）导致弥漫性双侧肺增生。肺增生的特征是辐射状肺泡计数（RAC）显著增加，支气管代数正常或接近正常。虽然肺泡数目增加，但肺泡往往扩大和简化（各级肺动脉缺如）。可致宫内或生后严重呼吸窘迫。

先天性肺叶过度膨胀（CLO）是一种进行性肺叶气储留。是由于气道内（支气管软骨异常或缺如，黏液）堵塞或外（肿块病变）压迫引起的单向瓣膜效应，导致进入远端肺的气体不能排出。CLO 可单独存在或合并肺增生，其中空气储留可发生在出生后的一段时间。CLO 50% 出现在新生儿期，也可出现在婴儿早期。辐射状肺泡计数大多正常，但并不随年龄增大而成熟，提示受影响肺组织中腺泡产后发育停止。该病变影响肺叶达到左上（42%）、右中（35%）、右上（21%）、下叶（2%）。受影响的肺叶因不能回缩，而过度膨胀，并替代相邻肺叶和随后影响纵隔结构。通常气肿肺叶可经过前纵隔疝入对侧胸腔。疾病可能在产前被临床诊断，表现为呼吸窘迫（常伴婴儿期生长停滞），或是在以后胸部摄片中偶然发现。

5. 遗传性疾病和肿瘤（genetic conditions and neoplasms）

（1）胸膜肺母细胞瘤（PPB）：PPB 是儿童中最常见的原发性肺实质恶性肿瘤。PPB 分 3 种类型，从单纯囊性的Ⅰ型，囊性和实性混合的Ⅱ型到主要为实性肉瘤的Ⅲ型是随年龄增长而恶性转化的过程。Ⅰ型 PPB（Stocher 4 型 CPAM）通常出现在出生后的第一年，可能在产前发现，Ⅲ型主要出现在年龄>2 岁的患者中，Ⅱ型出现在这两个年龄之间。Ⅰ型 PPB（Stocher 4 型 CPAM）也非常罕见（5%~10%），薄壁囊肿（最大直径可达 7cm），通常是多房性。囊腔通常衬以肺泡Ⅰ型或Ⅱ型细胞，而其间的基质是薄的，包含松散的间充质组织。PPB 在很大程度上是一种由 *DICER1* 基因突变引起的遗传驱动肿瘤，目前已被广泛认识。预后也受年龄的影响，年龄越大的儿童，肿瘤侵袭性越强，预后越差。

（2）其他表现为囊性肺病变的少见疾病：①朗格汉斯细胞组织细胞增多症（这个属于后天性疾病，建议归入鉴别诊断）：少见，可发生在儿童。可为全身性疾病的肺部表现，也可是孤立性肺朗格汉斯细胞组织细胞增多症。影像学早期为结节状和网结节状浸润，晚期为囊性病变占优势。②伯特-豪格-杜贝（Birt-Hogg-Dube）综合征：常染色体显性遗传性皮肤病，由 *FLCN* 基因（滤泡蛋白）突变引起，可表现为皮肤病变、肾脏肿瘤和肺囊肿。肺囊肿患者常表现为自发性气胸。③淋巴管平滑肌瘤病：是一种进行性肺疾病，主要影响育龄妇女，但也见于男性和儿童。影像学典型的囊肿是多发薄壁圆形,可有浸润和胸腔积液。气胸是最常见的表现。④结缔组织疾病(这个属于后天性疾病,建议归入鉴别诊断):包括埃勒-丹洛综合征和马方综合征常表现为自发性气胸,但很少表现为肺囊肿。

【诊断】

1. 临床表现 产前超声技术进步和广泛应用使得许多先天性畸形能够早期准确诊断。许多发达国家为女性提供常规胎儿畸形筛查,胎儿肺发育异常的产前检测率显著提高。当确认胸腔内有(囊性或实性)肿块或纵隔移位要怀疑胎儿肺部病变。由于产前筛查和产后诊断往往并不一致,同样的临床表现(如多囊肿块)可有不同病理学起源。产前诊断明确的病变往往在生后病变切除后被修改。因此建议产前的临床描述不应包括病理假设。

(1) 产前表现:产前表现通常是胎儿畸形常规检查所发现的相关畸形。如胸腔内肿块、胸腔积液、胎儿水肿。羊水量异常也可能与潜在的肺病理改变相关。如囊肿压迫胎儿食管,阻碍了正常吞咽羊水,也可是原发性肺畸形(例如,气管食管瘘或喉/气管发育不良)导致羊水过多。

(2) 新生儿期表现:尽管产前诊断越来越多,但仍有许多病变生后检出。

1) 喘鸣的主要原因是大气道阻塞,气管内插管不能插入通过或成功插管但不能建立通气。可能是由于食管气管瘘以及大气道狭窄或完全阻塞。

2) 无大气道病变的呼吸窘迫可能是由于肺实质病变所致。如大囊性或实性的 CAPM、肺增生或 CLO。

3) 还可能出现血管畸形,如主肺动脉侧支血管供应囊肿。这在血流动力学方面起到了体循环动静脉畸形的作用,可导致高输出量性心脏衰竭。静脉引流异常,如“弯刀”综合征(部分肺静脉异位引流到下腔静脉)也可能表现为心力衰竭或进入新生儿期肺动脉高压的鉴别诊断。

(3) 婴儿期表现

1) 许多 CAPM 可表现为无症状的影像学异常,包括局灶性实性或囊性肿块，或过度透亮。

2）由于病变支气管狭窄、囊肿巨大或病灶破裂导致张力性气囊肿、液囊肿、液气囊肿或张力性气胸。临床常见气急、发绀或呼吸窘迫。体征见气管移向对侧，叩诊鼓音，呼吸音下降或消失。胸部 X 线片显示患侧囊性病变引致肺不张、纵隔气管移位，并可出现纵隔疝和同侧肺不张，病情危重，可因呼吸衰竭而死亡。婴儿期以后呼吸窘迫为唯一表现先天性肺疾病是罕见的。

3）支气管源性囊肿是婴儿期最常见的囊肿，尽管许多直到成年才表现。

(4) 儿童期：较多支气管源性囊肿。多在临床合并感染时发现。

1）发热、咳嗽、咳痰甚至咯血及反复发作的肺部感染，可闻及湿啰音。

2）较大的液囊肿时，叩诊实音，较大的气性囊肿叩诊呈鼓音，听诊局部呼吸音减弱或消失。

3）囊肿位于肺间质或纵隔内。约 70% 位于肺内，30% 位于纵隔。

(5) 儿童后期甚至成年人：先天性肺疾病可能会出现在儿童后期，甚至成年人。囊性病变与同一位置反复肺炎进行鉴别诊断，随着发病和因大气道受压，肺不张在胸部 X 线片不能清除。更罕见的是，囊性 CPAM 可能表现为肺脓肿、局部支气管扩张症、气胸、空气栓塞、咯血、血胸或恶性转化。但必须强调的是，最后这种情况是非常罕见的。这些严重而少见并发症在生后 2 年内出现极其罕见。

2. 辅助检查

(1) 超声：产前胎儿畸形超声筛查和产后检测将逐渐受到重视，胎儿肺发育异常的产前检测率显著提高。由于产前筛查和产后诊断往往并不一致，因此只是作为筛查，在出生后必须进行进一步检查和随访。

(2) MRI：近年来已越来越多地使用胎儿 MRI 进一步明确超声检测的病理。有使用胎儿 MRI 描述胎儿囊性肿块的报告，但相对超声 MRI 诊断增加多少仍有待证明。它可能对小病变比超声更敏感，但检出的微小畸形是否有意义仍有争论。它可有益于准确地确定气道阻塞程度，也可用于确定肺隔离症胎儿供血动脉的位置。对 MRI 确定先天性膈疝胎儿肺容积或肺肿块的作用进行了评估，最终证明优于其他超声方法。

(3) 胸部 X 线片：可见单个或多个类圆形阴影，随呼吸活动而移，气囊肿呈薄壁的圆形空腔，内无肺纹理；液囊肿为边缘光滑、密度均匀的圆形或椭圆形致密阴影；气液囊肿示囊肿与支气管相通，肿块阴影中有气液平面，有不同程度的继发感染，周围组织炎性浸润可表现为腔壁增厚，片状模糊影。反复肺部感染可导致病灶周围肺组织机化、实变。应注意与慢性肺脓肿鉴别。少数情况下反复感染可引起肺门和叶间淋巴结明显增殖，可压迫支气管引起肺不张。值得注意的是，凡病灶位于肺下叶，特别是位于下叶后基底段者，应与肺隔离症鉴别，其与先天性肺囊肿的主要不同是异常动脉存在，如术前未确诊，不了解异常动脉分布，很可能在术中导致动脉破裂，引起致命性大出血。本病生后诊断主要依靠胸部 X 线片检查，由于囊肿可为单个或多个含气或液体量不同，因而不同类型的肺囊肿在 X 线片上有不同的表现

1）单个液、气囊肿最为常见，囊肿大小不一，可见圆形薄壁囊肿，内有液平。邻近的非组织无炎症浸润。纤维性变不多，需与肺脓肿、肺结核和肺包虫囊肿鉴别。X 线表现脓肿壁厚，周围炎症表现明显。单个气囊肿在胸部 X 线片表现为患侧含气囊肿可占据一侧胸腔，压迫肺、气管、纵隔、心脏，需与气胸鉴别。气胸特点肺组织被推向肺门，而气囊肿则位于肺内，肺尖和肋膈角处可见肺组织。

2）多个气囊肿临床较多见，胸部 X 线片上表现为多个大小不一、边缘不齐的气囊肿，需与多个肺大疱鉴别，尤其在小儿，肺大疱常伴有肺炎。在 X 线上以透亮圆形薄壁大疱及其大小。数目、形态的易变性为特征。每在短期随访中就见较多变化，有时可迅速增大或破裂后形成气胸。肺部炎症一旦消退，大疱有时可自行缩小或消失。

3）多发性液、气囊肿：胸部 X 线片上可见多个大小不一的液气腔，尤其病变位于左侧者，需与先天性膈疝鉴别，后者也可呈现为多个液平面，必要时口服碘油或稀钡检查，若在胸腔见到造影剂进入胃肠道，则为膈疝。

(4) 胸部 CT:对于判断囊肿部位、大小、数目以及鉴别诊断均具有重要意义,还可观察囊壁的厚度和边界情况。鉴别大泡性囊肿与气胸可作增强扫描,前者可见到肺血管影,血管造影有助于鉴别隔离肺。

(5) 肺功能:肺功能检查异常与否取决于囊肿的部位、大小、数目多少。如为双侧多发性囊肿,可有阻塞性通气功能障碍;若为巨大单个囊肿,则可出现限制性通气障碍;对于病灶范围较小或单发小囊肿,肺功能可能正常。

(6) 痰液和血液学检查:无临床意义,若囊肿合并感染则可有白细胞数目增加。

(7) 纤维或电子支气管检查:可了解黏膜的情况,在出现咯血时查清出血部位,除外支气管肿瘤。

【鉴别诊断】

生后(而非产前)发现的囊性畸形的鉴别诊断包括继发于感染或间质性肺气肿,这可能以局灶型出现,甚至在还未进行人工通气的足月儿。

1. 肺炎后肺大疱　后天性、金黄色葡萄球菌、空腔形状、大小短期内多变,出现和消失迅速。

2. 肺脓肿　症状与囊肿继发感染相同,但 X 线中肺脓肿囊壁较厚,周围多有浸润和纤维素性变。

3. 肺内良性块物　如 TB 球、假性炎症性肿块、肺包虫病、肺吸虫、肺动静脉瘘等球形病灶与孤立性囊肿鉴别。

4. 大叶性肺气肿　见于新生儿期,多以急性呼吸窘迫起病,但也可以起病缓慢、在生后 2~3 个月以后症状明显,和巨大张力性含气囊肿不易区分,两者均需手术切除。

5. 肺成熟障碍综合征　见于早产儿,可于生后 1~2 周逐渐起病,呈进行性呼吸困难及肺功能不全。X 线见两肺弥漫性囊状影像,与多发性肺囊肿之环形空腔多局限于一叶不同,存活者 X 线变化可于 4 个月~2 年恢复正常。

6. 气胸　与张力性气囊肿鉴别,气胸时肺组织被推向肺门,而张力性气囊肿在肺尖和肋膈角可见肺组织。

7. 横膈疝　与多发性含气肺囊肿鉴别,亦是位于一侧,症状相似，胃肠钡剂造影可鉴别。

8. 支气管扩张　主要位于双下叶、左上舌叶和右中叶，高分辨胸部 CT 检查可鉴别。

【治疗】

先天性囊性肺疾病的产后处理。

1. 有症状 CPAM　对于有症状 CPAM 的治疗决定是明确的，因其尺寸对附近结构的压迫，或已出现了并发症如感染。一旦先前无症状囊性病变已被感染，而反复感染又不可避免，切除病变才是安全的。如果内科治疗失败，提示手术切除，尽可能多地保存正常肺。如果胸部 X 线发现病变，可能是切除来建立诊断和排除恶性肿瘤。

由于肺发育可持续到 14 岁，因此婴幼儿能够较好承受肺叶切除。小儿随年龄增大肺泡的数量和大小也会增长，肺叶切除一般不会影响儿童生长发育和活动，因此，一旦拟诊本病，且影像学检查有明确手术指征者应积极采取外科手术治疗，年龄幼小并非手术绝对禁忌证。

(1) 手术时机：应视病情轻重及是否继发感染而定。

1) 囊肿并肺部感染而病情一般者，应抗感染治疗至体温及白细胞正常后手术。

2) 张力性肺囊肿或张力性气胸患儿应紧急手术，尤其在出现缺氧、发绀、呼吸窘迫者急诊手术才能挽救生命。在无条件做急诊手术时，才可做囊肿穿刺引流，达到暂时性减压，解除呼吸窘迫症状，作为术前一种临时性紧急措施。临床拟诊应尽量避免胸腔穿刺，以免引起感染或张力性气胸。

3) 液、气胸者可先行胸腔闭式引流，待病情平稳后或同时行手术治疗。置入胸腔引流管可避免麻醉插管后张力性气胸加重而导致呼吸循环紊乱。

(2) 手术方式：应依据病变的部位、性质、范围及继发感染等情况而定，原则是尽量保留正常肺组织。

1) 孤立于胸膜下未感染的囊肿，可做单纯囊肿摘除术。

2) 局限于肺缘部分的囊肿剥离术或肺楔形切除术。

3）肺叶中部的囊肿则需做肺叶切除。

4）双侧性病变，在有手术适应证的前提下，可先做病变严重的一侧。

5）如病变过于广泛，肺功能严重下降或合并存在严重心、肝、肾等器质性疾患时，则禁忌手术。

2. 无症状 CPAM 最多的争议是产前超声发现无症状 CPAM。无症状患儿生后应该拍胸部 X 线片。然而，其敏感性只有约 60%，因此通常建议进一步做 HRCT 确定畸形。小的病变通常不予处理，但有些甚至微小畸形也作切除以减少恶变风险。但仍缺乏证据支持其作用。无症状 CPAM 手术理由还包括非恶性并发症的预防，允许最佳的肺生长和预防恶性转化。然而，这些仍都缺少重要的证据支持。

（1）非恶性并发症的预防：主要风险可能是感染。如果 CPAM 是囊性，或早或晚可能（但未经证实的）出现感染。

最后需考虑的是，CPAM 切除可能显示其并非术前认为是“无症状”的。虽然没有症状的数据，也无慢性感染的证据，但有文章认为组织炎症可能是一些 CPAM 的一种特征。偶有无症状婴儿术后变得更加活泼，并且家长意识到孩子与 CPAM 术前不完全相同。

（2）优化肺的生长：手术切除大的肿物似乎可使残余肺扩张。然而，支持这种观点的证据也很少。先天性高透亮肺大叶可引起无症状婴幼儿较大的纵隔移位。但随着孩子年龄的增长移位回位，而且没有干扰肺生长和功能的证据。事实上，先天性高透亮肺大叶偶然可在完全无症状成人中发现。因此，优化肺生长并非切除无症状 CTM 的可靠指征。

（3）防止恶性转化：儿童原发性胸内恶性肿瘤是非常罕见的。多数而并非所有类型 CPAM 无风险增加的依据，且细胞遗传学研究也令人欣慰。有 CPAM 和原发性胸内恶性肿瘤共存个案和系列病例报告。甚至有报道完全切除 CPAM 不能预防恶性肿瘤的发生。

CPAM 是否可能演变为胸膜肺母细胞瘤（PPB）存在争论。PPB 家族史、肺囊肿、肾功能异常或密切相关的儿童恶性肿瘤（尤其是肾母细胞瘤、髓母细胞瘤）是特殊的危险因素。最近，DICER1 杂合突变已被证明在 PPB 中起重要作用。

附：先天性肺囊性病变的诊治流程图

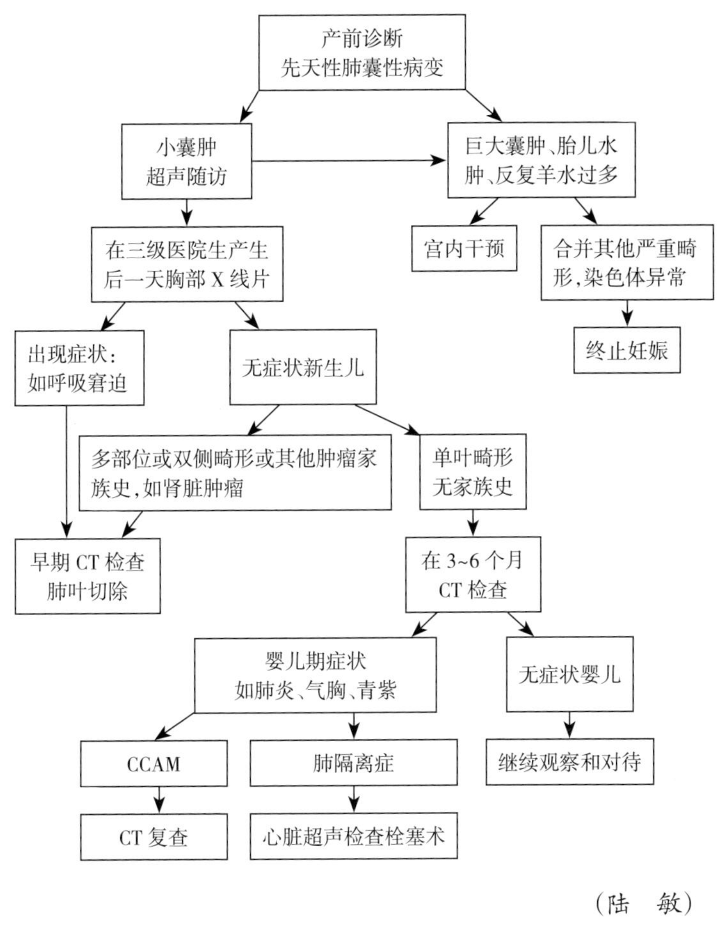

（陆　敏）

参考文献

1. ROBIN MICHEAL ABEL, ANDREW BUSH, LYN S. CHITTY, et al. Kendig and Chernick's disorders of the respiratory tract in children. 8th edition. 317-357.

2. 江载芳. 实用小儿呼吸病学. 2版. 北京：人民卫生出版社，2020.

3. STOCKER JT. Congenital pulmonary airway malformation—a new name and an expanded classification of congenital cystic adenomatoid malformations of the lung. Histopathology, 2002, 41:424S-431S.

4. NAHIR CORTES-SANTIAGO, GAIL H. DEUTSCH. Surgical Pathology, 2020, 13:643-655.

第三节　肺隔离症

【概述】

肺隔离症（pulmonary sequetration, PS）又称支气管肺隔离症，是一种临床上较为少见的先天性肺发育异常的疾病。病理特征是部分胚胎组织与正常肺主体分离，并直接接受体循环的异常动脉供血，而单独发育，形成无呼吸功能囊性包块隔离肺。1946 年首先由 Pracy 提出。据统计，发病率占肺部先天性疾病的 0.15%~6.4%，在肺切除术中占 1.1%~1.8%。该病分为两型：叶内型和叶外型。隔离开的异常肺在正常肺之内为叶内型，在正常肺之外称叶外型。临床上以叶内型最常见，占 75%~93%。叶外型一般无明显症状。叶内型主要表现为反复呼吸道感染，发热、咳嗽、胸痛、咳脓痰甚至脓血痰。

1. 病因　在胚胎发育过程中，胚胎期发育的主肺芽之外，又发育了副肺芽，副肺芽发育的肺组织与正常肺主体分离，形成隔离肺。由于隔离肺不与正常肺器官和支气管相通，其血液供应来源于主动脉的异常分支，因此血液中的含氧量与来自肺动脉血液完全不同，使隔离肺无呼吸功能。目前病因尚不明确，亦未发现与遗传因素有关。

2. 发病机制　发病机制学说主要有 Prvce 的牵引学说、Smich 的血管发育不全学说和副肺芽学说。Prvce 学说受到普遍认同，该学说认为胚胎初期原肠及肺芽周围，有许多内脏毛细血管与背主动脉相连，这些相连的血管在肺组织发生分离时，通常逐渐衰退吸收，由于某种原因，致使血管残存时，就成为主动脉的异常分支动脉，牵引一部分胚胎肺组织，形成肺隔离症。在胚胎发育早期肺组织与原肠发生脱离时受到牵引，副肺芽发育的隔离肺组织与正常肺叶包裹在同一脏层胸膜内,即形成叶内型肺隔离症。副肺芽发育的肺组织有独立的脏层胸膜包裹,即形成叶外型肺隔离症。肺隔离症有少数隔离肺没有异常动脉,或有异常动脉而无隔离肺,由此说明肺隔离症的发病机制不能完全用牵引学说来解释。

肺隔离症无论是叶外型和叶内型,受供血的主要动脉均来源于体循环的分支,多见于降主动脉、腹主动脉上段、腹主动脉及其分支,少数可源于锁骨下动脉、胃左动脉、肋间动脉、膈动脉、脾动脉、肾动脉等。根据公认的理论,背主动脉与肺芽周围的内脏毛细管间有丰富的侧支交通,这些侧支血管的某支吸收、退化不全,形成异常的体循环动脉供应隔离肺组织,同时因肺隔离症的胚胎组织处于异常部位,使肺循环血管不能发育。肺隔离症静脉回流也不相同,叶内型肺隔离症的血液多回流入下肺静脉,较少回流到体循环静脉。叶外型肺隔离症血液多回流入半奇静脉、奇静脉、无名静脉、肋间静脉等。

【诊断】

1. 临床症状　肺隔离症分为叶内型和叶外型,以叶内型多见。临床表现取决于隔离肺的类型和继发性改变。

叶外型一般无支气管通道,可长期无症状。叶内型因常与支气管相通,易发生反复性下呼吸道感染,常见表现为咳嗽、咳痰、发热及胸痛、咯血甚至脓血痰等。隔离肺叶较大且邻近正常肺组织时,可出现气短、胸闷甚至呼吸困难。

叶内型的发病率占肺隔离症的 75% 以上,男女发病率相近。发病部位约 2/3 位于肺左下叶和左下叶后基底段,肺左右侧比例为 1.5∶1~2∶1。位于下叶者很少合并其他先天性畸形。与其合并的畸形最常见的是食管憩室、膈疝。病变组织与正常肺组织隔离但无自身胸膜,正常与异常肺组织间无明显界限,共存于一个肺叶中。因常与支气管相通,很容易发生继发感染,通常在 10 岁前出现反复肺部感染症状,常表现为发热、咳嗽、胸痛、咳脓痰甚至脓血痰,严重者可出现全身中毒症状。查体病变部位呼吸音减低,有时可听到湿啰音,叩诊浊音,部分可见杵状指。

叶外型:发生率较叶内型少见。男性多于女性,男女之比为 4∶1;

肺左右侧之比为 2∶1。叶外型肺隔离症因有完整的胸膜，多位于胸腔下部与膈肌之间，邻近正常肺组织，与支气管不相通；少数位于膈下、膈肌内或纵隔。多合并其他先天性畸形，以先天性膈疝最常见，约占 30%。其他有先天性支气管囊肿、先天性食管支气管瘘、肺发育不良、先天性心脏病、异位胰腺及心包、结肠等畸形。

叶外型一般长期无症状，但当合并有其他畸形影响到肺及支气管功能时，可出现咳嗽、胸闷、呼吸困难等临床表现。因叶外型肺隔离症通常无症状，故多在新生儿期合并其他畸形体检时或患儿死亡后尸检时才被发现。

2. 影像学检查

（1）胸部 X 线片：叶外型肺隔离症的胸部 X 线片常显示均匀三角形，尖端指向肺门的阴影。叶内型肺隔离症在 X 线片上，见下叶内及后基底段紧贴膈面有一团密度均匀增深的阴影，大多为圆形、椭圆形，少数呈三角形或多边形，边界一般较清晰，其长轴指向后方，提示与降主动脉有联系。如与支气管相通合并感染，则表现为单个或多个带液平面的圈形阴影，与肺囊肿影像相似，周围有炎性变影像（图 10-3）。

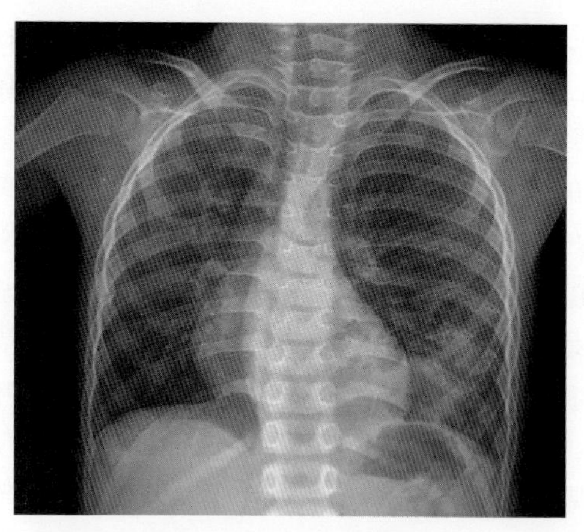

图 10-3　胸部 X 线片

两侧胸廓对称，双肺纹理增重、模糊。左肺野可见一团密度均匀增生的椭圆形致密影。两侧膈面光滑，肋膈角锐利，心影右移，提示左下肺隔离症(叶内型)

(2) CT 检查：可以较清楚地显示病变的形态，还可确认异常动脉的存在。典型表现为：正常肺支气管动脉和静脉束远离或围绕在隔离肺叶外周，偶见钙化。如有支气管交通合并继发感染可显示为含气囊肿或液平面，周围可见炎性浸润。应用增强 CT 及三维重建可清晰地发现异常供血血管，可提高确诊率(图 10-4~图 10-7)。

(3) 磁共振(MRI)：能清晰地显示肺内边界清楚的团块及其内部结构。叶内型特点是在肺内显示增黑的团块阴影并和异常血管相连；叶外型特点是在肺外显示异常增白的团块影，亦和异常血管相连，并显示异常动脉来源、走行及静脉回流情况。MRI 是无创的检查方法，已在逐步取代以往作为"金标准"检查的创伤性血管造影。

(4) B 超：彩色多普勒超声可探测出边界清楚、形态规整的圆形或椭圆形肺内团块，对早期诊断肺隔离症有较大价值，尤其是可产前筛查胎儿肺隔离症。此项检查操作简单、无创伤性，已在临床普遍应用。

(5) 血管造影：临床高度怀疑肺隔离症而胸部 X 线片及 CT 及其增强检查尚不能确定时，主动脉造影或选择性动脉造影，可以观察到异常体动脉分支供应病变部位肺组织而得以明确诊断。但此项检查是一种创伤性检查，具有一定的危险性，而且需要一定的条件和设备，目前仅在手术前选用。

3. 诊断思路　肺隔离症的确诊主要依靠胸部影像检查。胸部 X 线检查显示肺隔离症出现大片致密阴影，期间可见单个或多个囊性透光区，周围有炎性浸润。囊内如出现液平，提示囊腔与支气管相通。CT 检查、MRI 血管成像及三维重建能清楚地显示病变的确切部位和大小，以及与邻近组织器官的关系并可排除局灶脓胸等其他肺部疾病。

【鉴别诊断】

叶内型应与先天性肺囊肿、肺脓肿、支气管扩张相鉴别，叶外型需与肺肿瘤、膈疝相鉴别。此外，还需与右位心及其他先天性肺畸形进行鉴别。

【治疗策略】

肺隔离症的根本治疗依靠手术治疗。因叶内型肺隔离症常易继发肺部感染，故在感染控制后才能施行手术。

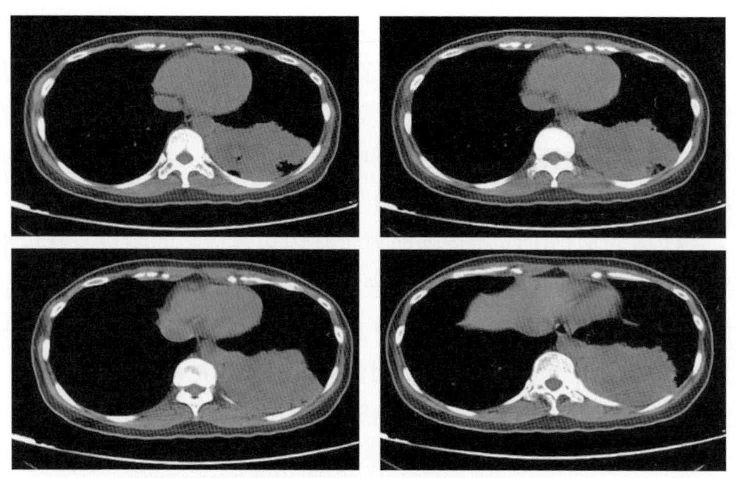

图 10-4　胸部 CT 纵隔窗

左肺下叶见囊实性分叶状肿块，与邻近的左肺下叶正常肺组织无明确胸膜分割。实性部分内部出现多个囊变区。提示左肺下叶隔离症（叶内型）

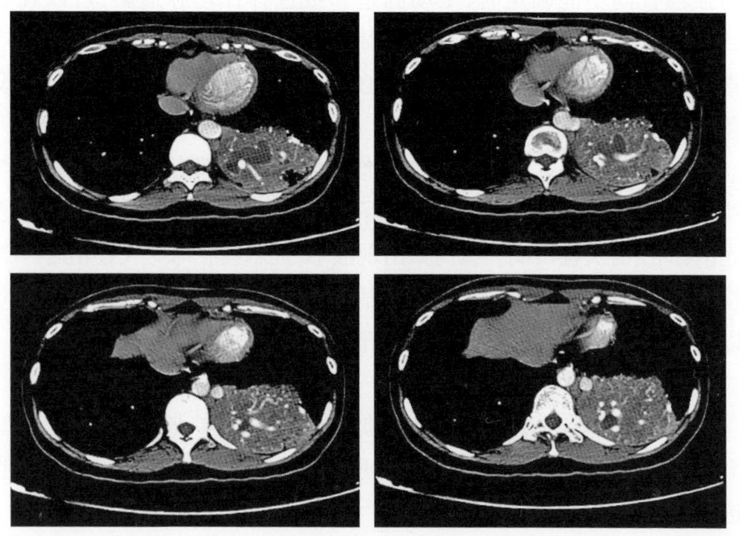

图 10-5　胸部 CT 增强

左肺下叶见囊实性分叶状肿块，可见主动脉异常分支供应，周边见细条状致密影，与邻近胸膜相粘连。提示左肺下叶隔离症（叶内型）

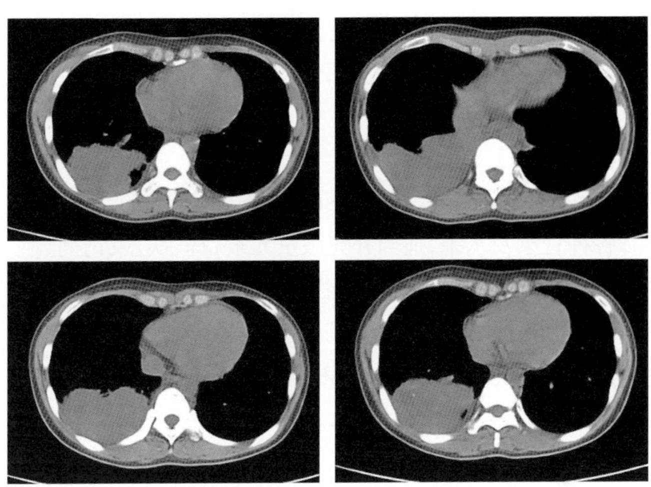

图 10-6　胸部 CT 纵隔窗

右肺下叶脊柱旁可见一囊实性分叶状肿块，与邻近的正常肺组织有胸膜分割。实性部分内部出现多个囊变区。提示右肺下叶隔离症（叶外型）

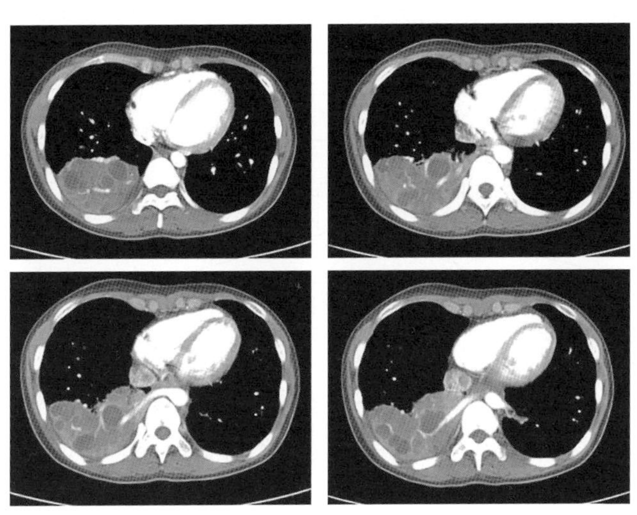

图 10-7　胸部 CT 增强

右肺下叶见囊实性分叶状肿块，与邻近的正常肺组织有胸膜分割。可见主动脉发出一异常分支供应右下肺混杂密度影。提示右肺下叶隔离症（叶外型）

叶外型肺隔离症如未与胃肠道交通或无症状者，可不予手术治疗。

肺隔离症多合并有其他畸形，故对肺隔离症治疗时应兼顾对其他严重畸形疾病的治疗。

【饮食与保健】

1. 充足营养给予富含蛋白质和多种维生素的食物，如蛋、鲜鱼、肉类食品，各种青菜及水果，适当补充微量元素（锌、铁）及钙剂。

2. 注意预防和积极治疗营养性贫血、维生素 D 缺乏性佝偻病等常见的慢性营养性疾病。

➤ 附：小儿肺隔离症的诊治流程图

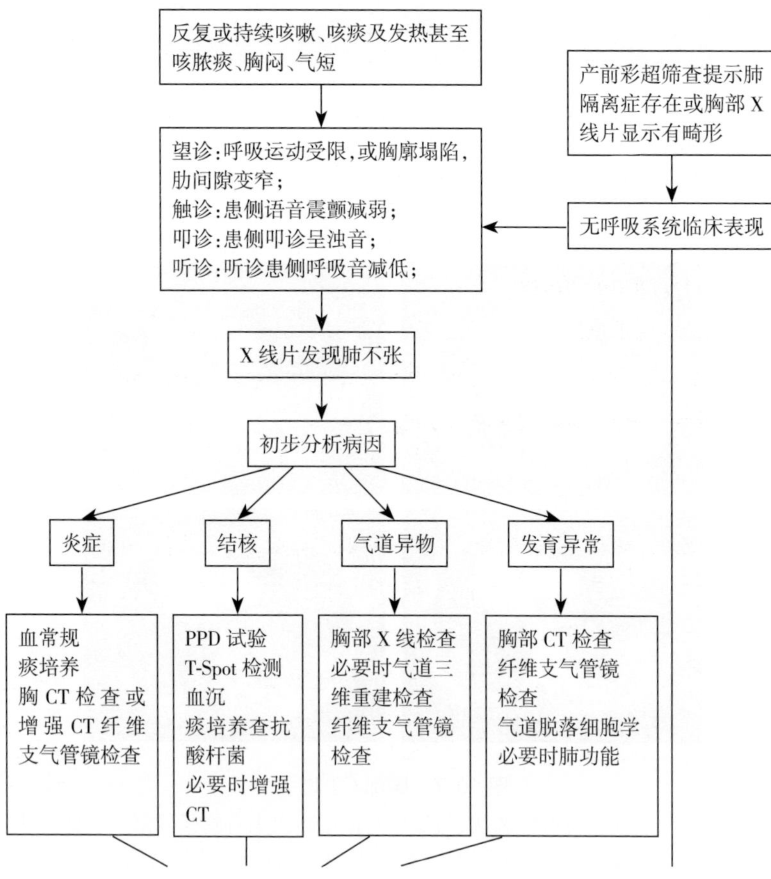

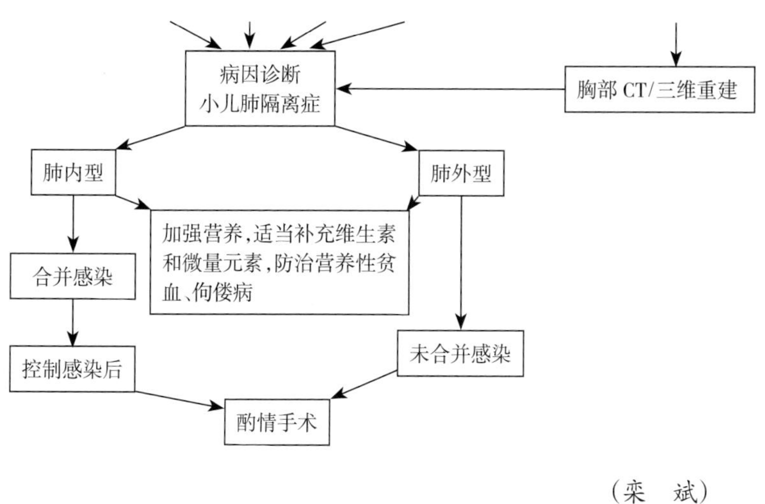

（栾　斌）

参考文献

1. 银秀春，徐小凤，陈咏梅．小儿肺隔离症的临床诊疗进展．临床小儿外科杂志，2021，20（01）：74-80.
2. 江载芳．实用小儿呼吸病学．2版．北京：人民卫生出版社，2020.
3. P ABBEY. Imaging in bronchopulmonary sequestration. Journal of Medical Imaging and Radiation Oncology，2009，53（1）：22-31.
4. 杨新颜，陆良其，朱建军．肺隔离症的多层螺旋CT诊断．现代医用影像学，2020，29（12）：2209-2212.
5. 谢明汛，张枢书，龚明福，等．罕见部位肺隔离症CT表现及误诊分析．中华肺部疾病杂志（电子版），2020，13（02）：247-250.

第十一章　支气管扩张

【概述】

支气管扩张(bronchiectasis)是各种原因引起的支气管树的病理性、永久性扩张,导致反复发生化脓性感染的气道慢性炎症,临床表现为持续或反复性咳嗽、咳痰,有时伴有咯血,可导致呼吸功能障碍及慢性肺源性心脏病。本病多见于儿童和青年,多数为获得性,继发于急、慢性呼吸道感染和支气管阻塞后。新西兰儿童支气管扩张症的患病率为3.7/10万。在我国亦并非少见病,但目前尚无相关的流行病学资料。

1. 病因　支气管扩张症是由多种病因引起的一种病理性改变,明确原发病因不但有助于采取针对性的诊疗措施,而且还可避免不必要的侵袭性、昂贵或费时的辅助检查,是临床评估的重要组成部分。关于各种病因引起的支气管扩张症的发生率,文献报道不一,但多数儿童和成人支气管扩张症继发于肺炎或其他呼吸道感染(如结核)。儿童支气管扩张症常见免疫功能缺陷,但在成人少见。其他原因均属少见甚或罕见。

(1) 下呼吸道感染:为儿童及成人支气管扩张症最常见的病因,特别是细菌性肺炎、百日咳、支原体及病毒感染(麻疹病毒、腺病毒、流感病毒和呼吸道合胞病毒等),占41%~69%。询问病史时应特别关注感染史,尤其是婴幼儿时期呼吸道感染病史。

(2) 结核和非结核分枝杆菌:支气管和肺结核是我国支气管扩张症的常见病因,尤其是肺上叶支气管扩张,应特别注意询问结核病史或进行相应的检查。非结核分枝杆菌感染也可导致支气管扩张。支气管扩张症患者(尤其是中老年女性)气道中易分离出非结核分枝杆菌,但并不表明一定合并非结核分枝杆菌感染,须由结核专科或呼吸科医生进行评估和随访,以明确是定植还是感染。

(3) 异物和误吸:下气道异物吸入是儿童气道阻塞最常见的原因,成人也可因吸入异物或气道内肿瘤阻塞导致支气管扩张,但相对少见。文献报道,吸入胃内容物或有害气体后可出现支气管扩张,心肺移植后合并胃食管反流及食管功能异常的患者中支气管扩张症的患病率也较高,因此,对于支气管扩张症患者均应注意询问有无胃内容物误吸史。

(4) 大气道先天性异常:对于所有支气管扩张症患者都要考虑是否存在先天性异常,可见于先天性支气管软骨发育不全、巨大气管-支气管症、马方综合征及食管气管瘘。

(5) 免疫功能缺陷:对于所有儿童和成人支气管扩张症患者均应考虑是否存在免疫功能缺陷,尤其是抗体缺陷。病因未明的支气管扩张症患者中有 6%~48% 存在抗体缺陷。免疫功能缺陷者并不一定在婴幼儿期发病,也可能在成人后发病。最常见的疾病为普通变异型免疫缺陷病、X-连锁无丙种球蛋白血症及 IgA 缺乏症。严重、持续或反复感染,尤其是多部位感染或机会性感染者,应怀疑免疫功能缺陷的可能,对于疑似或明确合并免疫功能缺陷的支气管扩张患者,应由相关专科医生共同制订诊治方案。

(6) 纤毛功能异常:原发性纤毛不动综合征患者多同时合并其他有纤毛部位的病变,几乎所有患者均合并上呼吸道症状(流涕、嗅觉丧失、鼻窦炎、听力障碍、慢性扁桃体炎)及男性不育、女性宫外孕等。上呼吸道症状多始于新生儿期。儿童支气管扩张症患者应采集详细的新生儿期病史;儿童和成人支气管扩张症患者,均应询问慢性上呼吸道病史,尤其是中耳炎病史。成人患者应询问有无不育史。

(7) 其他气道疾病:对于支气管扩张症患者应评估是否存在变应性支气管肺曲霉病;支气管哮喘也可能是加重或诱发成人支气管扩张的原因之一;弥漫性泛细支气管炎多以支气管扩张为主要表现,虽然在我国少见,但仍需考虑。欧美国家的支气管扩张症患者,尤其是白色人种,均应排除囊性纤维化,此病在我国则相对罕见。

（8）结缔组织疾病：2.9%~5.2% 的类风湿关节炎患者肺部高分辨率 CT 检查可发现支气管扩张，因此对于支气管扩张症患者均要询问类风湿关节炎病史，合并支气管扩张的类风湿关节炎患者预后更差。其他结缔组织疾病与支气管扩张症的相关性研究较少，有报道干燥综合征患者支气管扩张的发生率为 59%，系统性红斑狼疮、强直性脊柱炎及复发性多软骨炎等疾病也有相关报道。

（9）炎性肠病：支气管扩张与溃疡性结肠炎明确相关，炎性肠病患者出现慢性咳嗽、咳痰时，应考虑是否合并支气管扩张症。

（10）其他疾病：α_1-抗胰蛋白酶缺乏与支气管扩张症的关系尚有争议，除非影像学提示存在肺气肿，否则无需常规筛查是否存在 α_1-抗胰蛋白酶缺乏。应注意是否有黄甲综合征的表现。

2. 发病机制　支气管扩张主要由支气管-肺组织感染和支气管阻塞所致，也可能是先天发育障碍及遗传因素引起，但较少见。另有约 30% 支气管扩张患者发病机制未明，可能与机体遗传、免疫功能失衡或解剖缺陷等因素有关。

（1）支气管-肺组织感染和阻塞：常见的病毒和细菌感染使支气管管腔黏膜充血、水肿，分泌物阻塞使管腔狭小，导致引流不畅而加重感染，两者相互影响，促使支气管扩张的发生和发展。由于儿童支气管管腔细，管壁薄弱，易阻塞，反复感染破坏支气管壁各层组织，使弹性减退，或细支气管周围肺组织纤维化，牵拉管壁，致使支气管变形扩张。肺组织的慢性感染或结核病灶愈合后的纤维组织牵拉，也可形成支气管扩张。此外，肿瘤、异物吸入或管外肿大的淋巴结压迫，也可导致远端支气管-肺组织感染而致支气管扩张。

（2）支气管先天性发育缺损和遗传因素

1）支气管先天性发育障碍，如巨大气管-支气管症，可能是先天性结缔组织异常、管壁薄弱所致的扩张。

2）因软骨发育不全或弹性纤维不足，导致局部管壁薄弱或弹性较差，常伴有鼻窦炎及内脏转位（右位心），被称为 Kartagener 综合征，常伴支气管扩张。

3）与遗传因素有关的肺囊性纤维化和遗传性 α_1-抗胰蛋白酶缺

乏症，都可有支气管黏稠分泌物潴留，引起阻塞、肺不张和感染，诱发支气管扩张。

(3) 免疫功能失调：支气管扩张可能与机体免疫功能失调有关，且体液免疫缺陷比细胞免疫缺陷更易发生。体液免疫缺陷者，由于其气管-支气管分泌物中缺乏 IgA 和/或 IgG 抗体，易导致反复病毒或细菌感染。另外，目前已发现类风湿关节炎、炎性肠病、系统性红斑狼疮、支气管哮喘和泛细支气管炎等免疫相关性疾病可同时伴有支气管扩张。

3. 病理

(1) 支气管扩张的发生部位：通常情况下，支气管扩张发生于中等大小的支气管。支气管扩张可呈双肺弥漫性分布，亦可为局限性病灶，其发生部位与病因相关。由普通细菌感染引起的支气管扩张以弥漫性支气管扩张常见，并以双肺下叶多见。后基底段是病变最常累及的部位，这种分布与重力因素引起的下叶分泌物排出不畅有关。支气管扩张左肺多于右肺，其原因为左侧支气管与气管分叉角度较右侧为大，加上左侧支气管较右侧细长，并由于受心脏和大血管的压迫，这种解剖学上的差异导致左侧支气管引流效果较差。左舌叶支气管开口接近下叶背段，易受下叶感染波及，因此临床上常见到左下叶与舌叶支气管扩张同时存在。另外，右中叶支气管开口细长，并有 3 组淋巴结环绕，引流不畅，容易发生感染并引起支气管扩张。上叶支气管扩张一般以尖、后段常见，多为结核所致。变应性支气管肺曲霉病患者常表现为中心性支气管扩张。

(2) 形态学改变：支气管扩张存在着几个分类系统，大多数都是以支气管镜和尸检所见到的支气管的解剖异常为基础。目前常用的是 Reid 在 1950 年提出的分类系统。Reid 对 45 个尸检所得的支气管扩张肺叶的病理和支气管造影的结果进行了对比，根据支气管镜和病理解剖形态不同，分为 3 种类型：①柱状支气管扩张：支气管管壁增厚，管腔均匀平滑扩张，并延伸至肺周边；②囊柱状支气管扩张：柱状支气管扩张基础上存在局限性缩窄，支气管外观不规则，类似于曲张的静脉；③囊状支气管扩张：越靠近肺的外周，支气管扩张越明显，最终形成气球样结构，末端为盲端，表现为成串或成簇囊样病变，可含气液面。

支气管扩张常常是位于段或亚段支气管管壁由于慢性炎症而遭到破坏，受累管壁的结构，包括软骨、肌肉和弹性组织破坏被纤维组织替代，导致支气管持久扩张、变形。扩张的支气管内可积聚稠厚的脓性分泌物，其外周气道也往往被分泌物阻塞或被纤维组织闭塞所替代。黏膜表面常有慢性溃疡，柱状纤毛上皮鳞状化生或萎缩，杯状细胞和黏液腺增生，支气管周围结缔组织常受损或丢失，并有微小脓肿。炎症可致支气管壁血管增多，或支气管动脉和肺动脉的终末支扩张与吻合，形成血管瘤，压力较高的小支气管动脉破裂可造成咯血，多数为少量咯血，少数患者可发生致命性大咯血，出血量可达数百甚至上千毫升，出血后血管压力降低而收缩，出血可自动停止。咯血量与病变范围和程度不一定成正比。支气管扩张易发生反复感染，炎症可蔓延到邻近肺实质，引起不同程度的肺炎、小脓肿或肺小叶不张，以及伴有慢性支气管炎的病理改变(图 11-1，书末彩图 11-2)。

因气道炎症和管腔内黏液阻塞，多数支气管扩张症患儿肺功能检查提示不同程度阻塞性通气功能受损。当病变严重而广泛，且累及胸膜时，则表现为以阻塞性为主的混合性通气功能障碍。病程较长的支气管扩张，因支气管和周围肺组织纤维化，可引起限制性通气功能障碍，伴有弥散功能减低。通气不足、弥散障碍、通气-血流失衡和肺

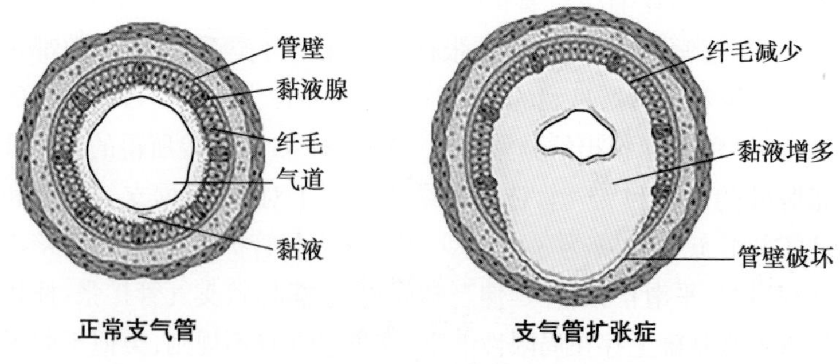

图 11-1 正常支气管与患有支气管扩张症支气管对比图

内分流的存在，导致部分患儿出现低氧血症，引起肺动脉收缩，同时存在的肺部小动脉炎症和血管床毁损，导致肺循环横截面积减少并导致肺动脉高压，少数患儿会发展成为肺心病。

【诊断】

1. 临床症状 支气管扩张可发生于任何年龄，但以青少年为多见。大多数患儿在幼年曾有麻疹、百日咳或支气管肺炎迁延不愈病史，一些支气管扩张患儿可能伴有慢性鼻窦炎或家族性免疫缺陷病史。

(1) 症状：典型的症状为慢性咳嗽、大量脓痰和反复咯血。

1) 慢性咳嗽、大量脓痰：咳嗽是支气管扩张症最常见的症状（>90%），且多伴有咳痰（75%~100%），系支气管扩张部位分泌物积潴，改变体位时分泌物刺激支气管黏膜所致。故与体位改变有关，常在晨起或夜间卧床转动体位时咳嗽、咳痰量增多。痰液可为黏液性、黏液脓性或脓性。合并感染时咳嗽和咳痰量明显增多，可呈黄绿色脓痰，重症患儿痰量可达每日数百毫升。引起感染的常见病原体为铜绿假单胞菌、金黄色葡萄球菌、流感嗜血杆菌、肺炎链球菌和卡他莫拉菌。如痰有臭味，提示合并有厌氧菌感染。感染时痰液收集于玻璃瓶中静置后出现分层的特征：上层为泡沫，下悬脓性成分，中层为混浊黏液，下层为坏死组织沉淀物。但目前这种典型的痰液分层表现较少见。

2) 反复咯血：50%~70% 的患儿有程度不等的咯血，可从痰中带血至大量咯血，咯血量与病情严重程度、病变范围并不完全一致。部分患儿以反复咯血为唯一症状，平时无咳嗽、咳脓痰等症状，临床上称为“干性支气管扩张”，其支气管扩张多位于引流良好的部位。

3) 反复肺部感染：其特点是同一肺段反复发生肺炎并迁延不愈。常由上呼吸道感染向下蔓延所致，出现发热、咳嗽加剧、痰量增多、胸闷、胸痛等症状。约 1/3 的患儿可出现非胸膜性胸痛。

4) 慢性感染中毒症状：反复继发感染可有全身中毒症状，如发热、乏力、食欲减退、消瘦、贫血等。由于支气管持续的炎症反应，部分患儿可出现可逆性的气流阻塞和气道高反应性，表现为喘息、呼吸困难和发绀。72%~83% 患儿伴有呼吸困难，这与支气管扩张的严重程度相关及痰量相关。重症支气管扩张患儿由于支气管周围肺组织化脓性炎症和广泛的肺组织纤维化，可并发阻塞性肺气肿、肺心病、右心衰竭，继而出现相应症状。

(2) 体征：早期或干性支气管扩张可无异常肺部体征，病变重或继发感染时常可闻及下胸部、背部固定而持久的局限性粗湿啰音，是支气管扩张症的特征性表现，多自吸气早期开始，吸气中期最响亮，持续至吸气末。约 1/3 的患儿可闻及哮鸣音或粗大的干性啰音。部分慢性患儿伴有杵状指/趾，出现肺气肿、肺心病等并发症时有相应体征。

2. 辅助检查

(1) 胸部影像学检查：怀疑支气管扩张症时应首先进行胸部影像学检查。绝大多数支气管扩张症患儿胸部 X 线片影像学异常，可表现为灶性肺炎、散在不规则高密度影、线性或盘状不张，也可有特征性的气道扩张和增厚，表现为类环形阴影或轨道征。胸部影像学检查同时还可确定肺部并发症（如肺源性心脏病等），并与其他疾病进行鉴别。

1) X 线片：X 线片对支气管扩张的敏感性较差。早期轻症患儿常无特殊发现，以后可显示一侧或双侧下肺纹理局部增多及增粗，而典型的 X 线表现为粗乱肺纹理中有多个不规则的蜂窝状透亮阴影或沿支气管的卷发状阴影，感染时阴影内出现液平面（图 11-3）。所有患儿均应有基线胸部 X 线片，通常不需要定期复查。

2) CT 扫描：普通 CT 扫描诊断支气管扩张的敏感性和特异性分别是 66% 和 92%，而高分辨 CT（HRCT）诊断的敏感性和特异性均可达到 90% 以上，已成为支气管扩张的主要诊断方法。支气管扩张症的 HRCT 主要表现为支气管内径与其伴行动脉直径比例的变化，正常值为 0.62 ± 0.13，老年人及吸烟者可能差异较大，所显示的支气管扩张的严重程度与肺功能气流阻塞程度相关。其特征性表现为管壁增厚的柱状扩张或成串成簇的囊样改变（图 11-4A）；此外还可见到气道壁增厚（支气管内径<80% 外径）、黏液阻塞、树枝发芽征及马赛克征。当 CT 扫描层面与支气管平行时，扩张的支气管呈“双轨征”或“串珠”状改变；当扫描层面与支气管垂直时，扩张的支气管呈环形或厚壁环形透亮影，与伴行的肺动脉形成“印戒征”；当多个囊状扩张的支气管

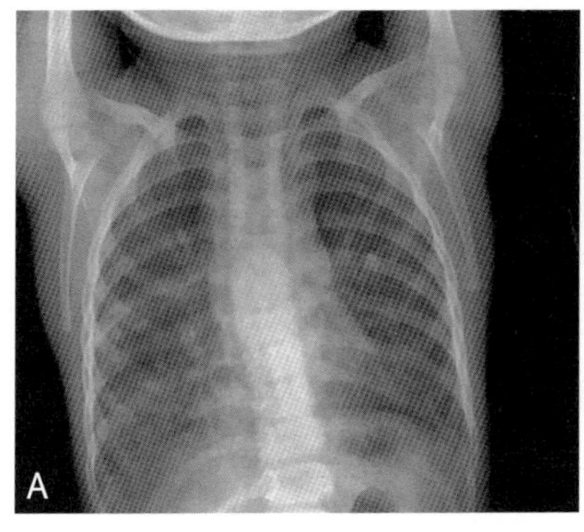

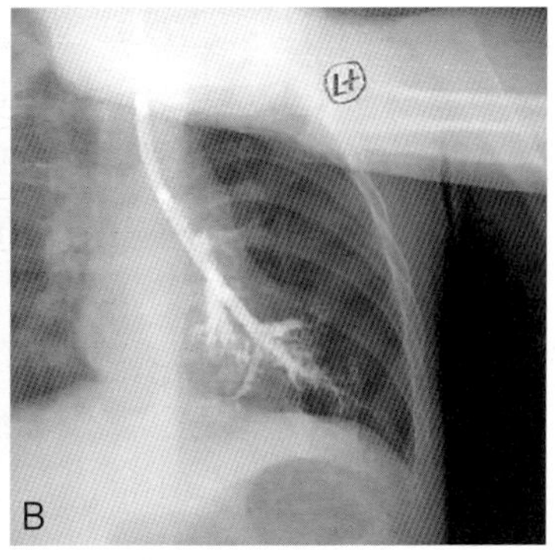

图 11-3　支气管扩张的胸部 X 线片表现

A. 吸入性肺炎所致；B. 腺病毒感染所致

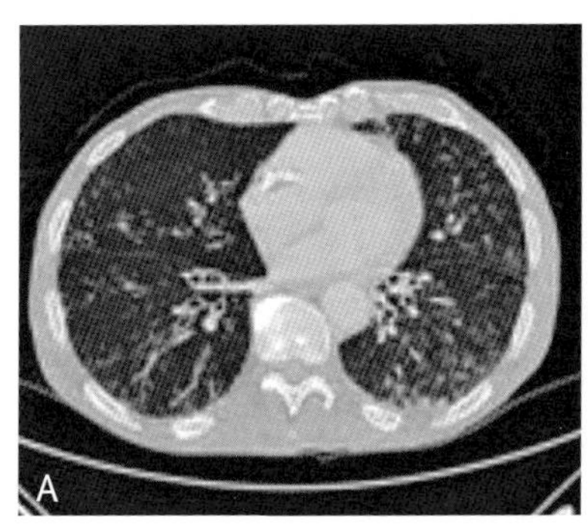

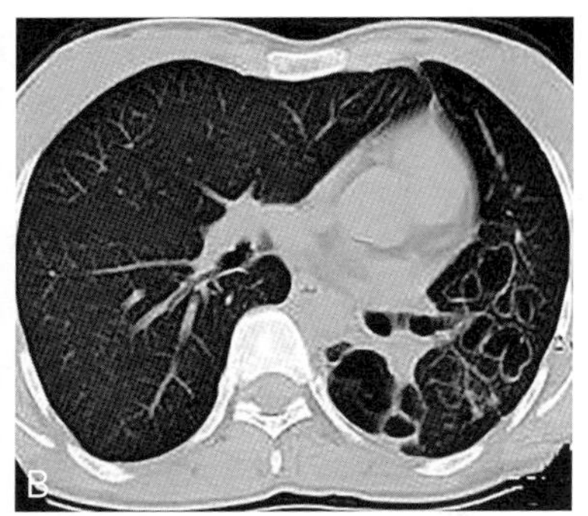

图 11-4　支气管扩张的胸部 CT 表现

A. 支气管呈柱状扩张和成串成簇的囊样改变；B. 支气管呈囊状扩张

彼此相邻时，则表现为“蜂窝”状改变；当远端支气管较近段扩张更明显且与扫描平面平行时，则呈杵状改变。

根据 CT 所见支气管扩张症可分为 4 型，即柱状型、囊状型(图 11-4B)、静脉曲张型及混合型。支气管扩张症患儿 CT 表现为肺动脉扩张时，提示肺动脉高压，是预后不良的重要预测因素。HRCT 检查通常不能区分已知原因的支气管扩张和不明原因的支气管扩张。但当存在某些特殊病因时，支气管扩张病变的分布和 CT 表现可能对病因有提示作用，如变应性支气管肺曲霉病患儿的支气管扩张通常位于肺上部和中心部位，远端支气管通常正常。尽管 HRCT 可能提示某些特定疾病，但仍需要结合临床及实验室检查综合分析。一般无需定期复查 HRCT，但体液免疫功能缺陷的支气管扩张症患儿应定期复查，以评价疾病的进展程度。

3）支气管碘油造影：是确诊支气管扩张的主要依据。可确定支气管扩张的部位、性质、范围和病变的程度，为外科决定手术指征和切除范围提供依据。但由于这一技术为创伤性检查，现已被 CT 取代。

(2) 其他检查：有助于支气管扩张的病情或病因诊断。

1）血常规：白细胞总数和分类一般在正常范围，当细菌感染所致的急性加重时，白细胞计数和分类升高。白细胞和中性粒细胞计数、血沉、C 反应蛋白可反映疾病活动性及感染导致的急性加重。

2）免疫功能检查：支气管扩张症患者气道感染时各种血清免疫球蛋白（IgG、IgA、IgM）均可升高，合并免疫功能缺陷时则可出现免疫球蛋白缺乏。不推荐常规测定血清 IgE 或 IgG 亚群，可酌情筛查针对破伤风类毒素和肺炎链球菌、B 型流感嗜血杆菌荚膜多糖（或其他可选肽类、多糖抗原）的特异性抗体的基线水平。在以下情况可考虑检测类风湿因子、抗核抗体、抗中性粒细胞胞质抗体及其他免疫功能检查：免疫球蛋白筛查显示缺乏时；免疫球蛋白筛查正常但临床怀疑免疫缺陷时（合并身材矮小、颜面异常、心脏病变、低钙血症、腭裂、眼皮肤毛细血管扩张症、湿疹、皮炎、瘀斑、内分泌异常、无法解释的发育迟缓、淋巴组织增生或缺失、脏器肿大、关节症状等）；确诊或疑似免疫性疾病家族史；虽经长疗程的多种抗菌药物治疗，仍存在反复或持续的严重感染（危及生命、需外科干预），包括少见或机会性微生物感染或多部位受累（如同时累及支气管树和中耳或鼻窦）。

3）微生物学检查：支气管扩张症患儿均应行下呼吸道微生物学检查，应留取深部痰标本或通过雾化吸入获得痰标本；标本应在留取后 1 小时内送至微生物室，如既往的培养结果均阴性，应至少在不同日留取 3 次以上的标本，以提高阳性率；急性加重时应在应用抗菌药物前留取痰标本。痰液检查常显示含有丰富的中性粒细胞以及定植或感染的多种微生物，持续分离出金黄色葡萄球菌和/或儿童分离出铜绿假单胞菌时，需除外变应性支气管肺曲霉病或囊性纤维化。痰培养及药敏试验对抗菌药物的选择具有重要的指导意义。

4）血气分析：可用于评估患儿的肺功能受损状态，判断是否合并低氧血症和/或高碳酸血症。

5）纤维支气管镜：可发现支气管扩张症患儿出血、扩张或阻塞部位，但支气管镜下表现多无特异性，较难看到解剖结构的异常和黏膜炎症表现，故支气管扩张症患儿不需常规行支气管镜检查。以单叶病变为主的儿童支气管扩张症患儿及成人病变局限者可行支气管镜检查，除外异物堵塞；多次痰培养阴性及治疗反应不佳者，可经支气管镜保护性毛刷或支气管肺泡灌洗获取下呼吸道分泌物；HRCT 提示非典型分枝杆菌感染而痰培养阴性时，应考虑支气管镜检查；支气管镜标本细胞学检查发现含脂质的巨噬细胞提示存在胃内容物误吸。

6）肺功能测定：建议所有患儿均应行肺通气功能检查（FEV_1、FVC、呼气峰流速），至少每年复查 1 次，免疫功能缺陷或原发性纤毛运动障碍者每年至少复查 4 次。可证实由弥漫性支气管扩张或相关的阻塞性肺病导致的气流受限，以阻塞性通气功能障碍较为多见（>80%）；33%~76% 患儿的气道激发试验证实存在气道高反应性；多数患儿弥散功能进行性下降，且与年龄及 FEV_1 下降相关；对于合并气流阻塞的患儿，尤其是年轻患儿应行舒张试验，评价用药后肺功能的改善情况，40% 患儿可出现舒张试验阳性；运动肺功能试验应作为肺康复计划的一部分；静脉使用抗菌药物治疗前后测定 FEV_1 和 FVC 可以提供病情改善的客观证据；所有患儿口服或雾化吸入抗菌药物治疗前后均应行通气功能和肺容量测定。

7）其他特殊检测：囊性纤维化是西方国家常见的常染色体隐性遗传病，由于我国罕见报道，因此不需作为常规筛查，但在临床高度可疑时可进行以下检查：2 次汗液氯化物检测及囊性纤维化跨膜传导调节蛋白基因突变分析。成人患者在合并慢性上呼吸道疾病或中耳炎时可用糖精试验和/或鼻呼出气一氧化氮测定筛查纤毛功能，特别是自幼起病、以中叶支气管扩张为主、合并不育或右位心时尤需检查,疑诊者需取纤毛组织进一步详细检查。

3. 诊断思路

(1) 病史采集和评估:诊断支气管扩张症时应全面采集病史,包括既往史(特别是幼年时下呼吸道感染性疾病的病史)、误吸史、呼吸道症状和全身症状、有害物质接触史等。对于确诊支气管扩张症的患儿应记录痰的性状、评估24小时痰量、每年因感染导致急性加重次数以及抗菌药物使用情况,还应查找支气管扩张病因,并评估疾病的严重程度。

(2) 支气管扩张症的诊断:根据反复咳脓痰和/或咯血等临床表现,结合幼年有诱发支气管扩张的呼吸道感染病史,一般临床可作出初步诊断。HRCT可显示支气管扩张的异常影像学改变,是确诊支气管扩张症的主要手段。当患儿出现下述表现时需进行胸部HRCT检查,以除外支气管扩张:持续排痰性咳嗽、咯血或痰中有铜绿假单胞菌定植,且年龄较轻,症状持续多年,无吸烟史;无法解释的咯血或无痰性咳嗽;下呼吸道感染治疗反应不佳,不易恢复,反复急性加重。

(3) 病因诊断

1) 继发于下呼吸道感染,如结核、非结核分枝杆菌、百日咳、细菌、病毒及支原体感染等,是我国支气管扩张症最常见的原因,对所有疑诊支气管扩张的患儿需仔细询问既往病史。

2) 所有支气管扩张症患儿均应评估上呼吸道症状,合并上呼吸道症状可见于纤毛功能异常、体液免疫功能异常、囊性纤维化、黄甲综合征及杨氏综合征(无精子症、支气管扩张、鼻窦炎)。

3) 对于没有明确既往感染病史的患儿,需结合病情特点完善相关检查。

【鉴别诊断】

支气管扩张是一种不可逆性的肺损害,需与其鉴别的疾病主要为慢性支气管炎、肺脓肿、肺结核、先天性肺囊肿、支气管肺癌和心血管疾病等,仔细研究病史和临床表现,参考胸部X线片、HRCT、纤维支气管镜和支气管造影的特征常可作出明确的鉴别诊断。

1. 慢性支气管炎　多发生于中老年吸烟患者,多为白色黏液痰,一般在感染急性发作时才出现脓性痰，且多在冬、春季多发，反复咯血少见，两肺底可闻及部位不固定的干湿啰音。

2. 肺脓肿　起病急，起病初期多有吸入因素，表现为反复不规则高热、咳嗽、大量脓臭痰，消瘦、贫血等全身慢性中毒症状明显。X线检查可见厚壁空洞，形态可不规则，内可有液平面，周围有慢性炎症浸润及条索状阴影团片状阴影，经有效抗生素治疗后炎症可完全吸收消散。

3. 肺结核　所有年龄均可发病，常有低热、盗汗等结核性中毒症状及慢性咳嗽、咳痰、咯血和胸痛等呼吸系统症状，约半数有不同程度咯血，可以咯血为首发症状，出血量多少不一，病变多位于双上肺野，胸部X线片提示肺浸润性病灶或结节状空洞样改变，痰结核菌检查可确诊。

4. 先天性肺囊肿　多在体检或合并急性感染时发现，X线检查肺部可见多个边界纤细的圆形或椭圆形阴影，壁较薄，周围组织无炎症浸润，胸部CT检查和支气管造影可助诊断。

5. 支气管肺癌　多见于40岁以上患者，可伴有咳嗽、咳痰、胸痛。咯血小量到中量，多为痰中带血，持续性或间断性，大咯血者较少见，影像学检查、痰涂片细胞学检查、气管镜等有助于诊断。

6. 心血管疾病　多有心脏病病史，常见疾病包括风湿性心脏病二尖瓣狭窄、急性左心衰竭、肺动脉高压等。体检可能有心脏杂音，咯血量可多可少，肺水肿时咳大量浆液性粉红色泡沫样血痰为其特点。

【治疗策略】

支气管扩张症的治疗目的包括：确定并治疗潜在病因以阻止疾病进展，维持或改善肺功能，减少急性加重，减少日间症状和急性加重次数，改善患儿的生活质量。支气管扩张症的治疗以内科控制感染和促进痰液引流为主，必要时应考虑外科手术切除。

1. 内科治疗　一般而言，支气管扩张是解剖上的破坏性改变、是不可逆的，因此内科治疗的目标是控制症状以及延缓疾病的进展。支气管扩张通常继发于其他疾病，故应对原发病及时进行治疗，对合并的鼻窦炎等应进行彻底治疗。此处，应根据病情，加强支持治疗、合理安排休息，应避免受凉，劝导戒烟，预防呼吸道感染。

(1) 控制感染：是支气管扩张症急性感染期的主要治疗措施。

支气管扩张症患儿出现急性加重、合并症状恶化，即咳嗽、痰量增加或性质改变、脓痰增加和/或喘息、气急、咯血及发热等全身症状时，应考虑应用抗菌药物。仅有脓性痰液或仅痰培养阳性不是应用抗菌药物的指征。许多支气管扩张症患儿频繁应用抗菌药物，易于造成细菌对抗菌药物耐药，且气道细菌定植部位易于形成生物被膜，阻止药物渗透，因此推荐对大多数患儿进行痰培养，急性加重期开始抗菌药物治疗前应送痰培养，在等待培养结果时即应开始经验性抗菌药物治疗。

支气管扩张症患儿急性加重时的微生物学研究资料很少，目前认为急性加重由定植菌群所致。60%~80% 的稳定期支气管扩张症患儿存在潜在致病菌的定植，最常分离出的细菌为流感嗜血杆菌和铜绿假单胞菌，其他革兰氏阳性菌如肺炎链球菌和金黄色葡萄球菌也可定植患儿的下呼吸道。应对支气管扩张症患者定期进行支气管细菌定植状况的评估。痰培养和经支气管镜检查均可用于评估支气管扩张症患者细菌定植状态，两者的评估效果相当。急性加重期初始经验性治疗应针对这些定植菌，根据有无铜绿假单胞菌感染的危险因素及既往细菌培养结果选择抗菌药物。

铜绿假单胞菌感染的危险因素须至少符合以下 4 条中的 2 条：①近期住院；②频繁(每年 4 次以上)或近期(3 个月以内)应用抗生素；③重度气流阻塞(FEV_1<30%)；④口服糖皮质激素(最近 2 周每日口服泼尼松>2 周)。无铜绿假单胞菌感染高危因素的患儿应立即经验性使用对流感嗜血杆菌有活性的抗菌药物，轻症者可选用口服氨苄西林或阿莫西林 0.5g，每日 4 次，或第一、二代头孢菌素；重症患儿，常需静脉联合用药。对有铜绿假单胞菌感染高危因素的患儿，应选择有抗铜绿假单胞菌活性的抗菌药物(表 11-1)。如有厌氧菌混合感染，可加用甲硝唑或替硝唑。

应及时根据病原体检测及药敏试验结果和治疗反应调整抗菌药物治疗方案，并尽可能应用支气管穿透性好且可降低细菌负荷的药

表 11-1　支气管扩张症急性加重期初始经验性治疗推荐使用的抗菌药物

高危因素	常见病原体	初始经验性治疗的抗菌药物选择
无假单胞菌感染高危因素	肺炎链球菌、流感嗜血杆菌、卡他莫拉菌、金黄色葡萄球菌、肠道菌群(肺炎克雷伯菌、大肠埃希氏菌等)	氨苄西林/舒巴坦、阿莫西林/克拉维酸、第二代头孢菌素、第三代头孢菌素(头孢曲松、头孢噻肟)、莫西沙星、左氧氟沙星
有假单胞菌感染高危因素	上述病原体+铜绿假单胞菌	具有抗假单胞菌活性的β-内酰胺类抗生素(如头孢拉定、头孢吡肟、哌拉西林/他唑巴坦、头孢哌酮/舒巴坦、亚胺培南、美罗培南等)、氨基糖苷类、喹诺酮类(环丙沙星或左氧氟沙星)可单独应用或联合应用

物。若存在一种以上的病原菌,应尽可能选择能覆盖所有致病菌的抗菌药物。临床疗效欠佳时,需根据药敏试验结果调整抗菌药物,并即刻重新送检痰培养。若因耐药无法单用一种药物,可联合用药,但没有证据表明两种抗菌药物联合治疗对铜绿假单胞菌引起的支气管扩张症急性加重有益。采用抗菌药物轮换策略有助于减轻细菌耐药,但目前尚无临床证据支持其常规应用。急性加重期不需常规使用抗病毒药物。

急性加重期抗菌药物治疗的最佳疗程尚不确定,建议所有急性加重治疗疗程均应为 14 天左右。支气管扩张症稳定期患儿长期口服或吸入抗菌药物的效果及其对细菌耐药的影响尚需进一步研究。

(2) 祛除痰液:包括体位引流等排痰技术、药物稀释脓性痰等,必要时还可经纤维支气管镜吸痰,以提高通气的有效性,维持或改善运动耐力,缓解气短、胸痛症状。

1) 常见的排痰技术

A. 体位引流:即把病变部位抬高,利用重力作用将某一肺叶或肺段中分泌物引流至肺门处，再行咳出，排除积痰，减少继发感染及中毒症状。有效清除气道分泌物是支气管扩张症患儿，特别是慢性咳痰和/或 HRCT 表现为黏液阻塞者长期治疗的重要环节。痰量不多的患儿也应学习排痰技术，以备急性加重时应用。

按病变部位采取合适体位，使之处于高位引流，每日 2~4 次，每次 15~30 分钟。胸部 CT 结果有助于选择合适的体位（表 11-2）。体位引流时，间歇作深呼吸后用力咳痰，轻拍患部；痰液黏稠不易引流者，可先雾化吸入稀释痰液，易于引流；对痰量较多的患儿，要防止痰量过多涌出而发生窒息；喘憋患儿进行体位引流时可联合应用无创通气。引流治疗时可能需要采取多种体位，患儿容易疲劳，每日多次治疗一般不易耐受，但通常对氧合状态和心率无不良影响。体位引流应在饭前或饭后 1~2 小时内进行。禁忌证包括无法耐受所需体位、无力排出分泌物、正接受抗凝治疗、胸廓或脊柱骨折、近期大咯血和严重骨质疏松者。

表 11-2　支气管扩张的病变部位与体位引流

病变部位		引流体位
肺叶	肺段	
右上	1	坐位
	2	左侧俯卧位，右前胸距床面 45°
	3	仰卧，右侧后背垫高 30°
左上	1+2	坐位，上身略向前，向右倾斜
	3	仰卧，左侧后背垫高 30°
	4、5	仰卧，左侧后背垫高 45°，臀部垫高或将床脚抬高
右中	4、5	仰卧，右侧后背垫高 45°，臀部垫高或将床脚抬高
双肺	6	俯卧，腹部垫高或将床脚抬高，也可取膝胸卧位
	8	仰卧，臀部垫高或将床脚抬高
下叶	9	健侧卧位，健侧腰部垫高，或将床脚抬高
	10	俯卧，下腹垫高或将床脚抬高，也可取膝胸卧位
	7（右）	斜仰卧位，左背距床面 30°，抬高床脚

B. 震动拍击：腕部屈曲，手呈碗形在胸部拍打，或使用机械震动器使聚积的分泌物易于咳出或引流，可与体位引流配合应用。

C. 主动呼吸训练：一项随机对照研究结果表明，主动呼吸训练联合体位引流效果优于坐位主动呼吸训练。每次胸部扩张练习应包含3部分，即深呼吸、用力呼气放松、呼吸控制。深吸气，可使气流通过分泌物进入远端气道；用力呼气可使呼气末等压点向小气道一端移动，从而有利于远端分泌物清除；呼吸控制，即运动膈肌缓慢呼吸，可避免用力呼气加重气流阻塞。合并呼吸困难且影响到日常活动的支气管扩张症患儿可进行吸气肌训练。两项小规模随机对照研究结果表明，与无干预组相比，吸气肌训练可显著改善患儿的运动耐力和生活质量。

D. 雾化治疗：包括气道湿化（清水雾化）、雾化吸入盐水、短时雾化吸入高张盐水、雾化吸入特布他林。祛痰治疗前雾化吸入灭菌用水、生理盐水或临时吸入高张盐水并预先吸入β_2-受体激动剂，可提高祛痰效果；首次吸入高张盐水时，应在吸入前和吸入后5分钟测定FEV_1或呼气峰流速，以评估有无气道痉挛；气道高反应性患儿吸入高张盐水前应预先应用支气管舒张剂。

E. 其他：如无创通气，正压呼气装置通过呼气时产生震荡性正压，防止气道过早闭合，有助于痰液排出。无创通气可改善部分合并慢性呼吸衰竭的支气管扩张症患儿的生活质量；长期无创通气治疗可缩短部分患儿的住院时间，但尚无确切证据证实其对病死率有影响。此外也可采用胸壁高频震荡技术等。

患儿可根据自身情况选择单独或联合应用上述祛痰技术，每日1~2次，每次持续时间不应超过20~30分钟，急性加重期可酌情调整持续时间和频度。

2）药物稀释脓性痰

A. 祛痰剂：气道黏液高分泌及黏液清除障碍导致黏液潴留是支气管扩张症的特征性改变。急性加重时可口服溴己新8~16mg，每日3次，或口服盐酸氨溴索片30mg，每日3次。应用羟甲半胱氨酸可改善气体陷闭。

B. 支气管舒张剂：支气管扩张症患儿常常合并气流阻塞及气道高反应性，引起支气管痉挛，影响痰液排出，因此在不咯血情况下，可应用支气管舒张剂，如口服氨茶碱 0.1g，每日 3~4 次，或其他缓释茶碱制剂，必要时可加用支气管舒张剂喷雾吸入。合并气流阻塞的患儿应进行支气管舒张试验，以评价气道对 β_2-受体激动剂或抗胆碱能药物的反应性，指导治疗；不推荐常规应用甲基黄嘌呤类药物。

3）纤维支气管镜下吸痰：如体位引流痰液仍难排出，可经纤支镜吸痰，并用生理盐水冲洗稀释痰液。

(3) 抗炎症治疗：慢性气道炎症是支气管扩张的一个重要致病机制。抗炎症治疗可减轻气道炎症，帮助受损气道黏膜和纤毛功能的修复。目前对于小剂量大环内酯类药物的抗炎症作用研究较多，其中红霉素、罗红霉素、克拉霉素和阿奇霉素等对于弥漫性泛细支气管炎和支气管扩张有一定的效果，可以减轻气道黏液分泌，破坏铜绿假单胞菌的生物膜，减少发作次数。吸入糖皮质激素可拮抗气道慢性炎症。少数随机对照研究结果显示，吸入激素可减少排痰量，改善生活质量，有铜绿假单胞菌定植者改善更明显，但对肺功能及急性加重次数并无影响。目前证据不支持常规使用吸入性激素治疗支气管扩张（合并支气管哮喘者除外）。

(4) 咯血的治疗

1）大咯血的紧急处理：大咯血是支气管扩张症致命的并发症，一次咯血量超过 200ml 或 24 小时咯血量超过 500ml 为大咯血，严重时可导致窒息。预防咯血窒息可视为大咯血治疗的首要措施，应首先保证气道通畅，改善氧合状态，稳定血流动力学状态。咯血量少时应安抚患儿，缓解其紧张情绪，嘱其患侧卧位休息。出现窒息时采取头低足高的 45° 俯卧位，用手取出患儿口中的血块，轻拍健侧背部促进气管内的血液排出。若采取上述措施无效时，应迅速进行气管插管，必要时行气管切开。

2）药物治疗

A. 垂体后叶激素：为治疗大咯血的首选药物，一般静脉注射后 3~5 分钟起效，可维持 20~30 分钟。用法：垂体后叶激素 5~10U 加 5%

葡萄糖注射液 20~40ml，稀释后缓慢静脉注射，约 15 分钟注射完毕，继之以 10~20U 加生理盐水或 5% 葡萄糖注射液 500ml 稀释后以每小时 0.1U/kg 的速度静脉滴注，出血停止后再继续使用 2~3 日以巩固疗效。支气管扩张伴有冠状动脉粥样硬化性心脏病、高血压、肺源性心脏病、心力衰竭者以及孕妇均忌用。

B. 促凝血药：为常用的止血药物，可酌情选用抗纤维蛋白溶解药物，如氨基己酸 4~6g 加入生理盐水 100ml，15~30 分钟内静脉滴注后以 1g/h 维持，或氨甲苯酸 100~200mg 加入 5% 葡萄糖注射液或生理盐水 40ml 内静脉注射，2 次/d；亦可应用增加毛细血管抵抗力和血小板功能的药物，如酚磺乙胺 250~500mg，肌内注射或静脉滴注，2~3 次/d；还可给予巴曲酶 1~2kU 静脉注射，5~10 分钟起效，可持续 24 小时。

C. 其他药物：如普鲁卡因皮内试验阴性（0.25% 普鲁卡因溶液 0.1ml 皮内注射）者可予 150mg 加生理盐水 30ml 静脉滴注，1~2 次/d；酚妥拉明 5~10mg 以生理盐水 20~40ml 稀释静脉注射，然后以 10~20mg 加于生理盐水 500ml 内静脉滴注，不良反应主要为直立性低血压、恶心、呕吐、心绞痛及心律失常等。

3）介入治疗或外科手术治疗：支气管动脉栓塞术和/或手术是大咯血的一线治疗方法。

A. 支气管动脉栓塞术：经支气管动脉造影向病变血管内注入可吸收的明胶海绵行栓塞治疗，对大咯血的治愈率为 90% 左右，随访 1 年未复发的患者可达 70%；对于肺结核导致的大咯血，支气管动脉栓塞术后 2 周咯血的缓解率为 93%，术后 1 年为 51%，2 年为 39%。最常见的并发症为胸痛（34.5%），脊髓损伤发生率及致死率低。

B. 经气管镜止血：大量咯血不止者，可经气管镜确定出血部位后，用浸有稀释肾上腺素的海绵压迫或填塞于出血部位止血，或在局部应用凝血酶或气囊压迫控制出血。

C. 手术：反复大咯血用上述方法无效、对侧肺无活动性病变且肺功能储备尚佳又无禁忌证者，可在明确出血部位的情况下考虑肺切除术。适合肺段切除的人数极少，绝大部分要行肺叶切除。

2. 外科治疗　目前大多数支气管扩张症患儿应用药物治疗有效，

不需要手术治疗。

手术适应证包括:①急性下呼吸道感染反复发作,积极药物治疗仍难以控制症状者;②大咯血危及生命或经药物、介入治疗无效者;③局限性支气管扩张者,病变范围局限于一侧肺、不超过 2 个肺叶,术后最好能保留 10 个以上肺段。患儿若全身情况良好,可根据病变范围作肺段或肺叶切除术。如病变较轻,且症状不明显;非柱状支气管扩张;痰培养铜绿假单胞菌阳性;病变较广泛累及双侧肺;切除术后残余病变;伴有严重呼吸功能损害者,则不宜手术治疗。

术后并发症的发生率为 10%~19%,老年人并发症的发生率更高,术后病死率<5%。

【预防和转归】

儿童时期下呼吸道感染及肺结核是我国支气管扩张症最常见的病因,因此应积极防治儿童时期下呼吸道感染,积极接种麻疹、百日咳疫苗,预防、治疗肺结核,以预防支气管扩张症的发生。一项随机对照研究结果表明,注射肺炎疫苗可减少急性加重次数,推荐注射多价肺炎疫苗。每年注射流感疫苗可预防流感所致的继发性肺部感染。免疫球蛋白缺乏者推荐定期应用免疫球蛋白(每月静脉注射丙种球蛋白 500mg/kg),可预防反复感染。支气管扩张症患儿应戒烟,积极预防呼吸道感染,坚持体位排痰,可使用一些免疫调节剂,如卡介菌多糖核酸等,以增强机体免疫功能,提高抗病能力,预防支气管扩张症急性发作。

同其他慢性气道疾病一样,患儿教育及管理也是支气管扩张症预防和治疗的重要环节,目的在于让患儿及其家长了解支气管扩张的特征,及早发现急性加重。应当提供书面材料解释支气管扩张症这一疾病以及感染在急性加重中的作用;病因明确者应向其解释基础疾病及其治疗方法,还应向其介绍支气管扩张症治疗的主要手段,包括排痰技术、控制感染等药物治疗,帮助其及时识别急性加重并尽早就医;不建议患儿自行服用抗菌药物;应向其解释痰检的重要性;并制订个性化的随访及监测方案。

支气管扩张症患儿的预后取决于支气管扩张的范围和有无并发

症。支气管扩张范围局限者，积极治疗可很少影响生命质量和寿命。支气管扩张范围广泛者易损害肺功能，甚至发展至呼吸衰竭，引起死亡。大咯血也可严重影响预后。

➤ 附：支气管扩张的诊治流程图

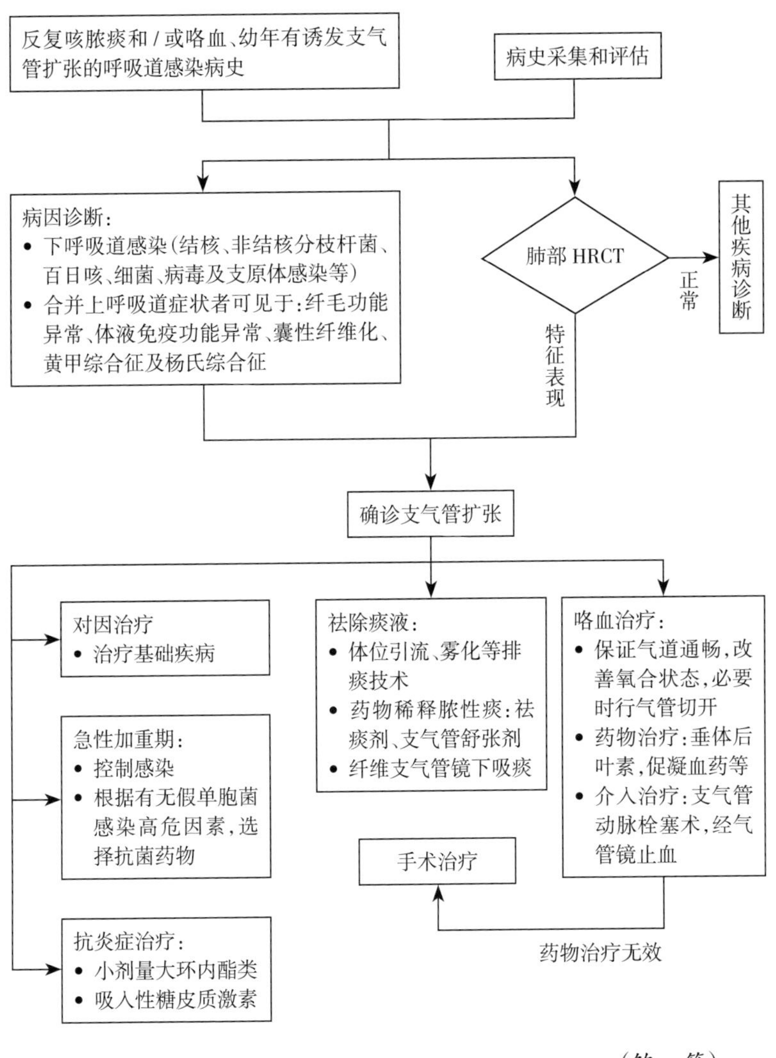

（鲍一笑）

参考文献

1. GOLDMAN L,AUSIELLO D. Cecil Medicine. 23rd edition. Philadelpyia: Saunders Elsevier,2008.
2. 陆再英,钟南山 . 内科学 . 7 版 . 北京:人民卫生出版社,2008.
3. 中华医学会 . 临床诊疗指南:呼吸病学分册 . 北京:人民卫生出版社,2009.
4. 成人支气管扩张症诊治专家共识编写组 . 成人支气管扩张症诊治专家共识 . 中华结核和呼吸杂志,2012,35(7):485-492.
5. WOODHEAD M,BLASI F,EWIG S,et al. Guidelines for the management of adult lower respiratory tract infections-full version. Clin Microbiol Infect,2011,17(Suppl 6):E1-59.

第十二章 黏液纤毛清除障碍

第一节 原发性纤毛运动障碍

【概述】

原发性纤毛运动障碍(primary ciliary dyskinesia,PCD),是一组基因遗传性疾病,包括 Kartagener 综合征、不动纤毛综合征、纤毛运动方向缺陷。纤毛功能异常可引起一系列临床表现,常见的是呼吸道纤毛功能异常,导致黏液纤毛清除功能下降,引起分泌物的潴留,进而出现持续或反复呼吸道感染、鼻窦炎、支气管炎、肺炎和支气管扩张。Kartagener 综合征是 PCD 的一个类型,约占 PCD 的 40%~50%。

发病机制

纤毛广泛存在于人体的呼吸道、生殖道和消化道等,是重要的细胞附属结构。每个纤毛细胞大约有 200 多根纤毛,每根纤毛都包括有体部、基底部和冠部,横断面在电镜下呈圆形,中央有一对中心微管,在外周均匀地环绕着 9 对周围微管,称之为"9+2"轴索微管结构(图 12-1)。气道纤毛的功能通过其表面黏液毯的黏液纤毛清洁作用(mucociliary clearance,MCC)实现。MCC 具有清洁、机械、化学和生物屏障作用。当纤毛结构或功能异常时,MCC 异常,造成黏液阻塞,出现反复感染和气道炎症,引起支气管扩张、肺功能异常,甚至是呼吸衰竭。精子鞭毛、输精管、输卵管纤毛功能障碍可导致不育、不孕症或异位妊娠;中耳、鼻窦处纤毛功能障碍则导致中耳炎、鼻窦炎等;脑室管膜处纤毛功能障碍可导致脑积水。

【诊断】

1. 临床表现 发病年龄可自新生儿至成年。可有随年龄而加重

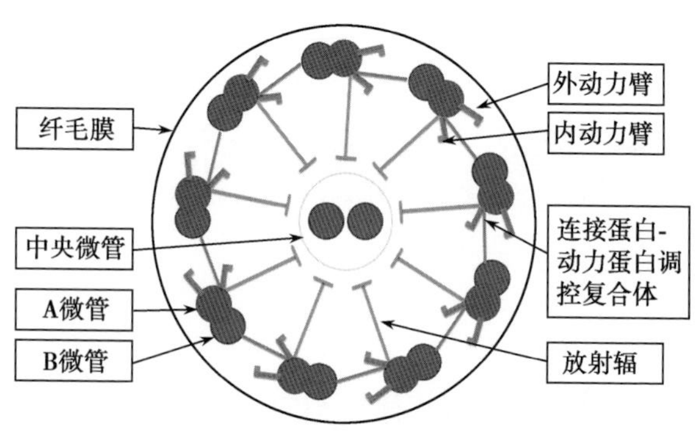

图 12-1 正常呼吸道纤毛结构示意图

的反复上下呼吸道感染,复发性中耳炎、鼻窦炎和支气管炎、肺炎以致支气管扩张症的表现。常见耳道流脓、鼻脓性分泌物、咳嗽、咳痰、咯血、反复喘息。新生儿期出现症状者并不少见,可表现为呼吸急促、咳嗽及不明原因的足月儿呼吸窘迫综合征。

Kartagener 综合征由下列三联症组成:①支气管扩张;②鼻窦炎或鼻息肉;③内脏转位(主要为右位心),如只具备内脏转位及支气管扩张两项则为不全性 Kartagener 综合征。Kartagener 综合征还常和其他先天性畸形同时存在,最多见的是先天性心脏病、脑积水、腭裂、双侧颈肋、肛门闭锁、尿道下裂和复肾,其他尚有膜状瞳孔、智力障碍、听力减退、嗅觉缺损等。

2. 诊断

(1) 有典型的临床表现:慢性、反复的呼吸道感染,可伴有支气管扩张症的表现,同时可有鼻窦炎、中耳炎、男性不育等;伴内脏转位时,应考虑 Kartagener 综合征。注意询问相关表现家族史。

(2) 纤毛功能检查:包括糖精筛查试验、高速摄像显微分析(high-speed video microscopy analysis,HSVA)测纤毛摆动频率及摆动形式。

(3) 电镜检查:确诊可取鼻黏膜活检或支气管镜取支气管黏膜上皮在电镜下观察纤毛数目及结构异常,从而确诊。纤毛结构异常常见蛋白动力臂部分或完全缺失或变短,还可表现为放射辐缺失;复合纤毛、微管异常(数目减少、增多、移位)等。约 30% 的 PCD 患儿纤毛结构无异常,如 *DNAH11* 基因突变导致的病例,这些患儿需要通过基因检测的方式诊断疾病。

(4) 基因诊断:目前已经发现超过 40 个与 PCD 相关的基因,最常见的基因为 *DNAH5*、*DNAI1*、*DNAAF1*、*CCDC39*、*CCDC40*、*DNAH11*。

(5) 鼻呼出气一氧化氮测定(nasal nitric oxide,nNO):与健康人、哮喘患儿相比,PCD 患儿 nNO 水平明显降低。可以用于 PCD 筛查,但需注意除外囊性纤维化。

【鉴别诊断】

1. 囊性纤维化(cystic fibrosis,CF)　CF 是一种常染色体隐性遗传病,可有呼吸、消化、内分泌、生殖等多系统累及。CF 主要表现为气道阻塞和感染,消化不良及其并发症,是儿童时期重症慢性肺疾病的原因之一。本病开始多发生于上叶支气管,常侵犯亚段支气管及细支气管;PCD 通常累及肺的中下叶,很少侵犯上叶。汗液氯离子测定及囊性纤维化跨膜调节因子(CF transmembrane regulator,*CFTR*)基因的检测对诊断很有帮助。

2. 原发性免疫缺陷病(primary immunodeficiency diseases,PID)　PID 包括以抗体缺陷为主的免疫缺陷病、联合免疫缺陷病、吞噬细胞功能缺陷、补体缺陷等。肺部临床表现复杂多变,最常见的为反复感染。病史、免疫功能及基因检测有助于诊断。

【治疗】

通过加强气道管理和积极的抗感染治疗,尽可能地延缓疾病进展,改善或维持肺功能,预防慢性肺损伤的发生。

1. 清除气道分泌物　可用顺位排痰法,每天进行 2 次,每次至少 20 分钟。其他气道清理技术还包括用力呼气技术、呼气正压面罩、口腔呼吸道振荡器、高频胸壁振荡背心、肺内振荡通气等。如果分泌物太黏稠,可口服或雾化祛痰药物,然后顺位排痰,婴幼儿可拍背吸痰,使痰液易于排出。

2. 抗感染治疗　PCD 患儿易存在呼吸道感染,但并不推荐预防性口服抗菌药物治疗。只有当患儿病情反复或急性加重时,才考虑抗菌药物治疗。引起 PCD 感染急性加重的致病原主要包括铜绿假单胞菌、流感嗜血杆菌、肺炎链球菌和金黄色葡萄球菌等,可根据痰培养药敏结果合理选择抗菌药物。轻度急性加重可以口服抗菌药物,重度急性加重或口服抗菌药物治疗失败时才需要使用静脉抗菌药物治疗。抗菌药物治疗总疗程 2~3 周。

3. 其他治疗

(1) 鼻窦炎、中耳炎的治疗:遵循相关指南。

(2) 手术治疗:由于 PCD 患儿往往存在弥漫性肺部病变,选择肺切除术应格外慎重。只有当药物治疗失败、肺部病变逐渐加重、严重咯血引起患儿的健康状况明显下降时,才考虑进行肺叶/段切除术。对于肺部病变严重而广泛、临床症状重的患儿,肺移植可能是最后的治疗手段。

(3) 基因治疗:基因治疗通过改变基因缺陷可以恢复纤毛正常功能,但目前尚处于研究阶段。

4. 预防与长程管理 PCD 患儿管理非常重要。一般应每 3~6 个月随访 1 次,每年进行 2~4 次痰培养及肺功能测定。对于病情稳定的患儿,每 2~4 年复查肺部影像学。如果病情不稳定或出现急性加重时也应行肺部影像学检查。每 2 年进行 1 次非结核分枝杆菌培养。同时应积极预防下呼吸道感染,接种疫苗,避免主动或被动吸烟,减少呼吸道致病菌和室内、室外环境污染物的暴露。

➢ 附:PCD 诊断流程图

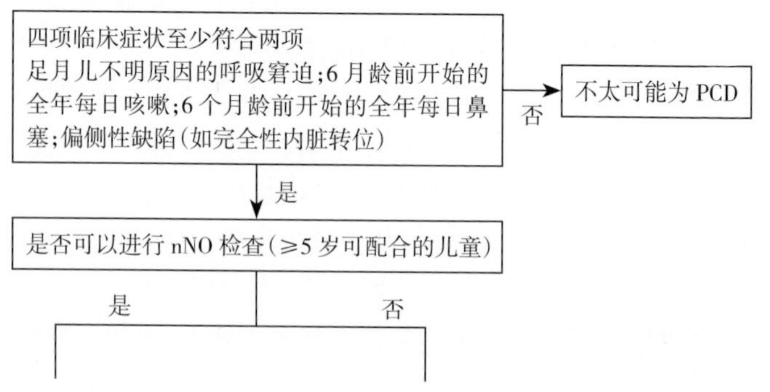

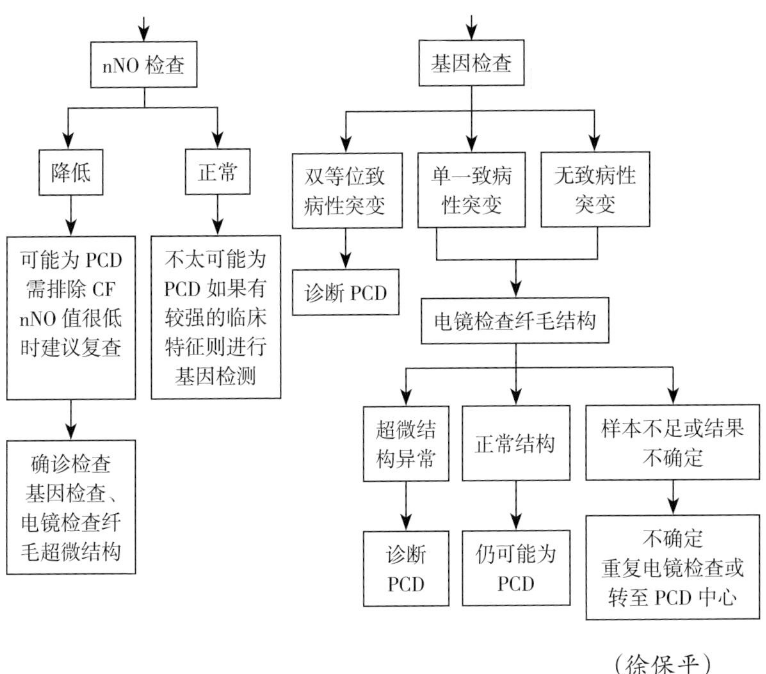

（徐保平）

参考文献

1. 中华医学会儿科学分会呼吸学组疑难少见病协作组．儿童支气管扩张症诊断与治疗专家共识．中华实用儿科临床杂志，2018，33（1）：21-27.
2. 中华医学会儿科学分会呼吸学组疑难少见病协作组．儿童原发性纤毛运动障碍诊断与治疗专家共识．中华实用儿科临床杂志，2018，33（2）：94-99.
3. RUBBO B，BEST S，HIRST RA，et al. Clinical features and management of children with primary ciliary dyskinesia in England. Arch Dis Child，2020，105：724－729. doi：10. 1136/archdischild-2019-317687.
4. SHAPIRO AJ，DAVIS SD，POLINENI D，et al. Diagnosis of Primary Ciliary Dyskinesia. An Official American Thoracic Society Clinical Practice Guideline. Am J Respir Crit Care Med，2018，197（12）：e24-e39. doi：10. 1164/rccm. 201805-0819ST.

第二节　囊性纤维化

【概述】

囊性纤维化(cystic fibrosis,CF)是一种常染色体隐性遗传病,可累及全身多个脏器系统,但主要受累的器官是肺和胰腺。CF 主要表现为气道阻塞和感染,消化不良及其并发症,是儿童时期重症慢性肺疾病的主要原因。CF 患儿早期即可出现胰腺外分泌不足,还可引起盐缺乏、鼻息肉、全鼻窦炎、直肠脱垂、胆石症、胰腺炎、1 型糖尿病。

1. 发病机制　CF 是由囊性纤维化跨膜调节因子(cystic fibrosis transmembrane regulator,*CFTR*)基因突变所致的单基因遗传病。CFTR 主要分布在气道上皮、消化道(包括胰腺和胆管系统)、汗腺以及泌尿生殖道等处。CFTR 是一种 cAMP 依赖性氯离子通道蛋白,可以作为离子通道驱动氯离子和碳酸氢盐分泌,也可以对钠离子通道和其他离子通道进行调节。CFTR 异常导致气道表面和黏膜下腺体的生理功能异常,使钠离子重吸收增加,水分泌减少,纤毛外液体吸收增加,导致分泌物脱水,干燥的分泌物变得黏稠而有弹性,很难被黏液纤毛系统清除。这些分泌物滞留并阻塞气道,导致气道炎症、慢性感染、进行性小气道阻塞和支气管扩张。同样的病理生理变化也发生在胰腺、胆道和肠道。

2. 病理改变　最显著的变化见于分泌黏液的器官。肺脏早期的病理变化为毛细支气管炎。随着时间进展逐渐形成类似于慢性气道炎症所致的高分泌状态的病理变化。长期的病变可表现为闭塞性细支气管炎、支气管扩张。肺部病变进展,可出现囊状支气管扩张、大泡性肺气肿或胸膜下肺大疱。最终肺脏会出现纤维化。胰腺上皮细胞变平,腺泡形成囊状,出现弥漫纤维化,致胰腺功能不全。鼻旁窦充满分泌物,可见增生肥大的分泌腺和多发鼻息肉。唾液腺通常增大,局部可有黏液栓以及导管扩张。消化道可见食管和十二指肠腺扩张充满黏液。阑尾或盲肠中有粪石形成。局部胆管硬化继发于早期肝内胆管阻塞。这种损害随年龄增长发生率增加,程度加重。宫颈的腺体充满黏液而扩张。95% 以上的男性附睾的体部和尾部、输精管、精囊可闭塞,可致成年后不育。

【诊断】

1. 临床诊断　三大临床特点为弥漫性慢性阻塞性肺疾病、胰腺功能不全及汗液中氯离子浓度升高。

(1) 呼吸系统表现:90% 以上患儿有上下呼吸道慢性感染,包括慢性鼻窦炎、慢性支气管炎、肺不张、反复肺炎及支气管扩张症。感染病原菌以铜绿假单胞菌和金黄色葡萄球菌多见。咳嗽是最常见的症状,起初为干咳,逐渐伴有痰声。年龄大的患者可有晨起及活动后咳嗽加重,痰多为脓性。病程长者可出现活动不耐受、气短、咯血以及生长发育落后。最终可发生肺源性心脏病,因呼吸衰竭引起死亡。鼻黏膜炎症、水肿以及鼻息肉可造成鼻塞和流涕。

查体可见桶状胸、削肩、肋间及锁骨上凹陷、呼吸急促、唇及指甲发绀、杵状指/趾。听诊闻及喘鸣音及干、湿啰音。

X 线检查特点为支气管阻塞、炎症及其一系列并发现象。早期征象为两肺普遍性肺气肿和肺不张。支气管扩张表现为散在性小囊状影。CT 检查可见支气管壁增厚、黏液嵌塞、局部的含气过多以及支气管扩张。

(2) 消化系统表现:由于胰腺外分泌不足及吸收不良,可导致脂肪和蛋白质吸收障碍,出现低蛋白血症、水肿、营养不良性贫血、生长发育迟缓、脂溶性维生素缺乏症、低脂血症及低胆固醇血症。如果患儿残存胰腺外分泌功能,则可出现复发性胰腺炎。由于可合并胰腺内分泌功能受损,年长儿可出现胰岛素依赖型糖尿病。

新生儿 CF 中,10%~20% 发生胎粪性肠梗阻和腹膜炎,表现为腹胀、呕吐和胎便排出延迟。在 CF 人群中发生频率较高的其他消化系统疾病还包括反复直肠脱垂、肠套叠、肝硬化、胆石症和结肠癌。

(3) 汗腺:由于皮肤中大量丢失盐,可以造成盐缺乏,特别是存在胃肠炎的患儿或是在夏季。这些患者常出现低氯性碱中毒,表现为假性 Batter 综合征。经常患者皮肤上出现“盐霜”,或皮肤有咸味。

(4) 泌尿生殖系统表现：腹股沟疝、阴囊积水及睾丸未降的发生率高于正常人。性腺发育延迟，平均延迟2年。大约95%的男性因Wolffian管不发育而有无精子症。女性可出现停经，并随肺部疾病的加重而加重。可有宫颈炎，伴随宫颈内黏稠黏液，生育率降低。

2. 辅助检查

(1) 汗液试验：汗液氯离子浓度<30mmol/L(30mEq/L)为阴性；30~59mmol/L(30~59mEq/L)为可疑；≥60mmol/L(60mEq/L)为阳性。但需注意除外其他引起汗液电解质浓度增高疾病，如未经治疗的甲状腺功能减退、糖原贮积症、Addison病、外胚层发育不良。

(2) 基因检测：对于临床表现不典型和/或汗液试验处于中间值(30~59mmol/L)的患儿可通过基因检测进行确诊。另外基因检测还可应用于产前诊断及新生儿筛查。

(3) 胰腺功能检查：胰淀粉酶、脂肪酶、弹性蛋白酶降低。

3. 并发症　常见并发症为肺气肿、肺不张、肺炎、支气管扩张症、气胸、咯血、呼吸衰竭、肺动脉高压、右心衰竭、鼻息肉、鼻窦炎、生长发育迟缓、骨质疏松、肺性骨关节病、直肠脱垂、肠梗阻、肝硬化及维生素A、E、K缺乏等。过去，多数患儿在婴幼儿时期死于继发感染、呼吸衰竭及心力衰竭。

【诊断】

CF的诊断标准为：①一或多项典型CF表型(慢性肺疾病、慢性鼻窦炎、消化道症状或营养状态异常、不孕或不育)；②CF家族史；③新生儿筛查试验阳性；④汗液氯离子浓度≥60mmol/L；⑤*CFTR*基因复合杂合致病突变；⑥汗液氯离子≥30mmol/L且*CFTR*致病突变；其中满足①~③中至少一条，加上④~⑥中至少一条即可诊断为CF。

【鉴别诊断】

本病的呼吸系统表现应与哮喘、百日咳、慢性支气管炎、金黄色葡萄球菌肺炎、肺结核、免疫缺陷病、支气管扩张症及原发性纤毛运动障碍等相鉴别。消化系统表现应与新生儿肠道闭锁、婴儿牛奶过敏、α_1-抗胰蛋白酶缺乏症、胰腺炎、乳糜泻及失蛋白性肠病、肝硬化等鉴别。此外，还应与家族性自主神经失调症相区别。

【治疗】

治疗方案应与监测密切结合，做到及早诊断、积极干预。

1. 肺部病变的治疗　目的是清除气道分泌物并控制感染。气道廓清治疗方式包括胸部物理疗法（胸部叩拍与振动、体位引流）、用力呼气技术、呼气末正压等；也可用支气管镜灌洗治疗，特别是有肺不张和黏液阻塞时。可用雾化吸入重组 DNA 酶、高渗盐水或黏液溶解剂使分泌物稀薄易于清除，防止黏液栓形成。对肺部病变急性加重者应及时进行病原学检查，合理应用抗菌药物，同时加强气道廓清治疗。对于铜绿假单胞菌感染患儿可予以吸入抗菌药物治疗，并定期进行痰培养。另外可考虑应用小剂量大环内酯类药物。

2. 消化道病变的治疗

（1）饮食疗法：①应供应高热量膳食，比由年龄计算而得的热量高出 30%~50%。②蛋白质应增多，一般每日为 6~8g/kg。③脂肪摄入量应占全天总热量的 35%~40%。④食谱应含单纯性糖，如果糖、葡萄糖及蔗糖，而不含淀粉。⑤应给予多种维生素，特别是大量维生素 A 每日 10 000U，足量复合维生素 B 及维生素 E 每日 100~200U；2 岁以下婴儿及有凝血酶原时间延长者应用维生素 K。⑥为了补足氯化物丢失，应在膳食内补充食盐。

（2）药物疗法：推荐补充胰酶，婴儿 2 000~4 000U 脂肪酶/120ml 配方奶或母乳；1~4 岁儿童 2 000~4 000U 脂肪酶/克膳食脂肪；4 岁以上儿童 500U 脂肪酶/(kg·餐)，并逐渐增加用量至 1 000~2 500U 脂肪酶/(kg·餐)；每日总量不超过 10 000U 脂肪酶/kg。

（3）消化道并发症的治疗：包括胎粪性肠梗阻、远端肠管梗阻综合征及其他原因引起的腹痛、胃食管反流、直肠脱垂、肝脏疾病、胰腺炎、高血糖的治疗等。

3. 靶向治疗和基因编辑　目前主要有三种方法用于 CF 靶向治疗，即增强剂、校正剂和通读剂。通过靶向治疗，估计高达 50% 的 CF 患者可以得到治疗。基因替代和基因编辑是未来 CF 的治疗方向。

4. 其他　包括鼻息肉、失盐及低氯性碱中毒和其他并发症的治疗等。

【预防】

已能产前诊断本病，从羊水中取得胎儿脱落细胞，检测有无 *CFTR* 基因突变，检查结果阳性者，应终止妊娠。

➤ 附：囊性纤维化诊断流程图

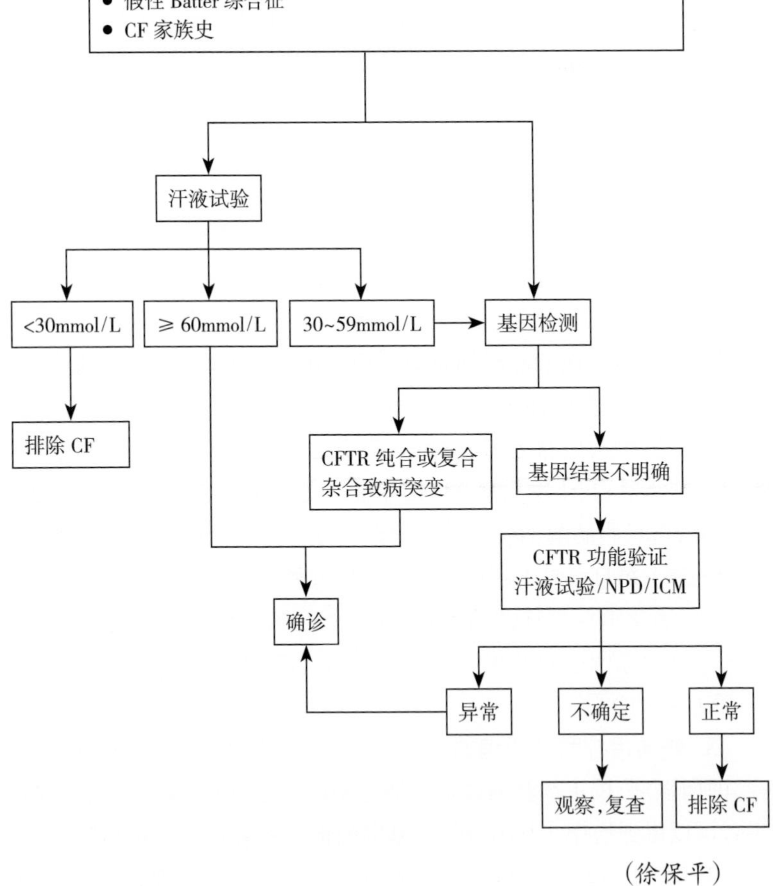

（徐保平）

参考文献

1. WIENCEK JR, LO SF. Advances in the Diagnosis and Management of Cystic Fibrosis in the Genomic Era. Clin Chem, 2018, 64(6): 898-908.
2. GOETZ D, REN CL. Review of Cystic Fibrosis. Pediatr Ann, 2019, 48(4): e154-e161.
3. 王天有, 申昆玲, 沈颖. 诸福棠实用儿科学. 9版. 北京: 人民卫生出版社, 2022.
4. FARRELL PM, WHITE TB, REN CL, et al. Diagnosis of Cystic Fibrosis: Consensus Guidelines from the Cystic Fibrosis Foundation. J Pediatr, 2017, 181S: S4-S15. e1.

第十三章　儿童阻塞性睡眠呼吸暂停

【概述】

阻塞性睡眠呼吸暂停（obstructive sleep apnea，OSA）是一种睡眠呼吸障碍性疾病，其主要特点是患儿在睡眠过程中反复出现部分或全部上气道阻塞，导致夜间频繁发生低氧血症、高碳酸血症和睡眠结构紊乱。儿童 OSA 临床表现为睡眠时打鼾伴或不伴呼吸暂停、张口呼吸，白天出现嗜睡或多动等表现，如果不予治疗，将导致一系列严重的并发症，如生长发育落后、神经认知功能障碍、颌面发育异常（腺样体面容）、内分泌代谢失调、高血压和肺动脉高压，甚至增加成年期心血管事件的风险等，严重威胁儿童健康。

目前国内外有关儿童 OSA 流行病学的研究，绝大多数仍是基于问卷调查获得的睡眠打鼾信息来初步估算儿童 OSA 的患病现状，不同国家基于问卷获得的儿童习惯性打鼾的患病率从 4.1% 到 27.6% 不等。美国儿科学会 2012 年《儿童阻塞性睡眠呼吸暂停综合征诊治指南》指出，在采用多导睡眠监测（polysomnography，PSG）诊断儿童 OSA 的研究中，儿童 OSA 的患病率为 1.2%~5.7%。在青春期前，OSA 儿童男女性别分布没有差异，在青春期后，与成人 OSA 患者相似，男性 OSA 患者比例开始占优势。儿童 OSA 的发病率存在两个高峰：第一个高峰发生在 2~8 岁，主要由于腺样体、扁桃体肥大；另一个高峰出现在青春期，主要由于体重增加。

1. 病因　儿童 OSA 的病因包括解剖因素、神经肌肉调控异常、各种综合征及遗传代谢病及其他原因，表 13-1。近来，人们开始认识到遗传和环境因素在儿童 OSA 发病中的作用。已有证据表明，家族中如果有睡眠呼吸障碍者，则其他家庭成员患病的危险性就会增高。因此，儿科医生发现有睡眠呼吸障碍的患儿，一定要询问家族病史。

表 13-1　儿童 OSA 的病因

解剖因素	腺样体肥大、扁桃体肥大、鼻息肉、后鼻孔狭窄或闭锁、巨舌、喉软化、小下颌、骨硬化症、咽喉部乳头状瘤、鼻中隔偏曲
各种综合征及遗传代谢病(可能存在多种因素)	比埃洛宾综合征、唐氏综合征、颅面骨发育不全综合征、特雷彻科林综合征、伯-伟综合征、普-威综合征、克里佩尔-费尔综合征、眼下颌面综合征、尖头并指/趾畸形、镰状细胞疾病、黏多糖病、软骨发育不良综合征、甲状腺功能减退
神经肌肉调控异常	神经肌肉疾病、各种肌病、脊肌萎缩症、脊髓脊膜膨出、缺氧缺血性脑病
其他	肥胖、过敏性鼻炎

2. 病理生理　由于上气道部分或完全的阻塞，可以引起睡眠片段化、慢性、间歇性低氧血症。

(1) 睡眠片段化：夜间睡眠片段化、反复觉醒可以引起儿童学习能力下降、多动、攻击行为、白天嗜睡以及考试成绩的下降。有研究发现 OSA 儿童的行为异常和注意力缺陷、多动综合征非常相似，并且 OSA 的严重程度与学习能力和记忆力成反比，而针对 OSA 的治疗可以显著改善患儿在学校的表现。

(2) 慢性、间歇性低氧血症：反复、间歇性的缺氧可造成儿茶酚胺、肾素-血管紧张素、内皮素分泌增加，而对于 OSA 最严重的后果是可以引起肺血管的收缩，从而进一步引起肺动脉高压，并可逐渐发展成右心功能不全。此外，由于儿童正处于脑、神经系统的生长发育期，长期间歇性的缺氧会对儿童娇嫩的脑组织以及脑和神经系统的功能造成影响。

【诊断】

1. 临床表现　儿童 OSA 的临床表现包括症状和体征两部分。

(1) 症状：家长往往主诉患儿夜间睡眠打鼾，伴有张口呼吸、呼吸费力、呼吸暂停、遗尿、多汗、睡眠不安等。典型的睡眠姿势为俯卧位，头转向一侧，颈部过度伸展伴张口。

OSA 患儿白天可诉晨起头痛，部分患儿出现嗜睡、乏力，而多数患儿则以活动增多或易激惹为主要表现，并出现非特异性行为异常，如不正常的害羞、反叛和攻击行为等。严重的病例可出现学习困难、生长发育落后、体重不增等。此外，OSA 儿童夜惊症以及其他异态睡眠的发病率也较普通儿童高。

(2) 体征：OSA 患儿体征不具特异性，临床医生应特别关注。部分 OSA 患儿可出现闭塞性鼻音、呼吸费力。查体时应注意患儿鼻咽腔是否通畅，有无鼻黏膜的水肿、鼻息肉，或鼻气流的减弱。应仔细检查扁桃体和悬雍垂的大小，注意有无肥大和畸形。应观察硬腭和软腭的宽度和高度，注意有无腭咽部的狭窄或受压。注意患儿有无腺样体面容：上颌骨变长、腭骨高拱、牙齿不齐、上切牙突出、唇厚、缺乏表情。此外，其他一些特殊的颅面特征往往提示患儿可能存在睡眠呼吸障碍，如小下颌、下颌平面过陡、下颌骨后移，体格检查时应予注意。应为患儿描记生长发育曲线，以了解患儿是否存在肥胖、生长发育落后等。心脏查体时，如果肺动脉第二心音亢进，应注意有无肺动脉高压。

2. 辅助检查

(1) 多导睡眠监测仪(polysomnogruphy，PSG)：多导睡眠监测是诊断睡眠呼吸疾病的标准方法，任何年龄的患儿均可实施。标准的多导睡眠监测应在夜间连续监测 7 小时以上，包括脑电图、眼动电图、下颏肌电图、腿动图和心电图，同时应监测血氧饱和度、胸腹壁运动、口鼻气流、鼾声等。

目前国内与国际上儿童 OSA 的多导睡眠监测诊断标准基本一致，稍有细微差别。

2014 年美国睡眠医学会发布的睡眠障碍国际分类第 3 版(ICSD-3)中指出，儿童 OSA 的诊断标准应同时满足 A 和 B 的标准，表 13-2。

表 13-2　ICSD-3 中儿童 OSA 的诊断标准

必须同时满足 A 和 B 的标准
A. 至少存在以下一项 (1) 打鼾 (2) 睡眠期间存在呼吸费力、矛盾呼吸或阻塞性呼吸 (3) 嗜睡、多动、行为问题或学习问题
B. PSG 证实存在以下一项或两项 (1) 每小时发生阻塞型、混合型呼吸暂停或低通气指数事件≥1 次 (2) 阻塞性肺泡低通气形式，至少 25% 睡眠时间内存在高碳酸血症（$PaCO_2$≥50mmHg），并伴随至少以下一项：打鼾、鼻压力信号吸气波形扁平或胸腹矛盾运动

2020 年，《中国儿童阻塞性睡眠呼吸暂停诊断与治疗指南(2020)》推荐在结合症状的基础上，将 OAHI>1 次/h 作为儿童 OSA 的诊断界值，并根据 OAHI 进行 OSA 严重程度分级，标准如表 13-3 所示。

表 13-3　儿童 OSA 严重程度分级标准

轻度	1 次/h<OAHI≤5 次/h
中度	5 次/h<OAHI≤10 次/h
重度	OAHI>10 次/h

（2）便携式睡眠监测设备：对于没有条件开展 PSG 的机构，可使用脉氧仪等经过临床验证的便携式睡眠监测设备，并充分结合病史、体格检查及问卷等临床信息进行综合诊断，必要时转诊到上级医疗机构完善 PSG 进行确诊。

（3）其他检查：应行相关检查综合评估 OSA 患儿上气道的情况。鼻咽侧位 X 线片、纤维鼻咽镜检查可以观察腺样体的大小。计算机断层扫描（CT）有助于气道阻塞部位的确定。头颈部磁共振（MRI）有助于了解鼻咽部软组织以及骨骼结构对气道的影响。在严重的 OSA 患儿，应行超声心动图检查以评估患儿是否存在肺动脉高压以及右心功能不全。当临床症状显著而无明显腺样体、扁桃体肥大或者术后仍有显著 OSA 的患儿,药物诱导睡眠内镜(drug-induced sleep endoscopy,DISE)或电影 MRI 可以提供更多信息,帮助识别具体的上气道梗阻原因。

【鉴别诊断】

儿童 OSA 的诊断应与原发鼾症、中枢性睡眠呼吸暂停、发作性睡病等鉴别。

1. 原发鼾症 原发鼾症指有打鼾症状但未观察到呼吸暂停、日间行为问题、嗜睡或其他 OSA 症状。多导睡眠监测可鉴别。原发鼾症儿童 PSG 中无明显的呼吸暂停、气体交换异常或频繁的觉醒。

2. 中枢性睡眠呼吸暂停 中枢性睡眠呼吸暂停夜间睡眠中也出现呼吸暂停,但此类患儿的呼吸事件表现为口鼻气流和胸腹运动同时停止或减低 30% 以上。多导睡眠监测有助于两者的鉴别。

3. 发作性睡病 发作性睡病患儿的特征是白天过度嗜睡,有时需与 OSA 鉴别。但发作性睡病患儿夜间无打鼾,病史中有发作性猝倒、睡瘫、睡眠幻觉等,多次小睡潜伏期试验有助于嗜睡程度的判断以及发现异常的快眼动睡眠。根据临床病史、体格检查及多导睡眠监测可资鉴别。

【治疗策略】

儿童 OSA 治疗原则为早诊断、早治疗,解除上气道梗阻因素,预防和治疗并发症。治疗方法主要包括手术治疗和保守治疗。

1. 手术治疗 《中国儿童阻塞性睡眠呼吸暂停诊断与治疗指南(2020)》指出确诊为 OSA 且临床检查符合腺样体和/或扁桃体肥大的患儿,无手术禁忌时,推荐腺样体和/或扁桃体切除术作为中、重度 OSA 患儿的首选治疗方法。但严重 OSA 或合并其他疾病如肺心病、营养不良、病理性肥胖、神经肌肉病、颅面畸形等患儿是发生术后并发症的高危人群,必须进行详细的术前评估,术后应密切监护。此外,上述患儿以及手术时年龄<3 岁,伴随哮喘、鼻部疾病,OSA 家族史等也是 OSA 儿童术后出现疾病持续存在的危险因素,对此类患儿,应定期随访评估。

其他手术治疗:其他外科治疗包括颅面正畸手术,适用于部分颅面发育畸形的患儿;部分患儿可能需要悬雍垂腭咽成形术、会厌成形术。但颅面正畸手术以及悬雍垂腭咽成形术等在 OSA 患儿的经验不多、远期预后尚不十分清楚,应予慎重。在过去,严重的 OSA 病例有时需要行气管切开术,以缓解上气道梗阻,但随着无创通气技术的开展,气管切开术的应用已逐步减少。

2. 保守治疗　保守治疗包括药物治疗、无创正压通气、口腔矫治等,肥胖患儿应控制体重。

(1) 药物治疗:对于轻度及中度 OSA 患儿,经临床评估为腺样体和/或扁桃体肥大,特别是腺样体肥大患儿,除外其他口腔颌面及上气道梗阻问题后,可以使用鼻用糖皮质激素和白三烯受体拮抗剂作为治疗药物;尤其是合并鼻塞、流涕、喷嚏及闭塞性鼻音等鼻炎症状的患儿,鼻用糖皮质激素可作为推荐使用。上述药物可以降低睡眠呼吸事件,改善症状评分,但要定期随诊以评估药物疗效和可能出现的不良反应。

(2) 无创正压通气(non-invasive positive pressure ventilation,NPPV):对于有外科手术禁忌证、不伴腺样体和/或扁桃体肥大、术后 OSA 持续存在以及选择非手术治疗的 OSA 患儿,在完善上气道综合评估后,NPPV 是一种有效治疗方法,对于重度 OSA 患儿,NPPV 可以作为替代或围手术期的补充治疗方案之一。常用的模式为持续气道正压通气(continuous positive airway pressure,CPAP),不能耐受 CPAP 压力者,可使用双水平正压通气治疗(Bi-level positive airway pressure,BPAP)。儿童 NPPV 的模式选择和压力滴定,应在医院多导睡眠监测下,由有相关经验的工作人员进行手动调试。OSA 患儿使用 NPPV 可产生鼻部症状、眼睛刺激症状和皮肤破损等轻微不良反应,如长期使用,可造成颅面发育异常,应定期随访评估。

(3) 口腔矫治器:对于可能合并口腔及颌面发育问题的 OSA 患儿,尤其是不伴有腺样体和/或扁桃体肥大、术后 OSA 持续存在、不能手术或不能耐受 NPPV 治疗的 OSA 患儿,建议进行口腔评估,必要时进行口腔矫治器治疗。对于伴有口呼吸不良习惯的 OSA 患儿,口面肌功能训练可作为辅助治疗手段。

(4) 控制体重:对于超重或肥胖的 OSA 患儿,除了其他治疗,应控制体重。

(5) 其他:其他治疗方法包括体位治疗、吸氧等。

➢ 附:儿童阻塞性睡眠呼吸暂停综合征(OSAS)的诊治流程图

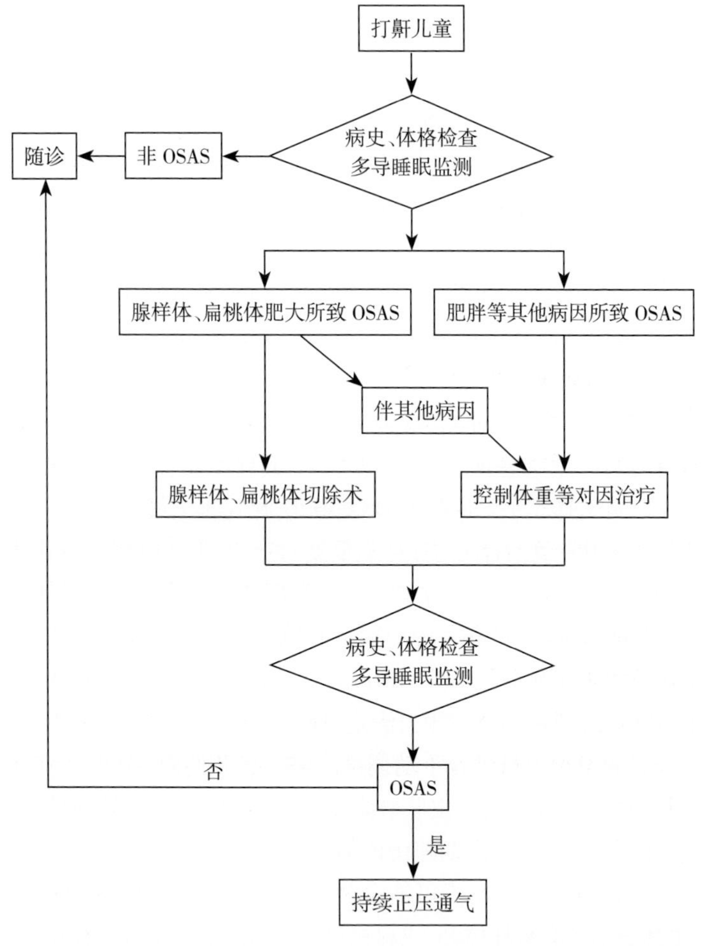

(许志飞　申昆玲)

参考文献

1. MARCUS CL, BROOKS LJ, DRAPER KA, et al. Clinical Practice Guideline: Diagnosis and Management of Childhood Obstructive Sleep Apnea Syndrome. PEDIATRICS, 2012, 130: 576-584.
2. LI AM, SO HK, AU CT, et al. Epidemiology of obstructivesleep apnoea syndrome in Chinese children: a two-phasecommunity study. Thorax, 2010, 65 (11): 991-997.
3. KADITIS AG, ALONSO ALVAREZ ML, BOUDEWYNS A, et al. ERSstatement on obstructive sleep disordered breathing in 1-to23-month-old children. Eur Respir J, 2017, 50 (6): 1700985.
4. KADITIS A G, ALVAREZ M, AN B, et al. Obstructive sleep disordered breathing in 2-to 18-year-old children: diagnosis and management. European Respiratory Journal, 2015, 47 (1): 69.
5. 中华医学会儿科学分会呼吸学组睡眠协作组,《中华实用儿科临床杂志》编辑委员会. 无创正压通气治疗儿童阻塞性睡眠呼吸暂停综合征专家共识(草案). 中华实用儿科临床杂志, 2016, 31 (19): 1451-1455.
6. 中国儿童 OSA 诊断与治疗指南制订工作组, 中华医学会耳鼻咽喉头颈外科学分会小儿学组, 中华医学会儿科学分会呼吸学组, 等. 中国儿童阻塞性睡眠呼吸暂停诊断与治疗指南(2020). 中华耳鼻咽喉头颈外科杂志, 2020, 55 (08): 729-747
7. XU Z, NI X. Debates in pediatric obstructive sleep apnea treatment. World Journal of Otorhinolaryngology-Head and Neck Surgery, 2021, 26, 7 (3): 194-200.

第十四章　小儿呼吸系统疾病常见操作技术

第一节　氧气疗法

【概述】

氧气疗法（oxygen therapy，简称氧疗）指通过给氧提高动脉血氧分压（PaO_2）和动脉血氧饱和度（SaO_2），增加动脉血氧含量，纠正各种原因造成的缺氧状态，促进组织的新陈代谢，维持机体生命活动的一种治疗方法。

【适应证】

1. 肺活量减少，因呼吸系统疾病而影响肺活量者如哮喘、支气管肺炎和气胸等。

2. 心肺功能不全，使肺部充血导致呼吸困难者如心力衰竭。

3. 各种中毒引起的呼吸困难，氧不能由毛细血管渗入组织而产生缺氧，如苯巴比妥药物中毒、一氧化碳中毒等。

4. 昏迷患者如脑血管意外或颅脑损伤患儿。

5. 其他某些外科手术前后患儿、大出血休克患儿。

【禁忌证】

1. 依赖动脉导管未闭生存的患儿。

2. 有适应证时，氧疗一般无特殊的禁忌证。

【吸氧方法及操作】

1. 鼻导管吸氧法　将鼻导管前端插入鼻孔内约 1cm。此法比较简单，患儿感觉比较舒适，容易接受，是目前临床上常用的给氧方法之一(图 14-1,图 14-2)。

(1) 操作前准备

1) 操作者衣帽整洁,修剪指甲、洗手、戴口罩。室温适宜、光线充足、环境安静、远离火源和热源。

2) 评估患儿的年龄、病情、意识、治疗情况,心理状态及合作程度。患儿面色、呼吸及胸廓起伏,判断缺氧程度。患儿鼻腔有无分泌物,有无鼻中隔偏曲。向患儿家属解释给氧法的目的、方法、注意事项及配合要点。

3) 用物准备:氧气流量表、湿化瓶(或一次性吸氧装置)、一次性氧气管(或吸氧面罩)、蒸馏水、弯盘、棉签,流量表、管道氧气装置或氧气筒及氧气压力表装置(压力表、减压表、安全阀)、扳手、手电筒、用氧记录单、笔、氧气筒标志牌(“空”或“满”),医嘱单,手消毒液,生活垃圾桶(袋)、医疗垃圾桶(袋)。

(2) 操作步骤(以氧气钢瓶吸氧法为例)

1) 推氧气筒、携用物至患儿床旁,核对医嘱及患儿身份,用湿棉签清洁患儿双侧鼻腔,用手电筒检查鼻腔。

2) 打开氧气筒大开关试气后关闭,徒手安装氧气流量表,初步固定后用氧气扳手固定流量表于氧气筒上。

3) 关流量表小开关,开氧气筒大开关,(壁式吸氧法可核对医嘱

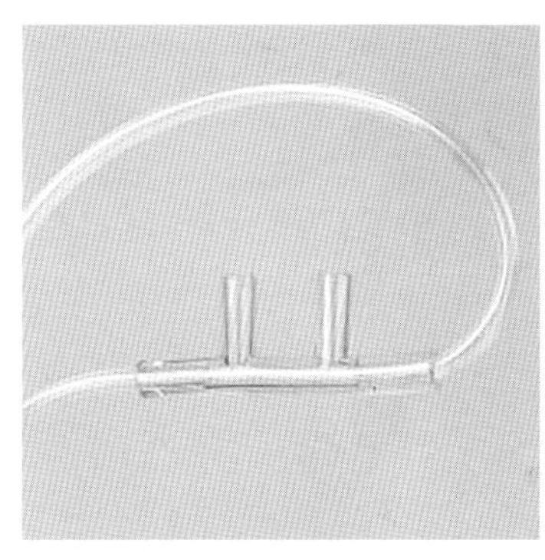

图 14-1　双鼻型一次性使用吸氧管

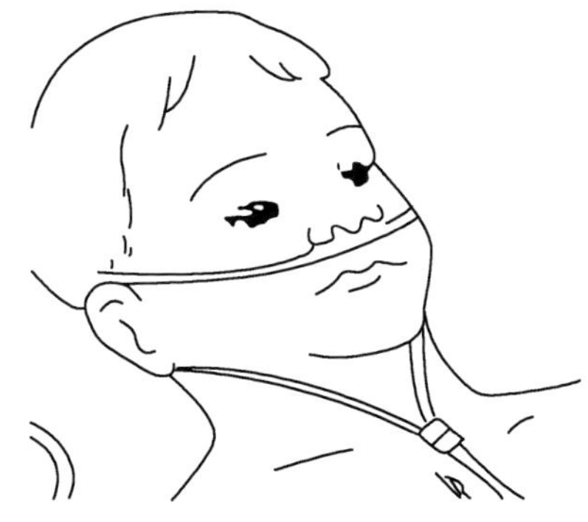

图 14-2　鼻导管吸氧

及患儿身份、清洁鼻腔后从以下步骤开始）开流量表小开关调节合适的氧流量，连接氧气管。

4）将一次性鼻导管前端插入患儿鼻孔，将导管环绕患儿耳部向下放置，调整松紧度。为患儿摆好舒适体位。氧流量婴幼儿为 1~2L/min、新生儿为 0.5~1.5L/min。

5）记录给氧时间、氧流量及患儿给氧后反应，观察患儿缺氧症状改善情况及生命体征。

6）停用氧气时，垫纱布取下鼻氧管，关氧流量表。清洁患儿面部皮肤，协助患儿取舒适体位，整理床单，卸下氧气表。

7）清理用物，氧气管浸泡消毒。消毒双手，记录停止用氧时间及给氧效果。

2. 鼻塞给氧法　是将鼻塞塞入患儿一侧鼻孔鼻前庭内的给氧方法。鼻塞是一种用塑料制成的球状物，对鼻孔刺激性小，两侧鼻孔可交替使用。适用于长期吸氧的患儿。氧流量：婴幼儿 0.5~1L/min、新生儿 0.5~1.5L/min。

3. 面罩给氧法　是将面罩置于患儿的口鼻部给氧，氧气自下端输入，呼出的气体从面罩两侧孔排出。适用于张口呼吸且病情较重、氧分压明显下降者。氧流量一般需 5L/min 以上（图 14-3、图 14-4）。

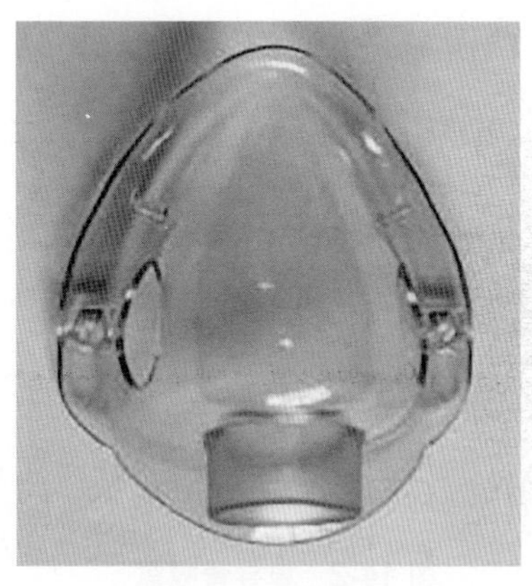

图 14-3　氧气面罩

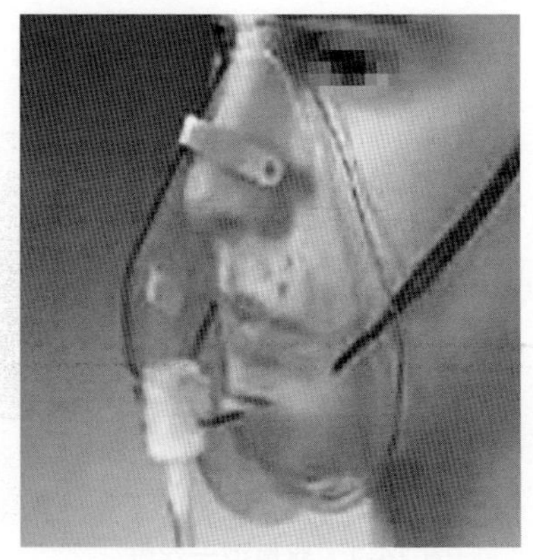

图 14-4　面罩给氧

4. 氧气头罩给氧法　是将患儿头部置于头罩里。适用于0~6个月患儿。根据患儿头部的大小选择不同规格，氧流量6~8L/min，FiO_2为24%~80%，增加流量可增加FiO_2。新生儿最低流量不得少于6L/min，否则会引起CO_2潴留（图14-5，图14-6）。

5. 氧气枕给氧法　此法可用于家庭氧疗、危重患儿的抢救或转运途中，以枕代替氧气装置（图14-7）。

6. 暖箱给氧　将输氧管直接放入暖箱，临床常用4~6L/min氧流量，FiO_2一般在40%左右，适用于较小的早产儿。主要应用于停氧前的过渡患儿、对氧依赖的患儿等。但暖箱吸氧氧浓度不稳定，增大流量可能对暖箱的温湿度造成影响，所以WHO不推荐其作为常规的新

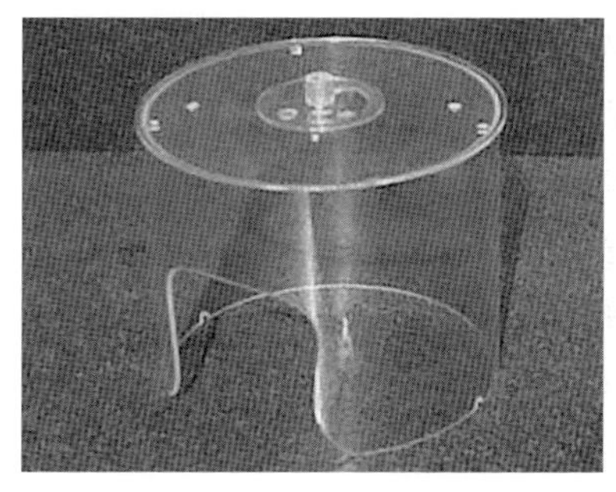

图14-5　氧气头罩

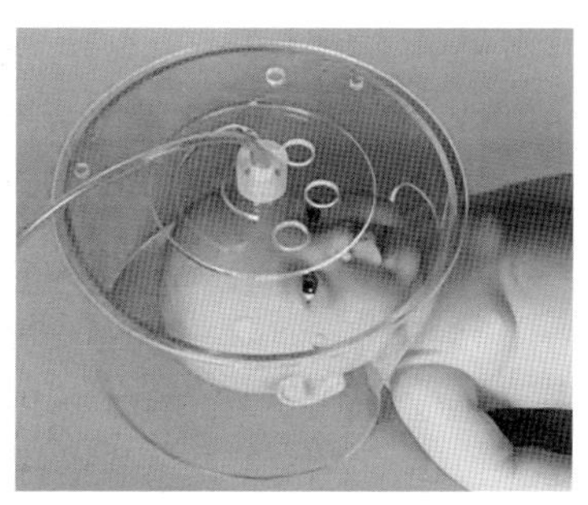

图14-6　氧气头罩给氧

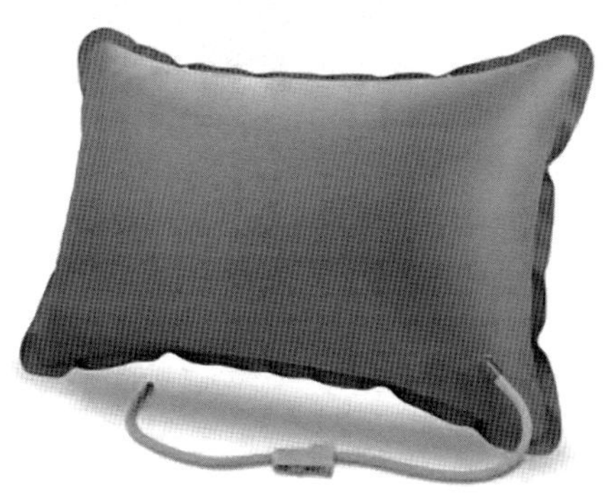

图14-7　氧气枕

生儿吸氧方式，应用暖箱吸氧时要严格检测氧浓度。

7. 经鼻高流量湿化氧疗　见第五章第三节。

8. 其他给氧方式　无创辅助呼吸机吸氧、有创呼吸机吸氧（详见第五章）。

【注意事项】

1. 严格遵守操作规程，注意用氧安全，使用过程中做好“四防”：防震、防火、防热、防油。

2. 氧气筒内氧勿用尽，压力表至少要保留 0.5Mpa（$5kg/cm^2$），以免灰尘进入筒内，再充气时引起爆炸。

3. 用氧前检查氧气装置无漏气且通畅，用氧过程中应注意导管是否通畅。

4. 注意吸入氧气的湿化和温化，有效方法是在氧气湿化器内盛有 45℃左右的温水，则湿化效果较好。为避免院内感染，吸氧管及湿化盛水器至少应 48 小时消毒更换一次；如用一次性吸氧管需 24 小时更换，如采用一次性湿化瓶需 7 天更换。

5. 湿化瓶内放灭菌蒸馏水，急性肺水肿患儿用 20%~30% 乙醇，具有降低肺泡内泡沫表面张力，使肺泡泡沫破裂、消散，改善肺部气体交换，减轻缺氧症状的作用。

6. 停用氧气时，应先拔出导管，再关闭流量表开关。中途改变流量，先分离鼻氧管与湿化瓶连接处，调好流量后再连接。

7. 氧气筒要有标志注明“满”或“空”，以便及时更换。

8. 观察患儿缺氧症状，监测 PaO_2、$PaCO_2$、SaO_2，预防氧疗副作用。当患儿吸氧浓度高于 60%、持续时间超过 24 小时，可出现氧疗副作用。

（曹　玲）

参考文献

1. 陈建军．婴幼儿护理操作指南．中华护理学会儿科专业委员会组织编写．北京：人民卫生出版社，2018.
2. 张建．儿科临床操作手册．2 版．北京：人民卫生出版社，2016.

第二节　吸入治疗

【概述】

吸入治疗(inhalation therapy)是通过特殊装置将药物和溶剂驱散成雾粒(气溶胶)让患者吸入,使药物沉降在鼻咽喉、各级支气管及肺泡内,从而达到局部或全身治疗作用的方法,是呼吸系统相关疾病的重要治疗手段。

【适应证】

1. 上呼吸道、气管、支气管炎症。
2. 肺部感染,如支气管肺炎、肺脓肿等。
3. 痰液黏稠不易咳出者、需要湿化气道者。
4. 支气管哮喘。
5. 手术后呼吸道并发症的预防及治疗。
6. 术前麻醉。

【禁忌证】

1. 对雾化药物过敏者。
2. 雾化药物诱发哮喘或因药物副作用显著不能耐受者。
3. 严重气道堵塞者。
4. 急性肺水肿、呼吸衰竭、低氧血症患儿慎用。

【吸入装置】

1. 雾化吸入

(1) 喷射雾化器:临床最常用,主要由压缩气源和雾化器两部分组成。只需要潮气量呼吸即可,无特殊吸药动作要求,患儿依从性更好(图 14-8)。

(2) 超声雾化器:一般超声雾化器释雾量高于喷射雾化器,雾化不受患儿呼吸影响,但药雾微粒输出效能较低,温度高会破坏药物结构,过度湿化会增加气道阻力。

(3) 滤网式雾化:本装置有效沉积率高、体积小、重量轻、便于携带,但成本相对高,相比超声雾化器,可吸入微颗粒比例略低,滤网耐

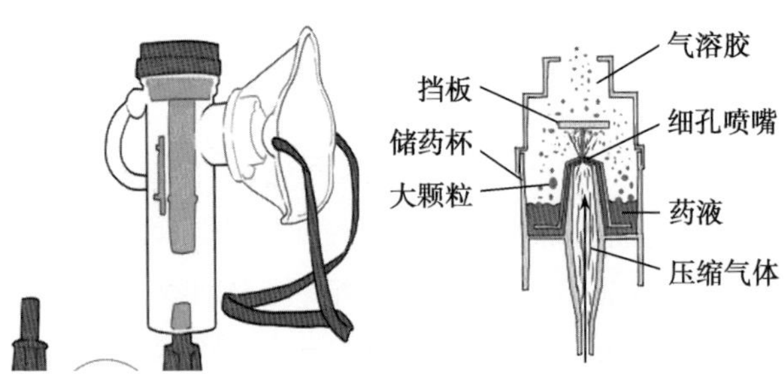

图 14-8　喷射雾化器装置示意图

久性能较低，容易滋生细菌是其缺点。

2. 压力定量吸入　压力定量吸入器（pressurized metered dose inhaler，pMDI）是指将药物、助推剂（氟利昂逐渐被氟氢烷代替）、表面活性剂（减少颗粒聚集）混合物共同灌装在具有定量阀门的容器中，通过揿压阀门使其以气溶胶形式喷出，是目前应用最广泛的吸入技术（图 14-9）。

3. 干粉吸入　干粉吸入器（dry power inhaler，DPI）是以患儿的吸气作为驱动力，将药物微粒送入气道和肺组织。儿童常用的干粉吸入器为准纳器（Diskus）和都保（Turbuhaler），都保适用于 5 岁以上儿童（图 14-10、图 14-11）。

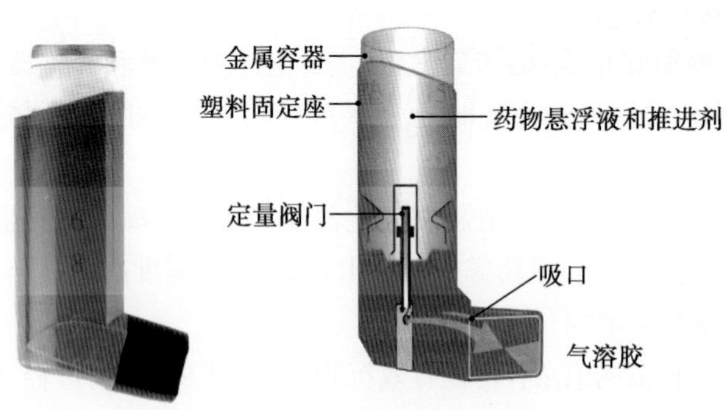

图 14-9　pMDI 装置示意图

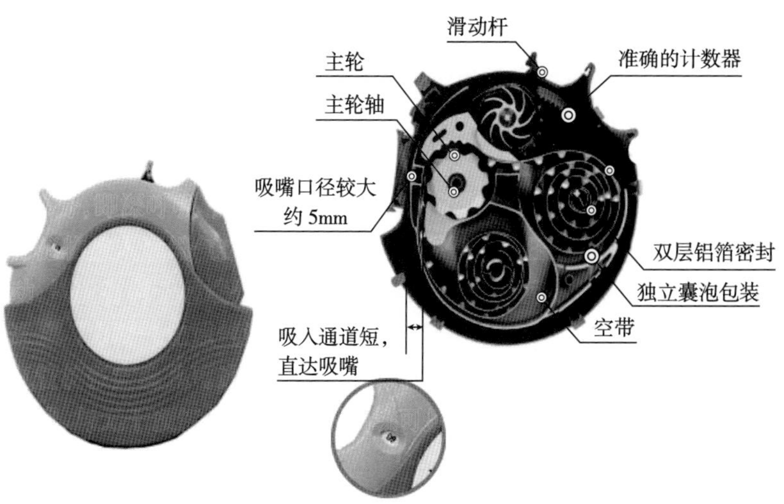

图 14-10　准纳器结构示意图

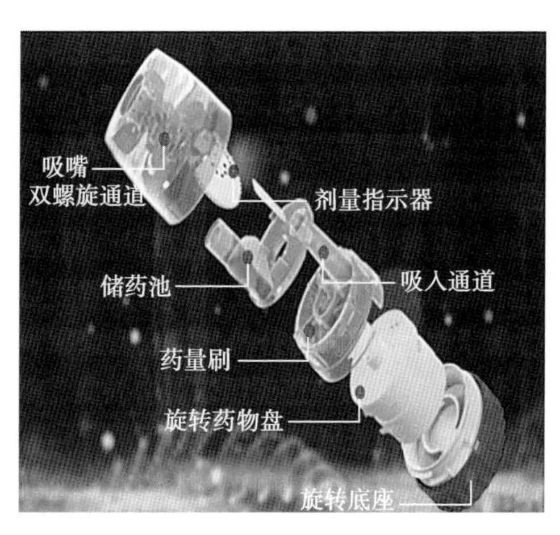

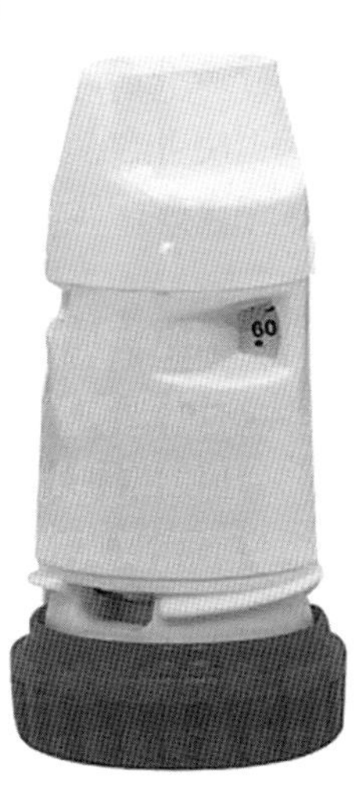

图 14-11　都保结构示意图

【操作方法】

1. 雾化吸入

(1) 操作前的准备

1) 患儿及家长准备：了解雾化吸入治疗的目的、过程及注意事项；

取坐位或半坐卧位，意识模糊、呼吸无力者可将床头抬高30°、侧卧位。

2）物品准备：治疗车、记录单、雾化机、一次性雾化器、配置药液、注射器、纸巾或小毛巾，按需备吸痰装置。

3）操作者准备：洗净双手，核对医嘱及药液。

（2）空气压缩泵雾化吸入操作步骤

1）携用物至床旁，核对身份及药液，告知目的。

2）连接电源、雾化器与雾化泵并检查连接是否紧密，雾化器是否通畅，核对药液后将其注入雾化器内。

3）打开电源，见药液雾状喷出，将雾化面罩扣紧口鼻，嘱深吸气后再呼出，如此反复，直至药液吸完为止。

4）取下雾化面罩，擦净面颈部，漱口，必要时拍背排痰。

5）关闭电源开关。

6）整理用物，记录时间。

（3）雾化吸入治疗的注意事项

1）使用前检查空气压缩泵有无松动、脱落等异常情况。

2）向雾化器内加入药液时一定把针头拔下，以防针头落入雾化器内。

3）雾化器要保持水平位置，防止漏药液。

4）雾化器专人专用，用毕洗净、消毒、晾干备用。

2. 压力定量吸入

（1）pMDI吸入方法

1）拧开保护盖。

2）振摇气雾剂装置6~8次。

3）保持气雾剂在倒置垂直的位置，手持气雾剂，深呼气后嘴唇合拢咬包住喷嘴。

4）尽量深吸气，同时按动气雾剂的底部，并继续吸气直到不能再吸入为止。

5）屏气数秒钟，然后移开喷嘴，缓慢呼气。

6）用水反复漱口，漱液吐出。

（2）pMDI+储雾罐使用方法：pMDI适用于6~7岁以上能够配合

的患儿，对于手动-呼吸不协调的患儿，可加用储雾罐，各年龄均可，但<4 岁需加面罩。储雾罐具有缓冲作用，可防止喷雾散失而提高吸入药量和治疗效果（图 14-12）。

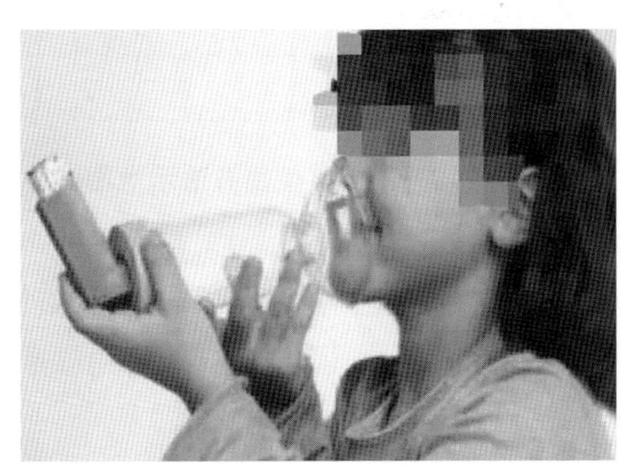

图 14-12　pMDI+储雾罐使用方法示意图

1）使用方法

A. 摇晃 pMDI 6~8 次，去掉盖子。

B. 连接 pMDI 与储雾罐。

C. 将连接好的 pMDI+储雾罐的面罩紧密扣在患儿口鼻处（或将口含器放入口中上下齿之间，口唇包裹吸口）。

D. 按压将药物喷入储雾罐。

E. 反复多次缓慢吸气，将药物吸入肺内。

2）注意事项

A. 吸药后必须漱口，以减少声嘶、口咽部真菌感染的发生率及吸药时产生静电的影响。

B. 使用 MDI 加储雾罐时，不能 1 次喷入多剂量药物，应喷入 1 次药物后深长呼吸 4、5 次或连续吸入 30 秒以上，然后间隔 2~3 分钟后再进行下一次用药。

3. 干粉吸入

（1）准纳器的用法及注意事项（图 14-13）

1）打开：用一手握住外壳，另一手的大拇指放在拇指柄上，向外推动拇指直至完全打开。

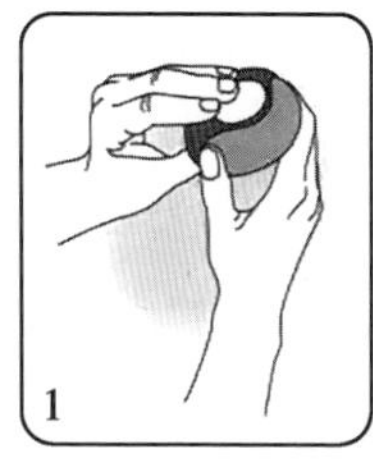

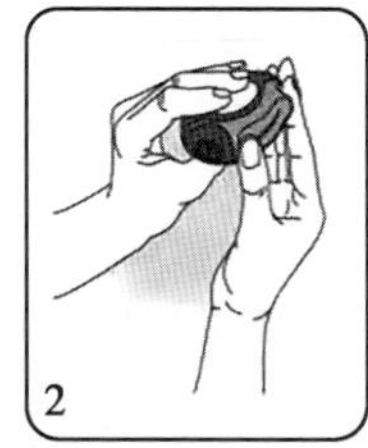

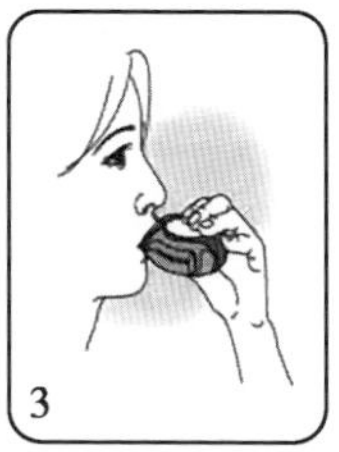

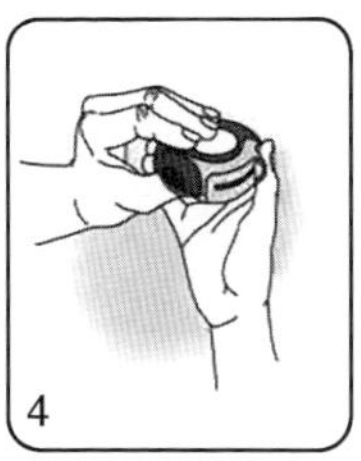

图 14-13　准纳器使用方法示意图

2）推开：握住准纳器的吸嘴对着自己，向外推滑动杆——直至发出咔哒声，表明准纳器已作好吸药的准备（不要随意推动滑动杆以免造成药物浪费）。

3）吸入：深呼气后将吸嘴放入口中（切记不要将气呼入准纳器里），从准纳器深深地平稳地吸入药物（切勿从鼻吸入），然后将准纳器从口中拿出，继续屏气约 10 秒钟。

4）关闭：将拇指放在手柄上，往后拉手柄，发出咔哒声表示准纳器已经关闭，滑动杆自动复位（吸完药后请漱口）。

⑵ 都保的用法及注意事项（图 14-14）

1）打开：打开装置盖。

2）旋转：单手握住都保白色中间部分，另一只手转动底座旋转到底，再反方向旋转到底，听到“咔哒”声完成装药。

3）吸药：深呼气后将吸嘴置于齿间，用双唇包住吸嘴用力且深长吸气，再将吸嘴从嘴部移开，屏气约 5 秒后正常呼吸（吸完药不要马上说话或者呼气，禁止往都保口内呼气，远离潮湿）。

4）盖上装置盖：擦拭装置，盖上瓶盖，反复漱口。

【吸入治疗的药物】

儿科临床常用的是吸入糖皮质激素、吸入支气管舒张剂及祛痰药。

1. 吸入性糖皮质激素（inhaled corticosteroid，ICS） 目前最强的局部抗炎药物，布地奈德（budesonide，BUD）是目前批准的唯一可用于≤4 岁儿童的雾化 ICS，丙酸氟替卡松（fluticasone propionate，FP）目前仅适用于 4~16 岁儿童轻度~中度哮喘急性发作的治疗。

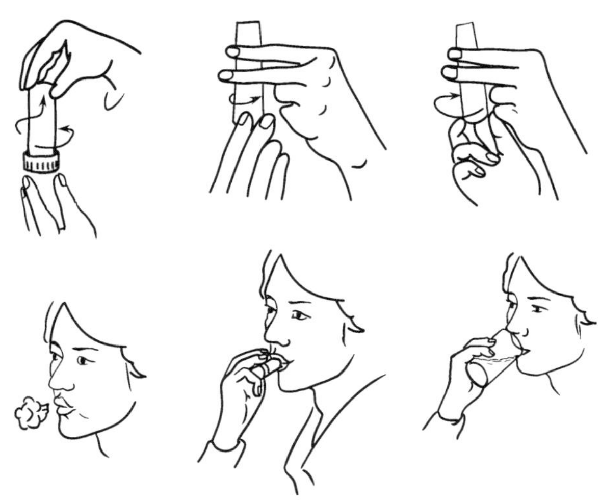

图 14-14　都保使用方法示意图

2. 支气管舒张剂　目前儿科临床上广泛使用的支气管舒张剂主要包括 $β_2$-受体激动剂、胆碱受体拮抗剂。治疗急性支气管痉挛最有效的药物是以沙丁胺醇、特布他林为代表的速效 $β_2$-受体激动剂。

3. 祛痰药　目前常用的有乙酰半胱氨酸雾化液、吸入用盐酸氨溴索溶液。可以改善患儿肺功能、降低痰液黏稠度、增强纤毛运动、镇咳。

【注意事项】

1. 使用之前首先应注意评估吸入治疗的风险，根据病情选择合适的吸入装置及方法。

2. 最好选择坐位或半坐卧位，利于药物沉积在肺泡，提高疗效。

3. 尽量在安静状态下进行雾化，避免哭闹及剧烈咳嗽。

4. 吸入前清除口腔内食物残渣及分泌物，吸入时避免药物进入眼睛，吸入后应漱口、清洗面部，减少药物经皮肤吸收。

5. 吸入药液浓度不能过大，温度不宜过低（防止诱发支气管痉挛），速度应由慢到快。

6. 吸入治疗前后应注意观察患儿呼吸、心率、一般状态，警惕诱发支气管痉挛风险。

7. 吸入治疗后痰液稀释会刺激患儿咳嗽，对痰多患儿要及时拍背排痰,保持呼吸道通畅。

8. 治疗前后注意洗手,减少病原传播,装置要及时消毒,定期更换,保证有效输出量。

（曹　玲）

参考文献

1. 文冰亭,赵荣生. 吸入给药装置的结构原理及使用. 临床药物治疗杂志,2008,6(1):41-48.
2. 申昆玲,邓力,李云珠,等. 糖皮质激素雾化吸入疗法在儿科应用的专家共识(2018 年修订版). 临床儿科杂志,2018,36(2):164-176.

第三节　胸腔穿刺术

【概述】

胸膜腔穿刺术(thoracentesis)常用于检查胸腔积液的性质,抽液减压或胸腔内局部注射给药等。

【适应证】

1. 诊断　胸腔积液性质不明者,进行诊断性穿刺,可行常规、生化、培养及病理细胞学检查。

2. 治疗

(1) 大量胸腔积液压迫,导致呼吸循环功能障碍,抽液可缓解症状。

(2) 脓胸抽液灌洗或注射治疗药物。

【相对适应证】

病情危重,但需要进行胸膜腔穿刺以明确诊断或缓解症状者。

【禁忌证】

1. 有严重出血倾向。
2. 大咯血。
3. 穿刺部位皮肤有炎性病灶,如可能应更换穿刺部位。

【术前准备】

1. 了解、熟悉患儿病情。

2. 与患儿家属谈话，交代检查目的、大致过程、可能出现的并发症等，并签好知情同意书。

3. 器械准备　胸腔穿刺包（三通穿刺针或胸腔穿刺针，带帽无菌试管，5ml 及 50ml 注射器，无菌纱布，止血钳，弯盘，洞巾），碘伏，2% 利多卡因，无菌棉签，胶布，标记笔。

【操作方法】

1. 体位

(1) 年长儿：取坐位，面对椅背，骑坐在靠背椅上，两臂交叉于椅背上，头伏于前臂上。

(2) 婴幼儿：由助手怀抱，使患儿稍前倾，背部暴露并略突出。

2. 选择穿刺点

(1) 穿刺前应进行物理检查，核实胸腔积液部位，一般情况下，穿刺点选在胸部叩诊实音最明显的部位进行，通常取肩胛线第 7~8 肋间，有时也选腋后线第 7~9 肋间为穿刺点。

(2) 局限性、包裹性积液或胸腔积液量少时，可在 B 超下定出穿刺点并在超声引导下穿刺。

(3) 积气时一般在锁中线外侧第 2 肋间。

3. 穿刺

(1) 术者戴口罩和无菌手套，助手协助打开一次性使用胸腔穿刺包，检查胸腔穿刺包内物品，注意胸穿针与抽液用注射器连接后检查是否通畅，同时检查是否有漏气情况。于穿刺部位常规消毒皮肤，铺无菌洞巾。

(2) 2% 利多卡因在下一肋骨的上缘的穿刺点自皮经皮下、肋间至胸膜壁层依次边进边回抽，无回血后注射进行局部逐层浸润麻醉，至回抽有积液为止，其深度可做下次穿刺参考。

(3) 术者以一手固定穿刺部位的皮肤，另一只手持穿刺针，将穿刺针的三通活栓转到与胸腔关闭处，再将穿刺针在麻醉处缓慢刺入，当针锋抵抗感突然消失时表示已进入胸腔，转动三通活动栓使其与胸腔相通进行抽液。助手用止血钳协助固定穿刺针，以防止刺入过深损伤肺组织。用注射器缓慢抽液后，转动三通活栓使其与外界相通，将注射器内液体排出。如此反复进行，记录抽出液体总量。

如用较粗的长穿刺针代替胸腔穿刺针时，应先将针座后连接的胶皮管用血管钳夹住，然后进行穿刺，进入胸腔后再接上注射器，松开止血钳，抽吸胸腔内积液，抽满后再次用血管钳夹闭胶管，取下注射器，将液体注入容器或试管，计量或送检。

(4) 抽液结束后，拔出穿刺针，碘酒、酒精消毒针孔周围皮肤，迅速拔针，覆盖无菌纱布，稍用力压迫片刻，无出血等不良反应后胶布固定，嘱患儿静卧，观察有无不良反应。

【注意事项】

1. 操作前应向患儿家长说明穿刺目的，消除顾虑，取得配合。

2. 应尽量避免在第9肋间以下穿刺，以免穿透膈肌，损伤腹腔脏器。

3. 穿刺针应沿肋骨上缘垂直进针，不可斜向上方，以免损伤肋骨下缘处神经和血管。

4. 术中助手用止血钳固定好穿刺针，进针勿过深，防止刺到肺组织。

5. 穿刺中患儿应避免咳嗽、打喷嚏、深呼吸及转动身体，以免穿刺针损伤肺组织。

6. 穿刺过程中应注意观察患儿反应，如出现极度咳嗽、大汗、苍白或刺激性剧咳及抽出鲜血，应立即停止放液，对症处理。

7. 抽液（气）不能过多、过快，诊断性穿刺年长儿50~200ml，治疗性穿刺不超过500~600ml，婴儿酌减，以防发生纵隔摆动等意外。如为脓胸，每次尽量抽尽。微生物学检查采用无菌试管留取标本，行涂片革兰氏染色镜检、细菌培养及药敏试验。细菌学检查应立即送检，以免细胞自溶。

8. 穿刺与抽液时应注意无菌操作并防止空气进入胸腔。

9. 胸腔穿刺术的主要并发症包括胸膜反应、气胸、出血、感染及脾脏或肝脏的刺伤。

（蔡栩栩）

参考文献

1. 中华医学会. 临床技术操作规范呼吸病学分册. 北京:人民军医出版社,2008.
2. 刘春峰,吴捷,魏克伦. 儿科诊疗手册. 3版. 北京:科学出版社,2019.

第四节 支气管镜常用操作技术

20世纪60年代日本学者池田茂等最早将纤维支气管镜应用于临床,此后该技术在成人呼吸系统疾病的诊疗中得到了广泛的发展和应用。早期的纤维支气管镜插入部较粗,外径为6mm不能用于10岁以下的儿童。至20世纪70年代,美国学者Wood结合儿科特点,开发了插入部位直径3.5mm并配有1.2mm操作孔道的纤维支气管镜,其在儿科呼吸系统疾病评价中作用逐渐扩展。目前支气管镜检查在儿科肺疾病的评估和治疗中发挥了很重要的作用。支气管肺泡灌洗、支气管刷检及活检为诊断提供了很多帮助,甚至在很小的患儿中也能安全施行。此外还可以开展例如气管支架置入、二氧化碳冷冻、氩等离子体凝固、经支气管镜肺和淋巴活检等多种介入手术治疗。但由于儿童气道较成人狭窄,且在检查中不能很好地配合,支气管镜术在儿科临床应用中技术要求高、患儿管理复杂,在儿科临床的应用受到了一定程度的限制。

【支气管镜的分类和型号】

1. 支气管镜的分类

(1)纤维支气管镜:主要工作原理为光源通过光导纤维传导到气管内,照亮观察物体。物镜通过光导纤维将气管内影像传导到目镜。

(2)电子支气管镜:镜前端的数码摄像头(CCD)可对观察物摄像后,将信号传入计算机图像处理系统,通过监视器成像。其图像清晰度大大优于纤维支气管镜。由于CCD尺寸的限制,镜身插入部分的直径分为一般直径比较大,但近年来随着材料技术的不断发展也有了适合儿童患者使用的电子支气管镜。

(3) 结合型支气管镜：工作原理包含上述两种，其图像清晰度介于纤维支气管镜和电子支气管镜之间。由于支气管镜插入部分不再受 CCD 尺寸的限制，其插入部分可制作得更细。

2. 气管镜的选择　儿童气管的直径依年龄不同则相差很大，随着年龄增长气管的直径也不断变大(表 14-1)。年龄越小应选择越细的纤维支气管镜。纤维支气管镜过粗时，一方面造成声门、气管内膜创伤，术后水肿及喉痉挛等；另一方面，由于纤维支气管镜的插入可引气管腔相对狭窄，可造成术中呼吸困难、窒息的危险。目前儿科支气管镜镜身插入部分最细直径为 2.2mm 无工作孔道，仅能用于形态学检查。常用的带工作孔道的支气管镜插入部分直径多为 2.8~4.9mm，工作孔道直径分别为 1.2mm、2.0mm 等。2.8mm 和 3.6mm 直径纤维支气管镜可用于新生儿。因其有 1.2mm 的活检孔，可进行吸引、给氧、灌洗、活检和刷检。4.0mm 直径的纤维支气管镜多用于 1 岁以上小儿，其活检孔道较粗(2mm)，允许多种介入器械通过在介入治疗中有较大优势。

表 14-1　不同年龄儿童气管直径

年龄	气管直径/mm
早产儿~1 个月	5
1~6 个月	5~6
6~18 个月	6~7
18 个月~3 岁	7~8
3~6 岁	8~9
6~9 岁	9~10
9~12 岁	10~13
12~14 岁	13

【适应证】

1. 气管、支气管异物　诊断性和介入性支气管镜检查常见指征是异物吸入。如果有疑似病史和/或临床怀疑，即使胸部X线检查结果正常或不典型，也应进行支气管镜检查，因为没有其他诊断程序可以排除或证实异物吸入。

2. 先天性喉喘鸣的病因诊断 先天性喘鸣的最常见原因是喉软化症，对于仅有吸气性喘鸣、无呼吸暂停或发绀发作、无进行性呼吸杂音且生长良好的婴儿，临床评估通常足以诊断。如果对喉软化症的诊断有疑问或病程严重，应考虑进行内镜检查。多达10%的喘鸣婴儿可能合并上呼吸道和下呼吸道疾病。支气管镜检查在评估声带运动和喉部或气管稳定性方面均有所长。对于先天性喘鸣儿童出现以下情况（包括但不限于）具有支气管镜检查的适应证：喘鸣持续加重、发绀、呼吸暂停、喂食时窒息或喘鸣持续超过1岁。

3. 阻塞性睡眠呼吸暂停综合征 在药物诱导睡眠下使用支气管镜对上气道进行检查，不能替代多导睡眠监测的诊断地位，但是可以为手术或保守治疗提供有用的信息。

4. 长期治疗不愈的肺炎、肺不张及肺气肿、弥漫性的肺部疾病。

5. 原因不明的慢性咳嗽、咯血。

6. 在儿科重症监护、麻醉的应用 在儿科麻醉、新生儿科和儿科重症监护医学领域支气管镜术的应用越来越广泛，包括：气管插管拔管后喘鸣、拔管失败原因的评估、困难气道插管、在长期机械通气计划拔管之前对气道进行评估、气管插管位置的控制、呼吸道感染标本提取、阻塞性呼吸系统疾病或肺不张的诊断、气道异物探查、胸部创伤、吸入性毒物或烧伤后的气道检查。

7. 怀疑存在呼吸道发育异常的情况。

8. 诊断性和治疗的肺泡灌洗术 肺泡灌洗术是儿科支气管镜介入操作中一项重要的技术。可用于炎症类型和程度的细胞学评估，微生物学诊断，通过灌洗发挥治疗作用。可用于：迁延性细菌性支气管炎、肺泡蛋白沉积症、朗格汉斯细胞组织细胞增多症、类脂性肺炎、肺泡微石症、弥漫性肺泡出血、结核病、间质性肺炎、外源性过敏性肺泡炎-肺含铁血黄素沉着症等疾病的诊断和治疗。

9. 气道内肿物活检或取出。

10. 心脏、胸部手术术前对气道进行评估。

【禁忌证】

支气管镜术前必须进行全面适应证和禁忌证评估。儿科除有梗阻性呼吸困难等一些急症需紧急处理外，一般情况下多为条件性手术，其适应证和禁忌证范围的选择，很大程度上取决于手术者的技术水平和必要的设备。支气管镜检查的禁忌证如下。

1. 一般情况较差、无法接受检查者，如严重营养不良、身体状况太衰弱者。

2. 活动性大咯血者。

3. 伴有出血、凝血功能障碍性疾病者。

4. 喉结核。

5. 肺功能严重损害或呼吸困难、缺氧者。

6. 有严重的心脏病　心脏功能严重减退，有心力衰竭者。严重心律失常有心房、心室颤动及扑动，三度及以上房室传导阻滞者。

7. 哮喘急性发作期。

8. 高热患者　持续高热而又需要行支气管镜术的患儿，可用退热药物控制体温在 38.5℃以下再行手术。

9. 多发性的肺大疱。

【术前准备】

1. 术前检查常规　必需的检查有血常规、血型、凝血功能、脏器功能、胸 X 线片或胸部 CT、血气分析、心电图、肺功能，同时为了避免操作中的交叉感染和术中可能发生意外的大出血需要输血治疗，还需进行乙型肝炎和丙型肝炎血清学指标、HIV、梅毒等特殊病原的检测。全身麻醉（简称全麻）的患儿还应接受肝肾功能检查，以评估患儿对麻醉药物的耐受情况，并于术前由具有资质的麻醉师对麻醉的风险进行评估。

2. 签署知情同意书　无论采取局部麻醉（简称局麻）或全麻，医师应对所有接受检查的儿童的家长或其监护人详细说明支气管镜术的目的、操作检查中及麻醉的可能并发症，告知其除手术外的可替代治疗方案，以及不同方案的优、缺点，供监护人选择参考。注意解答患儿的各种提问，消除患儿及监护人的疑虑，并签署知情同意书。全麻的患儿还应由麻醉医师与监护人另签署麻醉同意书。询问有无对麻醉药物过敏病史。对于4~5岁以上的儿童，应配合进行心理护理，尽量消除其紧张和焦虑，取得患儿的配合。

3. 术前评估　术前须询问患儿病史及做必要的体格检查，以排除检查的禁忌证。由于镇静和麻醉药物如咪哒唑仑和丙泊酚等在不同程度上对呼吸和心血管系统的抑制作用，以及患儿本身呼吸系统疾病的原因，均可能造成患儿在检查操作过程中出现呼吸抑制和低氧血症，喉、气管、支气管痉挛，血压下降及心律失常等。因此，术前应做好对患儿麻醉方法的选择以及对于麻醉及手术耐受程度的评估。对新生儿及有严重呼吸困难患儿更需做好评估，并做好应急预案。如果考虑患儿一般情况欠佳、手术操作较复杂，可安排手术在麻醉科、ICU等具有较好的监护、抢救和高级生命支持手段的部门进行。

4. 抢救药物和设备　术前常规准备急救药品如阿托品注射液、肾上腺素注射液、支气管舒张剂、止血药物、地塞米松、生理盐水等，确认药物均在有效期内；急救及监护设备如氧气、吸引器、复苏气囊、各型号气管插管、气管插管导丝、适用于不同年龄段的麻醉面罩、脉搏血氧监护仪等，并检查各项器材均能处于可正常使用状态。

5. 术前禁食　饮料或水2小时，母乳4小时，牛奶、配方奶、淀粉类固体食物6小时，脂肪类固体食物8小时。婴儿及新生儿因糖原储备少，禁食2小时后可在病房内静脉输注含糖液体，以防止发生低血糖和脱水。

6. 检查器械准备　术前要保证冷光源、气管镜及各种器械处于良好使用状态。仔细检查气管镜是否清晰、管道是否通畅、吸引器及吸引管有无堵塞、活检钳的灵活性、细胞刷有无折断、冷光源系统是否正常，确定无误后方可使用。

7. 人员准备　主要操作者必须掌握包括鼻腔、喉部、气管、支气管的立体解剖结构以及其邻近组织器官的解剖位置，术前需详细询问病史、仔细体格检查、复习影像学资料。在手术进行的过程中，往往会发生各种事前预想不到的问题，操作者应把握手术指征、对手术的风险和术中可能出现的并发症有足够的认识，具备危重患儿抢救和并发症处理的能力。

最少需要一位医务人员从旁进行协助，可以是医生、护士或者麻醉师。为了保障手术的顺利进行，协助者需要对手术操作流程、器械使用、并发症的处理和危重症的抢救具有相当的经验。如操作计划使用全身麻醉，那么麻醉师参与术前讨论是必要的。比如计划使用喉罩通气的患儿，如果怀疑有喉软化需要在检查喉部后再插入喉罩，检查气管软化的患儿可能需要保留患儿的自主呼吸。

【麻醉方法】

目前主要有两种麻醉方法。

1. 采用利多卡因气管内局部黏膜表面麻醉方法

(1) 气管内滴入法（简称“边麻边进”方法）：术前 30 分钟注射阿托品 0.01~0.02mg/kg，以尽可能减少检查时迷走神经刺激引起的心率减慢和气道分泌物增多。术前用 1%~2% 利多卡因喷鼻咽部。静脉注射咪哒唑仑 0.1~0.3mg/kg。对婴幼儿用被单加以约束，对学龄儿说明手术过程减轻其恐惧心理，取得配合。经鼻或口（固定口器）插入支气管镜到声门前，将 1%~2% 利多卡因 1~2ml 经活检孔道喷洒到喉及周围。稍后，通过声门下行到气管。观察气管位置、形态，黏膜色泽，软骨环的清晰度，隆突的位置等。按检查方向在左或右侧支气管开口处，通过活检孔道再次给 1%~2% 利多卡因 1ml，再稍后，继续进入。根据需要，先向要检查部位喷洒利多卡因，再推进气管镜到此部位检查治疗。患儿出现局部刺激症状可重复给利多卡因。用药总量应控制在 5~7mg/kg 以内。6 个月以下小儿用 1% 的利多卡因。患儿不咳嗽、可耐受、不挣扎、无呼吸困难为麻醉成功。

(2) 环甲膜穿刺法：以颈中线甲状软骨下缘与环状软骨弓上缘之间的环甲膜为穿刺点，将 2% 利多卡因注入气管进行气管内局麻。通过改变体位，分次注入使药物尽量均匀分布于两侧支气管。但于环甲膜穿刺可能造成患儿心理恐惧，不利于操作开展。

(3) 压缩雾化法：2% 利多卡因注射液 2mg/kg 压缩雾化吸入。此法操作简单,起效快,15~20 分钟达到麻醉效果。另外术前可在镜身涂抹利多卡因或奥布卡因凝胶,既可增加鼻咽部的局麻效果,减轻患者不适感,又可起到润滑作用。

2. 静脉复合全麻 国内外应用静脉复合麻醉的药物组合因麻醉师的经验不同而多种多样。目前,多以静脉应用丙泊酚为主,复合芬太尼、瑞芬太尼、舒芬太尼之一种,亦有复合氯胺酮的。除静脉途径用药外,还有吸入氧化亚氮和七氟烷诱导及维持麻醉的报道,但因麻醉深度易变,吸入麻醉剂对操作人员及周围环境存在影响,国内应用不普遍。为维持患儿术中的通气与氧合功能,也可在麻醉时应用气管插管或喉罩等以确保气道通畅,便于实施辅助或控制呼吸。静脉复合麻醉近年来应用日渐增多,它的应用使儿科支气管镜操作更容易,提高了手术的安全性及舒适性,是儿科支气管镜术很好的麻醉方法。采用芬太尼和异丙酚等进行静脉麻醉的具体方法为:

(1) 诱导:咪哒唑仑 0.05~0.075mg/kg,芬太尼 1~2μg/kg,丙泊酚 1~1.5mg/kg,入睡后常规利多卡因鼻腔、咽喉表面麻醉。

(2) 维持:持续泵注异丙酚 6~8mg/(kg·h),麻醉较浅时静脉注射 10~20mg(1~1.5mg/kg);气管内利多卡因表面麻醉不可省略。亦可不用持续输液泵维持,在麻醉浅时静脉加注 10~20mg(1~1.5mg/kg)。一般在支气管镜术后 5~10 分钟患儿即可恢复清醒。

【入路选择】

1. 经鼻入路 经鼻入路是最为常见的进镜方式,应对预先在鼻孔滴入减充血剂和局麻药物,另一侧鼻孔使用鼻导管供氧。经鼻进入的优点是镜身晃动幅度小,容易固定,但容易导致鼻出血。如患儿没有凝血功能障碍,通常出血不严重。

2. 经口入路 如因为鼻部异常无法插入支气管镜,则可以选择经口入路,插入前需要准备抗咬牙垫,以防止镜身被咬断。经口入路镜头前段晃动幅度较大,对于不熟练的操作者来说通过声门的难度会增加不少。

3. 经喉罩入路 可以提供良好的辅助呼吸支持,又避免了气管插管,但对麻醉的深度有一定要求,术中需要注意喉罩的移位。缺点是不能检查上呼吸道和声门的活动，可能引起胃胀气导致反流（表14-2）。

表 14-2　喉罩型号的选择

型号	体重/kg
1	<5
1.5	5~10
2	10~20
2.5	20~30
3	30~50
4	50~70
5	>70

4. 经气管插管入路　在气管插管和机械通气患儿中，可通过气管插管和旋转适配器进行支气管镜检查。插入前可在镜身涂抹少量润滑剂有助于减少阻力。协助者应注意保护好气管插管，同时监测通气情况，包括：胸廓活动是否对称、二氧化碳分压、血氧饱和度等情况。支气管镜的外径尺寸应至少比气管插管内径小 1mm，以避免插管错位和设备损坏。检查前要作好重新气管插管的准备。

【术中和术后监护】

需要进行支气管镜检查和介入手术的患者，通常都有不同程度的呼吸系统问题，对缺氧、二氧化碳潴留的耐受程度不如健康儿童，而支气管镜插入后对气道造成的堵塞又会加重上述情况的发生。因此在支气管镜术中必须全程对患儿进行监护，一般监测血氧饱和度、心电图及无创血压。检查过程中理想的血氧饱和度应达 0.95 以上，如低于 0.85，应暂停操作，调整呼吸，待血氧饱和度恢复到 0.95 以上再继续操作。

支气管镜操作完成后应继续监测血氧饱和度及心电图，并观察有无呼吸困难、呼吸暂停、低氧血症和其他并发症的发生。对局麻患儿可在支气管镜室或病房监测 0.5 小时，对全麻患儿则要待患儿清醒，不吸氧时血氧饱和度维持在 0.95 以上时，方可返回病房继续监测及观察。由于局麻药物的持续作用可以引起患儿误吸，因此术后 2 小时方可进食、进水。术后监护期间根据患儿情况可以继续吸氧、吸痰保持呼吸道通畅。

【并发症及处理】

1. 药物反应　主要为麻醉药物过敏，应用前询问有无麻醉药和其他药物过敏史，用药后仔细观察 2~3 分钟。过敏者往往初次喷雾后即有胸闷，脉速而弱，面色苍白，血压降低甚至呼吸困难。一旦发生麻醉药物过敏，应立即停止用药，并给予吸氧，保持呼吸道通畅，输液，肌内注射或静脉滴注肾上腺素、地塞米松等，必要时行气管插管及对症处理。对于肝肾功能和心功能不全者使用麻醉药物应格外注意，这些患者的利多卡因用量不应>5mg/kg。

2. 邻近组织、器官损伤　①口唇及切牙：经口插入时由于患儿挣扎、用力咬固定器可造成唇黏膜损伤和切牙松动；②咽喉部的损伤：由于术者操作粗暴，解剖结构不熟悉，镜前端伸至梨状窝、舌会厌之间或将杓会厌皱襞误认为会厌而引起创伤；③声带损伤或杓状软骨脱位：由于声门暴露不清或支气管镜前端位置不正确，使支气管镜直接作用于声带或杓状软骨，造成损伤或脱位。

3. 喉头水肿　喉头水肿是最常见的并发症。多在术后 2 小时内发生。由于小儿喉部组织娇嫩疏松、血管淋巴管丰富尤以声门下区受刺激后容易发生喉头水肿。经过声门强行进入、支气管镜过粗或技术不熟练反复粗暴抽插支气管镜均可造成喉头水肿。应立即吸氧，给予雾化吸入肾上腺素，静脉给予糖皮质激素。严重者立即用复苏器经口鼻加压给氧，进行急救。

4. 纵隔气肿或气胸　①手术操作粗暴，强行插入气管镜损伤气管壁；②取异物或取活组织时损伤气管隆嵴或支气管嵴；③术后剧烈的咳嗽，进行球囊扩张、高频电刀、氩等离子体凝固术等介入治疗时操作不当导致气管穿破。如在术中或术后不久突然出现呼吸困难或呼吸困难明显加重，应注意发生该并发症可能。少量气胸和纵隔气肿无须特殊处理。对于高压性或交通性气胸应及时行胸腔闭式引流术。

5. 发绀或缺氧　支气管镜检查能降低动脉血氧分压10~20mmHg，由于小儿气道相对狭窄，放入实心纤维支气管镜后，比成人更易引起短暂性缺氧和高碳酸血症。对静息动脉血氧分压<60~70mmHg者进行支气管镜检查，可能有一定危险。纤维支气管镜术中频繁吸引可加重通气不足而导致缺氧。年龄越小，气道的阻塞程度越高，越易发绀。术中由麻醉药物、肺泡灌洗、操作不当和患儿过敏体质等多种因素可诱发支气管痉挛导致缺氧。术前必须选择合适尺寸的纤维支气管镜，操作动作熟练轻柔，检查时间尽可能缩短，并避免过于频繁的负压吸引。一旦发生发绀，可经纤维支气管镜活检孔给氧或口鼻腔给氧，必要时停止检查。术后应继续给予吸氧并进行监护。术前应用阿托品可有效预防支气管痉挛。

6. 出血　多由于气道黏膜炎症剧烈或由于气管镜、吸引管及取异物、取活组织创伤、鼻黏膜损伤所致。少量出血一般可自止，量多者用纤维支气管镜直接压迫出血处或注入少量1：10 000肾上腺素液止血。出血量>50ml的出血须高度重视，要积极采取措施。

7. 发热　一般情况下如果不进行支气管肺泡灌洗，很少出现发热。对于明确有肺部感染和肺部阻塞性疾病患儿，检查后发热的机会较一般人高。对有呼吸道感染患儿检查时，应先检查健侧或感染较轻的一侧，以免感染扩散。治疗除适当使用解热镇痛药外，应酌情应用抗生素。

8. 窒息　Ⅱ型结核肿大淋巴结破溃，大量干酪样物质注入气管内引起窒息。在做一侧全肺不张检查时另一侧合并狭窄，检查后出血或气管痉挛皆可引起窒息。

9. 心律失常、心搏骤停　心律失常最常发生于气管镜通过声门时，且常与缺氧有关。因此在支气管镜检查中应常规进行心电监护。患儿在检查前应建立有效静脉通路，检查室内应备有复苏设备。

【基本检查操作】

患儿多采取仰卧位，肩部略垫高，头部摆正。将支气管镜经鼻孔或从固定器经口插入。注意观察鼻腔、咽部有无异常；见会厌及声门后，观察会厌有无塌陷、声带运动是否良好及对称；进入气管后，观察气管位置、形态，黏膜色泽，软骨环的清晰度，隆突的位置等。然后观察两侧主支气管和自上而下依次检查各叶、段支气管。一般先检查健侧再查患侧，发现病变可留取分泌物、细胞涂片或活检。病灶不明确时先查右侧后查左侧。检查过程中注意观察各叶、段支气管黏膜外观，有无充血、水肿、坏死及溃疡，有无出血及分泌物；管腔及开口是否通畅、有无变形，是否有狭窄及异物、新生物。检查时尽量保持视野位于支气管腔中央，避免碰撞管壁，刺激管壁引起咳嗽、支气管痉挛及损伤黏膜。操作技术应熟练、准确、快捷，尽量缩短操作时间。

【常用支气管镜介入治疗】

随着支气管镜介入治疗技术和医疗器材的发展，进一步拓展了支气管镜在呼吸系统疾病中的应用范围。支气管镜不仅可进行检查，还可以在气道内进行多种介入手术治疗。但由于儿童气管管径较成人小，限制了一些器材的使用，操作难度较大，部分介入手术不适于应用在儿童。以下介绍几种在儿童常见的介入治疗手术。

1. 支气管肺泡灌洗　支气管肺泡灌洗（bronchoalveolar lavage，BAL）是通过向肺泡内注入足量的灌洗液并充分吸引，收集气道及肺泡的分泌物评价细胞组分及免疫组分，为感染和细胞学提供证据，还可进行半定量的生化分析。治疗性肺泡灌洗技术是指经支气管镜引导，采用生理盐水对病变肺段、肺叶甚至全肺进行灌洗，并可局部注入药物进行治疗。主要用于治疗肺部感染、肺不张、肺实变、化学吸入性肺炎、肺泡蛋白沉着症等。按灌洗范围可以分为选择性支气管肺泡灌洗和全肺灌洗术。全肺灌洗术需在手术室全麻下进行，通过支气管镜引导插入双腔导管，使左右主支气管完全分隔。在一侧肺进行机械通气的同时，对另一侧肺进行全肺灌洗。该方法对技术要求高，需要多科合作，具有一定的复杂性和潜在风险，主要用于治疗肺泡蛋白沉着症、肺尘埃沉着病等疾病。以下主要介绍选择性肺泡灌洗术。

（1）适应证

1）各种原因引起的吸入性肺炎，例如各种化学物质吸入引起的肺感染性肺炎和在污水中溺水等。

2）弥漫性实质性肺疾病的诊断：可通过收集灌洗液进行免疫组分、细菌培养、病理检查，具有一定诊断价值。

3）下呼吸道分泌物储积：支气管扩张、肺实变、昏迷、中毒、呼吸功能失常、机械通气患儿无法将脓痰咳出的患儿。痰栓堵塞导致肺不张、喘息发作持续难以控制者。

4）肺功能下降明显或者一般情况差，不能耐受全非灌洗的肺泡蛋白沉着症者。

(2) 禁忌证

1）严重呼吸衰竭、心力衰竭、严重心律失常、全身状况衰竭不能耐受手术者。

2）近期有大咯血未控制，凝血功能障碍未纠正者。

3）肺部化脓性感染或活动性肺结核未进行有效抗感染治疗时。

(3) BAL 操作方法：见视频 14-1。

视频 14-1　肺泡灌洗

1）术前准备：操作前应充分评估患者状况是否能耐受手术操作，详细询问病史及体查，应行胸部 CT 充分了解病变的位置，以指导手术灌洗的肺叶、肺段或亚段。术前检查项目及监护同一般气管镜检查。

2）麻醉：①局部麻醉：麻醉方法同一般气管镜检查，支气管镜进入气道后在病灶相应的支气管腔内喷洒 2% 利多卡因追加麻醉，应注意控制麻醉药总剂量，防止发生药物过量中毒。术前给予静脉推注咪哒唑仑，有利于患儿配合手术。②全身麻醉：对于无法配合的患儿可采用全身麻醉，由麻醉师协助进行手术操作。BAL 的部位选择影像学表现最为显著的部位进行，对于弥漫性病变选择右中叶和左舌叶为最佳部位。

3）BAL 方法：选择操作孔径尽可能大的支气管镜，将支气管镜前段嵌顿在灌洗部位叶、段、亚段支气管内，经操作孔道内注入 37℃

生理盐水(体重≤20kg 者,每次 1ml/kg,最大量每次不超过 20ml;体重>20kg 者,每次 1ml/kg,最大量每次不超过 50ml,进行 4~5 次),并立即以 25~100mmHg 负压间断吸引。可在同侧肺的不同肺段进行灌洗,一般一次手术不行双侧肺灌洗,每次操作应尽量吸尽灌洗液,避免发生低氧血症。

(4) 并发症:BAL 创伤较小,患者容易耐受,很少发生并发症。常见的并发症有发热、低氧血症、支气管痉挛、支气管黏膜损伤出血、心律失常等。具有基础疾病和一般情况差的患儿发生并发症的比例较高,也与灌洗量和操作者熟练程度有关。

2. 氩等离子体凝固 氩等离子体凝固(argon plasma coagulation, APC)又称氩气刀,是一种利用氩等离子体束传导高频电流,无接触地热凝固组织的治疗方法。20 世纪 80 年代在外科手术中用于止血,随着特殊导管的出现,1991 年开始应用于消化内镜胃肠道疾病的介入治疗,后推广应用于支气管领域。

(1) 技术原理:APC 的工作原理是通过电离氩气流(氩等离子)把高频电流的热效应传到相应的组织上,通过单极技术,使其从高频输出电极均匀流向组织,以非直接接触方式集中于与之最接近 1 个点上,引起局部高温凝固效应,使组织失活和止血,产生治疗效果。病变组织经 APC 电凝后形成 3 条均匀的带:脱水干燥区、凝固区和失活区。肉眼下表现为焦痂形成,手术疗效容易观察。与标准电凝疗法相比,APC 的高频高压输出电极输出切割电流时,氩气从电极根部的喷孔喷出,在电极周围形成氩气隔离层,将电极周围的氧气与电极隔离开来,从而减少了工作时和周围氧气的接触以及氧化反应,降低了大量产热的程度。由于氧化反应及产热的减少,电极的温度较低,所以在切割时冒烟少,组织烫伤坏死层浅,仅为 3~5mm,安全性更高。且氩离子束具有趋向运动的特点,可以从已经凝血高阻抗组织转向仍在出血的或尚未充分凝血的低阻抗组织,从而形成均一的治疗效果,尤其适合“位于角落部位”病灶。

(2) 适应证

1) 可视范围内气管、支气管腔内病灶的出血,特别是弥漫性出血。

2）气管、支气管良性病变：良性肿瘤、肉芽组织增生、瘢痕组织所致的气道狭窄。

3）气管支气管内恶性病变不适宜手术治疗者。

（3）禁忌证

1）有支气管镜检查禁忌或者相对禁忌的患儿。

2）气道病变阻塞严重，且阻塞远端肺功能丧失者。气管、支气管腔严重狭窄，需要短时间内解除管腔堵塞者，属相对禁忌证。

3）支气管镜无法达到的支气管腔内病灶或出血。

4）装有心脏起搏器的患儿。

（4）术前准备

1）患儿准备：术前完善心电图、血常规、肝肾功能、动脉血气分析等，有条件的可行肺功能检查，充分评估患儿手术耐受能力。术前停用抗凝药物治疗。行胸部 CT 了解病变的部位和范围。如患儿不能配合检查，应在手术室全麻下进行。术中做好心电、呼吸、血氧饱和度、血压等生命体征监测。同时准备好各种抢救器械和药物，如气管插管、除颤仪、肾上腺素、止血药物等。

2）仪器准备：①APC 治疗仪，包括主机、APC 治疗电极和中性电极；②支气管镜应选择钳道不小于 2mm 的可弯曲支气管镜，支气管镜要具有良好的绝缘性和耐高温性能。

（5）操作方法

1）患儿全麻下，取仰卧位，头稍后仰，常规鼻导管吸氧，使血氧饱和度位置在 90% 以上，将中性电极贴在患儿的上臂或下肢，注意检查电极必须与皮肤贴合良好，以避免皮肤灼伤。

2）按常规支气管镜检查，先健侧后患侧，找到病变部位，观察其表面情况和管腔周围情况，首先对病灶周围的分泌物进行清理。

3）将支气管镜置于病变处，使其前端距离病灶约 2.0cm。经支气管活检孔插入 APC 电极至第一个环形标志露出活检孔道，使治疗电极深处支气管镜前端至少 1cm，防止损伤支气管镜。

4）保持 APC 治疗电极末端距离病变组织 3~5mm，开启脚踏电凝开关进行治疗，每次 1~3 秒。功率一般设置在 20~60W，从小功率开始,若效果欠佳再逐步提高功率,以免一次选择大功率导致出血或管壁穿孔。治疗后放开脚踏开关,退出 APC 治疗电极,观察局部情况。

5）如治疗后局部坏死组织较多,可用活检钳清除坏死组织。

⑹ 注意事项

1）电极尽量避免直接置于病变组织上,离开病变组织 1~2mm 时治疗效果更佳,可避免组织结痂堵塞电极。

2）对于靠近管壁的病变治疗时注意控制烧灼的深度及烧灼时间,以避免损伤气管壁。

3）电极头端应始终可视并视野清除,避免在烧灼时因呼吸运动或咳嗽导致电极位置变化,损伤正常组织。

4）对于表浅组织,建议短促、重复烧灼,对于显著突出管腔,距离管壁较远的病变,可采用较长时间同一部位反复烧灼的方法。

5）烧灼后尽量通过冲洗、活检钳钳取或冷冻的方法去除坏死组织及结痂,术后 2~3 天需复查支气管镜,了解气道局部病灶治疗情况并及时清除坏死组织。

6）烧灼过程中出现电极堵塞报警时,及时退出电极进行清理。

7）病变范围较小时应尽可能使气道一次性贯通,若病变范围大,堵塞严重,建议反复多次进行镜下治疗或联用其他方法,以达到较好的治疗效果。

8）术前去除随身携带的所有金属物品,术中停止吸氧,若必须吸氧,建议吸氧浓度<35%,吸氧浓度过高或者功率过大都有发生气道内燃烧或爆炸而引起气道灼烧的危险。

⑺ 并发症

1）低氧血症:使用 APC 治疗时间过长,氩气流量过大,可使血氧饱和度下降。如血氧饱和度下降至 90% 以下应暂停治疗,给予氧气吸入,待血氧饱和度恢复后继续。

2）气道内烧伤:气道内着火时应迅速断电,并将气管镜拔出,放在盛有生理盐水的碗中以灭火和降温,同时迅速在气道内注入 5~10ml 生理盐水。一般可迅速控制火势。如果呼吸机管路着火,应迅速将管路脱离呼吸机,中断供氧,以免烧坏呼吸机。

3）其他并发症：包括气胸、纵隔气肿、皮下气肿、大出血、心律失常、氩气栓塞等。

3. 气管支气管腔内 CO_2 冷冻　冷冻治疗是利用超低温度破坏组织的一种方法。应用致冷物质和冷冻器械产生的低温作用使靶组织细胞坏死及脱落，达到治疗疾病的目的。

(1) 技术原理：冷冻治疗通过冻结的细胞毒作用来破坏生物学物质。冷冻可使细胞内的水结晶成冰，细胞停止分裂溶解，血流停止、微血栓形成。缺血损伤在冷冻治疗后的几天中导致细胞坏死。一般认为细胞破坏依赖以下条件：①冷冻速度要快；②融化速度要慢；③需要反复冻融。冷冻治疗效果受多方面因素影响。通常含水量多的组织（如皮肤、黏膜、肉芽组织等）疗效较好，而含水量较少的组织（如脂肪、骨骼、纤维结缔组织等）对冷冻的耐受性则较好。局部组织的微循环越丰富，对冷冻越敏感，反之疗效较差。

(2) 适应证

1）气管支气管内良、恶性肿瘤的根治或姑息性治疗。

2）各种良、恶性病变引起的咯血。

3）气管、支气管内异物或黏稠分泌物的黏取。

4）气管、支气管支架置入后肉芽增生堵塞。

(3) 禁忌证

1）不能耐受支气管镜检查或者禁忌证患儿。

2）主气道严重阻塞（>75%），患儿已出现呼吸衰竭。

3）管腔外肿瘤或淋巴结导致气管狭窄，无可见病变的。

(4) 术前准备

1）仪器准备。

2）CO_2 冷冻治疗机：目前 CO_2 冷冻治疗机国内、国外均有厂家生产。

3）支气管镜的选择：选择钳道孔径>2.8mm 的支气管镜。

(5) 患儿准备：按照支气管镜检查术前常规，检查血常规、心电图、凝血四项及血气分析等。胸部 CT 了解病灶部位及范围。评估患儿一般情况是否能耐受支气管镜检查。如患儿不能配合检查，应选择全麻手术。

(6) 操作方法：冷冻治疗分为冻取和冻融两种方法。

1) 冻取：按常规支气管镜检查步骤，找到病变部位，观察其表面情况和管腔周围情况，对病灶周围的分泌物进行清理。将冷冻探头通过支气管镜指引，达到预定冷冻区，使探头与支气管镜末端保持 4mm 以上距离，避免损伤支气管镜。用脚踩踏板开始冷冻，当探头黏住组织（异物、分泌物）后，在冷冻状态下把探头连同黏附组织（异物、分泌物）及支气管镜一起取出。

2) 冻融：通过支气管镜插入冷冻探头到病变区域，探头与支气管镜末端保持 4mm 以上距离，探头接触病变组织或者插入到组织内部，脚踏冷冻开关持续约 30 秒，在冷冻探头顶端就有冰球形成，组织发白、脱水，松开冷冻开关，让其自行解融，完成 1 次冷冻-解融循环需要 1~3 分钟。一般在第一次治疗后 5~7 天，再行支气管镜检查，对坏死物进行清除，必要时可行第二次冷冻治疗。

(7) 术后并发症：经支气管镜冷冻治疗的并发症很少，可能有发热及咯血，少数患儿发生心律失常。无穿孔、气胸及支气管痉挛等严重并发症发生。

4. 球囊导管扩张术　通过扩张的球囊对气道内壁产生压力，使其达到扩张气道或者压迫止血的治疗效果。自 1984 年球囊导管扩张技术开始应用于治疗气道吻合口狭窄以来，经支气管球囊扩张技术迅速发展且广泛应用于临床。

(1) 适应证

1) 良性气道狭窄：指气道本身或者气道外良性病变导致的气道狭窄。原因包括先天性原因，例如先天性气管狭窄；获得性原因，例如感染性疾病、手术、创伤；全身性原因，例如韦格纳肉芽肿、结节病等及其他原因。经支气管镜球囊扩张术主要用于气管、叶以上支气管狭窄的治疗，包括：①结核、严重感染后导致的支气管瘢痕狭窄；②外伤、手术后导致的损伤部位和吻合口狭窄；③支气管异物刺激肉芽增生引起的增殖性狭窄；④气管插管或气管切开口损伤引起的瘢痕性狭窄；⑤气道支架术后再狭窄；⑥气道内肿瘤及气道罕见病引起的气道狭窄。

2）恶性气道狭窄：中央型肺癌管内型，肿瘤向管腔内呈菜花样或息肉样生长，亦可有纵隔淋巴结转移而导致气道外压狭窄。气道外的肿瘤，如甲状腺癌、食管癌可压迫气道，导致气道狭窄。治疗一般采用支架置入、热消融、冷冻等介入手段，球囊扩张作为辅助治疗手段。

（2）禁忌证

1）同支气管镜检查的禁忌证。

2）狭窄远端肺功能丧失。

3）狭窄远端的肺组织存在广泛的病变，无法通过扩张改善。

4）严重的狭窄或气道闭锁，无法置入气囊。

5）以软化为主的气道狭窄。

（3）所需器材

1）支气管镜：使用活检孔道直径≥2.0mm的支气管镜。

2）球囊：常用的球囊导管有血管成形球囊、胆道扩张球囊、食管扩张球囊等。球囊的直径通常为6mm、8mm、10mm，长度通常为2~3cm。临床上根据狭窄的程度、范围及部位选择相应的球囊进行扩张。一般球囊直径不应超过狭窄气管正常的生理管径，球囊长度略长于狭窄段。首次扩张时可选用直径较细的球囊，然后逐渐增大球囊直径，直到达到满意的扩张效果。

3）引导钢丝：①斑马导丝：非血管腔导丝，为一柔软的细钢丝外包裹一层亲水的特殊塑料薄膜，一头较硬，一头较软，在水中具有超滑性，在管腔内如遇到阻挡时可自动弯曲。②金属导丝：由内芯和外弹簧套管构成。内芯为不锈钢丝，外弹簧套管由不锈钢丝绕制成为弹簧状线圈管。

4）高压枪泵：用于向球囊导管内注入水或气体，使球囊扩张并维持高压状态，同时可监测球囊填充的压力。

（4）术前准备

1）患儿准备：按照支气管镜检查术前常规，完善血常规、凝血功能、肝肾功能等，术前停用抗凝药物或抗血小板，仔细评估患儿一般情况是否可耐受手术操作。患儿通常在全麻下进行，需由麻醉师对麻醉的风险进行评估。

2）狭窄部位和范围的确定：通过胸部 CT、三维重建、支气管镜检查，必要时可行碘水造影以确定狭窄的部位、范围，气管的直径以及狭窄远端的肺功能情况。评估扩张术的价值，狭窄的气管能否顺利扩张，预计扩张后的效果以及是否需要联合其他治疗手段。

（5）操作方法

1）支气管镜联合 X 线透视导入球囊法：①导丝置入：通过支气管镜观察到狭窄气道的位置后，在 X 线引导下，通过支气管镜活检孔道把导丝末端置入狭窄支气管远端，退出支气管镜。②球囊导入：确定导丝位置正确后，将球囊置入狭窄的支气管腔内，并在 X 线透视下确认球囊置入位置合适，球囊两端均匀超出狭窄段的两端。③球囊扩张：重新插入支气管镜，直视下观察扩张过程。球囊连接高压泵，向球囊内注入填充剂（空气、水或造影剂），压力从小逐渐增加，用力要均匀，速度不宜过快，最终使压力达到 3~5atm（1atm=101.33kPa）。每次球囊保持膨胀状态 1~3 分钟，首次扩张时间应在 1 分钟以内，随着扩张进行，持续时间可逐渐延长，一次操作可反复填充 3~4 次。④球囊退出：在球囊内填充剂完全回抽后，狭窄段气管管径明显增大，表明扩张术成功，小心把球囊和导丝一并退出，过程注意动作轻柔，避免造成气道、声门的医源性损伤。撤出球囊后，重新对扩张部位进行检查，确认无活动性出血后，退出支气管镜。若扩张效果不明显，可在 1 周后再次进行球囊扩张。

2）经支气管镜直接导入球囊法：需使用配有较大操作孔道的治疗型支气管镜，只能用于年龄较大的儿童。通过支气管镜把导丝置入狭窄段气管腔内后，把球囊经过支气管镜的操作孔道送入，之后操作步骤同上。

3）支气管镜直视下球囊扩张法：经支气管镜操作孔道把导丝置入狭窄部位远端支气管 20mm 以上，退出支气管镜，沿导丝插入球囊至预定位置。重新插入支气管镜至扩张部位，在直视下观察扩张效果。此方法避免了操作者和患儿的 X 线照射，但同时不容易明确导丝、球囊和狭窄部位的位置关系，容易造成损伤，故对操作的技术要求较高。

(6) 并发症：球囊直径选择过大，操作方法过于粗暴，扩张时压力增加过快、过大容易导致并发症的发生。常见的有胸痛、出血、气道痉挛、肺不张、气胸、纵隔气肿、纵隔炎、气管软化等。在扩张的过程中由于神经反射可引起心脏停搏。

5. 支气管镜下异物取出术 气道异物是指被误吸入气管、支气管内无法自行咳出的异物。是较常见的儿童意外急症，也是引起5岁以下幼儿死亡的常见原因之一。气道异物的临床表现差异性较大，当异物落入气道后，最突出的表现是剧烈的咳嗽。严重的可出现气促、窒息、死亡的危险。部分患儿可无临床症状，或表现为反复咳嗽、咳痰、喘息、反复同一部位肺炎。

(1) 诊断

1) 病史：部分患儿或家属可提供较为准确的进食后呛咳史，但大部分患儿和家属往往无法提供明确的异物吸入史，或者因为各种原因隐瞒病史，幼儿对自身症状无法清晰表述。故在诊断时应仔细询问，特别是症状反复多次，常规治疗效果不佳的患儿。

2) 症状：异物吸入初期往往有剧烈的咳嗽，面色发红甚至发绀，严重的可因为气道阻塞或者喉肌痉挛导致窒息、死亡。较大的异物阻塞大气道可能出现明显的吸气性呼吸困难。声门下至左右主支气管内的异物，可表现为咳嗽、喘息，部分可有胸痛。一旦异物从支气管移位，进入主气管或者声门，可能突然发生严重的呼吸困难，危及生命。落入较小支气管的异物可不出现症状，或仅有少量咳嗽，合并感染后则出现发热、咳痰、胸痛等临床症状。

3) 体征：与异物的大小和落入的部位有关。大气道的阻塞可表现为吸气相呼吸困难、三凹征、呼吸音减弱。骑跨在隆突上的异物，双侧呼吸音可对称减弱，听诊时双侧可有广泛、对称的哮鸣音，容易被误诊。异物堵塞一侧支气管的，可表现为患侧呼吸音减弱，对侧呼吸音增强。落入较小气道的异物，可无体征。如合并感染，可有啰音、胸腔积液等体征。

4) 影像学表现：骨性、金属类等不透X线异物可在胸部影像学检查中轻易被发现，但塑料、植物性等可透X线异物则无法显示，可出现纵隔摆动、肺气肿、肺不张或支气管肺炎等间接征象，常可作为诊断依据。胸部 CT 和气管重建能更好地确定异物堵塞的部位。

(2) 器材准备

1) 支气管镜：操作孔道≥2mm 的气管镜可使用的辅助工具较多，操作孔道为 1.2mm 的气管镜无法使用冷冻探头、金属网篮等工具，操作受到限制。

2) 辅助工具：异物钳是气道异物取出术最常用的器材，可根据气道异物的形状和类型不同选择，包括鳄鱼钳（适用于较大、光滑的异物、形状复杂的异物）、鼠咬钳（适用于宽平的异物）、橡胶头钳（有助于抓住光滑、尖锐的异物）、钢丝抓（可抓取大部分的异物）。

3) 金属套篮：较大的、光滑的异物，对于类似果仁等较脆的异物，可以整个取出，避免使用异物钳把异物夹碎。

4) 球囊导管：把球囊送到异物所在支气管的远端，打胀球囊，把异物驱赶至上方气管和支气管，再用其他工具把异物取出。适用于光滑、不容易固定的异物。

5) 冷冻探头：异物表面光滑，附着有黏液的异物，特别适合于果仁类等较脆的有机异物。对于金属和骨头等含水量少的异物不适用。

6) 电刀或氩气刀：异物在体内时间过长，被增生的肉芽组织包裹，手术视野不清，无法直接取出，或直接取出可能导致组织损伤，可先用电刀、氩气刀清理肉芽组织，使异物充分暴露后再使用其他辅助工具取出异物。

7) 金属套扎器：适用于较大且不规则，异物钳无法咬住的异物。

8) 刮匙：异物和支气管壁嵌顿较紧时，可使用刮匙从异物与支气管壁间的腔隙进入远端支气管，拉动刮匙使异物松动后取出。

(3) 手术操作（视频 14-2，视频 14-3）

视频 14-2　异物钳夹取出（瓜子）

视频 14-3　异物网篮取出(花生)

1）患儿准备：按照支气管镜检查术前完善检查，评估患儿一般情况是否能耐受手术。术前应行胸部 CT 检查。对于儿童患者，应选择全麻下进行手术。充分的麻醉是手术成功的保证。

2）纤维支气管镜插入进路：纤维支气管镜插入进路可分为：①经鼻插入法：优点是气管镜容易固定，取出成功率高，但取出较大异物可能会嵌顿在鼻腔或脱落。②经口插入法：能插入较粗的纤维支气管镜进行有效的吸引或取出较大的异物，避免异物嵌顿于鼻腔中。缺点是纤维支气管镜不易固定。③经人工气道插入：经气管插管、喉罩、气管切开。优点是在手术的同时可以使用机械通气足够的通气，气管插管还可以避免尖利异物对气道的损伤。

3）操作方法：选择合适的支气管镜，一边进入气道，一边仔细观察。根据胸部影像学检查提示异物的部位，一般先检查健侧再检查患侧。注意气道内的异物可能不止一个，以及在影像学中未能发现的其他部位的异物。发现异物后，要小心接近，以防不慎把异物推向远端。仔细观察异物的类型、位置，选择合适的辅助工具，尽量一次取出。如异物被肉芽包裹，显示不清或夹取困难时，可先使用电刀、氩气刀等小心清除异物周围的肉芽和坏死组织。如异物在气管内嵌顿较紧，可配合刮匙、球囊等，使其松动，利于取出，不可强行拉出，否则容易导致大出血或损伤气道黏膜。夹住异物后，连同支气管镜一起退出。异物取出后应重新仔细探查，以防遗漏残留小碎片，确认没有活动性出血，支气管是否通畅。同时清理气道内分泌物，并可送检作细菌培养。

(4）术后处理：如手术顺利，术中无损伤者，无须特殊处理。如操作时间长，存在喉头者应给予糖皮质激素。如术前已合并感染者，术后需使用抗生素治疗。术后常规复查胸部 X 线检查。①并发症；

②支气管黏膜损伤出血或穿破支气管导致气胸、纵隔气肿;③喉头水肿;④异物跌落至声门下区导致窒息。

(林俊宏 彭俊争 邓 力)

参考文献

1. 中华医学会儿科学分会呼吸学组儿科支气管镜协作组．儿科支气管镜术指南(2009 年版). 中华儿科杂志,2009,47(10):740-744.
2. 中华医学会儿科学分会呼吸学组支气管镜协作组．中国儿科可弯曲支气管镜术指南(2018 年版). 中华实用儿科临床杂志,2018,33(13):983-989.
3. Priftis,K. N. Paediatric Bronchoscopy. Switzerland,Karger,2010 Vol. 38.
4. Schramm D,Freitag N,Nicolai T,et al. Pediatric Airway Endoscopy: Recommendations of the Society for Pediatric Pneumology. Respiration,2021:1-18.

第五节 肺 功 能

肺功能测定对呼吸系统疾病的诊断和鉴别诊断、病情严重程度评估、疗效判定、病情监测及预后等方面均具有重要作用。近 20 年,随着医学技术的快速发展,肺功能检测技术的成熟,对诊断技术的需求显著增加。我国很多儿童医院以及综合医院儿科成立肺功能室或开展了儿童肺功能测定,甚至能够进行婴幼儿肺功能测定。但肺功能检测专业性强,儿童肺功能测定技术和内容繁多,一些技术和检测内容为儿科特有,与成人肺功能检测有所不同。在临床工作中,由于各种因素影响,很多儿科医生对儿童肺功能测定原理理解不够、对技术操作过程了解不足,经常造成检测项目选择不当,被动依赖肺功能报告的文字描述,从而未能充分发挥肺功能检测应有的作用。本节内容主要就临床上常用的儿童肺功能检测技术的原理和临床应用进行介绍,包括用力呼气肺功能、脉冲振荡肺功能、潮气呼吸肺功能测定,以及在此基础上进行的支气管舒张试验和支气管反应性测定技术。

【儿童肺功能测定的内容与技术】

儿童肺功能检测的内容与成人相同，包括肺容积测定、通气功能测定、换气功能测定（弥散功能）、呼吸力学测定（气道阻力和顺应性）等。但由于不同年龄儿童，其理解和配合能力不同，在测定技术上与成人有所不同，一些检测技术则专为儿童设计，为儿童特有。适合不同年龄儿童，能够进行的肺功能检查技术大概可以分为三部分（表 14-3），但并非绝对，如一部分 4~6 岁儿童可完成最大呼吸流量-容积曲线（maximal expiratory flow-volume，MEFV）测定，少数不足 3 岁的儿童可进行脉冲振荡肺功能（impulse oscillation system，IOS）检查。一般而言，5 岁以上儿童可完成与成人检查常用的用力呼气肺功能项目。在以上肺功能测定的基础上，可进行用于判断气道阻塞可逆性的支气管舒张试验，以及评估气道反应性的支气管激发试验等内容。

表 14-3　不同年龄阶段儿童的肺功能检测技术及内容

年龄	检测技术	测定内容
学龄儿童 （≥6 岁）	-肺量仪：最大呼气流量-容积曲线 -最大用力呼气峰流量仪（PEFR） -脉冲振荡肺功能 -体描仪（body plethysmograph） -氦/氮稀释法	容积、流量 流量 气道阻力 气道阻力和功能残气量 功能残气量
学龄前儿童 （3~6 岁）	-肺量仪：最大呼气流量-容积曲线 -脉冲振荡肺功能（>3.5 岁）	容积、流量参数 气道阻力
婴幼儿 （<3 岁）	-潮气呼吸肺功能（TBFV） -婴幼儿体描仪 -阻断法 -快速胸腹挤压法（RTC）	容积、流量参数 气道阻力和功能残气量 气道阻力 流量

【肺容积测定】

1. 各种肺容积：概念及其组成（图 14-15）

（1）潮气容积（tidal volume，VT）：在平静呼吸时，每次吸入或呼出的气量，常称潮气量。

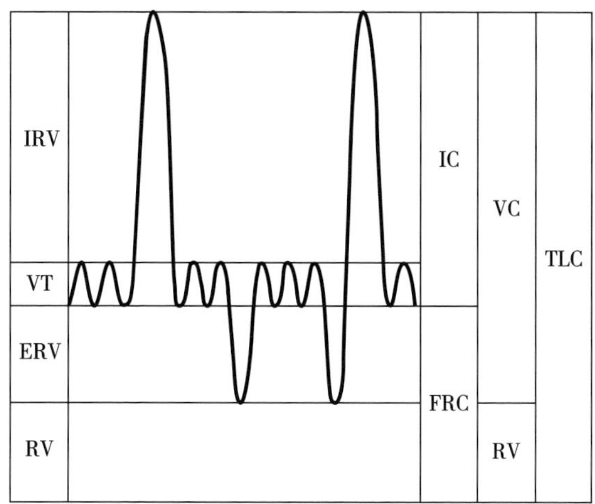

图 14-15　肺容量各容积组成

VT:潮气容积;IRV:补吸气容积;ERV:补呼气容积;RV:残气容积;IC:深吸气量;FRC:功能残气量;VC:肺活量;TLC:肺总量

(2) 补吸气容积(inspiratory reserve volume,IRV):在平静吸气后所能吸入的最大气量。

(3) 补呼气容积(expiratory reserve volume,ERV):在平静呼气后能继续呼出的最大气量。

(4) 残气容积(residual volume,RV):补呼气后,肺内不能呼出的残留气量,亦称解剖残气容积。

以上四种为基础容积,彼此互不重叠。

(5) 深吸气量(inspiratory capacity,IC):平静呼气后能吸入的最大气量,由 VT+IRV 组成。

(6) 肺活量(vital capacity,VC):最大吸气后所能呼出的最大气量,由 IC+ERV 组成。

(7) 功能残气量(functional residual capacity,FRC):平静呼气后肺内所剩余的气量,由 ERV+RV 组成。

(8) 肺总量(total lung capacity,TLC):深吸气后肺内所含有的总气量,由 VC+RV 组成。

此四种容量是由2个或2个以上的基础容积组成。

2. 测定方法

(1) 潮气容积、深吸气量、补呼气容积和肺活量:可用简单的肺量计直接测定。受检者取立位,加鼻夹,用口片与肺量计相连。肺活量测定方法可分为一次法和分次法两种:深吸气后作最大呼气者为一次呼气肺活量(expiratory vital capacity);深呼气后作最大吸气者为一次吸气肺活量(inspiratory vital capacity)。共测量3次,3次测得的差值应<5%。所得的气量均须以体温、大气压和饱和水蒸气状态(body temperature pressure saturated,BTPS)校正。以上肺功能参数,目前均使用常用的肺量仪进行测定,可以非常方便地获得结果。

(2) 功能残气量及残气容积:不能直接用肺量计来测定,只能采用间接方法。常用的有如下两种方法:

1) 密闭式氦稀释法:原理为用一定容积的已知氦浓度的氦-空气混合气体与肺脏内的残气相平衡。按氦浓度的稀释度计算残气量。受检者取卧位或坐位,在平静呼气末,与一定容积的已知氦浓度的氦-空气混合气进行重复呼吸7分钟。此时,肺内与肺量计中的氦浓度完全平衡。由氦浓度的下降值,按下列公式,计算出功能残气量与残气容积。

FRC=(He初始读数-终末读数)×(筒容+仪器无效腔)/He终末读数

RV=FRC-ERV

具体测定时,先测FRC,因平静呼气基线比较稳定,所得结果较为准确,重复性好。两次测定间隔20分钟。正常人的测定差异可在±5%范围内。

2) 密闭式氮稀释法:肺量计内充满纯氧。受检者在平静呼气末与肺量计相连,重复呼吸7分钟,使肺量计内的氧浓度与肺内的氮达到平衡。由肺量计中的氮浓度,按公式计算出功能残气量。

3) 在年长儿童,可通过体积描记仪测定,获得功能残气量(FRC),通过体描仪上的流量-容积曲线测定,进一步获得残气容积及其他肺功能参数。

(3) 肺总量测定可由肺活量+残气容积或由深吸气量+功能残气量求得。

3. 临床意义　肺容积测定是肺功能测定的最基本内容。目前很少孤立地测定这些项目，通常和通气功能同时测定，以对患者肺功能状况做出全面评价，尤其是肺活量、肺总量、功能残气量等，能为临床疾病诊治和管理提供重要参考。

(1) 深吸气量：为肺活量的主要组成部分，约占肺活量的2/3，可以反映肺及胸廓的顺应性和参与吸气肌肉的力量。

(2) 补呼气容积：约占肺活量的1/3，反映气道的通畅度和呼气肌的力量。

(3) 肺活量：实测值与预计值的百分比，差值<20%，亦即不低于预计值的80%，属于基本正常。肺活量降低常见于肺间质疾病、肺组织损伤、占位性病变、胸廓疾病等使肺扩张受限的疾病，气道阻塞较重时，亦可使用力肺活量下降。

(4) 功能残气量与残气容积：容积增加见于胸廓和肺弹力减退或气道阻力增加，如支气管哮喘、肺气肿。临床上，常以残气/肺总量的比值作为考核指标。功能残气量减少，见于肺间质纤维化、肺切除后。

(5) 肺总量：在健康人实测值与预计值相比的差异通常<20%，即实测值占预计值的±20%。肺总量增加见于肺气肿、老年肺非弹性降低等情况下；减少见于限制性肺疾患，如弥漫性肺间质纤维化、肺占位性病变、肺组织受压、胸廓畸形等。

【通气功能测定】

肺通气功能测定是肺功能检测的常用内容，包括呼气峰流量(peak expiratory flow rate，PEFR)、用力肺活量(forced vital capacity，FVC)、最大自主通气量(maximal voluntary ventilation，MVV)等。以上三项内容均可通过肺量仪描绘用力呼气流量-容积曲线获得，其中，MVV在儿童使用较少，PEFR尚可通过单独设计制作的峰流量仪测定，有早期机械式，也有近年所谓电子峰流量仪，一些产品可以测定较多参数。以下重点介绍用力呼气肺功能检测，此部分是肺功能测定的最主要内容，临床工作中最常用，临床价值也最高，支气管舒张试验、支气管激发试验亦多通过此项技术进行。

1. 测定原理　肺量仪设备构造相对简单，其主要硬件部分是安置在肺量仪上的流量仪，用以测定个体呼吸时的流量，流量信号经过积分获得同步容积信号。将容积信号作为 x 轴，流量信号作为 y 轴，通过计算机程序处理，即描绘出个体吸气-呼气过程的流量-容积曲线。在要求个体进行用力吸气和呼气，即获得临床上常用的用力呼气流量-容积曲线，亦称用力呼气肺功能。此肺功能检测技术的测定内容既可包含流量参数，也包括容积参数，因此，该项技术同时测定了肺容量和通气功能。

2. 操作与质量控制

(1) 操作：受检者取立位，加鼻夹，含口器，平静呼吸二三次后，做最大吸气，屏气 1 秒，尽快用力将全部气体呼入肺量仪，测定 3 次，保证最佳用力呼气肺活量（FVC）及第一秒用力呼气容积（$FEV_{1.0}$）变异<10% 或<150ml。选择 FVC 及 $FEV_{1.0}$ 均为最大值者为最佳曲线光滑、起止点清晰的图形数据；最佳 2 次 FVC 或 $FEV_{1.0}$ 相差<150ml。

(2) 质量控制

1) 尽最大努力，充分吸气至肺总量位。

2) 突发呼气，迅速最大用力有爆发力，F-V 曲线起始无犹豫，最大呼气峰流速（PEF）尖峰迅速出现，外推容积（back-extrapolated volume）是判断用力呼气起始努力程度的标志，数值增大说明开始呼气时爆发力度不够，外推容积增大会导致 PEF 和 $FEV_{1.0}$ 减少，肺功能仪上均可自动计算出。当外推容积<5%FVC 或<150ml 时，说明患儿配合良好，检测质量可靠。

3) 呼气要平稳，用力要均匀，流量-容积曲线环应闭合。

4) 呼气要充分，呼气时间≥3′（10 岁以下）~6′（10 岁以上）。

5) 呼气过程中无咳嗽，无中断和转向吸气。

3. 临床应用

(1) 主要参数及临床意义：多数肺功能仪上能够提供两个曲线图，即用力呼气流量-容积曲线（图 14-16），用力呼气容积-时间曲线（图 14-17），在以上两个曲线上，可以获多项参数，包括：

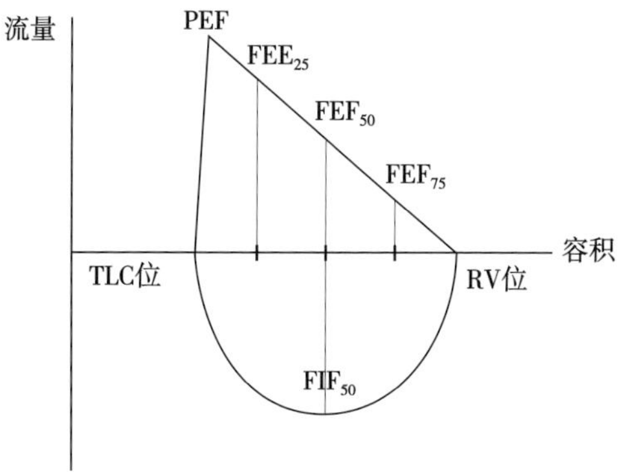

图 14-16　最大用力呼气流量-容积曲线及其主要参数

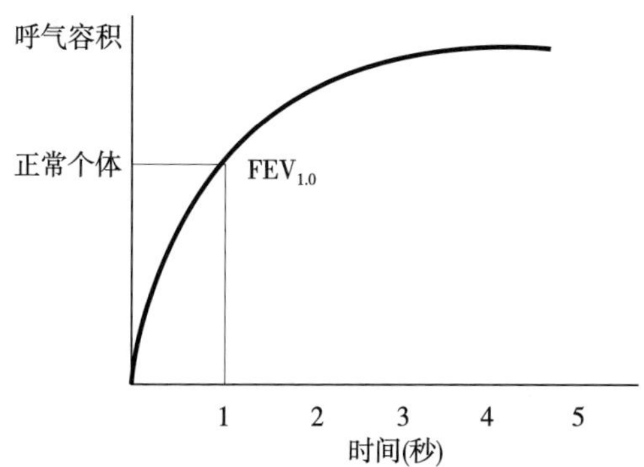

图 14-17　最大用力呼气容积-时间曲线及 $FEV_{1.0}$

FVC:用力肺活量。

PEF:呼气峰流量。

$FEV_{1.0}$:1 秒呼出容积(1 秒量)。

$FEV_{1.0}$/FVC:1 秒呼出容积占用力肺活量之比,亦称 1 秒率,大部分正常人 1 秒内能呼出 FVC 的 70%~80%,故 $FEV_{1.0}$/FVC≥70%,儿童至少可呼出 FVC 的 80% 以上,部分儿童可以达 90%,故正常儿童 $FEV_{1.0}$/FVC≥80%。

FEF_{25}:呼出 25%VC 容积气体时的流量。

FEF_{50}:呼出 50%VC 容积气体时的流量。

FEF_{75}:呼出 75%VC 容积气体时的流量。

FEF_{25-75}:最大呼气中段流量(MMEF)。

PIF:吸气峰流量。

以上参数通常以占正常预计值的百分比表示,正常儿童通常在80%以上,主要反映肺脏通气功能,如果气道存在阻塞,或存在限制性通气功能障碍时,可导致以上相应参数的降低,其中以 FVC、$FEV_{1.0}$、PEF 使用最多,$FEV_{1.0}$/FVC 在成人常使用,是 COPD 诊断不可缺少的参数,在儿科使用相对少,其中 FEF_{50}、FEF_{75}、FEF_{25-75} 通常用于评价小气道功能状态。

(2) 通气功能障碍的类型:通常分为三类:阻塞性、限制性及混合型通气障碍,不同通气功能障碍类型的肺功能的改变如表 14-4 所示。

表 14-4　通气障碍分型的评估

	参数	阻塞型	限制型	混合型
通气参数	FVC	正常或↓	↓↓	↓
	$FEV_{1.0}$	↓↓	正常或↓	↓
	$FEV_{1.0}$/FVC	↓↓	正常或↑	↓
	MMEF	↓↓	↓或正常	↓
容积参数	VC	正常或↓	↓↓	↓
	FRC	↑↑	↓↓	不定
	TLC	正常或↑	↓↓	不定
	RV/TLC	↑	正常或↑	不定

阻塞性通气功能障碍以 $FEV_{1.0}$/VC 下降为主,一些患儿 $FEV_{1.0}$ 明显减少,RV 增加,RV/TLC% 增高,TLC 增加;限制性通气功能障碍表现为肺总量(TLC)下降,组成肺总量的各容积参数,如 FVC 亦下降,即 $FEV_{1.0}$/FVC增加。混合性通气功能障碍则存在阻塞性通气障碍的情况下,同时兼有肺总量或肺活量的下降。三种不同类型的通气功能障碍者中,$FEV_{1.0}$/FVC 诊断阻塞性通气功能障碍的特异度很高,但敏感性欠佳。

一些肺功能仪上提供了评定通气功能障碍类型的简易示意图

(图 14-18),但在一些疾病情况下或某些个体,尤其是儿童,如儿童哮喘发作时,很多患儿出现 $FEV_{1.0}$ 和 FVC 的同时,甚至同等程度下降,$FEV_{1.0}$/FVC 正常,故不能单纯根据肺功能图或一些参数的改变确定通气功能障碍的类型,必须结合患儿临床具体情况,或测定患儿肺总量(TLC),综合判断其通气功能障碍的类型。依据 ATS/ERS 指南,阻塞性通气功能障碍以 $FEV_{1.0}$/VC 参数下降作为判断依据,限制性通气功能障碍以 TLC 下降为判断依据。两者均具备则判断为混合性通气功能障碍(图 14-19)。

目前,在国内儿童肺功能领域,很少测定 TLC。因此,在临床实践中,ATS/ERS 推荐的通气功能障碍类型的判断方法并不适用。在仅限于流量-容积曲线测定的基础上,进行这一工作,容易造成误判,相当一部分儿童肺功能检测报告在这一方面对结果的表述存在误区,例如,一个单纯支气管哮喘发作患儿的肺功能检测结果,报告结论表述为“混合型通气功能障碍”,或“中度阻塞伴轻度限制性通气功能障碍”等。阻塞性通气功能障碍是指由气道阻塞或狭窄造成的气体流量下降,即 $FEV_{1.0}$ 下降,FVC 正常或轻度降低,如降低,FVC 降低程度通常小于 $FEV_{1.0}$,故 $FEV_{1.0}$/FVC 下降;限制性通气功能障碍是指由肺容积受损引起的肺容量减少,表现为容量参数的下降,即 TLC、VC 或 FVC 下降,$FEV_{1.0}$ 正常或轻度下降,$FEV_{1.0}$/FVC 正常或轻度升高。由

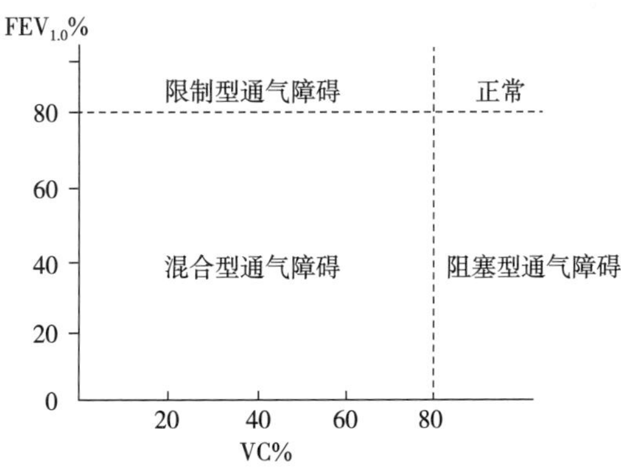

图 14-18 评定通气障碍简易方法示意图

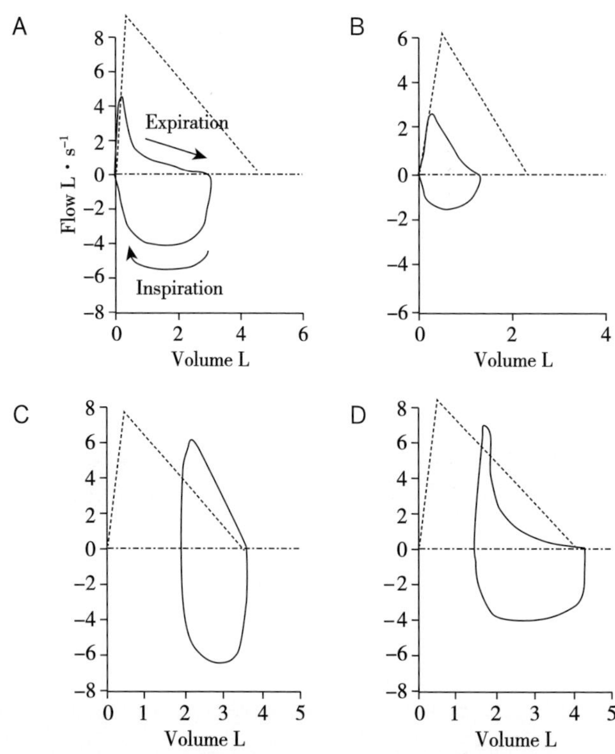

图 14-19 阻塞、限制及混合型通气功能障碍的流量-容积曲线

A、B. 阻塞性通气功能障碍，表现为 1 秒率降低（A：$FEV_{1.0}$ 38%，$FEV_{1.0}$/VC 46%，PEF 48%，TLC 101%）或 1 秒率正常（B：$FEV_{1.0}$ 57%，$FEV_{1.0}$/VC 73%，PEF 43%，TLC 96%），两者 TLC 均正常，而流量参数降低；C. 典型限制性通气功能障碍（$FEV_{1.0}$ 66%，$FEV_{1.0}$/VC 80%，PEF 79%，TLC 62%），TLC 降低，而特定肺容积的流量参数较预计值增加；D. 典型混合型通气功能障碍，TLC 降低，$FEV_{1.0}$/VC 降低（$FEV_{1.0}$ 64%，$FEV_{1.0}$/VC 64%，PEF 82%，TLC 72%）

此可看出，阻塞性通气障碍不是不可以有容量指标的下降；限制性通气功能障碍也可能存在流量指标如 $FEV_{1.0}$ 的下降。儿童进行 MEFV 测定，对呼气时间要求低，其 $FEV_{1.0}$ 与 FVC 较接近，存在限制性通气功能障碍时，$FEV_{1.0}$ 可下降很多，下降程度甚至接近 FVC，但其峰流量 PEF 通常下降较少。在儿童不能测定 TLC 和 VC 或 TLCQ，只能依据

MEFV 结果的情况下，根据 FVC 下降情况，结合 PEF 的改变可能更容易判断是否存在限制。因此，对肺通气功能障碍类型的理解及进行结果判断时，不能仅局限于检测结果的数据表面，应具体问题具体分析，结合临床和考虑其发生的病理基础（表 14-5）。

（3）通气功能障碍严重度分级：通常用于阻塞性通气功能异常，传统的严重度分为 3 个级别（表 14-6）。

最新的肺功能损害程度分级标准，不区分阻塞或限制，将其分为 5 个损伤等级（表 14-7），其分级更为细致，与临床病情更对应。但似不如原分级方便、实用，并且其中度和中重度分级范围均为 10%，而重

表 14-5　通气功能障碍的病理基础

类型	常见疾病
阻塞性：气道阻塞或狭窄导致气流下降	- 气管与支气管疾患 - 气管肿瘤、狭窄 - 支气管哮喘 - 慢性阻塞性肺疾病 - 闭塞性细支气管炎
限制性：肺容积受损引起肺容量减少，不伴随气体流量的下降	- 肺间质疾患：间质性肺炎、肺纤维化、肺水肿 - 肺占位性病变与肺切除：肺肿瘤、肺囊肿、肺不张、大叶性/节段性肺炎 - 胸膜疾患：胸腔积液、血胸、气胸 - 胸壁疾患：漏斗形、鸡胸、脊柱后侧弯 - 其他：肥胖、腹水、神经肌肉疾患

表 14-6　通气功能障碍的分级

分级	阻塞性通气功能障碍（$FEV_{1.0}$% 预计值）	限制性通气功能障碍（VC% 预计值）
正常	>80%	>80%
轻度减退	60%~79%	60%~79%
中度减退	40%~59%	40%~59%
重度减退	<39%	<39%

表 14-7 肺通气功能障碍的分级

严重程度	$FEV_{1.0}$% 预计值
轻度	≥70%~LLN
中度	60%~69%
中重度	50%~59%
重度	35%~49%
极重度	<35%

注：正常下限(low limit of normal, LLN)。

度分级范围反而增加为15%，此外，中度和中重度，中重度和重度又如何界定，似乎缺乏循证医学依据。

(4) 小气道功能障碍及其临床意义：小气道功能障碍是临床医生比较关注的问题。依据目前指南推荐意见，此概念的使用仅限于FVC、$FEV_{1.0}$、PEF、$FEV_{1.0}$/FVC在正常范围前提下，出现MMEF、FEF_{50}、FEF_{75}的下降，此3项指标中有2项低于LLN(<65%预计值)，方判断为小气道功能障碍。若FVC、$FEV_{1.0}$、PEF、$FEV_{1.0}$/FVC等参数，尤其$FEV_{1.0}$/FVC在正常水平以下，即存在通气功能障碍时，不应再讨论小气道功能障碍的问题，即"存在小气道功能参数降低"不等同于"小气道功能障碍"。

关于判断小气道功能障碍的界值，目前国内成人和儿童肺功能指南均推荐<65%预计值，但也有文献认为这一标准更适合成人使用，不适合儿童，在儿童应该使用<80%预计值。依据当前指南推荐意见，判断小气道功能障碍的标准采用相关参数<65%预计值为界值，已经较低。从另一角度而言，小气道功能参数很低的情况下，常同时存在$FEV_{1.0}$/FVC或PEF的降低，此时，肺功能正确诊断应该为通气功能障碍。鉴于以上两点，再对小气道功能障碍进行严重度分级，并无太多实际意义，相关指南已不再推荐使用。

小气道功能障碍的临床意义，主要体现在以下几个方面。

1) 在疾病早期，或病情较轻的情况下，如咳嗽变异性哮喘、轻度间歇或轻度持续性哮喘，其主要肺功能指标未见明显下降，仍处在正常范围内，可表现为仅小气道功能参数降低，此时，进行支气管舒张试验，可见小气道功能参数显著改善，达 25%~30% 有临床诊断意义，一些患儿甚至同时有通气功能指标的显著改善，此类患儿给予适当干预治疗后，小气道功能参数恢复至正常。

2）在哮喘非急性发作期，一些患儿无临床症状，哮喘控制良好，但肺功能可表现出以小气道功能下降最为明显的肺功能改变，给予支气管舒张剂或提升控制治疗后有显著改善，可使患儿肺功能维持于较高水平或正常水平。

3）重度或难治性哮喘患儿，或其他慢性肺疾病，患儿肺功能表现为固定性气流受限伴小气道功能指标降低，或仅小气道功能参数降低，但对支气管舒张剂，或吸入激素治疗无效，已发展为固定性小气道功能障碍，此种情况下，不宜再进行过度干预。

【脉冲振荡肺功能测定技术】

脉冲振荡技术（impulse oscillation system，IOS）是基于强迫振荡原理对脉冲振荡下的静息呼吸进行频谱分析，以此测定呼吸阻抗的各组成部分。最早由 Dubois 于 1956 年提出，经过近半个世纪的医学工程学、呼吸生理学的研究进展以及计算机技术的迅速发展已逐步趋于成熟。其突出优点是抛弃了传统肺功能测试要求的用力呼气，仅要求患者自主平稳呼吸，所以几乎无禁忌证，使用范围广泛，尤其适用于儿童、老年或重症患者。由于测试过程是在患者平静呼吸状态下进行，因此所测定的结果更能反映患者呼吸代偿后的功能状况，重复性好。此外，它所获得的参数较多，能比较全面地反映患者呼吸生理的力学特征。由于使用方便，作为新一代设备，较传统的体积描记仪测定气道阻力更实用，在儿科则填补了部分学龄前儿童不能完成用力呼气肺功能的空白，经过近 20 年的发展，目前我国很多儿科机构开展了这一检测技术，用于儿童喘息性疾病的诊断和病情评估。目前国内使用的主要是 MasterScreen 系列脉冲振荡肺功能仪。

1. 检测原理 脉冲振荡肺功能测定技术是利用外部发生器产生矩形电磁脉冲，通过过滤器和放大器放大，并转变为各种频率的机械波，这种机械波信号叠加在受试者的静息呼吸波上，从而使呼吸波发生相应的变化。连续记录在外加激励信号下受试者自主呼吸时气道压力和流量的变化，通过计算机推算出一系列呼吸阻抗值，并进行频谱分析，其中以 5~35Hz 频率范围振荡波测定结果最有临床价值。与用力呼气肺功能检测要求不同，IOS 系统检测采用信号源外置，即外置振荡器产生压力信号，压力信号从口腔给予，加到受试者整个呼吸系统上，获得在此压力信号下的气体流量、气道阻力等信息，而获得呼吸阻力。所以 IOS 所测的阻力不是传统意义上所说的气道黏性阻力，而是整个呼吸系统的呼吸阻力，即呼吸阻抗。

2. 呼吸阻抗的组成和分布

(1) 呼吸阻抗(impedance，简称 Zrs)：俗称呼吸阻力，根据其物理性质分为黏性阻力(气道阻力)、弹性阻力和惯性阻力。同时呼吸系统各组成部分，如气道(包括中央气道和周围气道)、肺组织和胸廓又有各自的黏性阻力、弹性阻力和惯性阻力。

(2) 黏性阻力(resistance)：分布于大、小气道和肺组织，但绝大部分来自气道，包括中心气道和周围气道，也就是临床上所指的狭义的气道阻力，简称阻力。黏性阻力消耗能量，正常时无频率依赖性。

(3) 弹性阻力(capacitance)：主要分布在肺组织、肺泡和细小支气管，临床上常用顺应性(compliance，即弹性阻力的倒数)来描述。弹性阻力表现为能量的储存，具有频率依赖性。

(4) 惯性阻力(inertance)：主要存在于大气道和胸廓，也表现为能量的储存，有频率依赖性。

以上阻抗中较为重要组成包括：中央气道黏性阻力、周围气道黏性阻力；肺弹性阻力；中央气道的惯性阻力等。

克服呼吸阻抗的总压力是指克服黏性阻力、弹性阻力、惯性阻力的压力之和。黏性阻力即维持一定流量所消耗的压差，弹性阻力即引起容积变化所需的压差，容积是流量对时间的积分，惯性阻力为压力差与加速度之比，而加速度是流量对时间的微分。由此可见，测定了压力和流量，并换算出容积和加速度即可计算出各阻抗值。

3. 主要参数及其临床意义

(1) Fres：即响应频率(或共振频率)，惯性阻力随着振荡频率的增加而增高，弹性阻力随着振荡频率的增加而减少，在某频率点弹性阻力与惯性阻力因方向相反而抵消，此时，呼吸阻抗等于黏性阻力。正常情况下响应频率一般不超过 10Hz，阻塞性和限制性通气障碍因素均导致其增加。

(2) Zrs：呼吸总阻抗，正常值一般<0.5kP/(L·S)。

(3) R：呼吸阻抗中的黏性阻力部分，其中：

1) R5：是振荡频率为 5Hz 时的气道黏性阻力，代表总气道阻力。实测值小于预计值的 120% 为正常，若大于预测值的 120%，表示总气道阻力增加。

2) R20：是振荡频率为 20Hz 时的气道黏性阻力，代表中心气道阻力，实测值<预计值的 120% 为正常。

3) R5-R20：是总气道阻力与中心气道阻力之差，代表外周气道阻力，正常应接近零。

(4) X：呼吸阻抗中的弹性阻力和惯性阻力之和，也称电抗，其中，X5：为周边弹性阻力，成人正常<预计值-0.2Pa/(L·S)，负值越大，表明周边弹性阻力越大。但这一在成人推荐使用正常<预计值-0.2Pa/(L·S)参照标准并不适于儿童，推荐儿童采用正常<120% 预计更为准确。对如何界定正常儿童和患病儿童在以上参数上的不同，首都儿科研究所曾对此进行探索，依据当时研究的结果，儿童 IOS 主要参数，如 Zrs、R5、X5 高于 100%~110% 预计值，即可认为患儿阻力偏高。

以上指标为 IOS 数据参数，IOS 检测内容还包括频谱分析图（振荡频率与黏性阻力和电抗的关系）、结构参数图（根据实测数据并结合频谱图及电学模型而得到的计算分析结果，用图解的方法形象直观地显示中心气道阻力 Rc、外周气道阻力 Rp 以及弹性阻力和惯性阻力的分布）、阻抗容积图（Z-V，阻抗与肺容积的关系曲线）、频谱微分均值图（Intrabreath，阻抗与流量/容积依赖性关系）和质控图（Z-time）等。

(5) Rc：中心阻力，来自结构参数，不仅指黏性阻力，与 R20 不同。

(6) Rp：外周阻力，来自结构参数，包括周边小气道的黏性阻力和弹性阻力。

4. 临床应用

(1) IOS 肺功能测定技术检测对患者要求配合度较低,学龄儿童完全能够完成测定,学龄前儿童多数能配合完成操作,对难以完成最大用力呼气肺功能检测的学龄前儿童有着特殊的意义。

(2) 临床实践中主要用于阻塞性肺疾病的诊断,是协助诊断、判断病情严重程度的重要依据。患者气道阻塞时 Fres 右移(增加),R5 明显增高,部分患者 R20 亦增高,R5-R20 差值增大,X5 负值增加。目前尚缺少通过此技术对肺功能损伤进行分级或分度的参照标准。

(3) 正常值:儿童由于气道口径小,而气道阻力与气道口径成反比,因而,低年龄儿童的气道阻力较高年龄儿童高,儿童呼吸阻抗和气道阻力较成人高。广州呼吸病研究所和天津儿童医院对我国正常儿童 IOS 肺功能进行研究发现,儿童随着身高、年龄的增长,呼吸总阻抗、共振频率降低;气道阻力和外周气道阻力减小;外周弹性阻力增加。对呼吸阻抗的影响,身高是最主要的因素,年龄次之,体重的影响最小,男女儿童呈同样趋势。因此,使用 IOS 检测儿童判断其肺功能时,一定采用相应的预计值作参考。

在各项参数中,共振频率在成人不同年龄个体差异不大,使用较多。但在儿童随着年龄增加,逐渐降低,至 14 岁时接近成人。因此,在儿童使用此参数,一定注意受试者年龄,但进行支气管舒张试验时,可观察其前后的变化,作为肺功能是否改善的参照指标。在使用 IOS 技术进行支气管试验时,对于如何判断支气管试验阳性,国内外均有报道,主要阻力参数下降至少要超过 20%~30%,这一标准基本达成了共识。近年,亦有探讨如何使用该技术进行支气管激发试验的报道,尚未常规用于临床实践。

由于 IOS 直接测定气道阻力,除测定黏性阻力外,尚包括整个呼吸系统的弹性阻力和惯性阻力,测定的指标及临床意义与常规肺功能不同,例如,在有些通气功能检测正常的患儿,其 IOS 的 R 和 X 值则可能显示明显增高,提示 IOS 参数的影响因素与常规肺功能不同,故在进行结果分析时应综合考虑。IOS 技术在临床上应用时间相对短,对结果的判断以及与临床病情的关系和解释仍需进一步探索,但脉冲振荡技术由于其独特的优点，在临床上已获得广泛的应用。

IOS 技术虽然不要求患儿用力呼吸，但要求患儿含口器，不漏气，坚持 60 秒平静呼吸，获得至少 30 秒稳定呼吸波信号。测定时按压面颊部，以减少口腔空间对脉冲信号的缓冲影响。此外，部分患儿不习惯脉冲信号压力波的冲击，会反射性地用力呼吸，从而造成信号的波动和偏移。IOS 技术检测的敏感性很高，但特异度相对不足，尤其是在一些轻度阻塞患儿。

【潮气呼吸肺功能】

潮气呼吸肺功能（tidal breathing flow volume，TBFV）测定技术是针对婴幼儿完全不能配合的情况而设计的肺功能检测方法，是在平静呼吸条件下进行的，不要求做任何的呼吸动作，亦可用于危重患者和年老体弱患者。早在 20 世纪 90 年代初期，国外即对潮气呼吸肺功能的临床应用价值进行了探讨，经十余年的努力，潮气呼吸肺功能测定技术逐渐成熟，并走向商业化生产。在 21 世纪初，国内一些医院陆续开展了婴幼儿潮气呼吸肺功能检测，并进行了一些探讨。早期国内使用的仪器有两种，一是 2600 或 2800 型肺功能仪，另一是潮气呼吸肺功能仪。两种仪器设定的肺功能参数略有不同，各项参数的名称也有所不同。近年，又有其他一些外国企业的潮气呼吸肺功能检测产品进入中国市场。

1. 测定原理　潮气呼吸肺功能检测原理与传统用力呼吸肺功能检测相同，即采用流量传感器（压差式或超声式流量传感器）获得受试者在潮气呼吸状态下吸气和呼气相的气体流量信号，再由积分仪将流量信号积分获得相应的气体容积信号，从而描绘出潮气呼吸过程的流量-容积曲线。只是因不要求受试者用力呼吸，检测在平静呼吸状态下进行，获得的是受试者潮气呼吸状态下的流量-容积曲线。由于检测过程要求呼吸过程中呼吸道与接受呼吸信号的流量传感器间保持通畅及管道密闭，因而采用面罩密闭扣住患儿口、鼻的方法，才能保证信号的准确收集。潮气呼吸肺功能测定技术所描绘的流量-容积曲线中，流量信号来源不仅包括下呼吸道，也包括上呼吸道，因此，TBFV 技术检测结果反映的是整个呼吸系统的功能改变，不同于用力呼气肺功能检测反映的肺功能改变,后者反映的主要是下呼吸道的功能。

2. TBFV检测主要参数及其意义　潮气呼吸肺功能测定报告出具的参数较多,与常规的用力呼气肺功能有所不同,其参数除容积参数、流量参数外,尚有时间参数。在这些参数中,有些参数的来源和命名与用力呼气肺功能类似,但其意义有所不同。

(1) 潮气量(VT):为6~10ml/kg,与成人接近,但年龄越小,潮气量越小,足月儿可低至5ml/kg。其意义与年长儿童的用力呼气肺功能的用力肺活量(forced vital capacity,FVC)类似,婴幼儿潮气量显著下降亦提示可能存在限制性通气功能障碍,但其敏感性和特异性不及前者,通常在较为严重限制性肺疾病情况下方能显现,同样在气道阻塞性疾病时,尤其是中/重度气流受阻情况下,同样可表现出潮气量的下降。

(2) 呼吸频率(respiratory rate,RR):通过测定吸气时间(Ti)和呼气时间(Te),获得呼吸频率和吸呼比。婴幼儿代谢旺盛,但肺泡发育不完全,肺容量相对小,更容易通过增加RR进行代偿,年龄愈小,RR愈快。阻塞性或限制性通气功能障碍,通气量不足时均可导致呼吸代偿性加快,表现为RR增加。

(3) 每分钟通气量(MV):潮气量与呼吸频率的乘积,阻塞性通气功能障碍时,虽然潮气量降低,但由于呼吸频率代偿性增加,每分钟通气量下降不一定明显。但进行支气管舒张试验时,如果有改善,则有其临床参考价值。

(4) 吸气时间(inspiratory time,Ti):理论上,上呼吸道梗阻患儿,Ti延长,但由于在疾病状态下呼吸频率的代偿性增加,每次呼吸的时间缩短,因此,Ti的延长在一些情况下只是相对而言,计算吸/呼比(ratio of Ti to Te,Ti/Te)可能更有意义。

(5) 呼气时间(expiratory time,Te):下呼吸道阻塞或呼气性呼吸困难患儿由于呼气阻力增加,可致Te延长,同样在存在呼吸代偿、呼吸频率增快的情况下,其延长也是相对而言。

(6) 吸呼比(Ti/Te):正常Ti/Te为1∶1.0~1∶1.5(0.67~1.00),喘息性疾病,如婴幼儿哮喘患儿因呼气阻力增加,Te延长,使Ti/Te降低，可达 1：2(0.5)，甚至更长。吸气性呼吸困难患儿，如先天性喉喘鸣、喉梗阻患儿，Ti 明显延长，导致 Ti/Te>1 以上。此外，Ti/Te 尚与神经、呼吸肌等的调节有关。

(7) 达峰时间(time to peak tidal expiratory flow，TPTEF)：从呼气开始至到达呼气峰流量的时间。阻塞性通气障碍(下呼吸道)患儿，由于呼吸道阻力增加，呼气相可达到的流量峰值降低，从而使 TPTEF 缩短。上呼吸道阻塞时，则使达峰延迟，TPTEF 增加。

(8) 达峰时间比(time to peak tidal expiratory flow as a proportion of expiratory time，TPTEF/TE)：即 TPTEF 与 Te 的比值，是反映呼吸道阻塞的一个重要指标。阻塞性通气功能障碍患儿由于达峰时间缩短，同时 Te 相对延长，使 TPTEF/TE 降低，阻塞愈重，此比值愈低。

(9) 达峰容积(volume to peak tidal expiratory flow，VPTEF)：呼气过程中达到呼气峰流量时呼出的气体容积。阻塞性通气障碍患儿，由于达峰时间缩短，同时呼气流量降低，从而使达峰容积下降。同理，上呼吸道阻塞时，达峰时间延迟，使达峰容积增加。

(10) 达峰容积比(volume to peak tidal expiratory flow as a proportion of exhaled volume，VPTEF/VE)：即 VPTEF 与呼气容积(潮气量)的比值，是反映呼吸道阻塞的另一个重要指标。阻塞性通气功能障碍患儿 VPTEF 降低，故表现为 VPTEF/VE 下降，阻塞愈重，比值愈低，与 TPTEF/TE 临床意义类似，从临床应用情况看，很多情况下，达峰容积比这一参数的敏感性不及达峰时间比，进行支气管舒张试验时，其改善亦不及达峰时间比。

(11) TEF_{75}、TEF_{50}、TEF_{25}：呼出 25%、50%、75% 潮气量时的呼气流量，与年长哮喘儿童小气道功能参数(FEF_{75}、FEF_{50}、FEF_{25})类似，一些喘息婴幼儿潮气呼吸流量-容积环呼气相降支明显凹陷，表现为这些参数下降，可以反映小呼吸道阻塞的状况，并见于一些喘息婴幼儿，但仍缺乏广泛共识。

(12) 呼气中期流量与吸气中期流量比值(the ratio of tidal expiratory flow and tidal inspiratory flow when 50% of tidal volume remains in the lung，TEF_{50}/TIF_{50})：反映呼/吸气相峰流量的相对高低，是反映大呼吸

道阻塞的常用参数，其正常均值在新生儿为0.89~0.92，在1~12个月婴儿为0.91~0.98，在2~3岁幼儿为0.78~0.82。如TBFV环呼气相出现平台，提示存在胸内上呼吸道阻塞；如TBFV环吸气相出现平台，提示胸外上呼吸道阻塞，如呼气相与吸气相均出现平台，常提示固定大呼吸道阻塞。根据TEF_{50}/TIF_{50}比值水平判断胸外或胸内呼吸道阻塞，可能更多地停留于理论探讨，临床实用方面尚缺乏经验和报告。

（13）潮气呼吸时的呼气峰流量（peak tidal expiratory flow，PTEF）：与用力呼气肺功能检测的峰流量（peak expiratory flow，PEF）不同，后者是在吸气至肺总量，然后快速且最大用力前提下获得，而潮气呼吸肺功能测试时呼气完全是平静的、被动的过程，其呼气峰流量主要取决于呼吸道的黏性阻力以及肺和胸廓的弹性回缩力。在呼吸道阻力增加时，PTEF常提前出现，在呼吸道阻塞较严重患儿，由于呼吸中枢的兴奋，呼吸功能代偿，PTEF不仅提前出现，且可能升高。

（14）呼气峰流量/潮气量（PTEF/TV）：反映了潮气呼吸流量-容积环的形态特点。由于潮气呼吸流量-容积环的横轴为潮气量，纵轴为呼气和吸气流量，因此呼气流量和潮气量的改变决定了环的形态。正常婴幼儿的潮气流量-容积环为圆形或椭圆形（达峰时间比为0.4~0.6）。在新生儿表现为高峰位置靠前，降支较倾斜的不典型圆（达峰时间比为0.24~0.30）。阻塞性通气障碍患者因呼气流量下降，呼气峰流量提前，故潮气呼吸流量-容积曲线呼气相后段变低，降支明显下降倾斜，甚至降支凹陷。限制性通气障碍患者因潮气量下降，流量-容积环显著变窄，呈瘦长型。

3. 检测前的准备及需注意事项

（1）检查前勿要进食进水，或进食后1~2小时，如有腹胀，待腹胀消退或缓解后进行。

（2）清除鼻咽分泌物，保持上呼吸道通畅，必要时加用呋麻滴鼻液。

（3）检查需婴幼儿充分睡眠状态下进行，选用100g/L水合氯醛胶浆口服，推荐常用剂量为0.5~1.5g，最高剂量不超过2g/次，为安全起见，儿科临床上常按50mg/kg（即0.5ml/kg）剂量给药。服用水合氯醛时，患儿容易哭闹、呕吐，建议在镇静室或在医护人员看护下进行，防止发生误吸。

(4) 检查时体位:小儿呈仰卧位,颈部略伸展。肺容量、通气等均与体位有关,对任何需要进行随访检测的患儿必须强调采取同一体位。

(5) 面罩的选择:根据患儿的胖瘦、面部大小情况确定合适型号的面罩,以保证测定过程中不漏气。

(6) 检测过程中始终有检测人员或家属在检查床旁看护患儿,保证其安全,不可将患儿独自留在检测床上。

(7) 检测结束,为安全起见,建议待患儿能被唤醒,并且反应正常后,再离去。

4. 临床应用　潮气呼吸流量-容积曲线测定是一项相对新的适用于婴幼儿的肺功能检测技术,2005 年 ATS/ERS 对其技术操作进行了规范,可参照执行。潮气呼吸肺功能测定结果能够反映出婴幼儿哮喘、毛细支气管炎的病理生理特征,作为呼吸道疾病临床诊断及病情评估的重要补充。目前,潮气呼吸肺功能已广泛应用于婴幼儿喘息性疾病等的诊疗和管理。

(1) 适应证:主要用于协助婴幼儿呼吸系统疾病及其他系统疾病呼吸系统受累的诊断与鉴别诊断、病情严重程度评估、治疗效果评价、病情监测及预后,术前、术后评价,生长发育的评估的等,具体应用如下。

1) 支气管哮喘、喘息性支气管炎、毛细支气管炎等呼吸道阻塞性疾病的诊断、鉴别诊断、病情和疗效评估。

2) 上呼吸道阻塞性疾病,如先天性呼吸道畸形,尤其是大气道、后天性呼吸道疾病,如支气管异物、声带疾病、喉软骨发育不良等初步筛查和病情评估。

3) 闭塞性支气管炎、间质性肺病的病情评估及干预效果的评价。

4) 婴幼儿胸腹疾病外科手术前后的肺功能评价。

5) 肺功能发育的评估,尤其是早产儿。

(2) 禁忌证:潮气呼吸肺功能测定在患儿平静潮气呼吸状态下进行,为保证患儿安静、平静呼吸,通常需要患儿服用镇静药物,临床上常使用水合氯醛,其安全性很高,除此之外,对患儿无其他太多要求,大多数情况下能够进行，但以下除外：

1）危重患儿。

2）呼吸系统疾病有以下表现：呼吸困难、氧饱和度低于92%、需要氧疗的患儿。

3）处于传染期的传染性疾病患儿。

5. 正常值　此技术引入国内后，已有不同作者测定了我国婴幼儿潮气呼吸肺功能的正常值，以上海复旦儿科医院报道的正常值，其样本量最大，可参照使用。从不同正常值研究资料看，婴幼儿肺功能的参数个体变异很大，如TPTEF/TE，国内不同年龄婴幼儿为30.5% ± 8.1%~34.2% ± 7.5%。2013年Nguyen等在153例正常婴幼儿获得的TPTEF/TE参数范围为12%~64%，平均26.7% ± 8.9%。

【支气管舒张试验】

可逆性气道阻塞是支气管哮喘重要而又特异的表现，因此检测气道阻塞可逆性对支气管哮喘的明确诊断具有重要临床价值。气道阻塞可逆性可通过支气管舒张试验确定，即测定哮喘患者用药前后肺功能的改变，判断气道阻塞是否为可逆性以及可逆的程度。临床上主要用于：①支气管哮喘的诊断；②评价支气管舒张剂的效果，即在急性重症患者观察给药后肺功能恢复的情况，指导进一步临床用药；③鉴别诊断，明确非可逆性气流受限，不可逆肺功能损伤或大气道受损或功能障碍；④对哮喘非急性发作患儿进行充分评估，提高哮喘管理水平。

1. 哪些情况下可进行支气管舒张试验

(1) 初诊患者怀疑哮喘。

(2) 复诊患者哮喘发作时。

(3) 部分肺功能“正常”患者，但怀疑哮喘发作或哮喘可能性较大时，亦可适当进行。

(4) 肺功能异常，即 $FEV_{1.0}$<80%预计值，或 $FEV_{1.0}/FVC<0.8$。

(5) 无使用 β_2-受体激动剂和进行肺功能检查的禁忌证。

2. 操作方法

(1) 注意事项：受检者试验前12小时内停用短效 β_2-受体激动剂，

24 小时停用一日 2 次的长效支气管舒张剂；36 小时前停用一日一次的长效支气管舒张剂；24 小时前停用茶碱缓释片，8 小时前停用阿托品类药物。

(2) 判断指标：常用 $FEV_{1.0}$，也可用峰流量(PEF)。

(3) 程序：首先测定受试者基础肺功能($FEV_{1.0}$)，雾化吸入 β_2-受体激动剂(沙丁胺醇溶液，或定量吸入气雾剂)，吸入药物结束 15~20 分钟后重复测定 $FEV_{1.0}$，计算吸药后 $FEV_{1.0}$ 改善率。使用 MDI 时，通常给予吸入 β_2-受体激动剂(沙丁胺醇 200~400μg)。为保证检测结果的可靠性，在给药前对初次吸入 MDI 患者，应示范正确使用方法，对使用过 MDI 的患者，应检查其使用方法是否正确。

3. 结果评价

$$FEV_{1.0}\text{改善率}=\frac{\text{用药后 }FEV_{1.0}-\text{用药前 }FEV_{1.0}}{\text{用药前 }FEV_{1.0}}\times 100\%$$

如 $FEV_{1.0}$ 改善率≥12%，为支气管舒张试验阳性，在成人要求吸药后 $FEV_{1.0}$ 绝对值至少增加 200ml，才能计算改善率，在儿童不要求。$FEV_{1.0}$ 改善 12%~24% 为轻度可逆，25%~40% 为中度可逆，>40% 为高度可逆。

如选用 PEF，要求其改善率≥20%(或改善绝对值≥60L/min)。

4. 临床应用中需要注意的问题　支气管舒张试验阳性通常可明确哮喘诊断，但并非所有支气管舒张试验均提示哮喘。同样，支气管哮喘患者在很多情况下，也可能表现为阴性，因此，支气管舒张试验结果阴性并不能完全排除支气管哮喘，常见于：①轻症患者由于肺功能接近正常，用药后改善不明显；②重症患者由于支气管严重痉挛药物不易吸入，影响支气管舒张效果；③有些重症哮喘或合并支气管炎的患者对 β_2-受体激动剂反应差，用药后支气管舒张效果不明显；④吸入方法不正确，吸入药量不足；⑤检查前使用支气管舒张剂、氨茶碱等。

为充分了解气道阻塞是否真正不可逆，对部分患者可进行口服泼尼松试验，0.5~1mg/kg，或给予吸入激素，使用 1 周，之后重新测定 $FEV_{1.0}$，如 1 周后改善率≥12%，同样可认为气道阻塞为可逆性；而对重度喘息发作者，有提议可在第一次给予支气管舒张剂间隔 20~30

分钟后，再次给药，甚至连续 3 次，观察其肺功能改变。在一些基础 $FEV_{1.0}$ 过低的成人患者，由于吸药后肺功能轻微改善即可超过 12%，为减少假阳性，支气管试验阳性还要求 $FEV_{1.0}$ 增加的绝对值>200ml，这对年长儿可作参考。

5. 支气管舒张试验在儿童中使用的特殊性　对 3~5 岁儿童进行脉冲振荡肺功能（IOS），或 3 岁以下儿童进行潮气肺功能（TVFV）检测时，此种情况下支气管舒张试验阳性判断的标准，目前仅有临床研究结果供参考，远未达到统一标准。IOS、TVFV 对疾病诊断的特异性不及用力呼气肺功能，用于支气管舒张试验时，同样如此。在使用 IOS 检测进行支气管舒张试验，根据目前儿童肺功能相关共识，可选择 Zrs、R5、X5 等参数，其改善率超过 20%~30%，可认为支气管舒张试验阳性；在使用潮气呼吸肺功能进行支气管舒张试验时，如何判断阳性，国外相关研究报道不多，国内一些文献采用或推荐达峰时间比或达峰容积比改善达 15% 作为阳性标准，但这一界值缺乏设计合理的科学研究支持，甚至有文献认为采用这一检测技术进行支气管舒张试验时，临床价值有限。

儿童支气管舒张试验的问题尚表现在如何给予支气管舒张剂这一问题上，尤其是在年幼儿童。成人相关指南明确推荐，选择定量气雾剂（加储雾罐）给予短效支气管舒张剂，即沙丁胺醇 200~400μg（100μg/ 喷），或相应剂量特布他林，或异丙托溴铵气雾剂 80~160μg（40μg/ 喷）。这一方法适用于年长儿童。在国内儿科领域，临床医生更习惯于采用雾化给药的方法，针对不同年龄儿童，推荐使用的沙丁胺醇雾化溶液的剂量有所不同。但就目前常用的单包装的沙丁胺醇雾化溶液（0.2%，5mg/2.5ml）而言，依据药物说明书，学龄前儿童给予半支剂量可能不足。在婴幼儿通过 TBFV 进行支气管舒张试验时，研究显示雾化给药的支气管舒张效果优于气雾剂给药，并与患儿喘息严重程度以及患儿年龄有关，即喘息严重者和幼儿阳性率高。

【支气管激发试验】

1. 原理　支气管激发试验是临床上常用的肺功能检查方法，用来确定个体是否存在气道反应性增高或气道高反应性。气道反应性是气道对外界刺激发生的正常生理反应，但在某些人群（特别是哮喘），其气管、支气管表现出对一些刺激的敏感性或反应性增加，即出现过早/过强的反应，称为气道高反应。气道高反应性最常见于支气管哮喘患者，是哮喘的重要病理生理特征。

支气管激发试验即采用某种刺激，使个体支气管平滑肌收缩，同时测定其肺功能水平的变化，以所发生的气流受限的水平，代表气道反应性的程度。用于哮喘的诊断、病情评估、药物疗效评价、病程监测和预后评估。

支气管激发试验按吸入刺激物的性质是否为特异性抗原分为：特异性激发试验与非特异性激发试验。前者使用特定过敏原，对患者进行气道反应性测定，这种方法通常用于职业性哮喘的病因诊断或科学研究；后者则使用非特异性刺激物，对个体进行气道反应性测定，较为安全，适于临床常规应用，除用于可疑哮喘的诊断、病情和疗效评价外，亦常用于基础与临床研究。非特异性支气管激发试验根据激发物性质，又可分为药物激发（组胺、乙酰甲胆碱激发试验）和非药物激发（运动激发试验，冷空气激发）等。此外，支气管激发试验按给药的方法以及肺功能测定技术的不同，其操作和结果判断又有所不同，此处只涉及采用常规肺功能检测技术进行的支气管药物激发试验。

2. 激发剂和技术操作　通过磷酸组胺或醋甲胆碱进行的激发试验是目前应用最为广泛的气道反应性测定方法，简单易行。对这两种试验方法已积累了丰富的经验，操作已标准化。组胺与醋甲胆碱激发支气管收缩的作用机制不完全相同，前者为具有生物活性的介质，吸入后直接刺激支气管平滑肌收缩，同时也刺激迷走神经末梢，反射性地引起平滑肌收缩；后者为胆碱能药物，吸入后直接与平滑肌细胞上的乙酰胆碱受体结合而使平滑肌收缩。一般而言，这两种刺激物相同剂量对气道作用的程度是一致的。在使用较大剂量时，醋甲胆碱的副作用较组胺小。再者，组胺试验后有一短暂的不应期，在此期间重复试验则支气管平滑肌不发生反应，醋甲胆碱则无此现象。

（1）试验前准备：预先将组胺或醋甲胆碱配制成 5% 的“原液”储存，检测时以生理盐水将原液稀释成各肺功能室自己需要的浓度。

(2) 支气管激发剂的吸入方法很多，各有优缺点，如何使用取决于仪器设备和各肺功室的经验。激发剂吸入方法有 Chai 氏测定法(间断吸入法)、Yan 氏测定法(简易手捏式雾化吸入法)、Cockcroft 测定法(潮气吸入法)。目前应用较多的是计算机控制给药的 APS 法。

(3) 操作过程：先测定 PEF 或 $FEV_{1.0}$ 的基础值，受试者休息 15 分钟，测基础 $FEV_{1.0}$，重复 2 次，取高值，然后吸入生理盐水，使受试者熟悉吸入方法，并证实对生理盐水无反应。

以吸入盐水后的 $FEV_{1.0}$ 作为对照数值，如果吸入生理盐水后 $FEV_{1.0}$ 降低不到 10%，继续下一步，如果降低 10% 以上，休息 5 分钟，再吸入盐水，重测 $FEV_{1.0}$。然后，按程序由低浓度至高浓度，逐步吸入组胺或醋甲胆碱溶液。当 $FEV_{1.0}$ 下降超过 20%，或已达到程序的最高剂量，则终止吸入组胺或醋甲胆碱，并记录吸入的累积剂量。在吸入最后一次剂量的 3 分钟、5 分钟，重复测定 $FEV_{1.0}$。必要时给予支气管舒张剂吸入以助恢复。

3. 结果判断

(1) 定性判断：在检测过程中，$FEV_{1.0}$、PEF 较基础值下降>20%，可判断为支气管激发试验阳性，即气道反应性增高。如果吸入最大剂量或最高浓度激发剂后，以上指标仍未达上述标准，则为气道反应性正常，支气管激发试验阴性。

(2) 定量判断：判断指标，通常以 $FEV_{1.0}$ 下降 20% 时组胺或醋甲胆碱的累积剂量(PD)或累积浓度(PC)作为定量指标，判断气道反应性是否增高以及增高的程度，即 $PD_{20}FEV_{1.0}$ 或 $PC_{20}FEV_{1.0}$。

气道反应性增高程度的分级

1) 以激发剂累积剂量计

A. HisPD20-$FEV_{1.0}$>7.8μmol，正常；7.8~3.3μmol，可疑；3.2~0.9μmol，轻度；0.8~0.1μmol，中度；<0.1μmol，重度。

B. MchPD20-$FEV_{1.0}$>12.8μmol，正常；12.8~5.5μmol，可疑；5.4~1.5μmol，轻度；1.4~0.18μmol，中度；<0.18μmol，重度。

2) 以醋甲胆碱累积浓度计：PC20-$FEV_{1.0}$>16mg/ml，正常；16~4mg，可疑；4~1mg/ml，轻度；<1mg，中-重度。

4. 禁忌证和注意事项

(1) 绝对禁忌证:①曾有过致死性哮喘发作,或近 3 个月曾有因哮喘发作而需机械通气治疗病史;②哮喘急性发作期;③基础肺通气功能损害严重,如 $FEV_{1.0}$ 占预计值<60%;④对吸入的激发剂有明确的超敏反应;⑤有严重心或/和肺疾病、高血压、甲状腺功能亢进、癫痫等;⑥不能解释的荨麻疹;⑦存在其他不适宜用力通气功能检查的禁忌证。

(2) 相对禁忌证:①基础肺功能呈轻度损害,FEV 占预计值<80%,但>60% 预计值,充分准备后仍可考虑行支气管激发试验;②正在使用胆碱酶抑制剂(治疗重症肌无力)的患儿不宜行醋甲胆碱激发试验;③肺通气功能检查已诱发气道痉挛发生,即在未吸入激发剂的状态下 $FEV_{1.0}$ 已下降≥20%。

影响气道反应性的因素很多,因此进行检查前应尽可能排除这些因素存在,如近 4 周之内有过呼吸道感染、职业性过敏因素暴露等。此外,一些药物的使用会影响支气管平滑肌的舒缩功能,从而影响激发试验的结果判断,受试者在检查前 48 小时停用抗组胺药物(马来酸氯苯那敏、盐酸异丙嗪)、色甘酸钠及皮质激素类药物。12 小时前停用支气管舒张剂(如氨茶碱、沙丁胺醇、丙卡特罗等)。

支气管激发试验是在基础肺功能正常的情况下进行的检测项目,成人要求 $FEV_{1.0}$ 占预计值的 70% 以上,儿童一般要求 $FEV_{1.0}$ 占预计值的 80% 以上,方进行此试验。受试者应处于病情非急性发作阶段,即病情较轻或处于缓解期。

进行支气管激发试验过程中,个别患儿可能有咳嗽、一过性声嘶、面部潮红等,通常可自行缓解。阳性反应时有气短、胸闷、憋气,甚至喘鸣,此种情况应该立即给予沙丁胺醇等支气管舒张药物雾化吸入,缓解其症状。

支气管药物激发试验有一定的风险,应备有急救药品,如短效是支气管舒张剂吸入药物、1∶1 000 注射用肾上腺素、给氧和输液设备,试验时需有经验的临床医师在场。

5. 临床应用

(1) 可疑哮喘、不典型哮喘的诊断与鉴别诊断:对于症状或临床表现不典型的哮喘患儿，如仅表现为咳嗽或胸闷，或病史不详的患儿，就诊时无明显气喘症状、体检肺部听诊未见异常，常规肺功能检查亦正常。支气管激发试验阳性，支气管哮喘诊断的可能性很大，需结合临床；支气管激发试验阳性，并在激发过程中出现哮喘症状，或气道反应呈高度阳性，则可明确诊断为支气管哮喘。

(2) 慢性咳嗽病因的诊断：引起慢性咳嗽的原因众多，若支气管激发试验结果为阳性，表明受试者存在气道高反应性，是临床诊断咳嗽变异性哮喘的重要依据。

(3) 评估哮喘病情严重度：哮喘的严重程度与气道反应性增高的程度呈正相关，气道反应性越高，哮喘病情越严重。

(4) 评价药物治疗效果及指导用药：哮喘患儿经抗炎治疗后气道高反应性下降，提示气道炎症获得控制，可降级治疗；治疗后气道反应性无下降则可能需要维持治疗，甚至升级治疗。

(5) 哮喘预后评估：患儿经过长期控制后，气道高反应性降低，甚至转阴，提示病情获得完全控制，此时停止长期控制用药后，复发的可能性小。

(6) 了解其他可能伴有气道反应性增高疾病的气道反应性情况：变应性鼻炎常与哮喘同时存在，或先后发生。部分变应性鼻炎患儿存在气道高反应，甚至已发展为哮喘；长期暴露于污染环境或被动吸烟个体可能存在气道高反应，甚至已处于哮喘的早期。通过支气管激发试验可明确其气道反应性情况，筛查出部分患儿，以便进行早期干预，改善预后。

(7) 其他需要评价气道反应性的疾病。

（刘传合）

参考文献

1. 穆魁津，林友华．肺功能测定原理与临床应用．北京：北京医科大学、中国协和医科大学联合出版社，1992.

2. PELLEGRINO R，VIEGI G，BRUSASCO V，et al. Interpretative strategies for

lung function tests. Eur Respir J,2005,26:948-968.

3. 郑劲平,陈荣昌.肺功能学基础与临床.广州:广东科技出版社,2007.

4. BEYDON N,DAVIS SD,LOMBARDI E,et al. An Official American Thoracic Society/European Respiratory Society Statement:Pulmonary Function Testing in Preschool Children. Am J Respir Crit Care Med,2007,175:1304-1345.

5. 中华医学会呼吸病学分会肺功能专业组.肺功能检查指南(第三部分)——组胺和乙酰甲胆碱支气管激发试验.中华结核和呼吸杂志,2014,37:(8):566-571.

第六节 呼出气一氧化氮检测

一、概述

一氧化氮(nitric oxide,NO)是机体内重要的内源性调控分子,在多种生物学反应中起到信使的作用,包括气道炎症过程。1991 年,Gustafsson 等人首次报道了在呼出气中检测 NO(exhaled nitric oxide,eNO),并逐渐规范其检测方法,常以恒定流量 50ml/s 检测 eNO,也称为 $FeNO_{50}$(简称 FeNO)。越来越多研究显示哮喘患者的 FeNO 浓度会增高,与 Th2 型细胞介导的Ⅱ型气道炎症有良好的相关性。FeNO 检测是一种有效、无创性评估炎症性呼吸道疾病的方法,在哮喘的诊断、管理及糖皮质激素使用方面均发挥着重要的作用。但 FeNO 并不能反映整个气道的炎症情况,随着检测技术的发展,人们开始关注不同流量下的 eNO、小气道 eNO(CaNO)和上气道 eNO(FnNO)的检测及临床应用。

1. 呼吸道中 NO 的形成 NO 是左旋精氨酸在气道中被氧化成左旋瓜氨酸后形成的一种有活性的自由基气体,该反应由一氧化氮合酶(NO synthase,NOS)催化。NOS 包括结构型 NOS(constitutive NOS,cNOS)和诱导型 NOS(inducible NOS,iNOS)两大类,气道内 NO 主要来源于 iNOS 的催化合成,而 cNOS 催化合成的 NO 水平较低。iNOS 活性较高,可催化产生较多 NO,一般为纳摩尔(nmol)级别。iNOS 主要分布于气道上皮细胞和一些炎症细胞,如嗜酸性粒细胞等,距离气道管腔相对较近，是气道 NO 的主要来源。cNOS 又可分为分布于神经细胞的神经元型 NOS（neural NOS，nNOS）和分布于血管内皮细胞的内皮细胞型 NOS（endothelial NOS，eNOS），距离气道管腔较远，对气道内 NO 的浓度影响较小，且均为钙依赖性表达，当钙离子浓度增高时，cNOS 合成增加，表达并催化合成 NO，一般为飞摩尔（fmol）至皮摩尔（pmol）级别。

气道内的 NO 可以迅速被氧化或与其他生物分子结合。当氧存在时，大多数 NO 转化为亚硝酸根和硝酸根。NO 也可以快速地与超氧离子反应，生成过氧亚硝酸根，与含—SH 的分子如半胱氨酸和谷胱甘肽反应生成 S-亚硝基蛋白和 S-亚硝基硫醇，后两者可再释放 NO，并可存储和携带 NO。同时亚硝酸根也是存储 NO 的重要仓库。

2. eNO 生物学特性 NO 作为一种活性自由基气体，在气道和血管中起到一定的调节作用。首先，NO 可直接或间接通过亚硝酸盐的形式发挥氧化作用，能够逆转由低氧引起的肺血管收缩并降低血管阻力，并具有杀死肿瘤细胞和抑制病毒复制的作用。其次，生理状态下的 NO 可以具有微弱的松弛平滑肌和舒张血管的作用，有助于匹配气流和血流。当 NO 过度合成，则可作为一种促炎介质，增加气道高反应性的发生，引起气道平滑肌痉挛。另外，NO 还可作为神经递质，抑制非肾上腺能非胆碱能神经。

3. eNO 检测基本原理 NO 可来自整个呼吸道，包括传导气道及肺泡，其中以鼻窦部的 NO 浓度最大，可达下呼吸道的上百倍；其次为上呼吸道，而下呼吸道中的浓度最低。下呼吸道 NO 来源于支气管及肺泡两处，正常状态下 NO 与血红蛋白亲和力较高，肺泡处毛细血管网丰富，故 NO 水平较低且维持在一个稳定状态。气态的 NO 在低浓度时相对稳定，并顺浓度差在细胞间扩散，从而在气道和组织之间形成一个浓度梯度。在呼气过程中，气体从支气管壁及肺泡腔向支气管腔流动，NO 浓度逐渐升高，可通过检测气道内气体中 NO 含量来反映组织中的含量。

eNO 检测具有流量依赖性。当呼气流量较低时，如 50ml/s，NO 有足够的时间从支气管壁向支气管腔内顺浓度梯度弥散，检测的 eNO 主要来源于浓度较高的大气道，称为 $FeNO_{50}$。当呼气流量较高时，如

200ml/s 时，NO 经支气管壁弥散时间缩短，测得的 eNO 主要来源于小气道，称为 $FeNO_{200}$。通过低、中、高流量下分别检测 eNO，根据 NO 气体交换“两室模型”可进一步计算肺泡源性 NO，称为 CaNO。通过鼻呼气，在低流量下检测 eNO，则主要反映上气道的 NO 水平，称为 FnNO。

二、eNO 检测

【适应证】

1. 喘息性疾病考虑哮喘诊断时，尤其是缺乏可逆性气流受限证据。
2. 慢性咳嗽患儿，怀疑咳嗽变异性哮喘或嗜酸性粒细胞支气管炎。
3. 明确哮喘诊断的患儿，需要评价其气道炎症的类型。
4. 确定哮喘稳定期的 FeNO 个人最佳值，作为基础值进行动态监测。
5. 哮喘患儿治疗过程中，评估抗炎症药物治疗的有效性，尤其是吸入用糖皮质激素（ICS）治疗。
6. 在哮喘长期治疗中升级、降级或停药时，指导抗炎药物剂量的调整。
7. 协助评估抗炎药物的依从性。
8. 哮喘控制不佳时，协助确定是否由Ⅱ型炎症未控制所致，必要时可以联合检测 CaNO，以鉴别炎症部位。
9. 哮喘患儿合并鼻炎或鼻窦炎时，可联合检测 FnNO。
10. 怀疑原发性纤毛运动障碍（PCD）或囊性纤维化（CF）时，可检测 FnNO 以协助诊断。

【禁忌证】

无绝对禁忌证。但对于无法达到检测所需的呼吸方式的儿童，如剧烈咳嗽或哭闹的患儿，应限制其应用。

【操作方法】

1. eNO 检测方法 FeNO 检测技术包括化学发光法、电化学传感器法、电量传感器法等，其中传感器法在临床上应用广泛，化学发光法主要应用于科研。FeNO 的检测方法可分为在线检测（online measurement）和离线检测（offline measurement）两种模式，需要根据受试者的年龄及配合程度选择适宜的检测方法。

2. FeNO 检测

（1）5 岁以上儿童的 FeNO 检测方法：一口气呼吸法在线检测是 5 岁以上儿童 FeNO 检测的最常用方法。测量前应调整好坐姿，正常呼吸 5 分钟，以适应周围环境。测量开始时，用口尽量吸气至肺总容量位（吸入气体中的 NO 浓度应<5ppb）。然后用口匀速呼出气体，呼气流量保持在 50ml/s，压力保持在 5~20cmH_2O 以使软腭闭合，时间至少保持 4 秒直至 NO 稳定达 2 秒以上。对于 12 岁以下的儿童，呼气时间至少 4 秒，一般为 6 秒；12 岁以上的儿童，呼气时间至少 6 秒，一般为 10 秒。设备自动完成测定和分析计算，测定结果以 ppb（parts per billion，即 10^{-9}，十亿分之单位）表示。休息 30 秒后重复以上吸气呼气程序，可重复两遍，以获得两个波动在 5% 以内的 FeNO 稳定值。但电化学传感器法设备每检测一次需要消耗一次传感器，从经济角度来看，重复检测并不可行，但其单次的结果也是可以接受的，故目前临床上采用电化学传感器设备进行 FeNO 测定时，一般检测一次，并不做重复性测定。

（2）3~5 岁儿童的 FeNO 检测方法：3~5 岁儿童一般无法配合完成一口气呼吸法在线 FeNO 检测，可采用离线检测。该方法由气体采集储存和后续分析两部分组成，离线检测的关键在于气体的采集，根据年龄和配合能力的不同，可选择不同的气体采集方式。通过过滤器、以口腔吸气至肺总容量位后，立即以固定流量对着专用容器缓慢呼气，呼气压力保持在 5~20cmH_2O 以使软腭闭合，可使用手动采样器或电动采样器配合完成，采集过程往往需要多次呼气，每次采集符合上述条件的气体。气体采集完成后，采样袋随即密封，等待检测。在室内温度<30°C 与湿度<95% 的条件下，采样后采样袋存放不宜超过 4 小时。离线检测是多次呼吸的平台期采样，样本的质量不能保证，其结果可靠性尚需进一步验证。

（3）3 岁以下儿童的 FeNO 检测方法：婴幼儿可采用潮气呼吸在线或离线 FeNO 检测。在线检测是在婴幼儿安静睡眠下，用面罩将其口鼻同时盖住，记录平静呼吸时的NO浓度及呼气流量，也可通过外部的流量控制和2个单向阀门进行测试。离线检测则通过潮气呼吸采样器进行气体采集。准备工作包括吸气采样气袋(简称吸气袋)和潮气面罩。首先将吸气袋连接空气过滤器，将空气去除细菌与NO后（<4ppb）送入吸气袋。然后将潮气面罩与潮气采样器连接好，将采样袋安装在潮气采样器的出气端；再将充满净化气体的吸气袋安装在潮气采样器进气端。此时可进行气体取样，将面罩罩住婴幼儿口鼻并保持其安静，轻轻按压防止漏气，通过面罩潮气呼吸30~60秒至气袋半满即可。

然而潮气呼吸法会受到环境NO、鼻腔NO和面罩无效腔气体NO的影响。对于环境NO，可采取吸入经过去除NO的空气来减少其影响。而鼻腔NO的影响尚不能完全排除，虽然婴幼儿鼻窦发育尚不完善，但对呼出气NO仍有影响，有学者尝试使用口腔面罩或口鼻两室面罩将鼻腔排除在外，但呼气时阻断鼻腔又可能导致软腭开放，鼻腔NO可通过软腭进入口腔。对于面罩无效腔气体NO的影响，在线检测时可同时监测气体中的CO_2浓度，当CO_2浓度达到呼出气标准时开始采样检测NO，可在一定程度上减少无效腔气体的影响。但离线检测则无法完全排除面罩无效腔气体的影响，需标准化面罩中的无效腔气体量、无效腔气体NO浓度以及采集气体总量，使得结果具有可比性和可重复性。潮气呼吸法在线检测虽然结果相对更可靠，但检测设备昂贵，不便于推广和普及。潮气呼吸法离线检测虽然方法简便易行，但存在很多局限性，有待进一步规范操作方法，实现可重复性检测。

3. 其他eNO检测方法

(1) $FeNO_{200}$检测方法：仅有在线检测，检测方法与$FeNO_{50}$基本相同，不同之处在于，呼气流量为200ml/s，12岁以下的儿童呼气时间至少2秒，12岁以上的儿童呼气时间至少4秒。

(2) CaNO检测方法：CaNO不能直接检测，而是通过基于“两室模型”的线性或非线性模型计算得出。在非线性模型中，至少需要三种流量下检测eNO，低(≤20ml/s)、中(100ml/s)和高(350~400ml/s)流量，每种流量至少检测两次。流量的平均值和测得eNO浓度可用于计算

CaNO。部分儿童可能无法完成350~400ml/s的呼气，可以适当降低流量，若估算出的$FeNO_{50}$与测得的$FeNO_{50}$相差不超过5ppb，则可以接受较低的流速。线性模型中，从100ml/s开始，至少需要3个呼气流量，最高流速为350~400ml/s，每种流量至少检测两次。儿童可以250ml/s为最高呼气流量。

(3) FnNO检测方法：FnNO检测有两种方式：抽气法和呼气法。抽气法采样时，需堵住受试者一侧鼻孔，嘱受试者一直吹响口哨，以保持软腭关闭，仪器从另一侧鼻孔以10ml/s的速度抽气采样，称为$FnNO_{10}$。呼气法采样则是受试者自主通过鼻、以45~55ml/s流量将气体呼出，称为$FnNO_{50}$。

【影响因素及处理】

1. FeNO检测因素

(1) 环境NO：相对于呼出气，环境中NO可达到较高的浓度，特别是在交通高峰期、通气不良的空间和周围的空气被污染时。因此在检测过程中，可通过NO过滤器吸入气体，从而过滤掉空气中的NO，防止环境NO进入呼气样品。

(2) 鼻窦NO：相对于下呼吸道，鼻窦NO浓度较高，因此检测采样时保持呼气压力在5~20cmH_2O以关闭软腭，可避免鼻窦NO的污染。

(3) 呼吸滞留(屏气)：屏气可引起NO在鼻腔、咽喉、下呼吸道累积，影响下呼吸道NO检测结果，因此呼气采样时应避免屏气。

2. 受试者因素

(1) 年龄与性别：6~12岁以下儿童FeNO受年龄影响较大，年龄每增加1岁，FeNO值增高1ppb。国内有研究显示，12岁以上男性FeNO值较女性略高，而国外研究并无性别差异。

(2) 饮食因素：某些食物和饮料可能会影响FeNO，检测前2小时内进食富含硝酸盐的食物，如莴苣、生菜、菠菜、火腿等，FeNO值会偏高，而饮水和咖啡后测量值会有瞬时的改变，饮酒会使FeNO值降低。因此，为避免饮食对测量值的影响，在检测前2小时禁食富含硝酸盐的食物，检测前1小时禁止饮水、饮酒等，同时询问受检者近期的饮食情况。

(3) 呼吸运动：肺功能检查或激发试验可导致FeNO暂时性降低，

因此 FeNO 检测应在肺功能检测之前进行。亦有报道剧烈运动会导致 FeNO 降低,因此建议在检测前 1 小时内禁止剧烈运动。

(4) 气道阻塞情况:由于 FeNO 受 NO 在气道内传输时的流体力学效应的影响,因此其测量值会因气道阻塞程度不同或支气管舒张剂的使用而改变,故检测时应记录最近一次支气管舒张剂使用情况。

(5) 昼夜节律:有关 24 小时 FeNO 的变化的研究较少,尚不明确是否需要根据 24 小时节律进行标准化,但是哮喘控制不佳者的昼夜波动更大,因此建议尽量在同一个时间段检测,并记录测量时间。

(6) 吸烟:主动或被动吸烟后会导致 FeNO 短暂增高,而长期主动或被动吸烟可能导致 FeNO 降低,因此建议检测前 1 小时内避免主动或被动吸烟,并记录长期主动或被动吸烟情况。

(7) 感染:甲型流感病毒、鼻病毒或细菌感染均可导致 FeNO 升高,而呼吸道合胞病毒、肺炎支原体或艾滋病病毒感染则可导致 FeNO 减低,因此哮喘患儿 FeNO 测定应待呼吸道感染康复后进行,或记录感染情况以结合临床综合分析。

(8) 药物:有些药物可影响 FeNO 值,研究表明,哮喘患者在接受 ICS、NO 合成酶抑制剂或白三烯受体拮抗剂治疗后,FeNO 水平会降低,而 NO 供体药物或 L-精氨酸则可增加 FeNO 值,其他抗炎药物的影响尚无报道。因此,在进行检测时应记录患者用药种类及时间。

(9) 其他影响因素:某些生理参数的改变可能会影响测量值,如缺氧将使 FeNO 降低,高海拔地区多见。

【正常值和切点值】

1. FeNO 的正常值及切点值

(1) 6 岁以上儿童:正常值来源于大样本、健康人群的调查研究,儿童 FeNO 的正常值见表 14-8。2020 年我国对 5 949 名 6 岁以上健康儿童 FeNO 进行多中心研究,结果显示 FeNO 均值为 14.1ppb,95% 置信区间为 1~38.1ppb。6~11 岁儿童的 FeNO 值随着年龄减小而减少,每减小 1 岁,FeNO 减少 1ppb;12~18 岁儿童的 FeNO 与性别、身高和地区显著相关,男性略高于女性。这一结果略高于 2013 年我国另外一项研究 993 名儿童的 FeNO 值,而与美国报道的 FeNO 值相似。不同研究报道的差异可能与研究人群、入排标准及检测设备等有关，因此在使用参考值时应选用相近地区和相同设备的研究结果。

表 14-8 eNO 正常值

eNO	人群	样本量	年龄（岁）	检测方法	正常值范围[均值 ± 标准差（95% 置信区间）]（ppb）
FeNO	中国	2 415	12~18	一口气在线	15.7（2.0~38.2）
		3 534	6~11	一口气在线	13.1（1.0~38.1）
	国外	121	2~7	潮气呼吸离线	3.0（1.3~7.1）
$FeNO_{200}$	国外	66	7~13	一口气在线	4.4 ± 1.5
CaNO	国外	66	7~13	线性模型	2.0 ± 0.8
				非线性模型	1.5 ± 0.7
FnNO	中国	120	9~22	5ml/s 抽气采样	273.5 ± 112.3（53.43~493.57）
	国外	289	6~17	11.7ml/s 抽气采样	449 ± 115

切点值来源于对Ⅱ型炎症患者和健康人群的对比研究，美国胸科学会（ATS）2011 年指南建议在评估 FeNO 时，应使用更能鉴别Ⅱ型炎症的切点值而非正常值。ATS 将 FeNO 值分为低、中、高三个水平（表 14-9）。然而当个体哮喘患儿进行 FeNO 监测和哮喘评估时，获得个人最佳值，更有临床指导意义。

表 14-9 美国胸科学会推荐 FeNO 分级标准

	低水平 FeNO	中等水平 FeNO	高水平 FeNO
12 岁以上儿童	<25ppb	25~50ppb	>50ppb
12 岁以下儿童	<20ppb	20~35ppb	>35ppb

（2）6 岁以下儿童：潮气呼吸法 FeNO 的正常值，虽有学者不断在研究和探讨，但由于检测方法不同、样本量较小等原因，尚未得出一

致认可的结论。一项研究对 51 名 1~5 岁健康儿童进行潮气呼吸法 FeNO 离线检测，结果显示其 95% 置信区间为 2.8~11.5ppb，该研究中采用了口鼻双室面罩以减少鼻腔 NO 的影响。而另外一项研究对 121 名 2~7 岁健康儿童进行了潮气呼吸法 FeNO 在线和离线检测，研究结果显示，在线检测的 95% 置信区间为 1.2~8.2ppb，而离线检测的 95% 置信区间为 1.3~7.1ppb。而且，从目前的研究结果来看，潮气呼吸法 FeNO 值似乎不受年龄、性别、身高、体重等的影响。然而在临床上，当选用潮气呼吸法 FeNO 正常参考值时，应该考虑检测方法。另外，目前尚无关于潮气呼吸法 FeNO 在不同疾病中的切点值，限制了其临床应用。

2. 其他 eNO $FeNO_{200}$、CaNO 及 FnNO 均无儿童公认的正常值和切点值，文献报道的正常值见表 14-8。CaNO 值受检测方法的影响，线性模型获得的 CaNO 略高于非线性模型。儿童 FnNO 正常值范围波动较大，不同研究结果差异较大，与研究方法、样本量、人口学特征等的不同有关。国内尚无大样本的儿童 FnNO 正常值研究，一项青少年的研究显示 9~22 岁青少年 FnNO 正常值均值为 273.5ppb，95% 置信区间为 53.43~493.57ppb。国外有研究显示，儿童 FnNO 与环境 NO 正相关，且腺样体切除术后 FnNO 降低，6~12 岁儿童 FnNO 与年龄正相关，年龄每降低 1 岁，FnNO 下降 11.5ppb。

三、临床意义

（一）eNO 与儿童哮喘

1. 支持儿童哮喘的诊断 FeNO 增高并不等同于哮喘，而是存在Ⅱ型炎症的直接证据，可以支持哮喘诊断，但不能作为唯一标准。结合反复发作的症状，如阵发性咳嗽、喘息、胸闷和气促，或可逆性气流受限和气道高反应性，FeNO 增高可以支持诊断哮喘。FeNO 增高对儿童哮喘的诊断价值高于成人，因儿童哮喘中嗜酸性粒细胞哮喘居多，中性粒细胞性、混合型和寡细胞性哮喘相对少。英国国家卫生与健康护理优化署（NICE）哮喘诊断指南中，将 FeNO 列入了 5~16 岁儿童哮喘诊断流程中。NICE 哮喘指南认为对于有哮喘样症状的患儿应先进行肺功能检查,若肺功能检查及支气管舒张试验后仍不能诊断,则应进行 FeNO 检查,若 FeNO 增高则提示哮喘的可能,应进一步完善 PEF 变异率检查,若 PEF 变异率不支持诊断,但 FeNO 增高结合临床症状仍然可以疑似诊断哮喘,开始抗哮喘治疗,并密切随访,在随访中再次回顾诊断。然而,在缺乏可逆性气流受限客观依据的时候,FeNO 增高也要考虑非哮喘因素的可能:①过敏症、过敏性鼻炎或嗜酸性气道疾病;②急性呼吸道感染;③检测前 2 小时内进食富含硝酸盐的食物;④检测因素的影响,如环境 NO、鼻腔 NO 和屏气等。

当临床症状符合哮喘,而 FeNO 不高的时候,要考虑到以下几种可能:①非嗜酸性粒细胞性哮喘;②已开始使用激素或其他抗炎药物治疗;③非哮喘性疾病所致的临床症状,如鼻窦炎、声带功能不良、胃食管反流病、上气道咳嗽综合征、紧张/过度通气综合征、免疫缺陷等;④是否存在其他导致 FeNO 降低的因素,如剧烈运动、肺功能检查或激发试验等。这种情况下,可以结合肺功能检查,若肺功能检查提示可逆性气流受限或气道高反应,仍可以诊断哮喘。

2. 预测 ICS 治疗的反应　FeNO 增高则提示患儿可能从 ICS 治疗中获益。有研究表明,初始高水平 FeNO(>47ppb)的患者对于激素治疗的反应性,显著高于初始低水平 FeNO 者,FeNO 较其他指标(如 PEF、舒张试验、气道高反应)更有预测价值。另外有研究显示,初始高水平 FeNO(>25ppb)的患儿,对 ICS 治疗的反应明显优于白三烯受体拮抗剂。因此,对于初始 FeNO 水平较高的疑似或确诊哮喘患儿,在除外激素禁忌证后积极应用 ICS 治疗。但对于初始 FeNO 水平不高者,并不能排除 ICS 治疗的有效性,应积极检测其他炎性指标,并谨慎预期 ICS 的疗效,必要时考虑联合其他药物治疗。

3. 协助哮喘长期管理　FeNO 动态监测可以用于哮喘气道炎症水平的评价,而且其价值优于单次 FeNO 检测。正常情况下,由于检测技术和个体问题等,FeNO 值会有一定的波动,一般认为波动范围在 5% 以内。基础 FeNO 为高水平者复查时增高超过 20%,或者基础值为中-低水平者复查时增高超过 10ppb,可认为 FeNO 升高,提示Ⅱ型炎症水平增高。基础 FeNO 为高水平者复查时降低超过 20%,或者基础值为中-低水平者复查时降低超过10ppb，则可认为FeNO下降，提示抗炎治疗有效。不同水平FeNO在哮喘管理中的意义见表14-10。

表14-10　不同水平FeNO的在哮喘管理中的临床意义

FeNO水平*	低（或复查降低）	中-高（或复查增高）
症状未控制	①除外非哮喘所致的FeNO下降 ②考虑非嗜酸性炎症性疾病 ③不推荐增加ICS剂量，动态监测FeNO	①持续过敏原暴露 ②依从性差、吸入技术不当 ③ICS用量不足，升级治疗，尤其是当外周血嗜酸性粒细胞增高时 ④激素抵抗
症状完全控制	若哮喘控制3~6个月，肺功能达到平台，提示ICS剂量充足、用药依从性较好，可考虑ICS减量	①除外非哮喘所致的FeNO增高 ②依从性差、吸入技术不当 ③有急性发作风险，尤其是升高超过40%，不建议减少ICS用量，动态监测FeNO ④必要时升级治疗，尤其是当外周血嗜酸性粒细胞增高时

注：*参照表14-8中分类标准。

哮喘经治疗后，若FeNO不下降或仍处于高水平，则首先考虑是否有持续的过敏原暴露或合并有过敏性鼻炎。其次，要考虑ICS使用的问题，如依从性差、吸入技术问题以及药物在近端沉积导致远端气道炎症未控制等。FeNO水平的升高与依从性的降低呈正相关，提升患儿父母对药物及FeNO的认识有助于提高患儿用药依从性，从而有利于哮喘达到良好控制。另外，可联合检测CaNO，若CaNO增高，则提示存在远端小气道炎症，此时应该选用超细颗粒ICS，必要时可使用全身性糖皮质激素。若临床症状未缓解，也要考虑ICS用量不足的问题，可提高激素用量或联合LABA或LTRA治疗。另外也可见于激素抵抗型哮喘，尚需动态监测FeNO，并密切随访治疗效果，结合肺功能等其他指标，综合评价。

哮喘经治疗后，FeNO下降或处于低水平，若患儿哮喘症状控制良好，提示 ICS 剂量充足、用药依从性较好，可以考虑 ICS 减量。FeNO 的减少程度与 FEV_1 和气道反应性的改善密切相关，但较两者反应更快、更敏感。若患儿持续有临床症状，虽然 FeNO 值下降，一方面可能 ICS 疗程尚短，不推荐增加 ICS 剂量，可继续动态监测 FeNO，同时监测肺功能等指标。另一方面也要注意一些非嗜酸性炎症性疾病所致的临床症状，如鼻窦炎、胃食管反流病、上气道咳嗽综合征、声带功能不良、紧张/过度通气综合征、免疫缺陷等。还要考虑其他可导致 FeNO 下降的因素，如 FeNO 检测前进行肺功能检查、长期被动吸烟等。

4. 预测哮喘急性发作 FeNO 增高可单独或与其他参数相结合，预测哮喘急性发作的风险。研究表明，FeNO 增高（>35ppb）者的痰中嗜酸性粒细胞计数也显著增高，FEV_1/FVC 减低，气道可逆性更高，而且容易出现急性发作，特别是 FeNO 增高的重度哮喘患者。如果 FeNO 较基础值增高超过 40%，提示哮喘可能失控，出现急性发作。FeNO 持续增高也提示可能出现肺功能损伤。FeNO 持续增高，可能导致细胞外基质蛋白的过度表达和硝酸盐在气道内沉积，从而损伤气道，发生气道重塑，导致 FEV_1 加速下降。但在 FeNO 值较高的严重病例中，应慎重发生嗜酸性肉芽肿合并多血管炎和慢性嗜酸性肺炎。

（二）原发性纤毛运动障碍（PCD）

FnNO 降低对于早期诊断 PCD 的灵敏性达到 90%，特异性 81%，FnNO 联合 FeNO 可以将诊断的特异性提高到 93%~98%。PCD 患儿 FeNO 水平显著下降，FnNO 下降更为显著，较正常儿童下降 80% 以上。有研究认为 FnNO 低于 77ppb，提示 PCD 的可能性极大。FeNO 降低可能是因为 NOS 活性下降，且气道内大量的黏液聚集阻碍 NO 弥散。

（三）囊性纤维化（CF）

CF 虽然也存在慢性肺部炎症，但并非嗜酸性，FeNO 和 FnNO 均减低，可辅助 CF 诊断。有研究显示，CF 患者 FnNO 水平约为 70~300ppb，下降程度不及 PCD。有研究显示，使用 *CFTR* 突变的靶向药物治疗后，FeNO 升高，提示 CFTR 功能障碍可能导致了 NO 降低，同时也提示 FeNO 可能作为气道 CFTR 功能恢复的有效生物标志物。

（四）预测气管插管时气道痉挛风险

哮喘患者在气管插管时更容易发生气道痉挛，FeNO 检测有助于评估Ⅱ型炎症的存在及程度，FeNO 增高者发生气道痉挛的风险显著增加。另外有研究显示，非哮喘患者 FeNO 值增高，同样有气道痉挛的风险。如果术前 FeNO 值高，无论有无哮喘病史，都要警惕插管后发生气道痉挛。

四、注意事项

1. 根据检测仪厂商提供的设备维护手册，定期进行设备零点标定，并调整室内温度及湿度，避免环境温度骤变。

2. 测试前确认所使用的传感器在有效期内，呼气采样的滤器专人专用；传感器有使用次数限制，需要根据要求进行更换。

3. 询问是否有影响 FeNO 检测结果的影响因素，做好记录。

4. 受试者呼气期间漏气、换气、憋气或喷出口水将可能影响准确性与重复性。

5. 12 岁以下儿童 FeNO 正常值随着年龄减小而减少，每减小 1 岁，FeNO 减少 1ppb，而切点值则均为 20ppb。

（冯　雍　蔡栩栩）

参考文献

1. DWEIK RA, BOGGS PB, ERZURUM SC, et al. American Thoracic Society Committee on Interpretation of Exhaled Nitric Oxide Levels (FENO) for Clinical Applications. An official ATS clinical practice guideline: interpretation of exhaled nitric oxide levels (FENO) for clinical applications. Am J Respir Crit Care Med, 2011, 184(5): 602-615.

2. HORVÁTH I, BARNES PJ, LOUKIDES S, et al. A European Respiratory Society technical standard: exhaled biomarkers in lung disease. Eur Respir J, 2017, 49(4): 1-26.

3. 中华医学会儿科学分会呼吸学组肺功能协作组，《中华实用儿科临床杂志》

编辑委员会．儿童肺功能及气道非创伤性炎症指标系列指南(七):呼出气体一氧化氮监测．中华实用儿科临床杂志,2017,32(21):1622-1627.
4. 张皓,江文辉,马春艳,等．中国6~18岁学龄儿童与青少年呼出气一氧化氮正常值的多中心研究．中华实用儿科临床杂志,2020,35(21):1618-1623.
5. 中华医学会儿科学分会呼吸学组哮喘协作组．儿童呼出气一氧化氮检测及临床应用专家共识(2021版).中华实用儿科临床杂志,2021,36(6):417-423.

第七节　多导睡眠监测

【概述】

多导睡眠监测(polysomnography,PSG)一词由斯坦福大学Holland医生在1974年首先使用,指同时记录、分析多项睡眠生理学指标,进行睡眠医学研究和睡眠疾病诊断的一种技术。

多导睡眠监测技术可以了解受试者有无打鼾、呼吸暂停,暂停的次数、持续时间,可用于诊断睡眠呼吸暂停(obstructive sleep anpea,OSA),还可用于各种睡眠障碍性疾病(失眠、白天过度嗜睡、夜惊症、发作性睡病、周期性腿动、不宁腿综合征等)的诊断。因此,目前公认的研究睡眠疾病的方法是多导睡眠监测仪。

在儿童睡眠呼吸疾病中,最重要、对健康危害最大的是OSA。OSA是指由于睡眠过程中频繁的部分或全部上气道阻塞,扰乱睡眠过程中的正常通气和睡眠结构而引起的一系列病理生理变化。OSA最主要的临床症状是打鼾。但是,不是所有的打鼾都是OSA。基于问卷获得的儿童习惯性打鼾的患病率从4.1%到27.6%不等,而儿童OSA的发病率在1.2%~5.7%。因此,如果儿童经常打鼾且伴有OSA的任何症状和体征,则应该对儿童进行多导睡眠监测。如果没有条件做标准多导睡眠监测,医生应该进行其他检查,如夜间视频记录、夜间血氧饱和度监测、白天小睡时的多导睡眠监测或者便携式的睡眠监测。如果高度怀疑患有OSA而替代检查方法未能明确诊断OSA,则需要进行标准多导睡眠监测。

标准的多导睡眠监测应在夜间连续监测7小时以上,应包括脑电图、眼动电图、下颏肌电图、腿动图和心电图，同时应监测血氧饱和度、胸腹运动、口鼻气流、鼾声等。根据需要，可增加扩展通道。

【适应证】

1. 用于鉴别单纯鼾症与OSA。

2. 用于评价存在下列问题的患儿：包括睡眠结构紊乱、白天嗜睡、生长发育迟缓、肺心病以及不明原因的红细胞增多，尤其在患儿同时存在打鼾症状时。

3. 诊断OSA并评价其严重程度。

4. 持续正压通气（CPAP）治疗时的压力滴定，CPAP治疗开始后的定期复查。

5. 评估OSA手术治疗后效果。

6. 用于中枢性睡眠呼吸暂停（central sleep apnea）及睡眠低通气（sleep hypoventilation）的诊断及鉴别。

7. 诊断非呼吸相关性睡眠障碍（如夜间癫痫发作、发作性睡病等）。

8. 支气管肺发育不良、支气管哮喘、神经肌肉病、新生儿出现明显危及生命事件时，在一定情况下也应考虑行多导睡眠监测检查。

9. 对于阻塞性睡眠呼吸障碍，美国胸科协会推荐多导睡眠仪用于以下情况：①鉴别良性或原发性打鼾；②评价儿童（特别是打鼾儿童）睡眠结构紊乱，白天睡眠过多，肺心病，生长困难，不能解释的红细胞增多；③睡眠期间显著的气流阻塞；④确定阻塞性呼吸是否需要外科治疗或是否需要监测；⑤喉软骨软化患者睡眠时症状恶化或生长困难或伴有肺心病；⑥肥胖患者出现不能解释的高碳酸血症、长期打鼾、白天高度嗜睡等；⑦镰形细胞贫血患者出现OSA表现；⑧既往被诊断为OSA，而有持续打鼾或其他相关症状；⑨持续正压通气时参数的设定；⑩监测肥胖OSA患者减轻体重治疗后睡眠呼吸障碍严重程度的改善；⑪重症OSA患者治疗后随诊。

【操作方法】

1. 操作前准备

（1）监测前应清洗头发、皮肤，否则影响电极粘贴并可造成阻抗过大。

(2) 监测前不使用镇静、催眠、兴奋类药物和饮食。

2. 操作步骤

(1) 用皮尺测量受试者的头部，根据国际标准 10-20 电极安置系统，确定脑部电极以及参考电极的位置，用标记笔做好标记，再用少许磨砂膏清洁贴电极处的皮肤。

(2) 将电极安置在受试者的头上。电极安置后，做适当固定。

(3) 电极安置后，在为受试者监测前应测阻抗值，并将阻抗值记录下来。阻抗需在 5kΩ 以下，否则应重新安置电极。

(4) 用磨砂膏清洁局部皮肤后，粘贴眼电、心电、腿动以及参考电极。左眼电极的位置在左眼外眦的外下方 0.5cm 处，右眼电极的位置在右眼外眦的外上方 0.5cm 处。脑电参考电极的位置在耳后隆凸的位置。

(5) 安置胸腹带、鼾声、血氧饱和度以及口鼻气流传感器。

(6) 将所有导线与采集盒相应接口接好。

(7) 启动电脑中的睡眠监测软件，输入受试者的资料，即可进行监测。

(8) 为受试者监测前需进行生物定标。嘱受试者做睁眼、闭眼、眨眼、咬牙、眼球向左看、向右看等动作，同时在注解窗口做记录。

(9) 监测开始时，需关灯并做"关灯"标记。

(10) 结束睡眠监测时，做"开灯"标记，停止记录，叫醒受试者。将导线与采集盒分离，去除受试者头上及身上的电极，清洁电极、传感器及导线。

【注意事项】

1. 应尽可能进行整夜多导睡眠监测。整夜监测时间不少于 7 小时。

2. 夜间定时观察受试者及睡眠监测信号情况，必要时及时调整。

3. 以成人患者为主要对象的睡眠实验室开展婴幼儿多导睡眠监测时，应配备相应的医护和技术人员，如儿科睡眠医学专业、儿科呼吸内科、儿科耳鼻咽喉或儿科神经内科医生，以及技术员或护士等应接受基础儿科工作培训。用于婴幼儿多导睡眠监测应同步记录音频、视频。房间应结合婴幼儿的特点进行相应的调整，如窗帘、被褥的颜色、图案，尽可能减少检查设备的暴露，放置适当的玩具等。

4. 检查期间，儿童的母亲或监护人可以陪伴儿童，可以按照日常生活节律进行哺乳或饮食。

5. 多导睡眠监测是睡眠障碍疾病的检查方法，但疾病的诊断仍需结合临床病史。

【临床应用】

多导睡眠监测可以对观察对象的睡眠结构进行分期，对睡眠中发生的呼吸、血氧、CO_2、心率、肢体运动变化进行记录和分析。

正确的睡眠分期是进行多导睡眠监测图结果分析的第一步。目前国际上较为通用的睡眠分期标准采用的是2005年美国睡眠研究会（AASM）发表的睡眠分期标准，也有睡眠中心仍然按照Rechtschaffen A和Kales两位作者总结的标准，即R&K标准。

记录、分析睡眠呼吸事件的目的在于对睡眠呼吸紊乱性疾病进行诊断、评价和疗效观察。睡眠呼吸事件的判断，儿童与成人有所不同。2005年，美国睡眠研究会更新了儿童睡眠呼吸事件的判定标准。在成人，每次呼吸暂停或低通气持续的时间需>10秒方能认为是一次呼吸事件，但儿童呼吸频率较成人快，且不同年龄呼吸频率不同，因而，在儿童，一次呼吸事件持续的时间定义为大于或等于两个呼吸周期。由此，儿童阻塞型睡眠呼吸暂停定义为睡眠中口鼻温度传感器气流幅度减低≥90%，且持续时间≥2个呼吸周期，而胸腹呼吸仍存在；低通气定义为鼻压力传感器气流幅度减低超过30%，且持续时间≥2个呼吸周期，同时伴有血氧饱和度下降3%以上和/或觉醒。呼吸暂停/低通气指数（apnea/hypopnea index，AHI）为睡眠中平均每小时呼吸暂停加低通气的次数；阻塞型呼吸暂停指数（obstructive apnea index，OAI），是指睡眠中平均每小时阻塞型呼吸暂停的次数。

儿童OSA的多导睡眠监测诊断标准在不同国家和睡眠中心可能有所不同。在2020年新发布的《中国儿童阻塞性睡眠呼吸暂停诊断与治疗指南（2020）》中，推荐在结合症状的基础上，将OAHI>1次/h作为儿童OSA的诊断界值，并根据OAHI进行OSA严重程度分级，参考标准如下：轻度：1 次/h<OAHI≤5 次/h；中度：5 次/h<OAHI≤10 次/h；重度：OAHI>10 次/h。

过去，在评价睡眠呼吸疾病严重程度时，主要关注的是呼吸暂停的次数和最低血氧饱和度，却忽视了对反复、间断低氧的评估。最低血氧饱和度反映的是整夜睡眠中一次最严重的血氧下降，却并不能反映血氧减低的频度和血氧减低的持续时间。研究显示，频繁低氧可能在导致机体一系列并发症的发病机制中起到更主要的作用，因此，氧减指数、血氧饱和度下降<90% 占整夜睡眠的百分比等参数，正日益受到重视。

（许志飞　申昆玲）

参考文献

1. MARCUS CL, BROOKS LJ, DRAPER KA, et al. Clinical Practice Guideline: Diagnosis and Management of Childhood Obstructive Sleep Apnea Syndrome. PEDIATRICS, 2012, 130: 576-584.
2. AURORA RN, ZAK RS, KARIPPOT A, et al. Practice parameters for the respiratory indications for polysomnography in children. SLEEP, 2011, 34(3): 379-388.
3. 中国儿童 OSA 诊断与治疗指南制订工作组，中华医学会耳鼻咽喉头颈外科学分会小儿学组，中华医学会儿科学分会呼吸学组，等．中国儿童阻塞性睡眠呼吸暂停诊断与治疗指南(2020). 中华耳鼻咽喉头颈外科杂志，2020, 55(08): 729-747.
4. IBER C, ANCOLI-ISRAEL S, CHESSON A, et al. The AASM Manual for the Scoring of Sleep and Associated Events: Rules, Terminology and Technical Specifications. 1st ed. Westchester, IL: American Academy of Sleep Medicine, 2007.
5. HUI-LENG TAN, DAVID GOZAL, LEILA KHEIRANDISH-GOZAL. Obstructive sleep apnea in children: a critical update. Nature and Science of Sleep, 2013, 5: 109-123.

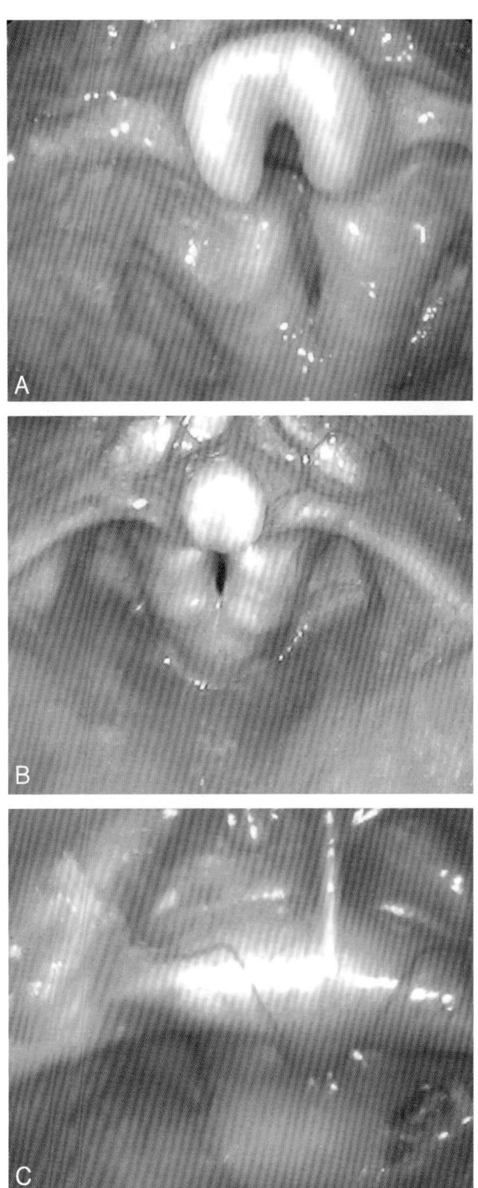

图 3-1　纤维喉镜下喉软化分型

A. Ⅰ型；B. Ⅱ型；C. Ⅲ型

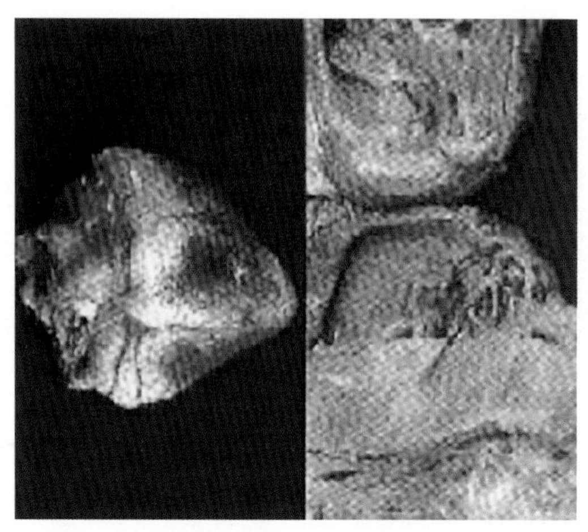

图 4-9　肺气肿大体标本

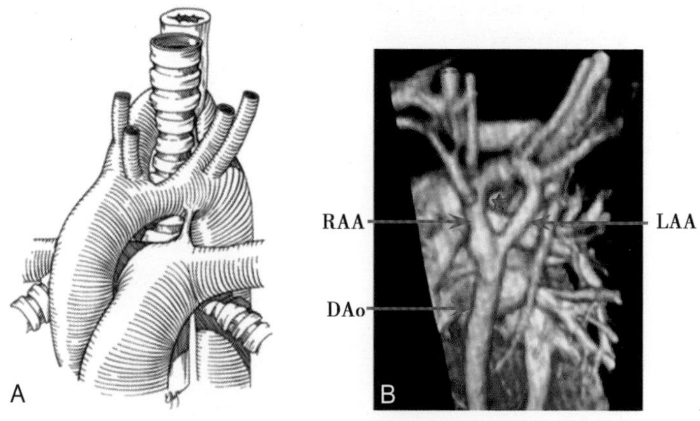

图 9-1　双主动脉弓

A. 双主动脉弓(前面观)。右弓通常是两个弓中较大的一个,动脉韧带将左弓连接到肺动脉。B. 磁共振血管造影的计算机重建图像(后上方观)。星形位于血管环的中心,气管和食管环绕在此处(此投影中未显示)。DAo:降主动脉;RAA:右主动脉弓;LAA:左主动脉弓

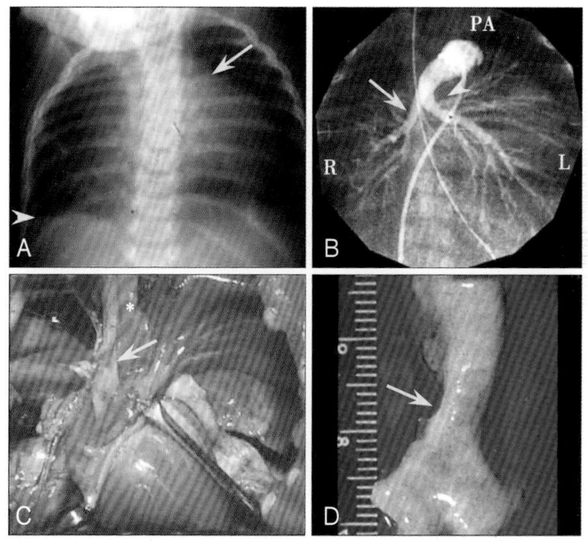

图 9-4　肺动脉吊带

A. 胸部 X 线片显示右肺过度扩张，横膈变平(箭头)和心纵隔轮廓向左移动(箭头)。B. 肺血管造影显示 LPA(箭头)与 RPA(箭头)的异常起源。C. 术中照片显示 LPA(箭头)在气管后面移动(*)。D. 病理标本显示气管在分叉处(箭头)上方有局灶性变窄，可能是由于该位置完整的气管环

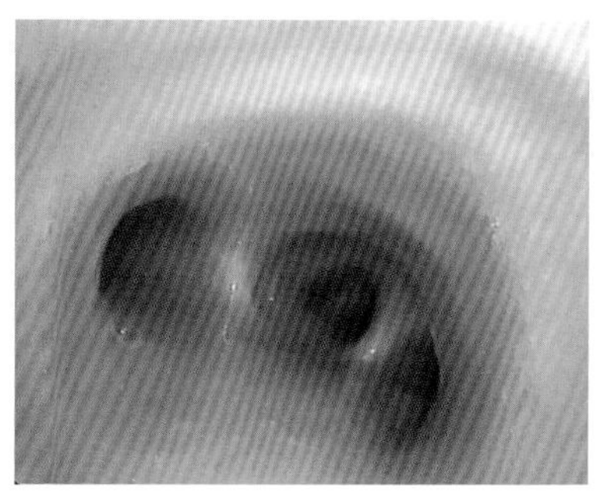

图 10-2　气管隆嵴上气管右侧壁有一异常开口(气管性支气管)

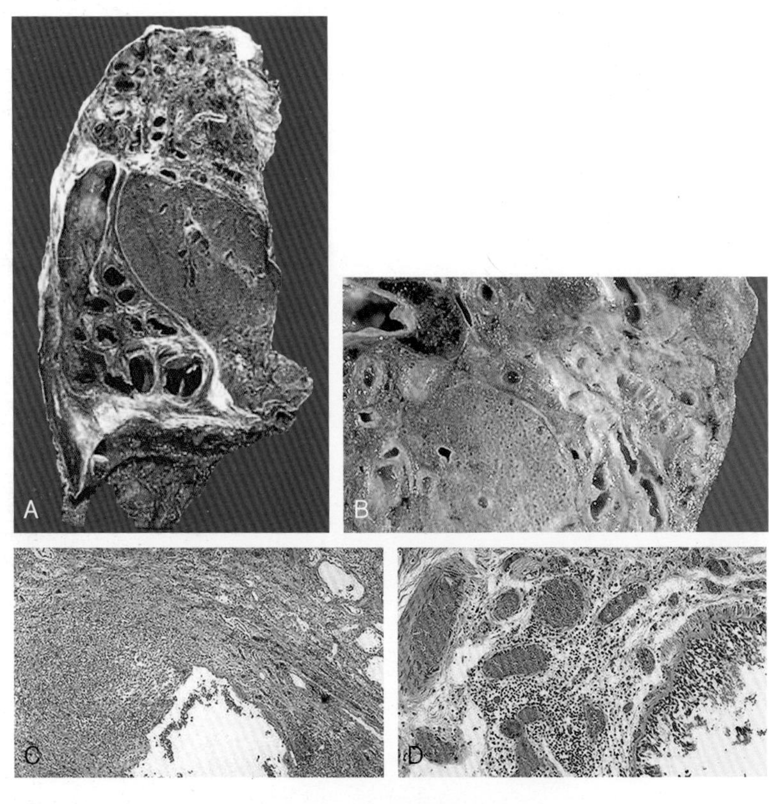

图 11-2　支气管扩张症

A、B. 为大体标本；C. 显示光镜下扩张的支气管，由于坏死性炎症的破坏，黏膜和支气管壁不很清楚；D. 显示光镜下支气管黏膜下层有大量慢性炎细胞